Défis de la profession infirmière en Afrique

Repenser la promotion des sciences infirmières

Sous la direction de

Sylvie Myriam AMBOMO,
Etienne KIMESSOUKIÉ OMOLOMO et Luc ONAMBELE

Défis de la profession infirmière en Afrique

Repenser la promotion des sciences infirmières

L'Harmattan
Cameroun

5-7, rue de l'Ecole-Polytechnique, 75005 Paris

http://www.editions-harmattan.fr

ISBN : 978-2-336-42118-6
EAN : 9782336421186

Comité scientifique

Président : Pr NKOUM Benjamin Alexandre

Vice-présidente : Dr AMBOMO Sylvie Myriam

Membres

Pr KIMESSOUKIE Etienne

Pr CRISTINA GARCIA-VIVAR

Pr SOCPA Antoine

Pr BEN-BOLIE

Pr MVESSOMBA Adrien

Pr KENGNE Michel

Dr ONAMBELE Luc

Dr Grâce AWASUM

Dr BAYIBEKI Albert

Dr MBASSI Philomène

Dr YOSSA Monique

Dr NGO LIKENG Julienne

Dr BASSONG Olga

Dr ESSOMBA Réné

Dr TCHOFFO Désiré

Dr KETCHADJI Alice

Dr LELE Samuel

Sommaire

Avant-propos

L'OMS (2016) considère que la mission des soins infirmiers dans la société est d'aider les individus, les familles et les collectivités à déterminer et à réaliser leur plein potentiel physique, mental et social et à y parvenir dans le contexte de l'environnement dans lequel ils vivent. Il s'agit d'une mission qui s'étend très largement au-delà de l'administration des soins dans les milieux cliniques et pour laquelle aucune autre profession n'est aussi bien préparée. C'est donc une mission angulaire de la santé des populations et dont la restriction au milieu clinique enferme le système de santé dans un hospitalo-centrisme, vecteur d'accroissement de la morbimortalité. Pour le Conseil International des Infirmières (CII, 2002), les soins infirmiers comprennent la promotion de la santé, la prévention des maladies, les soins aux personnes malades, handicapées ou en fin de vie ; la défense des intérêts ; la promotion d'un environnement favorable et la recherche. La participation à la mise au point des politiques de la santé, à la gestion des patients et des systèmes ainsi qu'à la formation font également partie des rôles déterminants des soins infirmiers. La profession infirmière est donc celle qui promeut la santé de la population, défend les droits de tous, dont ceux des personnes vulnérables ; fournit des soins tout au long de la vie, éduque la collectivité pour améliorer la santé et le bien-être (CII, 2019).

Aujourd'hui, l'Afrique fait face à de très nombreux défis de santé qui interpellent les infirmiers et les sages-femmes, notamment la gestion des endémies (paludisme, fièvre typhoïde, etc.), des épidémies (poliomyélite, rougeole, choléra, fièvre Ébola, etc.), des pandémies (Covid-19, VIH/Sida, etc.), des maladies chroniques non transmissibles (maladies cardiovasculaires, cancers, diabètes, maladies respiratoires chroniques, etc.). Elle fait également face au défi de la réduction de la mortalité maternelle et infantile. À l'origine de la plupart de ces grands problèmes de santé, se trouvent très souvent des environnements défavorables à la santé et des comportements à risques tels le déficit d'hygiène et de salubrité, une alimentation inadéquate, la consommation abusive de substances psychoactives, la sédentarité, etc. Ces défis concernent également la fourniture de soins de santé de base, continus, de qualité et sécurisés à l'ensemble de la population. Il s'agit là d'une question d'équité dans l'accessibilité aux soins de santé et l'autonomisation de ces populations. Un autre défi, spécifiquement pour la gestion des maladies chroniques, concerne la collaboration interprofessionnelle pour une meilleure gestion intégrée de ces pathologies. L'on observe généralement que les personnes qui ont des comorbidités sont écartelées entre plusieurs prestataires de soins qui ne se concertent ou ne se partagent pas l'information. À ces différents problèmes qui entravent une offre de soins de santé de qualité, il faudrait ajouter de profondes insuffisances dans la réglementation et l'organisation des systèmes de santé qui ne permettent pas toujours une meilleure contribution des différents acteurs du système de santé. À titre d'exemple, l'on peut évoquer l'organisation de la santé communautaire au niveau des centres de santé, des aires de santé et des districts de santé où le fonctionnement est encore basé sur le paiement direct des soins de santé. Ou encore, l'on observe un déficit de financement du paquet d'activités communautaires, exception faite pour les zones bénéficiant des financements PBF de la Banque Mondiale.

Face à ces nombreux défis qui plombent la santé des populations, une réorientation de la promotion des sciences infirmières apparaît donc urgente. Quels ajustements sont-ils nécessaires au cadre réglementaire et à l'organisation du système de santé pour une meilleure contribution des sciences infirmières à la santé des populations ? Au vu des besoins en santé de plus en plus croissants des populations, quelles sont les compétences infirmières nécessaires pour une réponse socialement et culturellement ancrée ? Quels sont les curricula que peuvent proposer les universités pour fournir aux systèmes de santé des ressources infirmières correspondant à leurs attentes ? Comment vulgariser les missions de l'infirmier auprès des populations pour améliorer la connaissance de la profession infirmière et son attractivité auprès des jeunes, dans un contexte où elle n'est pas le premier choix de carrière des postulants ? Quels ajustements faut-il apporter à la promotion de la recherche en Sciences infirmières en vue du développement et du transfert du savoir infirmier dans la pratique clinique et communautaire en Afrique ? Quelles expériences développées dans d'autres contextes peuvent être transférées dans les systèmes de santé en Afrique pour une promotion efficace des Sciences infirmières ?

Les chapitres de cet ouvrage collectif se structurent autour de sept principaux axes : l'identité infirmière, la valorisation de la profession infirmière au sommet stratégique, la recherche en Sciences infirmières, les défis en lien avec les curricula de formation, les représentations sociales de la profession infirmière, l'expatriation des ressources humaines.

Axe 1 : Défis de l'identité infirmière au Cameroun

Depuis près de cent ans, la colonisation a fait goûter à l'Africain les plaisirs du savoir infirmier. Parti de l'assistanat des coloniaux médecins à la dotation des savoirs pratiques et théoriques, les soins infirmiers font face à une pléthore de défis depuis leur avènement. Le tumulte dont il est question ici a mis son empreinte sur l'identité de cette profession. La construction de cette identité professionnelle est un processus complexe en ce sens qu'il est le résultat d'une interaction de plusieurs facteurs (Toide, 2020). Elle se construit tout au long de la formation, dans les milieux professionnels, lors des interactions multidisciplinaires et avec l'environnement. Au-delà de ce fait, les professionnels infirmiers doivent s'exprimer en ayant conscience de la nécessité sociale du service rendu. Pour cela, ils doivent mettre en œuvre leur rôle autonome, le valoriser dans l'espace de soin en montrant son enjeu sur le plan pratique. Ils doivent avoir confiance en eux-mêmes face aux acteurs qui se reconnaissent aux mêmes valeurs, gage de l'identité de ses professionnels (Dallaire, 2008). Mener une réflexion sur leur identité en contexte africain suppose donc avoir de l'intérêt sur leur être, leur manière d'être et sur celui qui fait leur être.

Malheureusement, depuis leur advenue en terre africaine, cette identité reste mitigée pour des raisons variées. Le professionnel infirmier n'a pas dérogé à son statut de collaborateur du médecin dans sa tâche du début de son histoire (Walker, 1962) en Afrique. La capacité d'être soi-même dans le système de santé semble ce qui manque le plus à ce professionnel en terre africaine. En tant qu'acteur du système de santé, il semble lui-même ne pas faire le lien entre ses acquis de la formation et la mise en œuvre sur le terrain. Il semble que le simple fait de conduire leurs activités suivant un code de déontologie et des normes éthiques ne suffise pas à leur conférer une identité professionnelle. Ce que Durkheim nommerait pourtant « symbole », et qui donnerait sens à leur fonction sociale ou encore de moyen de transmission des savoirs d'une génération à une autre en pleine acculturation (Fugier, 2007). *Il s'agit donc de proposer dans cet axe des pistes permettant de repenser l'identité du professionnel.*

Axe 2 : Défis de la valorisation de la profession infirmière au niveau stratégique

Le système de santé camerounais comporte huit corps de métiers, dont les infirmiers. À l'observation, dans toutes les institutions hospitalières, les professionnels de santé desdits corps travaillent en interaction et interdépendance, dans un contexte sanitaire difficile, pour l'atteinte des objectifs fixés par ces institutions et le Ministère de tutelle. Manifestement, les postes de responsabilité sont exclusivement occupés par certains corps de métiers (médecins) au niveau central, intermédiaire et périphérique. Les politiques de santé au Cameroun et en Afrique sont de ce point de vue contributives au handicap dont souffrent ses systèmes de santé (Bourgain, Pieretti, & Zou, 2010). Le manque d'attention dont les acteurs au niveau central font preuve sur la question du corps de métier infirmier met à mal tout essai de professionnalisation impulsé par ces derniers eux-mêmes, dans ce contexte (Kan Koffi & Delmas, 2014).

Cette situation en plusieurs points questionne la valorisation de la profession infirmière par les acteurs du niveau central du système de santé camerounais (sommet stratégique). En effet, depuis l'avènement des soins infirmiers en Afrique, le sommet stratégique ne semble pas avoir dépassé le cap d'une représentation de substitut de la fonction médicale à l'égard du professionnel infirmier. La collaboration interdisciplinaire que devraient développer les infirmiers et sages-femmes avec les autres professionnels de la santé (les médecins par exemple) pour la délivrance de meilleures réponses aux besoins de santé est généralement verticale (Kan Koffi & Delmas, 2014). Pourtant, plus de considération pour les ressources infirmières serait une garantie pour l'amélioration d'une part, de la qualité de soin, de l'humanisation des soins et d'autre part, de l'identification des compétences, qui serait une conséquence positive pour son autodétermination et son engagement à agir conformément à la déontologie essentielle à la qualité de service. Dans sa quête d'une reconnaissance au niveau national, le professionnel infirmier est tenté par l'émigration dans des contextes professionnels où il pourrait faire mieux valoir ses compétences. Or, celle-ci représente une réelle menace pour le système de santé africain (Nys, 2010). Il s'agit donc de proposer dans cet axe thématique, des pistes permettant de repenser la promotion de la valorisation de la profession infirmière à partir du sommet stratégique.

Axe 3 : La recherche en soins infirmiers

De nos jours, le soin (infirmier) n'est plus une application passive d'une quelconque prescription médicale. C'est un acte qui mobilise des connaissances théoriques pour une pratique clinique réflexive centrée sur le patient. Mais comment exercer cette profession dans un contexte africain sans questionner les sciences infirmières en tant que discipline ?

En 1989, l'OMS déclarait que les infirmières étaient en position idéale pour assurer un leadership au sein des systèmes de soins ; du moment où elles sont au centre de l'offre de soins, du fait de leur proximité avec les patients et leur entourage. Il est donc nécessaire que cette profession soit repensée en commençant par la prise en main par elles-mêmes des initiatives concourant à la santé des patients. En effet, les infirmières devraient sortir de l'ornière des auxiliaires médicaux, exécutantes passives des prescriptions médicales, pour mettre en avant leur réflexivité. Dans cette perspective, plusieurs défis se posent donc sur le plan scientifique face à l'exercice de leur fonction :

- Les conditions de travail extrinsèques (infrastructures, salaires, horaires et jours décalés), et intrinsèques (la sempiternelle idée qu'elles sont considérées comme des auxiliaires des médecins…) ;
- Le manque de reconnaissance. Malgré l'évolution du métier et leur fonction de plus en plus incontournable, la reconnaissance de leur expérience et de leur expertise est à la traîne non seulement par certains médecins, mais aussi par les employeurs des secteurs publics, parapublics et privés ;

- La chronicisation et la diversification des maladies. Les patients vivent de plus en plus longtemps avec leurs pathologies qui sont également plus diversifiées, à la faveur de l'évolution des prises en charge et des essors technologiques de dépistage et des thérapeutiques ;
- Les soins de qualité : Les soins sont désormais centrés sur des patients qui, lorsqu'ils sont conscients, sont des artisans de leur prise en charge et lorsqu'ils ont une certaine ouverture d'esprit, ils peuvent devenir des patients experts qui peuvent être avertis comme leur(s) proche(s), de leur maladie et de leur prise en charge. Les infirmiers ont de ce fait une obligation des soins de qualité ;
- Le vieillissement de la population : Il entraîne le développement de maladies chroniques avec pour corollaire l'alourdissement du travail des professionnels en soins.

Axe 4 : La contribution de la profession infirmière dans les systèmes de santé en Afrique

Les soins infirmiers comme profession sont utiles à la société grâce aux efforts visant la prévention des problèmes de santé, aux soins, au soutien et au réconfort qu'ils offrent à la population. La profession infirmière, en sa qualité de reflet de la discipline infirmière, s'inscrit dans les cinq champs de sa pratique, notamment la prestation de soins, la formation, la recherche, la gestion des services de santé et la politique pour l'amélioration des soins aux patients. Ces derniers sont au cœur des attentions de plusieurs professions. Dans cette dynamique de croisement interprofessionnel, les infirmiers africains tout comme ceux du monde entier et plus particulièrement ceux du Cameroun, peuvent constituer un puissant moteur d'amélioration des systèmes de santé pour la promotion de la santé, la prise en charge de la personne dans ses expériences de santé et de maladie et pour la coordination des soins.

Cependant, bien que l'infirmier soit une plaque tournante au sein du système de santé, il est de plus en plus confronté à des difficultés qui entravent l'éclosion de son potentiel pouvant contribuer à l'offre des soins de qualité. En effet, malgré une absence majeure de ressources humaines dans le secteur de la santé, les infirmiers sont difficilement recrutés dans la fonction publique camerounaise de même que dans le secteur privé. Pour ceux des infirmiers employés, le salaire obtenu dans l'exercice de leur profession est très peu conséquent par rapport à leur charge de travail. Les emplois disponibles fluctuent au profit des personnels moins qualifiés et l'on observe même une alternance de surplus et de pénurie d'infirmiers respectivement dans les structures sanitaires des villes et des campagnes. Ancrée dans les mœurs, cette situation fluctuante entretient le chômage de ces professionnels de santé. Dès lors, ils sont contraints à accepter des emplois sous rémunérés ; d'où leur situation économique précaire. Au regard de nombreux écueils non exhaustifs relevés plus haut qui détériorent les systèmes de santé en Afrique et plus particulièrement au Cameroun, des propositions palliatives portant autant sur l'offre de soins de qualité, l'attraction, le recrutement, la fidélisation que sur la formation qualitative et quantitative des infirmiers s'imposent. Tel est le défi national de taille à relever si l'on souhaite optimiser la contribution des infirmiers dans les systèmes de santé, afin d'améliorer la santé des populations.

Axe 5 : Les défis en lien avec les curricula de formation

L'un des défis majeurs auxquels sont confrontés les systèmes de formation des infirmiers en Afrique est de fournir au système de santé des ressources humaines compétentes, capables de répondre aux besoins de santé des populations conformément à la mission sociale de la profession infirmière. Il faut le rappeler, ces besoins sont dynamiques et ont considérablement évolué depuis des décennies dans un contexte de mondialisation de plus en plus important et des exigences de plus en plus élevées de la part des patients. Il s'est produit une transition épidémiologique qui a accru certains besoins de santé, notamment la continuité de soins, l'observance thérapeutique, l'autogestion et/ou la prévention des maladies chroniques, la qualité de vie, la résilience, etc. Cette transition a également accru les besoins en soins infirmiers spécialisés, entre autres, en addictologie, algologie, gérontologie, néphrologie, neurosciences, oncologie, cardiologie. Les comorbidités chroniques ont quant à elles donné naissance à de nouveaux rôles ou compétences, en l'occurrence les infirmières gestionnaires de cas. Malgré que pour tous ces nouveaux besoins en compétences infirmières l'on observe un déficit en ressources humaines compétentes, il y a paradoxalement une formation pléthorique d'infirmiers disposant de compétences de base. Il faut relever qu'il existe trois catégories de compétences en Sciences infirmières, chacune correspondant respectivement à un niveau de formation dans le système LMD (Licence, Master, Doctorat) : les compétences de base sont acquises au 1er cycle, les compétences de pratiques avancées sont acquises au 2nd cycle et les compétences de recherche et d'expertise sont acquises au 3e cycle. L'absence de référentiel compétence, la cacophonie observée dans les différents curricula offrant des compétences de base, le cadre réglementaire obsolète, le déficit en savoir infirmier socialement et culturellement ancré altèrent significativement l'identisation infirmière et sa valorisation sociale. Les communications de cet axe questionneront l'adéquation entre les curricula offerts dans nos systèmes de formation, les besoins de santé des populations et l'évolution mondiale de la profession infirmière. Elles analyseront le cadre normatif actuel des formations infirmières, discuteront des référentiels compétences et proposeront des curricula novateurs.

Axe 6 : Les représentations de la profession infirmière par la société

La représentation sociale de la profession infirmière suscite aujourd'hui de nombreuses interprétations. L'évolution de cette profession dans le temps et dans l'espace témoigne aussi des multiples façons de la penser. En effet, après la Première Guerre mondiale, l'infirmière de la *Croix-Rouge*, dans l'esprit populaire, évoquait la douceur, le dévouement, le bénévolat, l'obéissance, le réconfort … Après la Deuxième Guerre mondiale, elle va petit à petit se démarquer, mieux s'affranchir du médecin (militaire) grâce au développement de nouvelles thérapeutiques telles que les antibiotiques et les examens biologiques. Elle va avoir des gestes plus codifiés qui vont lui conférer plus d'estime d'elle-même, plus de respect de la part des patients et du reste du personnel et surtout, plus d'ambition. L'infirmière n'est donc plus un modèle de soumission, mais une professionnelle responsable à part entière. Il faut dire que l'infirmière est souvent apparue comme une figure maternelle, soignante, voire intime, lors de la dispensation du soin, du *caring*. À d'autres moments, son rôle a été sujet de controverses multiples. Entre sacrifices et dévouement, renoncement de soi et responsabilisation, voire responsabilité, détachement et refoulement, dédain, dénigrement et indifférence…. Les perceptions se bousculent.

Aujourd'hui, il est primordial pour une prise en soin adéquate, de questionner les diverses représentations sociales que la société a de cette profession. Quelle est l'image que l'on se fait de l'infirmier ou de l'infirmière ? Comment sont perçus leur rôle et leur contribution à l'hôpital et en société ? Quelles sont les attitudes perçues comme propres à cette profession ? Quelles sont les croyances et les valeurs qui lui sont dévolues ?

Axe 7 : Immigration des ressources humaines dans les Sciences Infirmières en Afrique

L'immigration des ressources humaines en Sciences Infirmières constitue un défi pour la promotion de cette profession en Afrique en général et singulièrement en Afrique Subsaharienne. Les infirmiers des pays d'Afrique ayant un faible revenu économique sont confrontés à plusieurs facteurs qui les conditionnent à immigrer (Gross & al., 2011). En effet, pour de nombreux candidats au départ en Occident, l'immigration est une opportunité pour leur développement personnel et une chance de pouvoir travailler avec des professionnels de santé de haut niveau. Depuis plusieurs années, le siphonnage des ressources humaines spécialisées en soins de santé en général et des infirmiers en particulier affecte négativement la visibilité de la pratique infirmière en Afrique (Dovlo, 2007). Les contributions de cet axe thématique visent entre autres à évaluer l'impact de l'immigration sur les systèmes de santé en Afrique, les facteurs et les déterminants inhérents à l'immigration des ressources humaines en Sciences Infirmières. D'une part, en scrutant les données quantitatives et qualitatives disponibles sur les flux et les tendances migratoires du personnel infirmier en Afrique, il est question de proposer des stratégies efficaces à mettre en œuvre pour réduire la dynamique migratoire dans les prochaines années. D'autre part, sachant qu'il y a eu certaines déclarations politiques et des réunions sur le recrutement international des infirmiers ou agents de santé (Commonwealth, ICN, UK-NHS, OMS) dont certaines exigeaient des appels à des réparations ou à des compensations pour les pays d'origine (Dovlo, 2007), il est question de réfléchir sur la création d'un cadre international complet susceptible de modérer le flux migratoire et de réduire son impact sur les communautés vulnérables en Afrique.

Identité de la profession infirmière en Afrique : défis et perspectives

Benjamin Alexandre NKOUM

Résumé

Cette réflexion porte sur « *l'identité de la profession infirmière en Afrique: défis et perspectives* ». Parmi les différents corps de métiers de santé dans l'ensemble des pays du monde, la profession infirmière apparaît comme celle dont les missions semblent revêtir un caractère particulier de par la place centrale que celle-ci occupe dans le cadre des prestations de soins de santé aux populations. Et pourtant, aussi paradoxal que cela puisse paraître, c'est le corps de métier dans les systèmes de santé en général dont les missions au sein des équipes de santé ne semblent pas toujours bien connues tant par le grand public, les autres membres de l'équipe de santé, que par les professionnels infirmiers eux-mêmes. Cette situation est souvent à l'origine des malaises et de dépréciation que connaissent et vivent les professionnels infirmiers au sein des équipes pluridisciplinaires de soins en Afrique. Quel est donc le statut de l'infirmier en Afrique ? En quoi consiste sa formation ? Quelles sont ses compétences et ses missions au sein de l'équipe de soins et de santé ? Comment est-il perçu par la population, les autres membres de l'équipe de santé et par lui-même ? Comment se distingue-t-il des autres membres de l'équipe de santé et de soins ? En d'autres termes, quelle est son identité professionnelle ? Quels sont les enjeux et les défis à relever par la profession infirmière en Afrique ? Et pour quelles perspectives ? Telles semblent être les questions qui ont sous-tendu cette contribution. Cette réflexion à visée heuristique a ainsi été menée sous le prisme de la perspective conceptuelle, épistémologique et praxéologique.

Mots clés : Identité, profession infirmière, défis, perspectives, Afrique.

Abstract

This reflection is based on "*Nursing profession identity in Africa: challenges and perspectives*". Among the different corps of health professions within the global countries of the world, the nursing profession appears as the one whose missions seem to assume a particular character from the central place that this one occupies within the framework of health care performances to populations. And however, as paradoxical as that can appear, it is the profession corps within health system in general, whose missions within health teams do not always seem to be well known as much by the great public, other members of the health team, then by the nursing professionals themselves. This situation is often at the origin of the general discomfort and depreciation, known and lived by nursing professionals, within the pluridisciplinary teams of care in Africa. What is therefore the status of the nurse in Africa? In what consists his training? What are his competences and his missions within the team of care and health? How is he perceived by the population? Other members of the health team and by himself? How does he distinguish himself from other members of the care and health? In other words, what is his professional identity? What are the stakes and challenges to underscore through the nursing profession in Africa? And for what prospects? Such seem to be the questions that have subtended this contribution. This reflection, whose vision is heuristic, has thus been led under the prism of praxiological and epistemological conceptual perspective.

Keywords: Identity, nursing profession, challenges, perspectives, Africa.

Introduction

Cet exposé s'inscrit dans le cadre de la conférence inaugurale, à l'occasion de la première édition du Colloque international en Sciences infirmières du 24 au 25 mai 2022 au Palais des Congrès de Yaoundé au Cameroun, intitulé, "***Défis de la profession infirmière en Afrique : Repenser la promotion des Sciences infirmières".*** Dans cette optique, ce thème central s'articule autour de sept axes thématiques : valorisation de la profession au sommet stratégique ; contribution de la profession infirmière au système de santé ; représentations sociales de la profession infirmière ; évasion et immigration des ressources humaines ; identité du professionnel infirmier ; collaboration inter/intra professionnelle et enfin, défis de la profession en lien avec les curricula. Dans cette perspective, nous inspirant du cinquième axe qui porte sur "***l'identité du professionnel infirmie***r", nous avons ainsi formulé le titre de notre exposé comme suit : ***"Identité de la profession infirmière en Afrique : défis et perspectives".***

Depuis ces quarante dernières années, dans l'ensemble des pays francophones surtout, et singulièrement en France, la notion d'identité professionnelle est devenue un thème de préoccupation majeure chez les professionnels infirmiers, largement abordée dans les revues professionnelles infirmières. C'est ainsi qu'on peut observer avec constance la persistance de cette thématique dans différents écrits, tant dans les revues professionnelles que dans les travaux de recherche (mémoires de fin d'études professionnels et académiques) rédigés par les infirmiers dans le cadre de leurs diverses formations professionnelles ou universitaires.

Face à cette situation inflationniste sur ce thème, l'on peut alors s'interroger sur la pertinence de la réflexion que nous y menons actuellement. Aujourd'hui encore plus qu'avant, la profession infirmière dans la zone francophone en général et en Afrique francophone en particulier, connaît un changement paradigmatique dans la formation des professionnels infirmiers. Celle-ci s'inscrit désormais dans le cadre universitaire du système LMD (*Licence, Master et Doctorat*), formant ainsi les Infirmiers de Pratiques Avancées (IPA). Dans cette perspective, le questionnement sur l'identité professionnelle infirmière se pose davantage avec acuité.

Si l'universitarisation des études infirmières dans l'Espace francophone d'Afrique peut servir de prétexte pour questionner une fois encore l'identité de la profession infirmière, il n'est toutefois pas l'objet ici pour nous d'orienter le débat vers une forme de militantisme corporatiste, pas plus vers une perspective apologique. Mais, il s'agit plutôt de mener davantage le débat vers une réflexion heuristique susceptible de proposer de nouvelles pistes qui amènent à repenser et à renforcer la promotion des sciences infirmières en Afrique.

Il est donc question désormais de se départir d'anciennes confrontations syndicalistes de naguère, qui tendaient à se focaliser exclusivement sur les combats de positionnement entre le pouvoir médical dominant et les autres Corps de professionnels de la santé, en position d'assujettis, plus singulièrement celui des infirmiers. Pour susciter un débat producteur de sens, il faudra alors privilégier le renforcement de la reconnaissance sociale et la place de la profession infirmière en Afrique.

En ce sens, cette réflexion est envisagée sous le prisme de la rationalité plurielle, donc à visée discursive, adossée à une base conceptuelle et épistémologique, dans une perspective heuristique. Seront ainsi scrutés et analysés les aspects suivants : Qui est l'infirmier en Afrique francophone et singulièrement au Cameroun ? Comment les infirmiers sont-ils formés en Afrique ? Pour quelles missions ? Quelles sont les compétences déclinées dans les différents textes législatifs ? En quoi consistent les pratiques infirmières ? Pour quelle place au sein de l'équipe de soins et du système de santé en Afrique ? Comment l'identité professionnelle se construit-elle dans la formation infirmière ?

Il est par ailleurs question également de découvrir ou d'identifier chez les professionnels infirmiers aujourd'hui en Afrique comment construisent-ils leur développement et leurs représentations de leur devenir professionnel futur, pour eux-mêmes et pour la profession ; comment se forment-ils dans le champ de leur rôle au sein de l'équipe de soins et de santé ; comment exercent-ils leur autonomie sur le terrain pour optimiser leurs pratiques professionnelles.

Sans être exhaustif, tels sont les quelques éléments qui vont sous-tendre cet exposé, non sans avoir montré leurs ancrages à l'identité de la profession infirmière en Afrique, ainsi que les différents défis y afférents. Cet exposé est donc articulé en quatre temps: dans un premier temps, nous présentons l'ancrage épistémologique et paradigmatique de la profession infirmière; dans un second temps, nous examinons l'approche conceptuelle et épistémologique de l'identité; dans un troisième temps, nous analysons des instituts de formation et des universités comme espace d'élaboration et de construction identitaire des professionnels infirmiers; et enfin, dans un quatrième temps, nous discutons de l'identité à l'épreuve de la pratique infirmière, non sans avoir repéré les enjeux et les défis qui en découlent.

Ancrage épistémologique et paradigmatique de la profession infirmière

Étant donné le champ représentationnel réducteur dans lequel la majorité des acteurs sociaux, voire parfois l'organisation du système de santé dans certains pays d'Afrique francophones dont le Cameroun, confine la profession infirmière et l'infirmier, il nous semble fondamental de restituer la réalité des missions et du rôle social de cette profession au sein de l'équipe pluridisciplinaire de santé. Dans cette perspective, nous présentons dans cette partie les caractéristiques de la profession infirmière, non sans avoir défini l'infirmier et les soins infirmiers, tout en déclinant les bases conceptuelles de la pratique infirmière.

À propos de la définition de l'infirmier

Avant toute chose, nous devons signaler que nous allons nous intéresser uniquement aux éléments communs retrouvés dans les différents dispositifs régissant les formations, les compétences reconnues, liées aux délivrances des diplômes d'infirmiers, à l'exercice de la profession infirmière dans différents pays d'Afrique, sans entrer dans les spécificités de chaque pays. Nous relevons en passant que cette définition n'est pas spécifique à l'Afrique, car elle s'inspire ou reprend substantiellement celle proposée par les instances internationales de santé.

En cela, la loi 84/009 du 05 décembre 1984 portant réglementation de l'exercice des professions d'infirmier, de sage-femme et technicien médico-sanitaire définit l'infirmier au Cameroun, comme toute personne ayant suivi une formation en soins infirmiers et titulaire de diplôme d'État d'infirmier ou de tout autre titre reconnu équivalent.

Pour le Conseil International des Infirmières (CII), l'infirmier est une personne qui, ayant suivi une formation professionnelle en soins infirmiers reconnue, a acquis des connaissances et aptitudes nécessaires dans la promotion de la santé, la prévention des maladies et des prestations des soins aux malades.

À propos des soins infirmiers : un concept complexe

On entend par soins infirmiers, les soins prodigués par des infirmières de manière autonome ou en collaboration, aux individus de tous âges, aux familles et aux communautés, malades ou bien portants, quel que soit le cadre. Ainsi, les soins infirmiers englobent la promotion de la santé, la prévention de la maladie, autant que les soins dispensés aux personnes malades, handicapées et mourantes (CII, 1989, 2010).

L'OMS (1992, 2002) pour sa part, s'appesantit davantage sur la mission de soins infirmiers dans la société qui est celle d'aider les individus, les familles et les groupes à déterminer et réaliser leur plein potentiel physique, mental et social, et à y parvenir dans le contexte de l'environnement dans lequel ils vivent et travaillent, tout cela, en respectant très strictement un code de déontologie. Il en ressort ainsi que les soins infirmiers sont un ensemble de prestations ayant pour finalité la protection de la vie, les services rendus à l'individu, à la famille ou à la communauté, pour l'aider à satisfaire ses besoins de santé (OMS, 2003).

Le Dictionnaire des soins infirmiers les définit comme un ensemble de connaissances, de compétences et de techniques, en rapport avec la conception et la mise en œuvre d'actes infirmiers. Ils visent surtout à répondre aux besoins de santé des personnes et/ou des communautés. Ils font l'objet de la discipline enseignée aux professionnels infirmiers (AMIEC Recherche, 2005).

Il se dégage de ces trois définitions majeures des soins infirmiers, la place centrale qu'occupent l'individu, la famille, les groupes et la communauté au sein du dispositif des soins de santé. Les buts des soins infirmiers sont affirmés, mettant ainsi en exergue les différents rôles du professionnel infirmier, tels que la promotion de la santé et de l'environnement, la prévention de la maladie, les soins dispensés aux personnes malades, handicapées et mourantes, la recherche, la participation à l'élaboration de la politique de santé et à la gestion des systèmes de santé et des patients, l'éducation (CII, 2010). Au total, les soins infirmiers englobent la planification et la mise en œuvre des soins curatifs et de réadaptation, l'encouragement de l'indépendance et de l'autodétermination des personnes malades ou bien-portantes. Ces interventions sont généralement sous-tendues par une démarche scientifique qui caractérise la pratique infirmière. Il en découle alors quatre domaines d'intervention : *les prestations des soins, la formation, la recherche et le management.*

À propos des caractéristiques de la profession infirmière

D'un point de vue ontologique, conceptuelle et épistémologique, les sciences infirmières considèrent l'être humain dans une perspective complexe, prenant en compte ses dimensions biopsychosociale et spirituelle. L'approche globale ou holistique, voire complexe, caractérise les pratiques infirmières. En ce sens, la pratique infirmière est sous-tendue par six normes qui constituent le socle même de la profession infirmière. Il s'agit entre autres de : l'utilisation d'un modèle conceptuel en soins infirmiers, la démarche scientifique de soins, la relation d'aide, la responsabilité professionnelle caractérisée par le respect de l'éthique et du code de déontologie, les connaissances scientifiques de base qui sous-tendent le tout, caractérisées par la maîtrise des sciences connexes et enfin les différents niveaux d'intervention: primaire, secondaire et tertiaire, ainsi que les soins de santé primaires. Ces interventions sont généralement sous-tendues par une démarche scientifique. Fondamentalement, les soins infirmiers comprennent deux aspects essentiels : les soins délégués et/ou de collaboration, qui concernent les actes médicaux délégués et l'exécution des prescriptions médicales. Il peut également s'agir des prestations proposées par d'autres membres de l'équipe de soins, et ne représentant qu'à peine un quart de la fonction infirmière.

Les soins autonomes, exclusivement du ressort de l'infirmier, initiés et prescrits uniquement par lui, représentent les trois quarts de la fonction infirmière. Ils sont essentiellement caractérisés par les soins de confort de base, les soins de réhabilitation, la gestion, l'organisation, la planification, le diagnostic infirmier sur la base de la démarche scientifique, l'évaluation des activités professionnelles, la formation, la recherche en soins et santé, la promotion de la santé, l'exécution des activités de santé dont il est le principal commanditaire (Nkoum, 2015). Le rôle propre ou autonome de l'infirmier peut s'articuler ainsi autour de trois aspects :

- *Les soins de premier niveau,* qui visent la réduction du risque de la maladie;
- *Les soins de second niveau*, qui privilégient le traitement des cas de maladies, la prévention d'aggravation de la maladie par des soins précoces (curatifs);
- *Les soins de troisième niveau*, s'orientant vers la prévention des complications, des séquelles, et à la réparation des sujets (réhabilitation).

À propos des bases conceptuelles de la pratique infirmière

De nombreuses infirmières américaines et canadiennes pour la plupart ont élaboré différentes théories en soins infirmiers qui sous-tendent les pratiques de la profession infirmière. Elles ont ainsi participé à leur manière à la définition de la discipline infirmière. D'un point de vue épistémologique, elles s'appuient généralement sur une philosophie humaniste. Il apparaît ainsi que toutes les théories développées s'articulent autour de quatre concepts fondamentaux :

- Une conception de l'être humain ou de la personne ;
- Une définition de la santé et de la maladie ;
- Une conception de l'environnement ;
- Une définition des soins infirmiers et de leurs buts.

Bien entendu, la dimension relationnelle dans les soins infirmiers est largement mise en exergue, car on ne saurait penser les soins infirmiers sans relation. En ce sens, certaines théoriciennes comme Henderson (1954, États-Unis, école des besoins), Watson (1988, États-Unis, école du soin humain "*Caring*"), ont défini la relation d'aide-infirmière non sans insister sur son bien-fondé. Elles ont ainsi permis l'ancrage de ce soin dans les concepts et les sciences en soins infirmiers.

Pour d'autres comme Peplau (1998, p. 6), « *les soins infirmiers supposent une relation entre malades et quiconque ayant besoin de service de santé et une infirmière, spécialement formée à reconnaître les besoins d'aide à y répondre...* »

Collière (1982) pour sa part a décrit trois courants socio-économiques qui ont eu une influence certaine sur le rôle de l'infirmière :

- Un courant rattaché à la technicité et centré sur la maladie ;
- Un courant qui revalorise la relation soignant-soigné ;
- Un courant qui privilégie le développement de la santé.

C'est donc le courant axé sur la relation soignant-soigné qui donnera naissance au dossier de soins en 1970 et au plan de soins en 1972, et qui va permettre le développement des premières recherches en soins infirmiers en 1980.

Quelle que soit la théorie de soins, l'être humain est unique, non morcelé, indivisible : c'est un système ouvert en relation constante avec un environnement changeant, auquel il doit sans cesse s'adapter. Il va sans dire que cette adaptation se fait aux niveaux physique, cognitif, émotionnel et comportemental. Il s'agit là des repères qui témoignent de la manière dont la personne réagit et s'adapte à la situation qu'elle est en train de vivre (Nkoum, 2020).

Depuis ses origines et tout au long de son évolution, la discipline infirmière a été influencée par de grands courants de pensée, un modèle cohérent de la vision du monde, reposant sur une base définie. Ainsi, trois grands paradigmes régissent les pratiques infirmières :

- *Le paradigme de la catégorisation* (*Faire pour* : l'infirmière agit sur la personne et sur l'environnement), dans lequel s'inscrit l'école existentialiste de Florence Nightingale ;
- *Le paradigme de l'intégration* (Faire *avec* : l'infirmier fait participer la personne), dans lequel s'inscrivent l'école des besoins de Virginia Henderson, l'école de l'interaction de Hildegarde Pepleau, l'école des effets souhaités de Callista Roy ;
- *Le paradigme de la transformation* (*Être avec* : c'est-à-dire en prenant en compte la complexité humaine), dans lequel s'inscrivent l'école du Caring de Jane Watson, l'école de la transculturalité de Madeleine Leininger.

Généralement, en dehors de son rôle déterminant dans la promotion de la santé, l'infirmier participe également à différentes actions, notamment dans la prévention, l'éducation à la santé, la formation et l'encadrement (Magnon, 2003).

La démarche scientifique qu'exige le rôle propre de l'infirmier est sous-tendue par un modèle conceptuel qui permet à ce professionnel de la santé de clarifier sa place au sein de l'équipe pluridisciplinaire de soins.

Le modèle conceptuel, tout en fondant et en garantissant la scientificité des pratiques infirmières, permet de circonscrire les soins infirmiers en tant que domaine spécifique de la santé, tout en explicitant le but et les limites du service infirmier. Il vise par ailleurs à préciser et à spécifier la contribution particulière de la profession infirmière dans le vaste domaine de la santé.

En ce sens, les pratiques infirmières sont fondées sur des savoirs établis, c'est-à-dire sur des résultats probants de la recherche en soins de santé. Cette exigence de scientificité oblige les professionnels infirmiers à enrichir constamment leurs connaissances afin de toujours mieux remplir la mission qui leur est assignée par la société, avec compétence et efficacité.

Explicitation conceptuelle et épistémologique de la notion d'identité

Pour plus d'intelligibilité et pour mieux saisir le concept **d'identité** dans sa perspective heuristique, nous proposons de le scruter sous son angle ontologique évolutif, du point de vue mathématique, biologique, philosophique et sciences humaines, tout en insistant sur les deux derniers domaines davantage en lien avec les soins infirmiers.

En effet, ***l'identité*** est un mot qui provient du latin "*idem*" identique, "*identitas" :* qualité de ce qui est le "*même*", appartenant alors au vocabulaire des mathématiques et de la biologie. Au ***IVe*** siècle avant Jésus Christ, Aristote décrit le principe d'identité comme fondement de la métaphysique et de la logique. Saisie du point de vue ontologique, ***l'identité*** peut être considérée comme une *unité absolue* d'un être avec lui-même. En cela, Dieu seul est identique à soi, son essence n'étant pas alors distincte de son existence (Baraquin et *al.*, 2000). Appréhendée d'un point de vue psychologique, ***l'identité*** peut s'entendre comme une représentation de soi, associée à un sentiment de continuité et de permanence (*Ibid.*).

Bien que souvent imbriquées, l'on peut relever dans une perspective définitionnelle deux types d'identités : *individuelle (soi) et sociale* (moi). Ainsi, ***l'identité personnelle*** (*carte d'identité individuelle par exemple*) "***je***" est un système de représentations et de sentiments à partir duquel le sujet peut se percevoir le même (*idem*) dans le temps, se vivre dans une continuité existentielle et aspirer à une certaine cohérence (Tap, 1987). Quant à l'identité sociale "***moi***", elle est la partie du concept de soi d'un individu qui résulte de la conscience qu'a cet individu d'appartenir à un groupe social ainsi que la valeur et la signification émotionnelle qu'il accorde à cette appartenance (Autin, 2005).

De tout ce qui précède, ***l'identité*** peut être envisagée comme un processus lié à la perception du sujet et l'interprétation qu'il en fait. On peut donc dire que la construction identitaire relève d'un processus lié à la conscience, à la mémoire, aux représentations du sujet (Hamel, 2012).

Une identité n'existe que dans la reconnaissance de l'altérité, c'est-à-dire l'existence de l'autre différent de moi ; parce qu'il est l'autre différent de moi, cela met en évidence ma propre existence en tant que moi, c'est-à-dire mon *ipséité*, qui ne s'oppose guère irrationnellement à *l'altérité*, mais qui met en exergue avec rationalité l'autre en tant qu'individualité parmi d'autres individualités, qui méritent respect et dignité au sein de notre humanité commune.

À notre sens, ***l'identité*** est de l'ordre de l'existentiel et de l'organisation. Ainsi, par ***identité professionnelle,*** nous entendons cette culture commune à un groupe d'individus, qui permet de les identifier au sein d'un ensemble socioprofessionnel donné (Nkoum, 2015).

Dans cette perspective, ***l'identité*** indique notre perception et la représentation de notre expérience d'être- au- monde. C'est le caractère fondamental et permanent de quelqu'un au sein du groupe, ou alors d'un groupe au sein d'un système.

Ainsi, exprimer son ***identité*** suggère donc le fait de décliner son appartenance, c'est-à-dire la manifestation d'un sentiment de faire partie d'un groupe social ou professionnel, qui amène à adopter les comportements caractérisant ce groupe.

À propos des Instituts de formation et universités comme espace d'élaboration et de construction identitaire des professionnels infirmiers

De la formation des professionnels infirmiers

En général, la formation des professionnels infirmiers en Afrique, tout en intégrant les différents contextes géographique et culturel, s'inscrit néanmoins dans le respect des normes internationales en matière de formation des professionnels de santé. En ce sens, elle adapte les contenus enseignés aux réalités actuelles dominées par les grandes mutations au niveau mondial et continental, relatives aux transitions épidémiologiques liées aux maladies émergentes et aux grandes endémies qui sévissent dans le continent africain.

En cela, la formation initiale s'organise autour de deux pôles : théorique et pratique. Les enseignements s'articulent autour d'un référentiel de compétences prescrit dans les textes législatifs qui encadrent la profession et ses rôles, l'éthique, les valeurs humaines y afférentes communes aux soins infirmiers et les techniques de soins. Ainsi, les enseignements dispensés et les textes régissant la profession viennent orienter l'identité professionnelle. Le principe d'alternance en formation inscrit dans une logique théorico- pratique et pratico-théorique permet alors de mieux asseoir la professionnalité du futur infirmier. Les définitions de l'infirmier, ainsi que la caractérisation des soins infirmiers, déclinent explicitement l'autonomie et l'identité de la profession.

De la construction identitaire de l'étudiant infirmier par la formation

En effet, la formation initiale en soins infirmiers vise surtout à développer chez le futur professionnel, la construction de sa propre identité professionnelle. En cela, il s'agit de sa capacité d'adaptation, de créativité et d'autonomie en situation, sur le terrain professionnel. Dans cette vision, la construction identitaire de l'étudiant infirmier se fait par processus de modélisation, immersion dans la culture et la confrontation aux réalités professionnelles à travers les stages sur le terrain. C'est dans cette perspective que nous envisageons la formation en soins infirmiers sous l'angle de transformation et de parcours structurant (Nkoum, 2010). Ainsi, au cours de son cheminement tout au long du parcours de formation, l'étudiant en soins infirmiers se structure, se construit, acquiert une identité propre. En cela, il fonctionne selon trois modalités ou statuts : agent, acteur et auteur de la formation.

Du statut d'agent, l'étudiant infirmier subit le caractère "*d'objet*" de formation. Il est ainsi formaté au modèle, au référentiel proposé, voire imposé ou prescrit par le formateur et l'institution de formation. Bien évidemment, la démarche pédagogique mise en œuvre ici contribue à renforcer ce statut. L'étudiant intègre alors une démarche dite " ***d'identification***" au modèle prescrit, à la norme. Il va donc sans dire que ce qui lui est demandé ici, c'est bel et bien l'intégration de savoirs qui lui sont enseignés, en vue de leur restitution intégrale. Il s'agit alors d'une phase nécessaire et utile à l'apprentissage, une sorte de préparation dans son cheminement pour devenir professionnel.

Par contre, dans ***son statut d'acteur***, l'étudiant en soins infirmiers devient "*sujet*" et non plus "*objet*" de sa formation. En d'autres termes, il participe activement à sa propre formation. Il va sans dire que la démarche pédagogique mobilisée ici, loin de rechercher le formatage par rapport au modèle enseigné, incite davantage l'étudiant à prendre conscience de ses propres potentiels de développement. Il travaille désormais à la spécification du sens de son action au cours de la formation. Il se situe alors ici de fait dans une démarche "***d'identisation***", c'est-à-dire sur une phase d'identité en construction, d'identité en devenir, en train de se construire, de se former.

Enfin, la troisième phase ,et la dernière dans le processus de construction identitaire dans la formation de l'étudiant en soins infirmiers, se traduit dans le ***statut "d'auteur***" ou de "***co-auteur"*** de sa formation. Il devient ainsi producteur du savoir en propre, c'est-à-dire par lui-même. Il cesse désormais d'être un simple consommateur du savoir professionnel élaboré par d'autres. Il s'intègre alors dans une dynamique d'autonomie et de création de nouvelles valeurs. Il s'agit alors de cette phase d'émancipation et création où l'étudiant en soins infirmiers acquiert son "***identité professionnelle propre***" (Nkoum, 2010).

En effet, cette phase permet à l'étudiant au travers de *l'évaluation-questionnement du sens* (Vial, 1999), de prendre conscience du sens même de ses actions d'apprentissage. Comme on peut le comprendre, ce n'est donc qu'en intégrant la démarche identitaire dans son processus d'apprentissage qu'un étudiant en soins infirmiers peut être à même de transférer son apprentissage en tant qu'élément primordial d'appropriation des savoirs professionnels.

Ainsi, la tension entre évaluation et formation au travers du parcours structurant et du parcours identitaire conduit à penser à l'existence d'une formation différenciée, qui prend alors en compte le vécu expérientiel et l'histoire de l'étudiant en soins infirmiers. Il s'agit là à tout point de vue, d'une condition nécessaire à la construction de son identité (Nkoum, 2013).

En ce sens, la construction identitaire de l'étudiant en soins infirmiers passe obligatoirement par *une transaction interne et externe* entre lui et les organismes de formation auxquels il appartient (Institut de formation, terrain de stage professionnel). Bien évidemment, pour favoriser la mobilisation des potentiels étudiants en soins infirmiers durant le déroulement des trois phases de la formation, ceux-ci doivent être confrontés à la diversification des situations d'apprentissage. En s'entendant bien sûr que cette diversification s'intègre alors à l'intérieur d'un dispositif de formation alterné (Nkoum, 2017).

De l'identité professionnelle à l'épreuve de la pratique infirmière

La sociologie des professions relève qu'une profession émerge lorsqu'un certain nombre de personnes pratique une technique définie issue d'une formation spécifique. Le partage d'une pratique spécifique transmise par des praticiens est ainsi au cœur de la construction professionnelle comme de l'identité professionnelle (Seelig, 2020). Il ressort de ce point de vue que l'identité professionnelle est le résultat d'une socialisation secondaire.

Il s'agit pour nous ici d'analyser le mécanisme d'élaboration et d'appropriation de l'identité professionnelle par l'étudiant infirmier, et de mettre à l'épreuve la manifestation de l'identité professionnelle dans les pratiques des infirmiers au sein des équipes de soins.

Du mécanisme d'élaboration et d'appropriation de l'identité professionnelle par l'étudiant infirmier

Chaque personne qui arrive en formation professionnelle dispose d'une identité propre et d'une conception (représentation) de la profession en rapport avec sa culture, ses expériences, son histoire de vie. En cela, l'identité peut se décliner en deux pôles (Dubar, 2003) :

- ***Identité pour soi*** : entendu en tant qu'ensemble de caractéristiques que l'individu reconnaît comme siennes, qui résulte d'une dialectique entre identité héritée de sa famille d'origine et identité visée ;
- ***-Identité pour autrui*** : s'agissant alors des attitudes qu'un collectif prend à l'égard de l'individu. En cela, l'identité se construit et se transforme à travers de multiples interactions de l'individu avec son environnement.

En effet, la formation infirmière est caractérisée par une articulation théorico-pratique entre l'institut de formation et les stages professionnels sur le terrain. Elle est ainsi matérialisée par des interactions existantes entre pôles théoriques, pôles pratiques et représentations diverses. En cela, confronté aux expériences variées sur le terrain d'apprentissage, l'étudiant construit les différentes représentations qui constituent autant de modèles de la pratique infirmière et concourant ainsi à façonner des typologies particulières de professionnels (Becouze, 1996).

En ce sens, la formation infirmière s'articule autour de deux champs : le champ d'acquisition des savoirs professionnels et le champ de réalisation ou de mise en œuvre, d'application de ces savoirs aux réalités professionnelles.

Dans le champ d'acquisition, la motivation dans la construction identitaire de l'étudiant, pour être effective, ne peut s'effectuer que face à une dynamique de construction à partir d'éléments concrets, souvent présents dans le cadre de la formation : de nouvelles représentations, le vécu de nouvelles expériences, l'acquisition de nouvelles compétences et l'utilisation de tout cet apprentissage. C'est ici que l'étudiant infirmier s'approprie des compétences professionnelles.

Ces réalités auxquelles l'étudiant infirmier est confronté au cours de son apprentissage de manière consciente ou non participent au processus de construction identitaire. L'étudiant est ainsi soumis à des facteurs d'apprentissage endogènes (sa personnalité, son système de valeurs, ses normes, son histoire) et exogènes (milieu professionnel, cadre de référence de l'institut de formation). Il s'agit ici des éléments moteurs qui interviennent dans le processus d'apprentissage de manière interactive, mettant ainsi en mouvement un jeu articulatoire qui favorise la structuration d'une identité professionnelle (Becouze, 1996).

Dans le champ de réalisation ou d'application, l'étudiant infirmier met en oeuvre les compétences acquises sur le terrain professionnel. Dans cette logique, la recherche de l'identité passe alors par trois motivations (Livian, 1987) : un besoin de réalisation qui s'exprime dans le domaine professionnel ; un besoin d'appartenance qui est du domaine affectif et un besoin de pouvoir, pouvoir en tant qu'appropriation des compétences, qui fait partie du domaine cognitif. Ainsi, le mécanisme de construction de l'identité professionnelle est caractérisé par l'interaction de ces trois pôles.

Étant donné que la formation de l'étudiant en soins infirmiers se déroule dans deux pôles : à l'institut de formation (champ d'organisation de savoirs théoriques) et sur les lieux d'exercice professionnel (terrains de stages), nous allons analyser les principes organisateurs de son apprentissage professionnel, ainsi que les différents facteurs qui entrent en ligne de compte dans sa construction identitaire.

Le processus d'apprentissage de l'étudiant en soins infirmiers en stage peut s'illustrer en trois champs : le champ de l'étudiant, le champ des professionnels et le champ des compétences spécifiques. L'articulation de ces trois champs en interaction laisse émerger quatre zones ayant chacune une fonction spécifique dans le processus de construction identitaire de l'étudiant.

- ***Une zone d'identification ou de modélisation*** : cette zone se situe dans le domaine affectif de l'apprentissage de l'étudiant en soins infirmiers. Elle est l'espace de confrontation de celui-ci au système professionnel, mettant ainsi en éveil des observations, des sensations, des identifications visant la stabilisation du désir d'adhésion et d'appartenance à la profession.
- ***Une zone d'acquisition :*** cette zone entre dans le domaine cognitif de l'apprentissage de l'étudiant en soins infirmiers, et se présente à lui sous forme d'appropriation de connaissances et d'outils selon le champ d'application et ses spécificités. Ceci aboutit à une construction des compétences.
- ***Une zone de représentations multiples*** : cette zone fait partie du domaine professionnel. Ici, plusieurs acteurs interviennent dans l'apprentissage de l'étudiant en soins infirmiers, selon leurs fonctions respectives et leurs statuts. En ce sens, cette zone concerne également les différentes institutions, les diverses spécialités et les compétences y afférentes.
- Enfin, ***une zone d'élaboration ou de construction de l'identité professionnelle*** : cette zone est l'espace d'articulation et de rencontre des trois premières zones. En tant que système de conjonction des trois zones, elle n'en saurait occulter une sans ainsi remettre en cause le processus de construction identitaire.

À ce stade de la compréhension du processus de construction des représentations de l'étudiant en soins infirmiers et de la construction de son identité professionnelle, il convient à présent de nous interroger sur l'influence des champs d'exercice sur ce processus.

Influence des champs d'exercice dans la construction de l'identité professionnelle de l'étudiant en soins infirmiers ?

Comme nous l'avons expliqué plus haut, à propos de la construction identitaire par la formation, la formation professionnelle infirmière va provoquer chez l'étudiant une transformation de ses représentations et de ses comportements. Ainsi, son cheminement professionnel à l'institut de formation et dans les lieux de stages vise à lui donner des compétences nécessaires en soins infirmiers à l'exercice futur de ses pratiques.

La formation professionnelle va donc s'afficher comme cadre et modèle de socialisation vécue en même temps comme une initiation au sens de la culture professionnelle et comme une conversion au sens théologique de l'individu à une nouvelle conception de soi et du monde, en d'autres termes, une nouvelle identité (Dubar, 2002).

Bien évidemment, comme on peut le comprendre, l'appropriation des compétences professionnelles en soins infirmiers ne se concrétise qu'à travers des expériences multiples et l'action. C'est donc sur le terrain de stages que l'étudiant en soins infirmiers actualise cette appropriation, et en même temps, le lieu où il confronte une certaine image du professionnel « idéal », et les modèles professionnels qu'il côtoie (Becouze, 1996).

Comme nous l'avons souligné plus haut, cette diversité est liée : à l'activité du service, au lieu d'exercice et à la conception de la profession que les équipes soignantes défendent sur le terrain. En définitive, tous ces champs vont exercer différentes influences sur l'étudiant en soins infirmiers, selon ses aspirations personnelles, ses valeurs, ses désirs et ses motivations.

Ainsi, le processus de construction identitaire va amener l'étudiant en soins infirmiers à être à la fois identique et différent. Il apparaît alors que pour devenir professionnels, les étudiants en soins infirmiers doivent apprendre à créer, à anticiper et à prendre des initiatives, donc à s'émanciper pour prendre seuls des décisions adaptées à des situations particulières de soins.

Bien évidemment, il va sans dire que dans un domaine aussi spécialisé tel que les soins infirmiers, les jeunes professionnels ne peuvent s'adapter et créer (étape d'identisation), sans maîtriser le savoir-faire technique.

Et pourtant, l'on est sans ignorer que tout soin est singulier et unique ; ce qui amène à penser que pour devenir infirmier professionnel, il faut apprendre à s'adapter aux nouvelles situations rencontrées, il faut être créatif, c'est-à-dire devenir auteur de ses actes professionnels (Ardoino, 2000).

De l'identité de la profession infirmière

La profession infirmière est régie par des textes réglementaires qui déclinent et précisent le champ de compétences des professionnels infirmiers au sein de l'équipe de soins et de santé. Un code de déontologie établit les normes et définit les responsabilités professionnelles infirmières. Par ailleurs, l'existence d'un ordre professionnel réglemente l'exercice de la profession infirmière dans le monde, en Afrique et au Cameroun.

De l'identité professionnelle infirmière, nous entendons ainsi cette culture commune à ce groupe professionnel, qui permet de le distinguer au sein de l'équipe de santé. Elle crée un sentiment de cohérence et d'appartenance professionnelle.

L'identité professionnelle en santé en général évoque la capacité d'émancipation du professionnel de la santé, à se distinguer dans son rôle spécifique et singulier, différent des rôles et fonctions des autres membres de l'équipe de santé. Elle révèle l'autonomie et la responsabilité professionnelles, tout en consolidant la confiance de l'infirmier et l'estime de soi.

Ainsi, dans les professions de santé, l'identité professionnelle se caractérise par le repérage et l'explicitation du référentiel métier ou de compétences, de la définition claire, sans ambiguïté des rôles et fonctions de chaque catégorie de personnel au sein de l'équipe pluridisciplinaire de santé. Fondamentalement, c'est de la spécification des soins autonomes infirmiers que s'inscrit l'aspect identitaire de la profession infirmière (Nkoum, 2015).

Toutefois, il ressort de certaines études que nous avons menées sur les pratiques infirmières au Cameroun en 2013 qu'il y avait une résistance à l'utilisation du plan de soins par les infirmiers dans certaines structures hospitalières (Moudio, Nkoum & Mvessomba, 2013).

Il est apparu par ailleurs que les infirmiers dans leurs pratiques privilégiaient davantage les soins délégués ou de collaboration au détriment de leur rôle propre qui est pourtant du domaine de l'autonomie professionnelle.

Nous avions ainsi observé que les interventions autonomes occupaient une place congrue dans les prestations de soins dans la plupart des hôpitaux du pays. Pour mieux saisir cette insuffisance, nous avions alors décidé d'analyser les différents contenus de programme de formation en soins infirmiers.

À l'issue de cette analyse, l'on pouvait relever alors pour le déplorer que le modèle biomédical dominait la mise en œuvre de ce programme sur le terrain professionnel. En cela, la formation dispensée dans les instituts de formation en soins infirmiers privilégiait presque uniquement le paradigme de la catégorisation. La prise en compte des aspects socioculturels était souvent occultée dans la mise en œuvre des programmes de formation et dans les interventions de soins (Kimessoukié, Nkoum & Mvessomba, 2013).

Par ailleurs, une étude menée à l'Hôpital Centrale de Yaoundé en 2014 sur les normes sous-tendant les pratiques infirmières relevait l'insuffisance de valorisation de la relation d'aide dans les prestations de soins aux malades (Ambomo & Nkoum, 2014).

Également, une étude menée en France auprès d'une quarantaine de personnels infirmiers pour qu'ils précisent d'après eux comment se construit l'identité professionnelle, et en classant des réponses par ordre d'importance (Moal, n.d.), a révélé les éléments suivants: 1) *Par l'appropriation du rôle propre; 2) Par le partage de mêmes valeurs; 3) Par le développement d'une attitude professionnelle en fonction de l'éthique; 4) Par l'élaboration d'un raisonnement; 5) Par la connaissance de techniques à utiliser en fonction des pathologies.*

Ces résultats montrent clairement, que des cinq critères décrivant la construction identitaire des professionnels infirmiers, seul le cinquième peut être rattaché au rôle délégué ou de collaboration de la pratique infirmière. Les quatre premiers critères sont en lien avec le rôle autonome de la pratique infirmière.

Par contre, les études suscitées soulèvent un déficit réel dans les interventions de soins auprès des malades. La problématique d'autonomie dans les pratiques de soins infirmiers se pose donc avec acuité ; d'où la nécessité de repenser la promotion des sciences infirmières en Afrique.

De l'autonomie de la profession infirmière

Dans l'évolution historique de la profession infirmière dans le monde en général et singulièrement en Afrique, l'un des faits marquants de l'autonomie professionnelle a été la construction et l'édification du rôle propre de l'infirmier dans le cadre réglementaire de la profession.

La notion d'autonomie souligne la liberté de tout acteur social ou de toute profession de prendre ses propres décisions sans intervention d'un tiers. Il s'agit également de la faculté dont dispose un individu de déterminer librement ses propres règles de fonctionnement. Il est alors question ici d'une certaine autodétermination.

Dans le cadre professionnel, l'autonomie de l'infirmier ou de la profession infirmière est envisagée comme sa capacité à s'autodéterminer, à prendre des initiatives professionnelles pertinentes dans son champ d'actions et de compétences. En ce sens, il agit en tant qu'auteur de son action, c'est-à-dire qu'il s'autorise à agir sans attendre que l'initiative lui soit dictée ou imposée par quelqu'un d'autre. Ceci implique bien entendu une certaine responsabilité (Nkoum, 2015).

Bien évidemment, l'autonomie exige que les infirmiers disposent d'un large éventail de connaissances et de savoirs dans le domaine des soins infirmiers et dans des disciplines connexes telles la philosophie, la psychologie, la sociologie, l'anthropologie, la gestion, etc., et des sciences de la santé. Si l'autonomie évoque d'une certaine manière la *liberté*, elle se nourrit également de *dépendance* ; c'est pour cette raison que cette notion est qualifiée de « *complexe* » (Morin, 1990).

L'autonomie professionnelle en soins infirmiers s'inscrit ainsi dans une sorte de dialectique qui confronte contrainte et liberté. De ce point de vue, l'autonomie professionnelle est la capacité pour tout professionnel à prendre conscience de ses zones de dépendance (Nkoum, 2015).

Dans le cadre de la profession infirmière, susciter l'autonomie c'est faire en sorte que l'infirmier puisse prendre davantage de responsabilités; c'est-à-dire l'amener à devenir responsable de ses actes (Hoffmans-Gosset, 2000).

En définitive, acquérir l'autonomie pour l'infirmier, c'est affirmer son identité professionnelle et assumer efficacement ses responsabilités au sein de l'équipe de soins et du système de santé. En ce sens, l'autonomie est envisagée alors comme la capacité à prendre des initiatives pertinentes sur le terrain professionnel, dans le strict respect des normes de la profession, dans son champ d'action et de compétences (Nkoum, 2015).

Conclusion

Au terme de cette réflexion, il en ressort que la profession infirmière en Afrique francophone en général et au Cameroun en particulier se trouve à la croisée des chemins. Elle est en ce sens à la quête de son identité professionnelle, à la quête de son autonomie professionnelle, à la quête de la construction d'un corpus de savoirs infirmiers tenant compte de ses réalités socioculturelles, enfin, à la quête d'une reconnaissance sociale et à la conquête d'un espace scientifique garant du service rendu à la société et sa place au sein de l'équipe de soins et de santé.

En effet, il est apparu que les éléments constitutifs des pratiques infirmières déterminent leurs spécificités au sein de l'équipe de santé. Les pratiques infirmières sont régies par les métaparadigmes; ce qui en fait leurs spécificités. Bien évidemment, en demandant officiellement la description, l'inscription et l'instauration d'un rôle propre dans des textes législatifs, les professionnels infirmiers recherchaient ainsi la reconnaissance d'une zone d'autonomie, voire d'indépendance professionnelle qui instaure et circonscrit une forme d'identité professionnelle.

Même si celle-ci est circonscrite d'un point de vue juridique et sociétal, il n'en est pas moins vrai que le pouvoir est toutefois demeuré médical. Et pourtant, l'autonomie semble être l'une des finalités de la professionnalisation souhaitée par les infirmiers. Au Cameroun par exemple, l'existence d'un ordre professionnel pour les infirmiers ne garantit pas forcément l'autonomie, voire l'identité de la profession infirmière ; car cet ordre n'a pas les mêmes prérogatives dans son fonctionnement que les autres ordres professionnels de la santé, tels que l'ordre des médecins, l'ordre des pharmaciens et l'ordre des chirurgiens-dentistes.

Par ailleurs, il ressort qu'en interrogeant la formation telle qu'elle est dispensée aujourd'hui dans les instituts de formation professionnelle et dans les universités en Afrique en général et au Cameroun en particulier, l'on ne peut affirmer avec conviction que celle-ci favorise la construction d'une identité professionnelle.

- De tout ce qui précède, plusieurs questionnements émergent, ouvrant et prolongeant ainsi les débats sur la problématique de l'identité professionnelle en Afrique : quels sont les savoirs mobilisés pour affirmer une position infirmière spécifique face aux autres professionnels de santé ? Quelles sont les représentations que les professionnels infirmiers ont de leur profession et l'identité professionnelle infirmière ? Comment les professionnels infirmiers caractérisent-ils leur propre identité professionnelle ? Comment concrétisent-ils cette identité dans la pratique sur le terrain professionnel ? Enfin, comment leurs interventions et leurs actions se distinguent-elles au sein de l'équipe de soins et de santé ? À partir de ces différents questionnements, l'on peut repérer les différents défis ci-après :
- La recherche de la reconnaissance ou de l'affirmation d'une identité professionnelle infirmière en Afrique ;
- Le renforcement des recherches dans le domaine des soins infirmiers pour consolider un corpus de savoirs infirmiers en Afrique en congruence avec les réalités environnementales et socioculturelles ;
- Un accent particulier à l'enseignement et la mise en œuvre des six normes de la pratique infirmière dans les instituts de formation et dans les universités ;
- La densification de la formation universitaire des infirmiers pour augmenter le nombre d'Infirmiers de Pratique Avancée (IPA) ;
- Le développement du leadership dans l'élaboration des textes réglementaires et législatifs en lien avec la profession infirmière.

Sans être exhaustif, il s'agit en fait de repenser en profondeur la promotion des sciences infirmières en Afrique en général et au Cameroun en particulier.

Références bibliographiques

AMIEC Recherche (2005), Dictionnaire des soins infirmiers et de la profession infirmière (ouvrage collectif), Paris, Masson.

Autin, F. (2005), La théorie de l'identité sociale de Tajfel et Turner, (http://www.prejuges-stereotypes.net/espace Documentaire/autinIdentitesociale.pdf).

Ardoino, J. (2000a), De l'accompagnement, en tant que paradigme ; Pratique-formation-analyse.

Ardoino, J. (2000b), Les avatars de l'éducation, problématique et notions en devenir, Éducation et Formation, Pédagogie théorique et pratique et critique, Paris, PUF.

Baraquin, N., Dugué, J., Ribes, F., Baudart, A., Laffitte, J & Wilfert, J. (2000), Dictionnaire de philosophie, Paris, Armand Colin.

Becouze, O. (1996), Des représentations du métier à la construction de l'identité professionnelle, Recherche en soins infirmiers, N° 45, juin 1996, pp. 147-153.

Collière, M.F. (1982), Promouvoir la vie, Paris, Inter Éditions.

Conseil International des Infirmières (CII). (1989), Directives édictées à l'intention des Associations Nationales des Infirmiers, Élaboration des normes en matière d'enseignement et de pratiques de soins infirmiers, Genève, CII.

Conseil International des Infirmières (CII). (2010), Définition des soins infirmiers, Consulté le 03/10/2014, sur Conseil International des infirmières, http://www.icn.ch/fr/about-icn-defiition-of-nursing/.

Dubar, C. (2002), La socialisation, la construction des identités sociales et professionnelles, Paris, Armand Colin.

Dubar, C. (2003), Se construire une identité, Former se former, Revue hors série, Sciences humaines, N° 40, pp. 44-45.

Dubar, C. (2010), La crise des identités, L'interprétation d'une mutation, Paris, PUF.

Hamel, F. (2012), Identité, in Formarier, M., et al., Les concepts en sciences infirmières. Association de Recherche en Soins Infirmiers Hors collection. https://www.cairn. info/concepts-en-sciences-infirmieres-2eme-edition---page-203.htm.

Hoffmans-Gosset, M.A. (2000), Apprendre l'autonomie, apprendre la socialisation. Lyon, Chronique Sociale.

Kimessoukié Omolomo, E., Nkoum, B.A., & Mvessomba, A.E. (2013), Formation infirmière au Cameroun : l'urgente nécessité de repenser les fondements, Tropiques Santé, N° 2, juin 2013, Yaoundé, Presses de l'UCAC, pp. 133-144.

Lecordier, D. (2013), De la quête d'identité à la conquête d'un espace pour la discipline, Recherche en Soins infirmiers, 1, N° 112, p. 5.

Lecordier, D. (2020), Les sciences infirmières à l'Université : enjeux et risques, Recherche en Soins infirmiers, 4, N° 143, p.5-6.

Livian, Y.F. (1987), Gérer le pouvoir des entreprises et les organisations : l'analyse des comportements politiques, in Formation permanente en sciences sociales, Paris, Édition ESF.

Magnon, R. (2003), Les infirmières : identité, spécificité et soins infirmiers, Le bilan d'un siècle, Paris, Masson.

Moal, C. (n.d), Identité infirmière multiple ou multipolaire : quelle conception pour l'étudiant en soins infirmiers ? www. cadredesante.com.

Moudio, A.M.C., Nkoum, B.A., & Mvessomba, A.E. (2013), Résistance à l'utilisation du plan de soins par le personnel infirmier dans certains hôpitaux de la région du Centre, Tropiques Santé, N° 2, juin 2013, Yaoundé, Presses de l'UCAC, pp. 145-160.

Mvoa, M.S., & Nkoum, B.A. (2014), Agir infirmier et dignité humaine, Tropiques Santé, N° 3, avril 2014, Yaoundé, Presses de l'UCAC, pp. 97-113.

Morin, E. (1990), Introduction à la pensée complexe, Paris, ESF Édition.

Nkoum, B.A. (2010), De l'évaluation scolaire à l'évaluation des pratiques professionnelles en santé, Paris, Harmattan.

Nkoum, B.A. (2013), La formation professionnelle en santé et la construction identitaire par l'évaluation, Tropiques Santé, N° 2, Yaoundé, Presses de l'UCAC, pp. 11-32.

Nkoum, B.A. (2015), La place de la démarche scientifique en soins infirmiers dans l'intervention auprès des malades hospitalisés, in Nkoum, B.A., & Socpa, A. (éds), La démarche de qualité dans les soins en santé, Un défi en Afrique, Paris, L'Harmattan, pp. 35-48.

Nkoum, B.A. (2017), Les maladies chroniques en Afrique, pour quels défis et quelles interventions ? in Nkoum, B.A. (dir.), Maladies chroniques en Afrique, Enjeux et perspectives, Yaoundé, Presses de l'UCAC, pp. 15-29.

Nkoum, B.A. (2020), Santé globale et fondements épistémologiques de la pratique infirmière basée sur les droits humains, Tropiques Santé, N° 7, Yaoundé, Presses de l'UCAC, pp. 15-29.

OMS. (1992, sept-oct), Les soins infirmiers, Éditorial, plus que jamais, nous avons besoin d'infirmières, Santé du monde, 3.

OMS. (2002), Services infirmiers et obstétricaux : orientations stratégiques 2002-2008, Genève: OMS.

OMS. (2003), What are the best strategies for ensuring quality in hospitals? Copenhagen, WHO-Europe.

Peplau, H. (1998), Relations interpersonnelles en soins infirmiers, Paris, Inter Éditions.

Seeling, S. (2020), L'identité professionnelle : entre pratiques et compétences, Le journal des psychologues, 5, N° 377, pp. 36-39.

Tap, P. (1987), Identité, style personnel et transformation des rôles sociaux, Bulletin de psychologie, 1987, tome XI, 379, pp. 399-403.

Tap, P. (1988), La société pygmalion ? Intégration sociale et réalisation de la personne, Paris, Dunod.

Tap, P. (1998), Marquer la différence, entretien avec Pierre Tap. L'identité, l'individu, le groupe et la société, coordonné par Jean-Claude Ruano-Borbalan, Éditions sciences humaines.

Vial, M. (1999), Les modèles de l'évaluation et de la santé, Communication au séminaire de Grenoble du GREIF : Éducation et évaluation dans le domaine de la santé, pp. 1-30.

Quelle voie faut-il suivre pour offrir une infirmière qualifiée à la population camerounaise ?

Marie HATEM

Résumé

La finalité de la professionnalisation pour les infirmières et leur qualification consiste à prouver que l'existence de leur profession est indispensable à la sécurité des personnes soignées et à la santé de l'ensemble de la population, d'où la nécessité pour elles (eux) de détenir un savoir spécifique. Comment développer ces savoirs ? Quelle est la place du processus de Bologne dans l'orientation de la formation des infirmiers ? Pourquoi faut-il adopter une approche basée sur les compétences et quelles sont les spécificités qui la distinguent d'autres approches pédagogiques ? L'article trace les grandes lignes qui orientent la réponse à toutes ces questions et à d'autres que rencontrent les responsables de la formation des infirmiers, ceux responsables de la réglementation de la pratique et de la formation ainsi que ceux responsables de l'organisation de leur milieu de pratique, sans oublier la population qui a recourt ou non à leurs services. Ainsi, seront abordés les systèmes dans lesquels naviguent et interagissent les différents acteurs concernés pour permettre d'assurer le « profil » d'infirmier spécifique et adapté à chacune des sociétés selon leurs spécificités.

Mots clés : métier et profession ; personnel qualifié ; savoir infirmier ; infirmier qualifié ; choix du profil ; changement de rôle ; programme par compétences.

Abstract

The purpose of professionalization for nurses and their qualification is to prove that the existence of their profession is essential to the safety of the people being cared for and to the health of the population as a whole, hence the need for them to have specific knowledge. How can this knowledge be developed? What is the role of the Bologna process in the orientation of nursing education? Why is it necessary to adopt a competency-based approach and what are the specificities that distinguish it from other educational approaches? This article outlines the answers to these and other questions faced by those responsible for the education of nurses, those responsible for the regulation of its practice and education, and those responsible for the organization of their practice environment, as well as the population that uses or does not use their services. Thus, the systems in which the various actors involved navigate and interact will be addressed to ensure the specific "profile" of nurses adapted to each society according to its specificities.

Keywords: trade and profession; Qualified staff ; nursing knowledge; qualified nurse; choice of profile; role change; skill-based program

Définition du personnel qualifié, du métier/professionnel qualifié.

La distinction entre employé qualifié et non qualifié n'est pas si simple. La qualification est fondée sur un critère conventionnel qui reflète la nature des compétences requises, ou le degré de sophistication du stock des savoirs et des techniques mobilisés, à un niveau individuel (Biscourp, 2005). Ce critère reflète également le niveau de l'emploi occupé par l'individu et la qualification salariale traduisant la reconnaissance financière de ses compétences (Cézard, 1979). Selon Friedman, la « qualification » renvoie à « des savoirs ne correspondant pas à des *métiers unitaires classiques* » (Dadoy, 1987 ; p. 17).

Il faut toutefois faire la distinction entre le métier et le professionnel qualifié. Ainsi, le métier en soi est défini comme « une occupation manuelle ou mécanique qui trouve son utilité dans la société » et dont on peut tirer des moyens d'existence (Petit Robert, 2018). Alors que le métier qualifié ou réglementé est représenté par toute activité, industrielle, artisanale ou autre, dont l'exercice est reconnu, officiellement ou traditionnellement, comme exigeant des qualifications spéciales, qui ne peuvent être acquises qu'après plusieurs années d'études, de formation ou de pratique (ex. secteur de l'automobile, de la construction, de la fabrication, des services)[1]; il requiert un certificat de compétence souvent obligatoire. La plupart des métiers qualifiés exigent une formation ou un apprentissage dans un collège ou un établissement reconnu, qui combine un programme en classe et la formation en milieu de travail.[2]

Quant à la profession,[3] celle-ci est un emploi spécialisé qui exige, dans la plupart des cas, une longue période de formation universitaire (ex. médecins, avocats, comptables). Les professions sont gérées par des associations qui offrent de la formation, qui s'occupent de la reconnaissance des diplômes et qui fournissent différents services aux membres. Celles[4] régies par un ordre professionnel - code de déontologie et d'éthique déterminant la dimension morale de la pratique - doivent garantir la protection du public. Dans ce cas, l'exercice de la profession est réglementé et surveillé et les membres doivent contribuer au développement de la profession (Tourmen, 2007), de son champ

---

1 https://www.quebec.ca/emploi/metiers-professions/metiers-reglementes/metiers-reglementes-construction

2 https://etablissement.org/ontario/emploi/professions-et-metiers/profession-ou-metier-reglemente-ou-non/mon-occupation-est-elle-une-profession-ou-un-metier-qualifie/

3 https://etablissement.org/ontario/emploi/professions-et-metiers/profession-ou-metier-reglemente-ou-non/mon-occupation-est-elle-une-profession-ou-un-metier-qualifie/

4 https://www.quebec.ca/emploi/metiers-professions/metiers-reglementes/professions-regies-par-un-ordre-professionnel

de pratique et des connaissances qui lui sont propres (Abbott, 1988 ; Cruess et al., 2004). Ainsi, le développement des connaissances propres à une discipline lui incombe et est réalisé grâce à l'engagement de ses membres dans la recherche. Enfin, selon Wikipedia[5], « La distinction classique entre métier et profession est l'attribution d'une dominante manuelle au premier et une dominante intellectuelle au second ».

De son côté, la non-qualification semble ne disposer que d'une description plus modeste dans ce sens où on invoque le manœuvre spécialisé qui exécute un travail simple, parcellaire et répété, où l'initiative disparaît et la responsabilité se dissout. En effet, la parcellisation des tâches, dans différents profils de personnel, rend la définition de la qualification de plus en plus difficile. Elle remet à un deuxième plan la formation et fait appel à un personnel moins qualifié (Dadoy, 1987). Dans ce contexte, la formation est faite de quelques routines qui ne nécessitent qu'une formation de courte durée ou de contenu limité (Dadoy, 1987).

Qui est l'infirmier qualifié ?

À la lumière de ce qui précède, dans une même catégorie de personnel « la qualification » peut être source de différenciation en termes de caractéristiques de postes de travail, de niveaux de compétences, de responsabilité ou d'autonomie requise. Ce qui donne lieu à une hiérarchie, à des coefficients et à une grille de salaire (Chekroun, 2018). N'est-ce pas le cas du personnel infirmier dans la plupart des pays autour du monde ?

En effet, il arrive de voir dans un même système de santé, ou dans un même établissement de soins, des infirmiers de profils variés souvent identifiés par leur niveau de formation allant dans un ordre croissant de Graduat, A3, A2, A1 ou de technicien, technicien supérieur, Licence, Maîtrise, Doctorat (LMD) en passant par des titres liés à une spécialisation (ex. réanimation, accoucheuse, anesthésiste). Il peut s'agir de profils de personnels qui offrent des soins allant du type morcelé, technique et prescrit à une prise en soin responsable, réfléchie et globale. Ces profils peuvent varier d'un pays à un autre ou mieux encore d'un pays à ressources limitées ou faibles à un pays industrialisé ou dit développé. Cependant, ils peuvent être rencontrés dans un même service et la distinction entre ces différents profils est souvent non perçue par l'environnement c'est-à-dire par les bénéficiaires de leurs soins comme par les membres de l'équipe multidisciplinaire dans laquelle ils sont appelés à œuvrer.

Dans le domaine de la santé maternelle et infantile, les stratégies visant la réduction de la mortalité de ces populations vulnérables recommandent que

---

[5] https://fr.wikipedia.org/wiki/Profession

les femmes enceintes aient particulièrement accès à un personnel qualifié pour les soins entourant la naissance. En personnel qualifié, sont identifiés les médecins, les sages-femmes et les infirmières (Assemblée Mondiale de la santé 1992 ; Organisation mondiale de la santé, 2013 ; Gerein, Green & Pearsonc, 2012 ; Lebongo, & Ngamaleu, 2021). La question reste à savoir, est-ce que tous les profils infirmiers mentionnés ci-dessus sont du personnel « qualifié » ? Il est important de répondre à cette question puisque la qualification est tributaire du niveau de formation reçue et est associée à la qualité des services offerts et à l'amélioration de la santé des populations desservies. Ainsi, dans sa démarche qualité, la République Démocratique du Congo (RDC) avait opté pour deux profils infirmiers : professionnel (concepteur, autonome) et technicien exécutant (Hatem et al. 2018). En fait, la finalité de la professionnalisation pour les infirmières consiste à prouver que l'existence de leur profession est indispensable à la sécurité des personnes soignées et à la santé de l'ensemble de la population, d'où la nécessité pour elles (eux) de détenir un savoir spécifique (Le Pors, 2004).

Développer le savoir infirmier : comment et pourquoi ?

Puisqu'une profession se distingue par son savoir dont le développement incombe à ses membres, celle-ci ne peut exister que lorsqu'elle s'engage dans un effort de recherche - scientifique ou littéraire - sur ce qui la distingue des autres professions. Ce savoir est ainsi reconnu pour en être une discipline qui distingue le champ des savoirs des différentes professions. Donc, c'est grâce à la recherche que les professions s'identifient et se donnent une raison d'être : des listes bibliographiques, des rapports, etc. Il est alors juste de dire qu'un corps de métier, qui ne contribue ni au développement des savoirs propres à sa discipline ni à leur dissémination pour permettre l'amélioration de sa pratique, ne peut prétendre au statut professionnel. Par conséquent, si l'infirmier est empêché de s'interroger sur sa pratique, n'a pas accès à des personnes pour réaliser des recherches analytiques et est incapable d'essayer de nouvelles idées ou de discuter les résultats de recherches, il ne faut pas s'attendre à l'amélioration de la qualité des soins qu'il dispense (Windrum & Fink, 1989). En effet, les techniques et les soins deviennent de plus en plus complexes et plus spécialisés ; ils requièrent de plus en plus de connaissances objectives.

Selon Ducharme (2001), à travers son évolution, la recherche infirmière a été imprégnée et influencée par différents courants de pensée et par les conceptions de la discipline infirmière. Ainsi, à ses débuts, la recherche avait recours à des méthodes plus quantitatives selon le paradigme de la catégorisation, puisque les phénomènes étaient vus comme des entités divisibles et des manifestations simplifiables. Par la suite, la recherche, influencée par le paradigme de l'intégration, s'est centrée sur la formation et sur la gestion du soin dans une optique de professionnalisation de l'infirmière et de développement des modèles conceptuels infirmiers (Kérouac et al.,1994). Puis, les infirmières chercheures ont adhéré au paradigme de la transformation, prenant en compte une réalité plus complexe, non linéaire et évolutive, donnant lieu à des approches interprétatives des significations de l'expérience humaine de santé.

Il est évident que pour s'engager dans le monde de la recherche, les infirmières ont dû cheminer dans le développement de leur capacité en accédant à une formation universitaire menant aux échelons du cycle doctoral. Toutefois, les infirmières peuvent contribuer aux efforts de la recherche à ses différentes phases en conformité avec leur niveau de formation, mais ne requièrent pas nécessairement une formation supérieure. Ainsi, le rôle dans la recherche peut correspondre à : collecter des données, extraire des données de dossiers, interviewer , dispenser une intervention expérimentale , recrutement des clients pour les études , coordonner , être co-chercheur (participation au développement conceptuel, du devis, de l'implantation, de l'analyse, etc.) ou être un(e) chercheur(e) principal(e).

Quelle relation entre modèles conceptuels infirmiers et développement des savoirs ?

Un modèle conceptuel n'est pas une définition de la profession infirmière et n'est pas non plus ce que sont les soins infirmiers, mais c'est plutôt une conception de ce que ces soins pourraient ou devraient être : ce qu'ils pourraient devenir (Adam, 1983). Il existe une vingtaine de modèles conceptuels qui portent sur différentes conceptions de l'être humain (adaptation, coping, résilience, autonomisation, etc.). Ils dépeignent une discipline infirmière centrée sur les dimensions biopsychosociales et spirituelles de la personne ayant une approche holistique et globale, la distinguant du modèle biomédical. Les auteures des modèles, inspirées de différents courants de pensée (physique, philosophie, etc.) ont décrit avec justesse leur perspective unique et leurs activités liées à la santé, quels que soient leurs milieux et leur pays, ainsi que leur propre façon d'aborder la relation entre « la personne, l'environnement, la santé et le soin ». En effet, Kerouac et al. (2006, p.15) concluent que « La discipline infirmière s'intéresse au soin, dans ses diverses expressions auprès des personnes, des familles, des communautés et des populations qui, en interaction, continue avec leur environnement, vivent des expériences de santé. »

Ce n'est qu'en assumant avant tout la responsabilité de ce « CENTRE D'INTÉRÊT » de sa discipline dans sa pratique que l'infirmière professionnelle rendra possible un SOIN OPTIMAL par des designs novateurs de soins dotés d'un Savoir-Agir complexe déterminant sa compétence. Pour ce faire, elle est inspirée par un savoir scientifique varié : a) Savoir (politique, esthétique, éthique, empirique, socio-politique ou émancipatoire ; b) Savoir-faire (pratique réflexive) ; et, c) Savoir-être (valeurs, croyances, attitudes). Elle usera de stratégies favorisant une application rapide des connaissances - pratique basée sur les données probantes - qui contribueront à la reconnaissance de la discipline infirmière (Kerouac et al., 2010) (Figure 1).

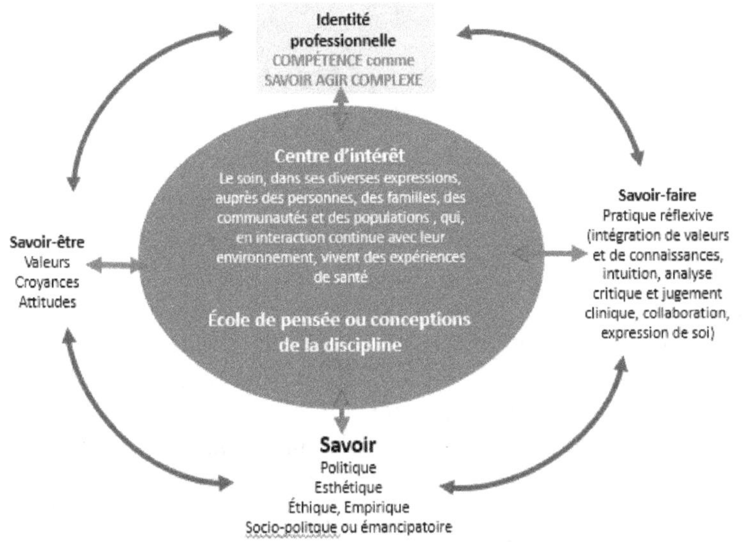

Figure 1. Écoles de pensée infirmière, centre d'intérêt et savoirs disciplinaires

Comment est déterminé le choix du profil d'un personnel de santé qualifié, l'infirmier en l'occurrence ?

Faire le choix d'un profil professionnel d'un personnel de santé, à un moment donné de l'évolution d'une société et d'un système de santé, correspond à opter pour un modèle ou un ensemble de *valeurs* ou d'une philosophie d'approche auxquels adhèrent les membres de ce corps professionnel. Selon cette dimension appelée axiologie, les membres adoptent une *méthodologie* c'est-à-dire une façon de s'organiser et de pratiquer auprès d'une population de bénéficiaire de leurs services (*acteurs*) et ce, dans une *finalité* précise garantissant une qualité de leurs services. Ces quatre dimensions constituent un paradigme ou un système et sont en interaction cohérente les unes avec les autres. D'ailleurs, Abbott (1988) a abordé la profession selon une approche systémique. C'est ce que le modèle infirmier offre à la profession : une école de pensée, un savoir agir ou un mode de pratique, un centre d'intérêt (ontologie) et une finalité ; ce qui représente le système disciplinaire ou professionnel de l'infirmière (Figure 2).

Modèle Infirmier

1. École de pensée ou conceptions de la discipline;
2. Savoir agir: compétences propres à la discipline;
3. Centre d'intérêt: personne, soin, santé, environnement;
4. Finalité: offrir une qualité de soins

Paradigme ou Système

1. valeurs, philosophie;
2. Méthodologie
3. Population concernée;
4. Finalité

=> 4 pôles en interaction dans tout SYSTÈME FONCTIONNEL.

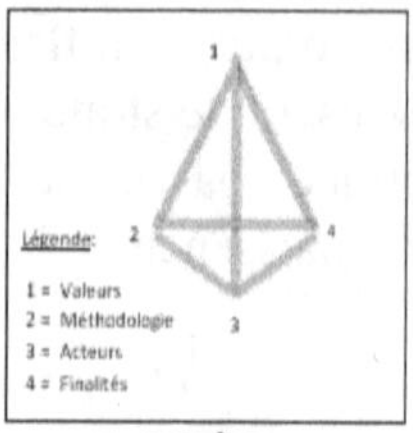

Un MODÈLE PROFESSIONNEL... Un SYSTÈME DISCIPLINAIRE ... (ou paradigme)

Figure 2. D'un modèle infirmier à un paradigme ou système disciplinaire professionnel infirmier

Quand une profession est bien assise, ses membres peuvent décider, de commun accord, de réviser ou d'ajuster leur mode de fonction selon l'évolution de leurs savoirs, des besoins de leurs bénéficiaires ou encore selon l'orientation du système de santé qui compte sur elle. Quand une profession est jeune, en transition entre un statut de métier qualifié et profession ou que le système de santé révise le rôle de chacun des membres de son équipe soignante, les membres du corps de métier peuvent se trouver acculés à ajuster leur système ou certains aspects de leur « système ». Cette dernière option signifie que le corps professionnel décide d'adopter de nouvelles valeurs, mais si celles-ci ne se traduisent pas dans la manière d'offrir ses services ou de sa façon d'approcher les bénéficiaires, etc. le changement de son rôle n'aura pas l'impact escompté. Il faut que les quatre dimensions de leur système changent de façon cohérente et concomitante. C'est la réforme intra-système.

Toutefois, pour que le rôle d'un professionnel de la santé puisse changer, quelle que soit la raison qui requiert le changement, une réforme intra-système n'est pas suffisante. En fait, cette réforme doit être cohérente avec la réforme ou avec la réalité du système pédagogique qui encadre la formation des membres et la réforme du système socioculturel et ses sous-systèmes (sanitaire, économique, légal, financier, etc.) dans lesquels évolue la profession. L'idéal serait que les quatre dimensions de chacun de ces systèmes soient en cohérence et en interaction intra-système et inter-système (Figure 3) (Abou-Malham, Hatem & Leduc, 2013 ; Cheaito, 2020 ; Hatem-Asmar, 1999 ; Hatem, Fraser & Blais, 2002).

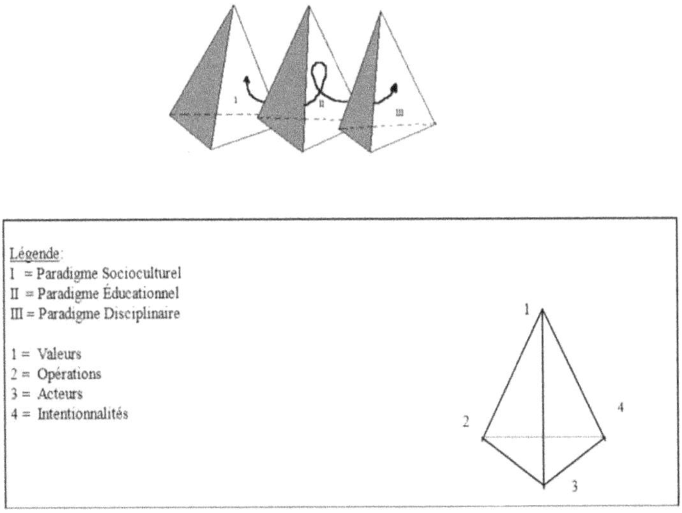

Figure 3. Structure des différents paradigmes disciplinaires, socio-culturel et éducationnel

Comment se produit le changement de rôle d'un professionnel de la santé en général et de l'infirmière en particulier ?

Le changement du rôle professionnel peut prendre différentes formes regroupées par Sibbald et al. (2004) dans les quatre (4) catégories suivantes : renforcement (enhancement), substitution ou remplacement, délégation et innovation. Quelle que soit la forme prise, les interventions à mettre en place doivent toucher aux trois systèmes au sein desquels évoluent les membres du corps de métier ou de la profession en question. Ainsi, le groupe de réflexion ou de décideurs qui se penche sur la question doit se poser une variété de questions qui détermineront les caractéristiques de chacun des systèmes dans l'intra et l'inter-action de leurs quatre dimensions.

L'expérience de la RDC s'est concrétisée à travers une recherche opérationnelle qui a réalisé un état des lieux sous forme d'une évaluation normative qui compare aux normes et standards nationaux, sous-régionaux et internationaux, les données du terrain : rôle joué VS celui attendu, formation offerte VS celle requise, contexte légal, réglementaire et organisationnel VS les cadres et contextes adaptés. Pour ce faire, différentes méthodes ont été mises en place par des experts ou courtiers qui ont appliqué un cadre portant sur les mécanismes de plaidoyer visant le développement d'une politique publique. La recherche opérationnelle a tenté de répondre à des questions telles :

Système disciplinaire : De quelle approche de pratique avons-nous besoin (biomédical ou de la santé) ? Quelle place y tiennent la philosophie et les valeurs ? Quel modèle infirmier existe-t-il présentement et quel est son niveau d'adaptation aux besoins du milieu de la santé ? Avons-nous besoin d'un personnel responsable, professionnel, réflexif, centré sur la personne soignée ? Y a-t-il de la place à des concepts tels l'autonomisation, les droits de la personne, la collaboration avec les membres de l'équipe multidisciplinaire, etc. ? Quel est le niveau de compétence actuel des infirmiers du terrain ? Est-ce le niveau requis pour les besoins de la population présentement ? Les bénéficiaires des soins sont-ils au cœur de la pratique ? Etc.

Système socioculturel : La réglementation en cours favorise-t-elle le rôle propre du corps de métier en tant que profession ou métier qualifié ? Y a-t-il une place à l'éthique, à l'autorégulation, à un ordre professionnel, à une formation de base et continue adéquate au profil requis ? Couvre-t-elle le rapport aux autres disciplines à la collaboration interprofessionnelle, à l'organisation des milieux de pratique (attraction, recrutement, déploiement, fidélisation), à la continuité des services ? Favorise-t-elle le rôle de l'infirmière pour faire le plaidoyer pour la santé des bénéficiaires des soins et de par là-même pour l'image de l'infirmière dans la société ? Etc.

Système éducationnel : Le programme de formation mis en application adopte-t-il une approche de formation identifiée (par objectif ou compétence ? Adopte-t-il une philosophie et des valeurs précises (droits de la personne, humanisation, continuité) ? Est-il centré sur l'apprenant, sa réflexivité, son autonomie ? Quel niveau de formation (scolaire, universitaire soutenu par le ministère de la Santé et/ou de l'enseignement supérieur) ? Les apprenants sont-ils accompagnés par un tuteur ou un encadreur ? Le suivi s'intéresse-t-il à la tâche à accomplir ou sur le développement des capacités ? Les cliniciens sont-ils engagés dans la formation ? Quel type de contribution interdisciplinaire ? La formation se fait-elle par cours (domaine disciplinaire) ou selon un parcours de formation progressif ? Le programme permet-il de former le personnel adapté aux besoins du système de soins, en réponse aux besoins des bénéficiaires ? Etc.

Deux types de regroupements ou coalitions représentant les 3 systèmes (socioculturel-légal, éducationnel, professionnel) qui se positionnent quant au choix du profil de formation des professionnels (infirmiers et sages-femmes) ont pris part aux différentes activités qui ont mené à l'établissement du profil de l'infirmière et de la sage-femme requis en RDC. Ces profils ont été validés avec les décideurs : politique, éducationnel, disciplinaire, bénéficiaire[6] (Hatem, Halabi-Nassif & Maroun, 2018).

---

[6] Le profil et les compétences correspondantes figurent dans l'article des auteurs Hatem, Halabi-Nassif & Maroun 2018

Comment faire pour passer du profil et rôle du personnel requis vers la mise à disposition d'un tel personnel ?

La préparation du personnel de la santé passe par les établissements de formation. Le profil issu de l'état des lieux devrait servir de base à un programme adapté : il représente le profil de sortie d'un programme et la base du référentiel du métier puisqu'il fait état de situations professionnelles rencontrées dans la pratique réelle. Il s'agit alors de former un personnel en développant son savoir-agir, mobilisant judicieusement différents savoirs (connaissances, pratiques, attitudes, autres) pour faire face à des situations de plus en plus complexes et démontrer ses compétences (Tardif, 2003). Une fois le référentiel du métier établi, le choix de l'approche pédagogique ou du paradigme éducationnel s'impose. Ceci signifie choisir consciemment les valeurs/philosophie qui explicitent les grandes intentions éducatives longitudinales du programme et qui doivent être cohérentes avec le profil du diplômé du programme ou le professionnel en devenir. Il s'agit alors d'opter pour une organisation cohérente des contenus, des méthodes pédagogiques et des moyens d'évaluation capables de concrétiser le profil de sortie et les compétences à développer (Prégent, Bernard & Kozanitis, 2009).

Ainsi, adopter un programme basé sur les compétences correspond à gérer un programme fondé sur l'existence d'un projet de formation consensuel et d'une participation synergique des enseignants et des responsables d'études à la poursuite d'un même projet de formation. Un programme centré sur l'apprenant : selon un parcours de formation graduel dans le développement des compétences , où le corps professoral s'engage à travailler en équipe et non à être responsable de cours individuellement, où la conception de l'enseignement, plutôt que de cibler la transmission des savoirs selon le modèle de formation par objectifs, est fondée sur la construction, chez l'apprenant, de connaissances et compétences qui sont au cœur des méthodes d'apprentissage et d'évaluation. Alors, il ne suffit pas d'intégrer des libellés de compétences dans le descriptif du programme et de considérer que l'apprenant fera, dans les stages cliniques, l'intégration des savoirs et la démonstration du développement des compétences.

Conclusion

À la lumière de ce qui précède, il est pertinent de s'interroger : Quel profil professionnel infirmier est-il requis pour le Cameroun ? Unique ? Multiple ? Quel étalon faut-il utiliser comme référence pour le choix ? Quel contexte de pratique disciplinaire (valeurs, organisation, ressources, recrutement et fidélisation, collaboration, ordre ou association, population, milieu, etc.) ? Quel cadre législatif pour la pratique infirmière ? Et pour sa formation (LMD, secondaire, exécutant, concepteur) ? Quel contexte pédagogique (Valeurs, approche par compétences ou objectifs, ressources humaines adaptées en milieu académique et clinique, ressources matérielles didactiques adaptées, locaux, etc.) ? Etc. Quoi qu'il en soit, il est judicieux que les décideurs représentant les trois systèmes concernés puissent s'accorder et collaborer pour donner, à la population camerounaise, l'infirmière qui contribuera à l'amélioration de son état de santé par l'offre de soins et services de qualité. Ces soins de qualité seraient le fruit d'une formation adaptée développant les compétences requises pour assumer le rôle qui est dévolu à l'infirmière et garanti par la loi.

Références bibliographiques

Abbott, A. (1988), The System of Professions: An Essay on the Division of Expert Labor, Chicago: University of Chicago Press.

Abou-Malham, Sabina, Marie Hatem, and Nicole Leduc, "Understanding the implementation of a complex intervention aiming to change a health professional role: a conceptual framework for implementation evaluation." Open Journal of Philosophy, 3.04 (2013): 491.

Adam, E. (1983), Modèles conceptuels, Canadian Journal of Nursing Research Archive, 10-21.

Assemblée mondiale de la Santé, (1992), Renforcement des soins infirmiers et obstétricaux à l'appui des stratégies de la santé pour tous, (No. A45/Inf. Doc./6), Organisation mondiale de la Santé.

Benguigui, G., & Monjardet, D. (1973), La mesure de la qualification du travail des cadres, Sociologie du travail, 15(2), 176-188.

Biscourp, P. (2005), Mesurer la qualification de l'emploi dans les sources statistiques, Le travail non qualifié, Permanences et paradoxes, Paris, La Découverte, 69-91.

Cézard, M. (1979), Les qualifications ouvrières en question, In *Économie et statistique*, n°110, Avril 1979. L'intérim dans l'industrie / Qualifications ouvrières / Une réalité : le pays / La percée de la télé-couleur / Comprendre une nomenclature. pp. 15-36. DOI : https://doi.org/10.3406/estat.1979.4254.

Cheaito R. (2019), Dynamiques de l'émergence d'une profession en santé : Le cas de la Sage-Femme au Liban, École de santé publique de l'Université de Montréal (ESPUM) -Thèse présentée en vue de l'obtention du grade de Philosophiae Doctor (PhD) en santé publique - Option Organisation des soins de santé.

Cruess, S. R., Johnston, S., & Cruess, R. L. (2004), "Profession": A working definition for medical educators, Teaching and Learning in Medicine, 16(1), 74-76.

Dadoy, M. (1987), La notion de qualification chez Georges Friedmann, Sociologie du travail, 15-34.

Ducharme, F. (2001), Voie privilégiée du développement du savoir infirmier, L'infirmière du Québec, 23.

Gerein, N., Green, A., & Pearsonc, S. (2012), Les conséquences des pénuries de professionnels de la santé pour la santé maternelle en Afrique subsaharienne, De santé, 44.

Hatem, M., Halabi-Nassif, H., & Maroun, M. (2018), Construire une vision commune de la formation des infirmières et sages-femmes en République Démocratique du Congo, Santé Publique, (HS), 89-100.

Hatem-Asmar, M. (1999), Choix éducationnels pour la formation des professionnels de la santé : le cas de la profession de sage-femme au Quebec, Université de Montreal.

Hatem-Asmar, M., Fraser, W., & Blais, R. (2002), Trois paradigmes pour développer un programme de formation des professionnels de la santé : le cas de la formation des sages-femmes au Québec, Ruptures, Revue Transdisciplinaire en santé, 9(1), 86-102.

Kérouac, S., Pepin, I., Ducharme, F., Duquette, A., & Major, F. (1994), La pensée infirmière, [Nursing thought]. Laval, Quebec, Canada : Éditions études vivantes.

Kerouac, S., Pépin, J., Ducharme, F. (2010), La pensée infirmière, Eds. Chenelière Éducation, 3e édition, 256 pages.

Lebongo, J., & Ngamaleu, H. (2021), Empowerment et accès aux services de santé maternelle dans la région du Centre au Cameroun, Nouvelles pratiques sociales, 32(2), 341-358.

Le Pors, M. J., & Roussiau, M.N. (2004), L'évolution des représentations sociales des étudiants infirmiers sur la profession infirmière au cours de la formation.

Organisation mondiale de la Santé (2013), Recommandations de l'OMS : optimisation des rôles du personnel de santé par la délégation des tâches pour améliorer l'accès aux interventions de santé maternelle et néonatale.

Petit Robert 2018.

Prégent, R., Bernard, H., & Kozanitis, A. (2009), Enseigner à l'université dans une approche-programme : guide à l'intention des nouveaux professeurs et chargés de cours, Presses inter Polytechnique.

Sibbald, B., Shen, J., & McBride, A. (2004), Changing the skill-mix of the health care workforce, Journal of Health Services Research & Policy, 9 Suppl 1, 28-38.

Tardif, J. (2003), Développer un programme par compétences : de l'intention à la mise en œuvre, Pédagogie collégiale, vol. 16, no 3, p. 36-45.

Tourmen, C. (2007), Activité, tâche, poste, métier, profession : quelques pistes de clarification et de réflexion, Santé publique, 19(hs), 15-20.

Windrum, D. F., & Fink, D. (1989), Process and politics in library research: A model for course design, Chicago : American Library Association.

[illegible] (Chronicle [illegible])

[illegible] pour la réussite des [illegible]

[illegible] 2013.

[illegible]

[illegible]

[illegible]

[illegible]

[illegible]

Développement de la compétence culturelle dans la prise en soins infirmiers de la personne vivant avec le diabète selon la modélisation de Le Moigne

Myriam Sylvie AMBOMO

Résumé

La personne vivant avec le diabète fait une expérience unique et complexe en ce sens qu'elle fait face à une diversité de difficultés en lien avec la pathologie, les n-facteurs de risques de complications et l'environnement social. La prise en soins de cette personne nécessite alors une prise en compte des précédents facteurs pour que la personne puisse assurer ses autosoins. En effet, l'infirmière, face à l'évolution des maladies chroniques, à l'instar du diabète, et à la mobilité des populations à travers le monde, ne devrait plus se limiter aux aspects techniques et relationnels. Les disparités en matière de santé et de soins de santé sont de plus en plus observées dans tous les pays du monde et fournissent des preuves convaincantes que les prestataires de soins de santé et les organisations de soins de santé doivent être attentifs à la diversité et à la compétence culturelle. L'infirmier doit pouvoir s'inscrire dans un savoir-agir complexe qui touche les domaines cognitif, affectif, comportemental et environnemental de la personne. Malgré la nécessité indubitable de la compétence culturelle dans la prise en soin, il est à noter que celle-ci est difficilement mobilisée dans la pratique et insuffisamment conceptualisée dans la formation des infirmiers au Cameroun. Comment le personnel infirmier peut-il développer la compétence culturelle dans la prise en soins des Personnes Vivant avec le Diabète au Cameroun ? Pour répondre à cette question, le modèle de compétence culturelle de Campinha-Bacotte a été notre ancrage théorique. Les cinq construits de ce modèle ont été articulés avec les quatre composantes de la modélisation de la pratique infirmière selon Le Moigne.

Mots clés : personne vivant avec le diabète, compétence culturelle, prise en soins infirmiers, modélisation de la pratique selon Le Moigne.

Abstract

The person living with diabetes has a unique and complex experience given that he or she faces a variety of challenges related to the disease, risk factors for complications and the social environment. The care of this person then requires taking into account the previous factors, so that the person can ensure self-care. Indeed, the nurse, faced with the evolution of chronic diseases such as diabetes, and the mobility of populations throughout the world, should no longer limit herself to technical and relational aspects. Disparities in health and health care are furthermore observed in all countries of the world and provide convincing evidence that health care providers and health care organisations need to be sensitive to diversity and cultural competence. The nurse needs to be able to engage in complex knowledge-action that touches on the cognitive, affective, behavioural and environmental domains of the person. Despite the undoubted need for cultural competence in health care, it should be noted that it is difficult to mobilise in practice and insufficiently conceptualised in the training of nurses in Cameroon. How can nurses develop cultural competence in the care of people living with diabetes in Cameroon? To answer this question, Campinha-Bacotte's model of cultural competence was our theoretical anchor. The five constructs of this model were articulated with the four components of Le Moigne's model of nursing practice.

Key words: people living with diabetes, cultural competence, nursing care, Le Moigne practice modelling.

Introduction

Le Diabète est parmi les 10 premières causes de décès dans le monde (FID, 2017). Le Diabète/HTA demeure un problème de santé publique mondial et au Cameroun, malgré les actions menées par la FID depuis 1950. Les chercheurs, lors des états généraux du 23 novembre 2017 à Paris, sont unanimes sur l'évolution exponentielle de cette pathologie et ses complications sur toute la planète. C'est l'une des raisons du lancement d'une campagne de sensibilisation de 2018-2019 pour les familles sur leur rôle dans la gestion, les soins, la prévention et l'éducation à la maladie (FID, 2018). Les personnes vivant avec le diabète rencontrent de nombreuses difficultés liées aux caractéristiques de la personne et son environnement d'une part ; aux caractéristiques de la pathologie et du système de soins d'autre part. Par ailleurs, la mondialisation accompagnée de l'expansion des disparités des états de santé des personnes issues de milieux culturels différents met les prestataires de soins et des organisations de santé au défi de santé à considérer la diversité culturelle comme une priorité. La prise en soin infirmier des personnes vivant avec le diabète est de ce point de vue complexe et nécessite une compétence culturelle entre autres pour pouvoir assurer des soins de qualité et culturellement compétents. Bref, la compétence culturelle qui implique des savoirs, savoir-être et savoir-faire pour comprendre la personne et son environnement afin d'agir efficacement est une urgence pour le personnel infirmier. Dans le cadre de cette réflexion, nous allons présenter tour à tour la problématique de la pratique infirmière, analyser le concept de compétence culturelle, comprendre la modélisation de la pratique infirmière selon Le Moigne (2006) et enfin analyser le développement de la compétence culturelle selon le modèle théorique de Campinha Bacote (2002), la conscience culturelle, savoir culturel, habiletés culturelles et la rencontre culturelle et le désir culturel) à partir des quatre composantes de la modélisation (structurelles, fonctionnelles, téléologiques et spatio-temporelles de la pratique).

La problématique de la pratique infirmière dans la gestion de la personne vivant avec le diabète

La pratique infirmière est très complexe dans la gestion des personnes vivant avec une maladie chronique. En effet, ces dernières doivent gérer la maladie, la chronicité, les complications, les restrictions alimentaires et l'hygiène de vie, le traitement et les aléas de l'environnement. La problématique soulevée dans cet article est la difficulté du personnel infirmier à prendre en soin efficacement des personnes vivant avec le diabète. Il dispose des compétences de raisonnement clinique, dans la pratique clinique, mais la compétence culturelle n'est pas mobilisée. L'AIIC (2010) s'attend à ce que la formation des infirmières inclue des notions relatives à la compétence culturelle et à ce que les enseignants encouragent le développement de la compétence culturelle chez les infirmières en devenir et en exercice. Malheureusement, la compétence culturelle est très insuffisamment mobilisée dans la pratique et n'existe pas dans les curricula de formation du professionnel infirmier. Par ailleurs, l'on note un manque de recommandations spécifiques au regard du développement de la compétence culturelle chez des étudiantes en sciences infirmières au Cameroun. Elle peut pourtant être associée à la compétence de « *composer avec des réalités sociales et culturelles liées à la santé* » (TCA, 2015).

La prise en soin de la personne vivant avec le diabète doit prendre en compte les aspects déclinés par Kleinman et al. (2006) : les expériences et parcours de vie (Sickness), la construction sociale, les représentations sociales et recours ainsi que les itinéraires thérapeutiques variés de la personne (Illness) et les signes, les symptômes de même que les parcours de soins (Disease) d'une part. D'autre part, les aspects de gestion, de soins de prévention, d'éducation thérapeutique et de relation soignant-soigné de la personne vivant avec le diabète. Dans cette perspective, le personnel infirmier qui se situe dans la pratique infirmière n'échappe pas à la complexité du système de santé. Le développement de la compétence culturelle s'avère nécessaire, car elle est une dimension incontournable de la qualité des soins au 21e siècle. Seulement, la pratique infirmière fait face à de nombreux défis :

- L'infinie variété des interdépendances et dynamiques qui transforment les expériences des Personnes Vivant avec le Diabète (PVD),
- L'impossibilité de maîtriser les N-facteurs de complications du diabète,
- La difficulté d'accompagner les personnes vivant une maladie chronique,
- La non-maîtrise des actions fragmentées de prise en charge et une collaboration interdisciplinaire approximative,
- La non-implication des acteurs familiaux dans la prise en charge,
- L'insuffisance de coordination de l'action et des ressources,
- Les personnes vivant avec le diabète connaissent de nombreuses complications diverses. Elles ont alors besoin de compétences pour s'auto-prendre en soin, autoréguler leur santé, malgré la maladie, afin de maîtriser leur alimentation, leur hygiène de vie, leur traitement.

L'infirmier (e) doit par conséquent redéfinir son rôle au-delà des frontières de la clinique pour assurer une qualité de vie à la PVD. Spécifiquement, il doit pouvoir gérer, prendre en soin, prévenir et assurer une éducation thérapeutique de la personne vivant avec le diabète. Les compétences de prise en soins de cette dernière s'inscrivent alors dans une complexité qui nécessite le développement d'une compétence spécifique, la compétence culturelle (cc).

Leininger (1998) est la première infirmière experte à avoir introduit de la culture dans les soins. Elle a démontré l'importance d'offrir des soins culturellement cohérents. Blanchet (2015) va renforcer ce point de vue, car pour l'auteur, la compétence culturelle est une solution favorisant la qualité et l'équité des soins. Cependant, le développement et la mise en œuvre de la compétence culturelle ne sont pas effectifs. C'est pour cette raison que nous avons trouvé nécessaire de s'appuyer sur le modèle théorique de compétence culturelle de Campihna Bacote (2003). Ce dernier a développé le processus de développement de la compétence culturelle chez un prestataire de soin. Pour l'auteur, il s'agit d'un apport complémentaire aux prestataires de soins face aux difficultés rencontrées lors de leurs pratiques. À partir de la modélisation de la pratique infirmière de Le Moigne (2006), nous allons répondre au questionnement suivant : comment le personnel infirmier peut-il développer la compétence culturelle dans la prise en soin de la personne vivant avec le diabète (PVD) en regard des dimensions de la modélisation de la pratique infirmière selon Le Moigne ? L'objectif de cet article est d'analyser l'approche de développement de la compétence culturelle selon Campihna Bacote (2011) dans la prise en soin de la PVD à partir de la modélisation de la pratique infirmière selon Le Moigne. La compétence culturelle n'est pas une donnée universelle, elle s'acquiert (*Ibid*) et prend en compte les éléments spécifiques au contexte et à la personne.

L'analyse du concept de compétence culturelle

Le concept de compétence culturelle a déjà fait l'objet de plusieurs publications. Il laisse apparaitre les concepts de compétence et de culture. Pour ce qui est de la compétence, elle a deux dimensions : statique et dynamique. Dans sa dimension statique, la compétence est un ensemble de savoirs, savoir-faire et savoir-être. La logique qui sous-tend cette définition est la possession de quelque chose. Est-il suffisant d'avoir des savoirs pour être déclaré compétent ? Avoir des savoirs et savoir-faire sans pouvoir les mobiliser dans des situations imprévues et complexes limite cette approche définitionnelle. Avoir ces ressources est une condition nécessaire pas suffisante pour agir avec compétence. La dimension dynamique de la compétence fait référence à un processus complexe qui combine plusieurs paramètres à savoir les ressources personnelles, ressources de l'environnement et les ressources symboliques. En effet, le professionnel infirmier doit être capable de mobiliser lesdites ressources pour assurer une pratique efficace. Il s'agit d'un processus dynamique de construction permanente prenant en compte des aléas. Campinha- Bacote (2015) parle de compétence requise (en lien avec le référentiel compétence) et de compétence réelle (adaptée au contexte).

La culture est un concept complexe, car il comporte plusieurs approches de compréhension qui évoluent dans le temps. Certains auteurs s'alignent sur l'approche classique commune de produit identitaire. Tylor, (1871), Purnell et Paulanka (2003) conçoivent la culture comme un ensemble de connaissances complexes englobant les connaissances, les croyances, les arts, la morale, les lois, les coutumes ainsi que les autres capacités et habitudes acquises par l'homme en tant que membre d'une société. D'autres la considèrent comme un système complet, un modèle théorique de vie (Keesing, 1981). D'autres encore la conçoivent comme une dialectique, un construit (Corijn, 2012). Bourdieu (1990) conçoit la culture comme un savoir, un bien et un titre avec un fonctionnement symbolique, marchand ou cognitif.

Après ce détour sur les concepts de compétence et de culture, comment comprendre la compétence culturelle ? Malgré son ancienneté, le concept de compétence culturelle ne fait pas l'unanimité au sein de l'élite infirmière et continue d'alimenter les débats dans le domaine de la pratique infirmière. Des écoles de pensée en sciences infirmières ont questionné les soins culturels, interculturels et transculturels pour déceler les apports et les limites. Quels que soient les modèles de soins, ils nécessitent une compétence assortie. Il s'en dégage la compétence culturelle (Campihna-Bacote, 2003). La compétence interculturelle (Purnell et Paulanka, 2003 ; Blanchet Garneau, 2015, Aube, 2016). La compétence transculturelle (Leininger,1988, 2002 ; Giger et Davidizar, 2012). Dans l'ensemble, la plupart des auteurs reconnaissent les modèles de soins culturels comme des outils essentiels dans la prise en soin de la personne malade. Cependant, il se dégage des éventuelles dérives en lien avec l'approche culturaliste centrée sur la conceptualisation et l'objectivité des pratiques (Lester, 1998), le pouvoir prescriptif (Mulholland, 1995) et stigmatisant, car ceux-ci peuvent être porteurs de jugements de valeurs et d'idées reçues. Carpenter-Song et al (2007) affirment que la reconnaissance de la diversité culturelle privilégiée dans les soins interculturels est une forme d'ethnocentrisme.

Contrairement aux approches statiques de la compétence culturelle, Campinha Bacote s'inscrit dans l'approche dynamique. Pour l'auteur, le professionnel de santé devient culturellement compétent, plutôt que d'être culturellement incompétent Il s'agit d'un processus dynamique non linéaire qui comporte cinq construits : la conscience culturelle, la connaissance culturelle, la compétence culturelle, des rencontres culturelles et le désir culturel (Campinha-Bacote, 2002a, 2003). Le développement de la compétence culturelle passe par l'intégration et la mobilisation de ce processus. Pour l'auteur, la compétence culturelle est « *le processus par lequel l'infirmière s'efforce continuellement d'acquérir la capacité et la disponibilité nécessaires pour travailler efficacement dans le contexte culturel d'un client, d'un individu, d'une famille ou d'une communauté, individu, de la famille ou de la communauté* » (Campinha-Bacote, 1998, p. 6). Comment articuler ce processus avec la modélisation de la pratique infirmière selon Le Moigne ?

Modélisation de la pratique infirmière selon Le Moigne

Jean Louis Le Moigne, auteur clé de la pensée systémique complexe, a été source d'inspiration de nombreuses théoriciennes dans l'élaboration de leurs théories. (Betty Neuman, Dorrothy Jonhson, Martha Rogers, Dorothea Orem, Calixta Roy…). Dans ses recherches, il s'est intéressé à la complexité de la pratique infirmière. La logique qui sous-tend cette approche est que la pratique infirmière est un système ouvert, donc changeant et imprévisible. De ce point de vue, l'agir infirmier est complexe. Le Moigne nous donne de comprendre que la complexité est un ensemble d'éléments et d'évènements qui sont en relation à travers des actions, qui se sont organisés en fonction des finalités et qui se transforment dans l'espace et à travers le temps. Il s'agit en bref d'une lentille pour appréhender les phénomènes et notre monde vécu. L'auteur nous propose quatre composantes de la modélisation de la pratique infirmière à savoir : la structure, le fonctionnement (activités), la téléologie (finalités) et le spatio-temporel (l'environnement et l'évolution) (***SAFEE).***

Tableau 2 : Modélisation de la pratique infirmière selon Le Moigne

MODÉLISATION DE LA PRATIQUE INFIRMIÈRE SELON LE MOIGNE	
STRUCTURE	Organisation des éléments en interaction : acteurs de l'équipe et propriétés inhérentes **Acteurs** (centraux, institutionnels et périphériques) ; **Savoirs** (professionnels, expérientiels, tacites, culturels) ; **Valeurs** (professionnelles, culturelles, familiales) ; **Outils de communication** **Identité infirmière**
ACTIVITÉS	Champ d'action et de processus, soins comme espace anthroposocialmédical : **Soins comme biomédical :** soins techniques, soins préventifs ; **Soins d'accompagnement suivi :** promotion de la santé, observance thérapeutique, éducation thérapeutique ; **Soins comme rencontre des identités :** interaction soignant-soigné.
FINALITÉS	Projets qui mobilisent les acteurs et contribuent à la transformation du système : **Projets du système de soins (**intentionnalités du système**) ;** **Logique d'action et d'acteurs** (intentionnalité des acteurs, difficile, prévisible ou contrôlable),
L'ENVIRONNEMENT	Espace d'organisation, de fonctionnement et de transformation du système : **Espace communautaire** : représentations, stéréotypes, préjugés, itinéraires thérapeutiques ; **Espace hospitalier** : pouvoir, formel, collaboration, relation soignant-soigné ; **Espace familial** : ruptures de la continuité, biographique, transitions ; **Espace social :** interactions, conflits, négociation.
L'ÉVOLUTION	Trajectoire de développement des phénomènes, **Transformation et changement du système**

Développement de la compétence culturelle dans la prise en soin de la personne vivant avec le diabète à partir de la modélisation de la pratique infirmière de Le Moigne

Cette partie analyse le développement de la compétence culturelle en l'articulant avec les composantes de la modélisation de la pratique selon Le Moigne.

Comment prendre en compte la structure dans le développement de la compétence culturelle ?

La composante structure selon Le Moigne représente les acteurs du système de prise en soin de la personne vivant avec le diabète et leurs savoirs. Les acteurs peuvent être classés en trois catégories : les acteurs centraux, les acteurs institutionnels et les acteurs périphériques). Chacun d'entre eux a une identité propre et rentre en interaction avec les autres dans le champ de la pratique des soins. Les acteurs centraux sont au centre de l'interaction directe dans l'espace de la prise en soins, pour le cas qui nous concerne, le professionnel infirmier et la personne vivant avec le diabète. Les acteurs institutionnels sont représentés par les associations des personnes vivant avec le diabète et des espaces de prise en soins (hôpitaux). Les acteurs périphériques sont représentés par la famille et la communauté qui jouent un rôle non négligeable dans la structure de la pratique infirmière. Cet espace structurel de la prise en soins infirmiers de la personne vivant avec le diabète est alors diversifié et peut être organisé en espaces micro, méso et macro de prise en soins. La personne vivant avec le diabète est un maillon de cette structure au même titre que les autres acteurs. Seulement, elle détient un pouvoir d'agir (auteur de la prise en soin), un savoir expérientiel et d'éventuelles capacités d'adaptation. Quel que soit l'espace, le personnel infirmier doit être sensible à la multitude des acteurs, à l'interaction de leurs savoirs, de leurs valeurs et de leurs modes de communication. Pour cela, il va devoir s'autoévaluer, se connaitre soi-même et se comprendre afin de comprendre l'autre (Collière, 2001). Malgré le fait que toute infirmière possède un savoir éthique permettant de prendre conscience et d'identifier les valeurs et la morale qu'exigent les soins (Pepin et al., 2010), il est nécessaire de faire une analyse du capital culturel et symbolique de chaque acteur. Ceci lui permettra de mieux comprendre les différences culturelles des acteurs qui ont un impact sur les disparités des soins des PVD (Dayer-Berenson, 2013). Le développement de la conscience culturelle nécessite de la part de l'infirmière en général une prise de conscience cognitive, la sensibilité aux valeurs, aux croyances et aux pratiques des différentes cultures des acteurs (Farman, 2007 ; Tison, 2007 ; Giguere, 2013 ; Blanchet, 2011).

La Prise de conscience culturelle (PCC) qui fait référence à être sensible aux types d'interactions entre les PVD et les professionnelles infirmiers, nécessite de développer une ouverture culturelle dans l'activité professionnelle, c'est-à-dire se connaître soi-même comme être culturel, évaluer également en profondeur sa propre culture, c'est-à-dire ses valeurs, ses croyances et ses attitudes (Dayer-Berenson, 2013) afin de prendre en soins efficacement la PVD. Le professionnel infirmier devra par ailleurs prendre en compte les spécificités de l'environnement culturel de la PVD et intégrer les évolutions de la pratique infirmière. Cela lui permettra d'évaluer ses biais, d'éviter les stéréotypes et les préjudices et de reconnaître toute forme de racisme dans l'offre de soins (Andrews et *al.*, 2011 ; Campinha-Bacote, 2010 ; Richardson, 2011). La finalité est d'assurer des soins culturellement congruents en reconnaissant l'autre comme être culturel. Développer la compétence culturelle nécessite en premier un désir culturel qui est sous-tendu par une motivation intrinsèque forte pour aborder la structure. Cela suppose qu'après sa prise de conscience culturelle, il va mobiliser son capital symbolique pour favoriser des rencontres culturelles fécondes.

Le savoir est une donnée immatérielle qui structure la pratique infirmière et lui donne une identité spécifique de soignante et d'accompagnateur. Il s'agit d'un ensemble de théories et de représentations qui conjuguent des entités, qui mobilisent des échanges entre acteurs et qui donnent une cohérence à l'action (Akric et al. 2006). Sous cet angle et selon les théoriciennes en sciences infirmières, le professionnel infirmier doit intégrer les normes de la pratique infirmière pour assurer des soins de qualité. Cependant, la lecture de l'environnement socioculturel, les dispositions personnelles et l'expérience peuvent amener l'infirmier à réviser la manière de mobiliser son savoir. Il existe plusieurs modes de développement du savoir infirmier qui structurent la pratique infirmière : personnel, esthétique, éthique et empirique (Pepin et al. 2010). D'autres auteurs parlent des savoirs socioculturels, politiques et émancipatoires (Chinn et al., 2011). Ces derniers s'intègrent très bien dans les construits de la compétence culturelle et peuvent être articulés dans le champ de la prise en soin de la personne vivant avec le diabète.

Comment prendre en compte les activités et les finalités dans le développement de la compétence culturelle ?

La composante activités fait référence à la dimension fonctionnelle du système, aux interventions et aux processus. Les activités dans le cas précis sont en lien avec la prise en soins de la personne vivant avec le diabète. La prise en soins infirmiers est essentielle dans la pratique et prend en compte la recherche, la gestion et la formation. Elle peut être conçue comme espace anthroposocialmédical (Ambomo, 2018). Il en ressort que la prise en soin est complexe. Le professionnel infirmier dans le processus de prise en soins de la

PVD devra tenir compte du fait que cette dernière est dans un environnement avec lequel elle interagit. De ce point de vue, la prise en soins devra prendre en compte les acteurs de la prise en soins, les nouvelles évolutions de la prise en soins et les finalités des PVD, les types de soins biomédicaux, soins d'accompagnement suivi, soins liés à l'interaction sociale, à la relation soignant - soigné efficace. En effet, les personnes vivant avec le diabète ont des priorités d'autoréguler leur santé malgré la maladie, de renforcer leurs auto-soins afin d'éviter des complications.

Le professionnel infirmier doit pouvoir recueillir des informations auprès de la PVD, les analyser, planifier des activités et les mettre en œuvre avec la PVD en intégrant chaque fois des éléments culturels de tous les acteurs (Campinha-Bacote, 2010 ; Dayer-Berenson, 2013) pour s'assurer de l'atteinte des objectifs de cet acteur. Les connaissances culturelles constituent un processus par lequel l'infirmière va analyser et parvenir à connaître les cultures, et se familiariser aux croyances, aux valeurs, aux pratiques, aux styles de vie et processus de résolution des problèmes des divers groupes ethniques. Mais également, maîtriser les objectifs visés par la personne vivant avec le diabète. La prise de conscience seule ne suffit pas, car il faut agir. Agir dans un environnement complexe suppose avoir des **savoirs culturels** nécessaires pour se retrouver dans la structure, et assurer des activités efficaces dans un environnement spécifique pour une finalité précise. Il existe six manières de développer un savoir, quel que soit son caractère à savoir : en action, tacitement, intuitivement, de manière complexe ou en le performant (Aponte, 2012). Sous cet angle, le personnel infirmier doit pouvoir analyser la structure de soins de la PVD. Pour ce faire, il doit s'engager à mieux comprendre le capital culturel des acteurs afin de les capitaliser, s'engager à mieux comprendre les différences raciales, ethniques, biologiques et sociologiques qui ont un impact sur les disparités présentes dans les soins de santé (Cooper- Brathwaite, 2005, Campinha-Bacote, 2010 ; DayerBerenson, 2013). Les activités de prise en soins doivent être culturellement ancrées à partir de l'évaluation du niveau de compétence des PVD et celle du professionnel par lui-même (autoévaluation).

Chaque professionnel infirmier à son idéal de soins dans la prise en soins de la PVD qui guide sa pratique. Cependant, cet idéal doit converger vers la satisfaction de la personne malade. La personne vivant avec le diabète vit avec une maladie chronique à laquelle elle doit s'adapter pour assurer l'autorégulation de sa santé. L'accompagnement et le suivi du professionnel infirmier doivent prendre en compte des aspects culturels, son potentiel, le respect de sa dignité humaine entre autres. L'agir infirmier ne doit pas se limiter à la technique, il doit s'inscrire dans le prendre soin ou toute la personnalité du professionnel est convoquée (Ambomo, 2022a). Ce faisant, la personne vivant avec le diabète dispose des savoirs divers capables d'influencer les itinéraires et l'observance des PVD. Ces derniers peuvent aider le professionnel infirmier dans une prise en soins efficace. La collecte des données, la prise de décision, la planification des activités, leur mise en œuvre et leur évaluation sont des étapes qui nécessitent des habiletés culturelles. Ce d'autant plus que les besoins des personnes vivant avec le diabète sont complexes et en lien avec la gestion de la maladie, les soins, la prévention et la promotion de la santé. L'éducation thérapeutique qui est un point central dans la prise en soins de la personne vivant avec le diabète s'inscrit dans une approche complexe, car se positionne sur une interface interpellant les savoirs des sciences de la santé, des sciences de l'éducation et des sciences sociales (Ambomo, 2002b). Le personnel infirmier devra alors prendre conscience de la complexité de la structure de prise en soins. Il s'agit de s'engager à mieux comprendre les différences culturelles dans toutes les dimensions de la prise en soins de la PVD. Au cours de la rencontre culturelle sous-tendue par la relation soignant-soigné, les personnes vivant avec le diabète ont un savoir expérientiel qu'elles confrontent au savoir scientifique, professionnel, politique des autres acteurs. Le professionnel infirmier doit alors orienter les interactions vers la validation des valeurs et croyances culturelles des autres acteurs et du PVD en particulier. En d'autres termes, il va devoir développer une littéracie en santé, c'est-à-dire développer la capacité de comprendre, d'évaluer et surtout de communiquer l'information liée à la santé de manière à promouvoir, à maintenir et améliorer la santé de la personne vivant avec le diabète dans divers milieux au cours de sa vie avec le diabète (Rootman et Gordon-El Bihbely, 2008).

De manière concrète, le professionnel va s'enquérir des approches thérapeutiques, recours, et itinéraires. S'enquérir également des modèles de construction et représentations sociales du diabète. Il nous semble par ailleurs très urgent de co-construire à partir des données collectées un savoir culturellement ancré, d'analyser l'intentionnalité, le sens que les acteurs donnent à leurs actes. Sous cet angle, les soins devront être holistiques, adaptés, contextualisés et co-construits avec les acteurs concernés. L'environnement de la personne vivant avec le diabète, de ce point de vue, lui permettra d'autoréguler sa santé. Les finalités de cette activité sont de rester ouverts aux aléas de l'environnement et de l'évolution de la pratique infirmière et de capitaliser les expériences des acteurs. En somme, le professionnel infirmier va devoir évaluer les besoins de la PVD, les planifier et les mettre en œuvre en intégrant des interventions culturellement compétentes.

Comment prendre en compte l'environnement et l'évolution dans le développement de la compétence culturelle ?

L'environnement et l'évolution vont ensemble dans le sens de l'interaction. Il existe plusieurs environnements dans lesquels se développe la pratique infirmière : l'espace hospitalier, l'espace familial, l'espace communautaire et l'espace social. Ces espaces sont fondamentalement liés, car la personne vivant avec le diabète les parcourt tous simultanément. En effet, la pratique infirmière évolue avec les caractéristiques de chaque environnement. Plusieurs théoriciennes en sciences infirmières s'accordent que la personne malade interagit en permanence avec ses environnements. Les transformations du système d'organisation, de fonctionnement de l'espace communautaire, hospitalier, familial ou de l'espace social vont nécessiter une adaptation du professionnel infirmier et des autres acteurs dans la prise en soins. L'agir infirmier va alors s'inscrire dans une approche de système ouvert ou seront considérés tous les éléments culturels. La capacité d'un professionnel infirmier à évaluer de façon correcte la littéracie en santé signifie respecter et utiliser de façon intelligente les informations sur l'environnement culturel d'un groupe et leurs connaissances en matière de santé, et qu'ils prennent en compte les barrières linguistiques, les normes socioculturelles (Rootman et Gordon-El Bihbely, 2008). En d'autres termes, l'infirmier devra développer les capacités de trouver, de comprendre, d'évaluer et de communiquer l'information liée à la santé de manière à promouvoir et améliorer la santé de la personne vivant avec le diabète.

La relation soignant - soigné est au cœur de la dimension de la pratique infirmière. Dans le sillage des pionnières en sciences infirmières, elle s'inscrit dans une rencontre interpersonnelle entre l'infirmier et la personne vivant avec le diabète. Il s'agit des rencontres culturelles, au sens de Campihna-Bacote (2003), qui suggère la rencontre de l'autre différent de moi, la rencontre des individualités, l'altérité (l'autre), la rencontre des cultures et des valeurs. Il s'agit d'un processus par lequel l'infirmière tend à s'engager dans des interactions culturelles. Elles créent des occasions pour valider sa compréhension des valeurs et des croyances des gens de cultures différentes afin de briser des stéréotypes (Andrews et al., 2011). La motivation et l'engagement de l'infirmier dans ce processus relationnel doivent devenir culturellement conscients, dans l'offre des soins adaptés (Leavitt, 2010 ; Pérez et Luquis, 2008 ; Phaneuf, 2013). Cet engagement ne s'enseigne pas, il se construit progressivement, il provient de l'intérieur et nécessite une humilité du professionnel de découvrir les valeurs, croyances et représentations des autres cultures (Andrews et al., 2011 ; Dayer-Berenson, 2013).

La dimension relationnelle de la pratique infirmière prend forme dans la collaboration qu'il importe de créer, maintenir et renforcer entre les acteurs dans le champ de la prise en soin des personnes vivant avec le diabète. À travers ces liens, l'ensemble du système s'inscrit dans un processus réflexif de transformation. Les actions menées sont alors orientées vers un but commun et généralement conçu comme avenues privilégiées pour assurer la qualité, la continuité et l'efficience des pratiques infirmières.

Conclusion

Le diabète est un problème de santé publique complexe dont la gestion nécessite des compétences spécifiques. La personne vivant avec le diabète fait également face à des situations complexes en lien avec la gestion du traitement, les soins, la prévention des complications et l'éducation thérapeutique. Par ailleurs, la mondialisation a suscité des disparités des états de santé des personnes issues des milieux culturels différents. La prise en soin de ces personnes s'avère alors complexe. Le professionnel infirmier a des compétences de raisonnement clinique, des compétences de la pratique clinique, mais articule difficilement ces dernières aux compétences culturelles pour des raisons plus liées au manque de formation. Comment développer cette compétence dans la prise en soin de la personne vivant avec le diabète ? Pour répondre à cette question, l'ancrage théorique de la compétence culturelle de Campihna- Bacote nous éclaire et nous nous sommes également adossés sur la modélisation de la pratique infirmière selon Jean Louis Le Moigne.

La clarification des concepts de compétence, de culture et compétences culturelles a été primordiale. Campinha-Bacote mentionne la compétence culturelle comme étant un soutien de travail précieux. Elle met en évidence l'importance d'avoir une attitude empathique et avoir une reconnaissance de la valeur, non du patient, mais de l'être humain. Elle nécessite une ouverture d'esprit pour mieux appréhender les problématiques de la personne vivant avec le diabète. Il est primordial de développer la compétence culturelle en lien avec les valeurs dans le domaine de la santé. Car cela mettrait en place un service de soins adapté à la situation de chaque individu de façon personnalisée. Le développement de la compétence culturelle passe par la conscience culturelle, le savoir culturel, les habiletés culturelles, la rencontre culturelle et le désir culturel. La modélisation de la pratique infirmière selon Le Moigne a également nécessité une clarification. Elle comporte quatre composantes à savoir la structure, le fonctionnel (activités), la téléologie (finalités) et le spatio-temporel (environnement et évolution).

Pour développer la compétence culturelle en intégrant la structure, l'infirmier doit prendre conscience de ses valeurs, de ses croyances, bref se connaitre soi-même, prendre conscience des acteurs de l'espace de prise en soins, être sensible à leurs savoirs, à leurs valeurs, à leurs croyances et à leurs pratiques culturelles. Concernant l'intégration de la compétence culturelle dans les activités, le professionnel infirmier doit noter que la prise en soins s'inscrit dans une approche anthroposociomédicale. Pour assurer un raisonnement clinique de qualité, il doit prendre en compte le capital culturel, symbolique des acteurs, coconstruire avec eux, mettre en contribution les modes de développement du savoir infirmier dans le développement de la compétence culturelle et rester ouvert à l'environnement. Cet environnement est complexe, car il intègre l'espace hospitalier, communautaire, familial et social. Prendre en compte ces espaces et leurs interactions est une nécessité. L'agir infirmier doit s'inscrire dans une interaction complexe ou le développement de la littéracie en santé est engagé. Le professionnel infirmier doit s'engager dans une relation soignant - soigné interculturelle. Pour cela, il a besoin d'une motivation, d'un engagement dans le processus relationnel. Il devra enfin prendre en compte les évolutions de la pratique infirmière dans d'autres environnements pour assurer une offre de qualité. La compétence culturelle est un atout et non une solution à toutes les difficultés rencontrées dans les soins aux populations migrantes.

Références bibliographiques

Akric, M. et al. (2006), Comment décrire les objets techniques ? *Technique et culture.9 : 49-64.*

Ambomo, S.M. (2022a*), Agir infirmier et dignité humaine, L'Harmattan, Paris.*

Ambomo, S.M. (2022b), *L'éducation thérapeutique des personnes vivant avec le diabète : Une analyse socio anthropologique, L'Harmattan, Paris.*

Andrews, M. M., & Boyle, J. S. (2011), Transcultural concepts in nursing care (6e éd.), Philadelphia, PA: Lippincott Williams & Wilkins.

Andrews, M. M., Thompson, T. L. C., Wehbe-Alamah, H., McFarland, M. R., Hanson, P. A., Hasenau, S. M., . . . Vint, P. A. (2011), Developing a culturally competent workforce through collaborative partnerships, [Editorial], Journal of Transcultural Nursing, 22(3), 300-306. doi: http://dx.doi.org/10.1177/1043659611404214

Aponte, J. (2012), Cultural Competency in Baccalaureate US Nursing Education, *Holistic Nursing Practice*, 201, 243-258.

Association des Infirmières et Infirmiers du Canada (AIIC), (2010), Énoncé de position : Encourager la compétence culturelle dans les soins infirmiers, Ottawa : Auteur.

Aubé, R., Champagne, M. Brûlé, M. Chantal, D. (2016), Développement de la compétence culturelle d'étudiantes en sciences infirmières lors d'un stage international : élaboration, implantation et évaluation d'une formation complémentaire, Revue en ligne http://revue-infirmiereclinicienne.uqar.ca/ L'infirmière clinicienne, vol. 13, no 1, ISSN 1923-5577.

Blanchet Garneau A, Pepin J. (2015), Cultural competence : A constructivist definition, J Transcult Nurs, Jan ;26(1) :9-15.

Blanchet Garneau, A. (2011), Soins infirmiers culturellement congruents : concept à retenir pour la pratique et la formation, Document inédit, Faculté des sciences infirmières, Université de Montréal, MontréalB.

Blanchet Garneau, A. (2013), Proposition théorique constructiviste du développement de la compétence culturelle infirmière, [Thèse de sciences infirmières], Montréal : Université de Montréal.

Bourdieu, P. (1990), *The logic of practice,* Stanford: Stanford University Press.

Campinha-Bacote J. (2011), *Delivering patient-centered care in the midst of a cultural*

Campinha-Bacote J. (2015), *The Process of Cultural Competence in the Delivery of Healthcare Services* [En ligne], Cincinnati: Transcultural C.A.R.E Associates, [Cité le 12 décembre 2018], Disponible: http://transculturalcare.net/the-process-of-cultural-competence-in-the-delivery-of-healthcare-services

Campinha-Bacote J. (2015), *The Process of Cultural Competence in the Delivery of Healthcare Services* [En ligne], Cincinnati : Transcultural C.A.R.E Associates ; 2015, [Cité le 12 décembre 2018], Disponible : http://transculturalcare.net/the-process-of-cultural-competencein-the-delivery-of-healthcare-services/conflict: The role of cultural competence, Online J Issues Nurse, 2011;16(2):5.

Campinha-Bacote J. (2002), *The process of cultural competence in the delivery of healthcare services: A model of care*, J Transcult Nurs. 2002 Jul,13 :181-4.

Campinha-Bacote, J. (2003), *The Process of Cultural Competence in the Delivery of Healthcare Services: A culturally competent model of Care*. Cincinnati: Transcultural Care.

Campinha-Bacote, J. (2010), A Culturally Conscious Model of Mentoring, *Nurse Educator,* 35 (3), 130-135. Doi:10.1097/NNE.0b013e3181d950bf.

Carpenter-Song, E. A., Nordquest Schwallie, M., & Longhofer, J. (2007), *Cultural competence reexamined: critique and directions for the future*, Psychiatric Services, 58(10), 1362-1365. doi: 58/10/1362 [pii]10.1176/appi.ps.58.10.1362.

Chinn, P. L., & Kramer, M. K. (2011), *Integrated theory and knowledge development in nursing*, (8e éd.), St. Louis, MO: Mosby Elsevier.

Colliere, M-F. (2001), *Soigner, le premier art de la vie*, 2e Ed. Paris, InterEditions.

Cooper-Brathwaite, A.E. (2005), Evaluation of a Cultural Competence Course, *Journal of Trancultural Nursing*, 16, 361-369.

Corijn E. (2012), « Déconstruction de la communauté culturelle », *L'Observatoire*, 2, n 41), p. 12-17. URL : https://www.cairn.info/revue-l-observatoire-2012-2-page-12.htm

Dayer-Berenson, L. (2013), *Cultural competencies for nurses: impact on health and illness*, Sudbury, Jones and Bartlett Publishers.

Farman, P. (2007), Le développement de la compétence culturelle d'étudiantes infirmières inscrites à un programme de stage international et interculturel. Mémoire de maîtrise inédit, Université Laval, Québec.

Fédération internationale du diabète (FID), (2017), *Guide de prise en charge du diabète de type 2 pour l'Afrique sub-saharienne*, Bruxelles, FID.

Fédération internationale du diabète (FID), (2018), *Guide de prise en charge du diabète de type 2 pour l'Afrique sub-saharienne*, Bruxelles, FID.

Fleming M, Towey K. Delivering Culturally Effective Health Care to Adolescents, Chicago, IL, American Medical Association, 2001.

Giger, J. N., & Davidhizar, R. (2012), *Transcultural nursing: assessment and intervention* (6e éd.), St-Louis, Mosby.

Giguère, M. ; Fournier, V. (2013), Développer la compétence interculturelle, Association québécoise de pédagogie collégiale (AQPC), *Pédagogie collégiale,* vol.26, no 2.

Keesing,F.M. (1981), Culture change, An analysis and bibliography of sources, *Journal de la société des Océanistes, 20, p.202.*

Kleinman, A., & Benson, P. (2006), *Anthropology in the clinic: the problem of cultural competency and how to fix it, PLOS Medicine*, 3(10), e294. doi: 06-PLME-ES-0159R1 [pii]10.1371/journal.pmed.0030294.

Le Moigne, J-L. (2006), *La théorie du système général, Théorie de la modélisation, Collection les classiques du réseau intelligence de la complexité.*

Leavitt, R. L. (2010), Cultural competence: a lifelong journey to cultural proficiency, Thorofare, SLACK, incorpored.

Leininger M. (1988), *Leininger's Theory of Nursing: Cultural care diversity and universality.*

Leininger, M., & McFarland, M. R. (2002), *Transcultural nursing: concepts, theories, research & practice* (3e éd.), New York, US: McGraw-Hill Companies.

Lester, N. (1998), Cultural competence: a nursing dialogue, [Review], *American Journal of Nursing*, 98(9), 36-42.

Mulholland, J. (1995), Nursing, humanism and transcultural theory: the 'bracketing-out' of reality, *Journal of Advanced Nursing*, 22(3), 442-449.

Pepin J, Ducharme F, Kérouac S. (2010), *La pensée infirmière*, 4e éd. Montréal : Chenelière éducation.

Pérez, M.A et Luquis, R.R. (2008), *Cultural competence in health education and health promotion* (1st éd), San Francisco, Jossey-Bass.

Phaneuf, M. (2013), 1re partie : *L'approche interculturelle, une nécessité actuelle : Regard sur la situation des immigrants au Québec et sur leurs difficultés. Repéré à* http://www.prendresoin.org/wpcontent/uploads/2013/02/Approche_interculturelle_une_necessite_actuelleRegard_sur_la_situation_....pdP

Purnell L. et Paulanka (2002), *The Purnell Model for Cultural Competence.* J Transcult Nurs, 2002 Jul ;13(3) :193-6.

Richardson, R. (2011), *Using Campinha-Bacote's process of cultural competence model to examine the relationship between health literacy and cultural competence*, Repéré à https:// www.ncbi.nlm.nih.gov/pubmed/21895740

Richardson, R. (2011), *Using Campinha-Bacote's process of cultural competence model to examine the relationship between health literacy and cultural competence*, Repéré à https:// www.ncbi.nlm.nih.gov/pubmed/21895740

Rootman, I., & Gordon-El-Bihbety, D. (2008), A vision for a health literate Canada, Ottawa : Canadian Public Health Association.

Tison, B. & Hervé-Désirat, E. (2007), *Soins et cultures, formation des soignants à l'approche interculturelle*, Issy-les-Moulineaux : Masson.

Transcultural C.A.R.E Associates (2010), *The Process of Cultural Competence in the Delivery of Healthcare Services*, Disponible sur le site: http://www.transculturalcare.net/

Tylor, E.B. (1871), *Primitive culture: researches into the development of mythology, philosophy, Athenaeum* : London Literary and critical Journal, 261.

Les soins infirmiers protagonistes face aux nouveaux enjeux et défis sanitaires

Cristina GARCIA-VIVAR

Résumé

La profession infirmière a connu une profonde mutation au niveau académique et professionnel pour s'adapter et répondre aux nouveaux besoins de santé, issus principalement du vieillissement de la population ainsi qu'une prévalence plus élevée de personnes atteintes de processus chroniques, affectées par une ou plusieurs pathologies. Cette réalité souligne l´exigence de développer de nouveaux rôles et des profils infirmiers qui incluent une plus grande ouverture des approches de soins ainsi que la possibilité de faire preuve d'un plus grand leadership dans le développement des services de santé. Les soins infirmiers doivent être et agir en tant que protagonistes pour répondre aux défis auxquels sont confrontés le système de santé et la société dans son ensemble. L´objectif de cet article est de présenter les défis auxquels les infirmières doivent faire face à travers leurs connaissances et compétences et de leur leadership pour promouvoir la viabilité du système de soins de santé, et surtout pour procurer les meilleurs soins de santé.

Mots clés : pratique avancée ; formation en soins infirmiers ; leadership en soins infirmiers ; recherche en soins infirmiers ; pratique infirmière ; gestion des soins infirmiers ; défis de santé.

Abstract

The nursing profession has undergone a profound academic and professional transformation to adapt and respond to new health challenges, mainly due to the population aging and a higher prevalence of people with chronic conditions, affected by one or more pathologies. This reality underlines the need to develop new nursing roles and profiles that include a greater openness of care approaches as well as the possibility of showing greater leadership in the development of health services. Nurses must be and must act as protagonists in responding to the challenges facing the health care system and society. The aim of this manuscript is to present the challenges nurses face through their knowledge, skills, and leadership to promote the sustainability of the health care system, and particularly to provide the best health care.

Keywords: advanced practice; nursing education; nursing leadership; nursing research; nursing care; nursing management; healthcare challenges.

Introduction

Le contexte professionnel, socio-sanitaire et académique dans lequel se développe la profession d'infirmière a connu une profonde transformation mondiale. La société du 21e siècle est plongée dans de nombreuses transformations liées aux avancées scientifiques et technologiques, aux changements épidémiologiques (Stasi, Silvestri, Voller, Cipriani, 2016 ; Zheng, Molassiotis, Tyrovolas, Yip, 2022), mais aussi à des transformations politiques, économiques, sociales et professionnelles (Aizenman & Ito, 2022 ; Gorsky & Sirrs, 2018 ; Kim, Lee & Lee, 2022 ; Spencer, Bianchi & Buckner, 2018). C´est pourquoi les soins infirmiers doivent agir en tant que protagoniste, pour répondre aux défis auxquels sont confrontés les systèmes de santé et la société dans son ensemble. Parmi les principaux défis sanitaires mondiaux, figurent la gestion des endémies comme le paludisme ou la fièvre typhoïde ; des épidémies comme la poliomyélite, rougeole, choléra ou la fièvre Ebola ; des pandémies comme le VIH/SIDA ou le Covid -19 (Adeyemo, Aborode, Bello, Obianuju, Hasan, Kehinde, Hossain, Bardhan et al., 2022 ; Aghila Rani, Hamad, Zaher, Sieburth, Madani, Al-Tel, 2021) et les maladies chroniques non transmissibles telles que les maladies cardiovasculaires, cancers, diabète et maladies respiratoires, parmi d´autres (Do, Lohmann, Brenner, Koulidiati, Souares, Kuunibe, Hamadou, et al, 2020 ; Watson, Carlson , Loustalot, Town, Eke, Thomas & Greenlund, 2019). Un autre défi est la réduction de la mortalité maternelle et infantile (Nóbrega, Bruins & Costeira, 2022).

Cette situation sanitaire met en évidence le besoin de développer de nouvelles façons de travailler en soins infirmiers qui incluent des rôles innovateurs, une plus grande ouverture des approches de soins, ainsi que la possibilité de faire preuve d'un plus grand leadership dans le développement des services de santé. Par conséquent, comme le souligne le Conseil International des Infirmières (CII, 2022), les professionnels en sciences infirmières doivent montrer leurs connaissances, leurs compétences et leur leadership pour offrir les meilleurs soins de santé.

Comment promouvoir l'excellence dans les soins infirmiers ? Comment les infirmières peuvent-elles répondre aux défis de santé contemporains ? La situation présente des soins infirmiers est complexe. Il est vrai que nous vivons des moments de crise dus aux conditions professionnelles. Cependant, le contexte actuel offre de nouvelles opportunités d'épanouissement professionnel dans quatre rôles principaux : formation, pratique, recherche et gestion. Ces aspects sont développés dans les lignes directrices suivantes.

Éléments clés pour le développement des soins infirmiers

Formation en soins infirmiers

Compte tenu de la complexité croissante des soins de santé, il est d'une importance vitale de renforcer la formation en soins infirmiers. Renforcement basé sur la construction de fondements théoriques innovants proportionnés aux avancées contemporaines, cohérents et sensibles aux besoins des sociétés. Au niveau mondial, le besoin et l'engagement d'une formation de qualité ont été soulignés (Villarruel, Trautman & Fairman, 2021). Aussi, l´importance de régler les études établissant les niveaux de licence, master et doctorat en sciences infirmières. La possibilité d'accéder aux études de troisième cycle dans la carrière d'infirmière signifie qu'il est enfin possible de compléter le cycle complet de développement académique à l'Université, et par conséquent, élever la formation professionnelle pour répondre plus efficacement aux exigences en matière de santé (Crisp & Iro, 2018). En d'autres termes, la formation de premier cycle en soins infirmiers offre une formation générale orientée vers la pratique professionnelle. De son côté, la maîtrise permet le développement des compétences plus précises et spécialisées pour répondre aux situations complexes de santé. Tout programme de maîtrise en soins infirmiers devrait contribuer à promouvoir une attitude critique vis-à-vis de l'apprentissage, le développement des capacités de raisonnement avancées et une approche innovatrice de la pratique professionnelle fondée sur des connaissances spécialisées et des compétences en matière de recherche (Drake, DeGennaro & Kuhn, 2022). Finalement, le doctorat forme de nouveaux chercheurs compétents pour relever le défi posé par le développement des sciences infirmières.

En ce sens, la formation des infirmières au niveau du master et du doctorat a un impact sur l'amélioration de la pratique clinique, et donc sur la capacité à répondre aux défis sanitaires actuels et futurs (Drake et al., 2022). L'application de connaissances spécialisées dans des situations spécifiques de la pratique infirmière, l'analyse de situations complexes à travers une réflexion clinique experte ,et en prenant des décisions autonomes permettent non seulement d'avoir une approche holistique, centrée sur le patient, mais aussi d'inclure le leadership et l'innovation dans les soins infirmiers. Par conséquent, la formation au niveau du master et du doctorat est étroitement liée à une pratique clinique infirmière efficace et de qualité. C'est la conclusion d'une étude menée dans 9 pays européens, qui conclut que, outre l'ajustement des ratios infirmières-patients, les qualifications des infirmiers étaient associées à la variation de la mortalité hospitalière après des procédures chirurgicales communes (Aiken, Sloane, Bruyneel, Van den Heede, Griffiths, Busse, Diomidous, Kinnunen, et al., 2014). Par conséquent, en mettant davantage l'accent sur la formation des infirmières, on pourrait réduire le nombre de décès hospitaliers évitables (Aiken et al., 2014 ; Porat-Dahlerbruch, Aiken, Lasater, Sloane & McHugh, 2022).

Pratique de soins infirmiers

En ce qui concerne le rôle de soignant, il est à noter que l'infirmière soignante contribue de manière notoire à la qualité des soins. Le rôle de l'infirmière, sa gestion des soins pour les patients, les familles et la communauté sont le pilier central des soins de santé. Aujourd'hui, le défi des maladies chroniques et infectieuses nous invite à agir de manière proactive sur les déterminants de la santé qui affectent l'apparition de la maladie. D'où l'importance d'anticiper, de créer un cadre d'action qui réduit l'apparition et la progression de la maladie par des actions promotionnelles et des interventions préventives, à leurs différents niveaux. Il faut des stratégies centrées essentiellement sur la personne, la guidant vers l'autonomie en matière de santé et lui permettant d'améliorer sa qualité de vie.

Le nouveau contexte sanitaire, caractérisé par la confluence de patients plus complexes, vieillissants et comorbides, a conduit au développement de nouveaux rôles infirmiers tels que l´infirmière clinicienne spécialisée (ICS) et l´infirmière en pratique avancée (IPA). Le Conseil International des Infirmières a souligné qu'une « infirmière de pratique avancée est une infirmière généraliste ou spécialisée qui a acquis, à travers des études supérieures plus poussées (master au minimum), les connaissances théoriques, le savoir-faire nécessaire aux prises de décisions complexes, de même que les compétences cliniques indispensables à la pratique avancée de son métier, pratique avancée dont les caractéristiques sont déterminées par le contexte dans lequel l'infirmière sera autorisée à exercer » (CII, 2020, p.6).

Il convient de noter qu'il n'y a pas de consensus global sur le concept de pratique avancée, mais deux grandes branches d'infirmières de pratique avancée sont généralement reconnues : les infirmières qui travaillent en milieu hospitalier, connues dans les pays anglophones comme « clinical nurse specialist » (infirmière clinicienne spécialisée, ICS) et les infirmières avancées dans les soins de santé primaire et communautaire, connue comme « nurse practitioner » (infirmière praticienne) (International Council of Nurses, ICN, 2022 ; Lowe, Plummer, O'Brien & Boyd , 2012).

L´évidence scientifique a mis en évidence l'impact positif de l'IPA. Ainsi, en milieu hospitalier, il a été prouvé une plus grande satisfaction des patients, une réduction des coûts des services de santé, ainsi qu'une diminution des complications à la décharge hospitalière (Cunningham, 2004 ; McClain & Chance, 2020 ; Woo, Lee & Tam, 2017). D'autres recherches ont montré un avantage clair de l'IPA dans les soins de santé primaires et communautaire, réduisant les coûts et améliorant la qualité des soins (Lenz, Mundinger, Kane,

Hopkins & Lin, 2004 ; Lopes-Júnior, 2021). De même, ce rôle infirmier est considéré comme un agent de changement ou un leader avec des résultats positifs qui affectent non seulement le patient et ses familles, mais aussi les différents professionnels de la santé et l´organisation de la santé elle-même (Lopatina, Donald, DiCenso, Martin-Misener, Kilpatrick, Bryant-Lukosius, Carter, Reid, Marshall, 2017).

Actuellement, l´infirmière en pratique avancée est une réalité depuis deux décennies dans de nombreux pays du monde, faisant figure de pionniers, les États-Unis, le Canada, l'Australie et la Grande-Bretagne (Wheeler, Miller, Pulcini, Gray, Ladd & Rayens, 2022). Il est donc convenable de considérer les pays et les contextes où la pratique avancée est déjà une réalité et d'apprendre d'eux, en optimisant leur expérience et en l'adaptant à chaque contexte. L'on dispose aussi d´expériences plus récentes en Europe (Beortegui, Vivar, Canga, Oroviogoicechea, Canga & Ibarrola, 2012 ; Barrière-Arnoux, 2022), Amérique latine et Caraïbes (Oldenburger, De Bortoli Cassiani, Bryant-Lukosius, Valaitis, Baumann, Pulcini, Martin-Misener, 2017) et en Afrique (Mboineki & Zhang, 2018). Il est important de noter que toute nouveauté sur la pratique avancée implique des défis, tant au niveau législatif, pédagogique, organisationnel que politique (Vivar, Pardavila, Del Barrio & Canga, 2013 ; Wheeler et al., 2022). Cependant, les systèmes de santé, et en particulier les dirigeants et les administrateurs des soins infirmiers, doivent s'adapter aux temps nouveaux et poursuivre de nouvelles stratégies, plus rentables et qui favorisent la qualité des soins aux patients, aux familles et á la communauté. L'identification et la mise en œuvre de nouvelles méthodes de travail sont étroitement liées à la recherche en sciences infirmières.

Recherche en soins infirmiers

La recherche en soins infirmiers réside dans le fait qu'elle est considérée comme un domaine important pour les soins, comme un atout non seulement dans le sens de la construction de nouvelles connaissances, mais aussi pour promouvoir la qualité de vie de la population (Bowers, 2020). La recherche en sciences infirmières apporte des réponses aux questions auxquelles les infirmières sont confrontées dans leur pratique quotidienne (Doorenbos & Kato, 2020). Ainsi, il existe des axes prioritaires dans lesquels les infirmières effectuent des recherches pour améliorer les soins. Par exemple, la prévention et le traitement des maladies chroniques et infectieuses, les soins maternels et infantiles, la promotion de la santé ou l'humanisation des soins de santé, parmi d'autres. Ces défis sont également des axes prioritaires pour l´Institut national de la recherche sur les soins infirmiers des États-Unis (National Institute of Nursing Research, NINR, 2022), institution de référence pour la recherche infirmière dans le monde qui vient de publier son plan stratégique pour la période 2022-2026 avec cinq lignes stratégiques de recherche : 1) équité en matière de santé ; 2) déterminants sociaux de la santé ; 3) santé de la communauté et de la population ; 4) prévention et promotion de la santé ; 5) systèmes et modèles de soins.

Alors que la recherche en soins infirmiers s'est accrue au cours des deux dernières décennies, son développement est encore dans une étape initiale en ce qui concerne la recherche dans le cadre de la pratique professionnelle (García-Vivar, 2019). Dans de nombreux pays du monde, la recherche est encore limitée au monde universitaire. Peu d'infirmières se consacrent entièrement à la recherche, circonstance qui est mise en évidence lorsque l'on compare les contributions de la recherche infirmière avec d'autres disciplines telles que la médecine ou la pharmacie. Par conséquent, il convient de poursuivre et d'appliquer la recherche dans les soins infirmiers pour avoir un plus grand impact sur les systèmes de santé et répondre aux besoins de santé actuels et futurs.

La gestion en soins infirmiers

En plus d'une formation de qualité, d'infirmières compétentes dans les nouveaux profils professionnels et dans la recherche, il est primordial d'avoir des leaders qui valorisent la profession et qui s'engagent pour de nouvelles façons d'organiser et de gérer les soins infirmiers. Le grand défi est de passer d'une approche de leadership transactionnel à un leadership transformationnel fort et renouvelé. Le leadership transactionnel est fondé en principe sur un management opérationnel qui pilote les actions quotidiennes pour atteindre la réalisation des objectifs proposés et l´achèvement d'évaluations régulières (Ross, Fitzpatrick, Click, Krouse & Clavelle, 2014). Cependant, le leadership transformationnel va plus loin. Il implique les compétences en communication, engagement clair envers les patients et les familles ainsi que la volonté de collaborer avec d'autres professionnels en donnant du sens à leur action et à voir au-delà de leur propre intérêt pour envisager ceux de la collectivité (Gurka, 1995 ; Ross et al., 2014).

Pour un leadership transformationnel, il est vital que les objectifs du groupe soient communs (Xu, Stark, Ying, Lian, Huang & Chen, 2022). Pour cela, trois éléments sont essentiels. D´une part, une vision claire et du futur est nécessaire pour avoir la capacité d'identifier la position à laquelle le groupe veut parvenir, de penser de manière créative ou d'envisager des alternatives à la manière traditionnelle de faire les choses ; penser aussi à long terme et ne pas être seulement guidé par des besoins et défis immédiats. En plus de vision, l'infirmière leader doit agir comme un architecte social, en favorisant la cohésion des équipes et en encourageant des formes efficaces de relations entre les personnes. Finalement, outre l'expérience, la formation du gérant est la clé de tout le processus de leadership. Un bon leader doit être préparé sur des questions telles que le contrôle de la qualité, les techniques de gestion, de communication, les soins infirmiers et la méthodologie de recherche (Labrague, 2021). En définitive, cela nécessite de la professionnalisation de la gestion pour se bénéficier d'un groupe professionnel expert dans l'organisation et la gestion des soins infirmiers. Les professionnels qui exercent ce rôle doivent rassembler des connaissances et la capacité d'agir face aux nouveaux défis de la santé et des organisations de santé.

Conclusion

Aujourd'hui, on peut dire que les soins infirmiers sont un groupe de soins de santé protagoniste avec un impact sur les résultats de santé et la qualité des soins de santé, mais également sur l´ excellence des soins vers les patients, les familles et la communauté. Pour les patients, les infirmières sont un pilier central des soins, mettant en évidence leur présence, les soins individualisés, l'implication affective, les capacités de communication, le sentiment d'être en de bonnes mains, les connaissances et les compétences techniques de l'infirmière (Olano-Lizarraga & Vivar, 2012).

Pour l´Organisation Mondiale de la Santé, l'investissement d´infirmières est fondamental pour contribuer non seulement à la promotion de la santé des personnes et peuples, mais aussi aux Objectifs de Développement Durable (ODD), et concrètement à l'éducation (ODD 4), au genre (ODD 5), au travail décent et à la croissance économique (ODD 8) (World Heath Organisation, WHO, 2020). C´est de ce fait qu'il est obligatoire de rendre plus visible la compétence professionnelle des infirmières - dans la pratique, la formation, la recherche et la gestion - afin de continuer à grandir non seulement professionnellement, mais aussi socialement. Comme l´a souligné le président de l'Académie Américaine des infirmières (American Academy of Nursing) : « Maintenant, nous devons nous charger de rendre notre profession et ceux que nous défendons plus visibles afin de promouvoir une vie saine pour tous (Healthy Lives for All People). » (Sullivan-Marx, 2021, p.499). Ainsi, nous contribuerons de façon unique à l'excellence des soins destinés aux patients, aux familles et à la communauté, véritables protagonistes des soins infirmiers.

Références bibliographiques

Adeyemo, A.O., Aborode, A.T., Bello, M.A., Obianuju, A.F., Hasan, M.M., Kehinde, D.O., Hossain, M.S., Bardhan, M., Imisioluwa, J.O., & Akintola, A.A. (2022), Malaria vaccine: The lasting solution to malaria burden in Africa. *Annals of Medicine and Surgery*, 79, 104031. https://doi.org/10.1016/j.amsu.2022.104031.

Aghila Rani, K.G., Hamad, M.A., Zaher, D.M., Sieburth, S.M., Madani, N., & Al-Tel, T.H. (2021), Drug development post COVID-19 pandemic: toward a better system to meet current and future global health challenges. *Expert*

Opinion on Drug Discovery, 16(4), 365-371. https://doi.org/10.1080/17460441.2021.1854221.

Aiken, L.H., Sloane, D.M., Bruyneel, L., Van den Heede, K., Griffiths, P., Busse, R., Diomidous, M., Kinnunen, J., Kózka, M., Lesaffre, E., McHugh, M.D., Moreno-Casbas, M.T., Rafferty, A.M., Schwendimann, R., Scott, P.A., Tishelman, C., van Achterberg, T., Sermeus, W., & RN4CAST consortium. (2014), Nurse staffing and education and hospital mortality in nine European countries: a retrospective observational study. *The Lancet*, 24, 383(9931), 1824-30. https://doi.org/10.1016/S0140-6736(13)62631-8.

Aizenman, J., & Ito, H. (2022), Post COVID-19 exit strategies and emerging markets economic challenges, *Review of International Economics*, 17, 10.1111/roie.12608. https://doi.org/10.1111/roie.12608.

Barrière-Arnoux, C. (2022), Rôle de l'infirmière en pratique avancée en soins primaires [Role of the advanced practice nurse in primary care], *Soins*, 67(864), 32-34. French. https://doi.org/10.1016/j.soin.2022.03.009.

Beortegui Urdánoz, E., Vivar, C.G., Canga Armayor, N., Oroviogoicechea Ortega, C., Canga Armayor, A., & Ibarrola Izura, S. (2012), Práctica avanzada en enfermería. Experiencia sobre la implementación en una unidad de oncología [Experience on the implementation of the advanced clinical nursing practice in an oncology unit]. *Revista ROL de Enfermería*, 35(12), 46-52. Spanish.

Bowers, B. (2020), Improving practice and informing policy development: The impact of gerontological nursing research. Geriatric Nursing, 41(1), 32-37. https://doi.org/10.1016/j.gerinurse.2020.01.010.

Conseil International des Infirmières (2020), Directives sur la pratique infirmière avancée 2020, Récupéré le 20 août 2022 dans https://www.icn.ch/sites/default/files/inline-files/ICN_APN%20Report_FR_WEB.pdf

Conseil International des Infirmières (2022), La profession infirmière, investir dans les soins infirmiers et respecter les droits pour garantir la santé mondiale. Récupéré le 18 août 2022 dans https://www.icn.ch/system/files/documents/2022-05/ICN_IND_Toolkit_2022_French_final_low%20res.pdf

Crisp, N., & Iro, E. (2018), Nursing Now campaign: raising the status of nurses. *The Lancet,* 391(10124), 920-921. https://doi.org/10.1016/S0140-6736(18)30494-X.

Cunningham, R.S. (2004), Advanced practice nursing outcomes: a review of selected empirical literature, *Oncology Nursing Forum*, 31(2), 219–232.

Do, S., Lohmann, J., Brenner, S., Koulidiati, J.L., Souares, A., Kuunibe, N., Hamadou, S., Hien, H., Winkler, V., & De Allegri, M. (2020), Patterns of healthcare seeking among people reporting chronic conditions in rural sub-Saharan Africa: findings from a population-based study in Burkina Faso. *Tropical Medicine & International Health,* 25(12), 1542-1552. https://doi.org/10.1111/tmi.13500.

Doorenbos, A.Z., & Kato, Y. (2020), Pragmatic clinical trials: Increasing the rate of translating nursing research into practice, *Japan Journal of Nursing Science*, 17(3), e12350. https://doi.org/10.1111/jjns.12350.

Drake, E.E., DeGennaro, G., & Kuhn, D. (2022), Master's Prepared Clinical Nurse Leaders: 2 to 10 Years Post-Graduation, *Journal of Nursing Care Quality*, https://doi.org/ 10.1097/NCQ.0000000000000632.

García-Vivar, C. (2019), Knowledge translation in family nursing: moving from research to practice [Guest Editorial]. *Revista Paranaense de Enfermagem*, 2(1), 1–3.

Gorsky, M., & Sirrs, C. (2018), The rise and fall of "Universal Health Coverage" as a goal of international health politics, 1925-1952, *American Journal of Public Health*, 108(3), 334-342. https://doi.org/10.2105/AJPH.2017.304215.

Gurka, A. (1995), Transformational Leadership: qualities and strategies for the CNS, *Clinical Nurse Specialist*, 9(3), 169-74.

International Council of Nurses, ICN. (2022), Nurse practioner and advanced practice roles, Definition and characteristics of the role, Récupéré le 18 Août 2022 dans https://international.aanp.org/practice/apnroles.

Kim, H.O., Lee, I., & Lee, B.S. (2022), Nursing leaders' perceptions of the state of nursing leadership and the need for nursing leadership education reform: A qualitative content analysis from South Korea, *Journal of Nursing Management*. https://doi.org/10.1111/jonm.13596.

Labrague, L.J. (2021). Use of simulation in teaching nursing leadership and management course: An integrative review. *Sultan Qaboos University Medical Journal*, 21(3), 344-353 https://doi.org/10.18295/squmj.4.2021.007.

Lenz, E.R., Mundinger, M.O., Kane, R.L., Hopkins, S.C., & Lin, S.X. (2004), Primary care outcomes in patients treated by nurse practitioners or physicians: two-year follow-up, *Medical Care Research and Review*, 61(3), 332–351.

Lopatina, E., Donald, F., DiCenso, A., Martin-Misener, R., Kilpatrick, K., Bryant-Lukosius, D., Carter, N., Reid, K., & Marshall, D.A. (2017), Economic evaluation of nurse practitioner and clinical nurse specialist roles: A methodological review, *International Journal of Nursing Studies,* 72, 71-82. https://doi.org/ 10.1016/j.ijnurstu.2017.04.012.

Lopes-Júnior, L.C. (2021), Advanced practice nursing and the expansion of the role of nurses in primary health care in the Americas, *SAGE Open Nursing,* 7, 23779608211019491. https://doi.org/10.1177/23779608211019491.

Lowe, G., Plummer, V., O'Brien, A.P., & Boyd, L. (2021), Time to clarify the value of advanced practice nursing roles in health care, *Journal of Advanced Nursing,* 68(3), 677-85. https://doi.org/10.1111/j.1365-2648.2011.05790.x.

McClain, J.V., & Chance, E.A. (2020), The advanced practice nurse will see you now: Impact of a transitional care clinic on hospital readmissions in stroke survivors, *Journal of Nursing Care Quality,* 35(2), 147-152. https://doi.org/10.1097/NCQ.0000000000000414.

Mboineki, J.F., & Zhang, W. (2018), Healthcare provider views on transitioning from task shifting to advanced practice nursing in Tanzania, *Nursing Research*, 67(1), 49-54. https://doi.org/10.1097/NNR.0000000000000259.

National Institute of Nursing Research, NINR. (2022), The National Institute of Nursing Research 2022–2026 Strategic Plan, Récupéré le 18 août 2022 dans https://www.ninr.nih.gov/aboutninr/ninr-mission-and-strategic-plan.

Nóbrega, T., Bruins, S., & Costeira, M.J. (2022), National audit on maternal mortality in Guinea-Bissau, West-Africa: A retrospective observational study of 2020, *Tropical Doctor*, 15, 494755221119000. https://doi.org/10.1177/00494755221119000

Olano-Lizarraga, M., Vivar, C.G. (2012), Visión de los pacientes sobre el cuidado de enfermería, Una revisión de la literatura [Patients' view of nursing care: a literature review], *Revista ROL de Enfermería*, 35(1), 20-31. Spanish.

Oldenburger, D., De Bortoli Cassiani, S.H., Bryant-Lukosius, D., Valaitis, R.K., Baumann, A., Pulcini, J., & Martin-Misener, R. (2017), Implementation strategy for advanced practice nursing in primary health care in Latin America and the Caribbean, *Revista Panamericana de Salud Pública*, 8;41, e40. https://doi.org/10.26633/RPSP.2017.40.

Ross, E.J., Fitzpatrick, J.J., Click, E.R., Krouse, H.J., & Clavelle, J.T. (2014), Transformational leadership practices of nurse leaders in professional nursing associations, *JONA: The Journal of Nursing Administration*, 44(4), 201-6. https://doi.org/10.1097/NNA.0000000000000058.

Spencer, S., Bianchi, A., & Buckner, E. (2018), Association development and professional transformation model for nurse leaders, *Journal of Nursing Management,* 26(8), 1100-1107. https://doi.org/10.1111/jonm.12642.

Stasi, C., Silvestri, C., Voller, F., & Cipriani, F. (2016), The epidemiological changes of HCV and HBV infections in the era of new antiviral therapies and the anti-HBV vaccine, *Journal of Infection and Public Health*, 9(4), 389-95. https://doi.org/10.1016/j.jiph.2015.05.004.

Sullivan-Marx, E. (2021), Sustaining visibility: Environment, perception, and equity. *Nursing Outlook,* 69(4), 498-499. https://doi.org/10.1016/j.outlook.2021.06.009.

Villarruel, A.M., Trautman, D., & Fairman, J.A. (2021), From vision to action: next steps in designing PhD programs of the future, *Journal of Professional Nursing*, 37(1), 216-220. https://doi.org/10.1016/j.profnurs.2020.09.008.

Vivar, C.G., Pardavila Belio, M.I., Del Barrio Linares, M., & Canga Armayor, N. Enfermería de práctica avanzada: desarrollo de un modelo emergente [Advanced nursing practice: development of an emerging model], *Revista ROL de Enfermería,* 36(10), 28-34.

Watson, K.B., Carlson, S.A., Loustalot, F., Town, M., Eke, P.I., Thomas, C.W., & Greenlund, K.J. (2022), Chronic conditions among adults aged 18—34 years -

United States, 2019, *MMWR Morbidity and Mortality Weekly Report*, 71(30), 964-970. https://doi.org/10.15585/mmwr.mm7130a3.

Wheeler, K.J., Miller, M., Pulcini, J., Gray, D., Ladd, E., & Rayens, M.K. (2022), Advanced practice nursing roles, regulation, education, and practice: A global study, *Annals of Global Health,* 88(1), 42. https://doi.org/10.5334/aogh.3698.

Woo, B.F.Y., Lee, J.X.Y., & Tam, W.W.S. (2017), The impact of the advanced practice nursing role on quality of care, clinical outcomes, patient satisfaction, and cost in the emergency and critical care settings: a systematic review, *Human Resources for Health,* 15(1), 63. https://doi.org/10.1186/s12960-017-0237-9.

World Heath Organisation, WHO. (2020), State of the World´s Nursing 2020, Récupéré le 20 Août 2022 dans https://apps.who.int/iris/bitstream/handle/10665/331673/9789240003293-eng.pdf

Xu, J.M., Stark, A.T., Ying, B.H., Lian, Z.M., Huang, Y.S., & Chen, R.M. (2022), Nurses' workplace social capital and the influence of transformational leadership: A theoretical perspective, *Frontiers in Public Health,* 10, 855278. https://doi.org/10.3389/fpubh.2022.855278.

Zheng, Y., Molassiotis, A., Tyrovolas, S., & Yip, P.S.F. (2022), Epidemiological changes, demographic drivers, and global years of life lost from suicide over the period 1990-2019, *Suicide and Life-Threatening Behavior*, 52(3), 439-451 https://doi.org/10.1111/sltb.12836.

Santé et sécurité des populations, compétences infirmières et diversité des curricula au Cameroun

Etienne KIMESSOUKIÉ OMOLOMO

Résumé

La mission sociale des Soins Infirmiers est d'aider les individus, les familles et les collectivités à déterminer et à réaliser de manière sécurisée leur plein potentiel physique, mental et social et à y parvenir dans le contexte de l'environnement dans lequel ils vivent. Cette mission est socialement et culturellement ancrée. Elle se réalise à travers un ensemble de compétences développées chez les apprenants en formation initiale et chez les professionnels en formation continue. L'analyse des compétences infirmières permet de les catégoriser en trois groupes : les compétences de base obtenues au cycle de formation initiale, les compétences de pratique avancée acquises au 2nd cycle (master) et les compétences d'épistémologie et recherche développées au 3e cycle (doctorat). Cette analyse des curricula dans le système de formation camerounais, notamment ceux des formations initiales, montre de profondes disparités responsables d'une cacophonie observée sur l'identité infirmière et l'exercice de la profession. Elle induit également une insécurité structurelle pour la santé et la sécurité des populations. Cette cacophonie s'observe également dans les formations de pratique avancée où cohabitent un système de formation professionnelle et un système de formation universitaire, pourtant le système Licence-Master-Doctorat est censé universitariser et professionnaliser les formations infirmières. L'analyse des curricula révèle aussi un déficit important d'offres de formation de 3e cycle susceptibles de garantir la valorisation et l'autonomie de la profession en Afrique, ainsi que la production de savoirs socialement et culturellement ancrée. L'une des conséquences est alors une cohabitation non intégrative entre un système de pensée et de soin patrimonial et un système de pensée et de soin biomédical. La valorisation et la promotion des sciences infirmières, dans un tel contexte, nécessitent une révision du cadre légal pour l'arrimer à l'évolution actuelle de la société, une élaboration de lignes directrices ou référentielles pour la rédaction des curricula, un développement des offres de formation de pratique avancée et de doctorat, et un contingentement de l'accès à la formation pour garantir une formation de qualité, une employabilité et une sécurité des populations.

Mots clés : Sciences infirmières, Curricula, Compétences infirmières, Pratique avancée, Référentiel.

Abstract

The social mission of nursing is to assist individuals, families and communities to secure, identify, achieve and attain their full physical, mental and social potential within the context of the environment in which they live. This mission is socially and culturally embedded. It is achieved through a set of competencies developed in initial and continuing education learners. The analysis of nursing competencies allows them to be categorised into three groups: basic competencies obtained in the initial training cycle; advanced practice competencies acquired in the 2nd cycle (master's degree) and epistemological and research competencies developed in the 3rd cycle (doctorate). This analysis of curricula in the Cameroonian training system, particularly those for initial training, shows profound disparities responsible for the cacophony observed in the nursing identity and the practice of the profession. It also leads to structural insecurity for the health and safety of the population. This cacophony can also be observed in advanced practice training, where a professional training system and a university training system coexist, even though the Bachelor's-Master's-Doctorate system is supposed to universalise and professionalise nursing training. The analysis of curricula also reveals a significant deficit of postgraduate training opportunities likely to guarantee the valorisation and autonomy of the profession in Africa, as well as the production of socially and culturally anchored knowledge. One of the consequences of this is a non-integrative cohabitation between a heritage system of thought and care and a biomedical system of thought and care. In such a context, the valorisation and promotion of nursing sciences require a revision of the legal framework to bring it into line with the current evolution of society, an elaboration of guidelines or reference frameworks for the drafting of curricula, a development of advanced practice and doctoral training offers, and a quota system for access to training to guarantee quality training, employability and security for the population.

Keywords: Nursing, Curricula, Nursing competencies, Advanced practice, Reference system.

Introduction

La mission d'un système de santé est de maintenir, renforcer et/ou restaurer la santé des populations. Cette dernière représente une complexité. Les individus qui la composent, quand bien même ils sont confrontés à un problème de santé commun, leur vécu expérientiel en fait des sujets uniques qui ont besoin de soins personnalisés. La diversité des environnements, des cultures, des groupes dont sont issues ces personnes impose une adaptation des interventions à chaque contexte. La limitation des ressources du système de santé face aux nombreux besoins des populations requiert une ingéniosité et innovation dans les solutions ou réponses proposées, pour une performance dudit système de santé et une sécurité des populations.

La sécurité sanitaire des populations est un processus qui vise la réduction, à un minimum acceptable, du risque de préjudice superflu associé aux soins de santé (OMS, 2015). Ces préjudices peuvent être une infection ou une affection nosocomiale (infections liées au cathétérisme, thromboses veineuses, plaies de pression, chutes, blessures, etc.), un incident lié aux soins (erreurs d'administration de traitement), un allongement de la durée de séjour, une réadmission liée à une faible efficacité des interventions de prévention, etc. La notion de préjudice interpelle la responsabilité, le professionnalisme d'un système de santé. Elle représente un coût additionnel pour les populations et le système de santé, à travers un accroissement des charges, l'inconfort ou les invalidités temporaires ou permanentes qu'elle cause aux personnes victimes. La sécurité des patients est un processus qui s'ancre dans les différents niveaux de la pyramide de santé et qui s'articule autour des six principaux champs d'un système de santé : la prestation directe des soins aux individus, familles et communautés ; la gestion des ressources et des environnements de soins ; la gestion des emplois et compétences en soins de santé ; la pratique fondée sur les données probantes ; la pratique fondée sur les droits humains et les politiques des soins. La sécurité des patients est donc un indicateur du niveau de performance d'un système de santé, dont l'un des facteurs ou des déterminants est la compétence des professionnels de santé.

De par leur proximité, leur présence 24h/24 auprès des patients, leur rôle de surveillance des traitements, les infirmiers sont au cœur de la sécurité des personnes dans le système de santé, ainsi que de la performance du système de soins dont les indicateurs sont en lien avec les préjudices que peuvent subir les usagers : taux d'infection et/ou d'affection nosocomiales ; durée moyenne de séjour par affection ; taux de réadmission ; niveau de satisfaction des patients ; variabilité d'une période à une autre des taux de morbidité et de mortalité ; audit systématique de tout décès survenu dans une formation sanitaire ou dans la communauté ; continuité des soins, principalement dans le cadre des maladies chroniques ; niveau d'auto-soins des individus, des familles et des communautés ; état nutritionnel des différentes couches de la population et qualité de vie des personnes vivant avec une maladie chronique.

Dans un système de santé, l'amélioration de ces indicateurs est la résultante de la conjugaison des interventions des différents acteurs dans le cadre de la collaboration interprofessionnelle. L'OMS (2016) considère que dans ce système, la mission des Soins Infirmiers est **d'aider** les individus, les familles et les collectivités à déterminer et à réaliser leur plein potentiel physique, mental et social et à y parvenir dans le contexte de l'environnement dans lequel ils vivent. L'apport spécifique de la discipline infirmière est donc en rapport avec sa mission sociale, notamment la promotion, la prévention, la restauration de la santé, la réadaptation et la résilience des individus, des familles et des communautés. Cet apport concerne les interventions autonomes ou en collaboration réalisées face aux réactions des personnes aux problèmes actuels ou potentiels auxquels elles sont confrontées. Ces problèmes sont individuels, familiaux, communautaires et environnementaux. Nanda (2016) les regroupe en 13 domaines de santé : *promotion de la santé, nutrition, élimination, activités et repos, perception et cognition, perception de soi, relation et rôle, sexualité, adaptation et tolérance au stress, principes de vie, sécurité et protection, bien-être, croissance et développement.* Les interventions infirmières sont sous-tendues par un ensemble de compétences qui s'acquiert en formation initiale ou continue.

Compétences infirmières

Une compétence est un ***vouloir, pouvoir et savoir agir complexe*** qui prend appui sur la mobilisation et la combinaison efficaces d'une variété de ressources internes et externes à l'intérieur d'une famille de situation, d'un contexte et d'une réglementation (Le Boterf, 2006 ; Tardif, 2006). Elles s'acquièrent principalement en formation initiale ou continue. Il existe trois catégories de compétences infirmières : les **compétences de base** qui se développent en formation initiale, les **compétences de pratiques avancées** qui s'acquièrent en spécialisation ou en formation de 2nd cycle et les **compétences d'épistémologie et recherche** qui se développent en formation de 3e cycle.

Compétences de base

Elles sont principalement en lien avec la prestation directe de soins généraux aux individus et à leurs proches (promotionnels, préventifs et de restauration), l'accompagnement des personnes dans leur expérience de santé-maladie, l'aide au diagnostic, l'administration et la surveillance des traitements, la pratique fondée sur les droits humains (éthique dans les soins). Ces compétences s'adossent sur des savoirs en Sciences médicales, Sciences humaines, Santé publique et Sciences infirmières. Elles sont obtenues au cours de la formation initiale ou de 1er cycle universitaire. Dans le système de santé camerounais, elles s'acquièrent dans les formations d'Infirmiers diplômés d'État (IDE), de Diplôme supérieur d'études professionnelles en soins infirmiers (DSEP), de Brevet d'études supérieures en soins infirmiers (BTS) et de Licence en sciences infirmières. Toutes ces formations ont la particularité d'être ouvertes aux personnes titulaires d'un baccalauréat de l'enseignement secondaire, d'être d'une durée de trois ans et de développer principalement les compétences de base en Sciences infirmières. Elles sont particulièrement sous l'égide de deux départements ministériels, notamment le Ministère de la Santé publique pour les IDE, et le Ministère de l'Enseignement Supérieur pour les autres. Les formations d'IDE, de DSEP et de BTS sont sanctionnées par un examen national, tandis que celles de licence obéissent au système LMD et les diplômes sont délivrés par les universités qui assurent la tutelle.

Les IDE semblent plus appréciés dans les milieux cliniques où les employeurs les trouveraient bon marché et mieux formés à l'exercice des compétences de base. Ils reprochent aux autres profils d'être peu efficaces sur le plan pratique. Les IDE sont considérés comme des agents de maîtrise, et à ce titre, ils sont généralement classés en 8 ou 9e catégorie selon le Code du travail ou en catégorie B_2 de la fonction publique (Décret 2001/145 du 03 juillet 2001 portant sur la réorganisation des corps de santé au Cameroun). Les infirmiers titulaires d'une licence sont quant à eux classés en 10e catégorie ou en catégorie A_1. Ces derniers semblent peu prisés par les employeurs qui recherchent des compétences de base en soins infirmiers. Lorsqu'ils les recrutent, pour la plupart, ils les classent en 8 ou 9e catégorie comme les IDE.

Il faut relever que les professionnels titulaires d'un DSEP ou d'un BTS ne sont pas autorisés à s'inscrire à l'Ordre des Professions Médico-Sanitaires (OPMS) du Cameroun. À ce titre, ils exercent illégalement dans les formations sanitaires. Le paradoxe dans cette situation est que ces milliers de professionnels titulaires de ces diplômes en soins infirmiers sont issus d'établissements de formation qui ont obtenu de l'État camerounais un agrément et qui suivent un programme homologué par le Ministère de l'Enseignement Supérieur. Depuis mars 2022, après plus de trois ans d'autorisation, à la suite d'un arrêté du Président de l'Ordre des Professions Médico-sanitaires (OPMS), après des pressions d'un collectif de professionnels infirmiers, s'appuyant sur une interprétation de la loi 84-009 du 05 décembre 1984 portant réglementation de l'exercice des professions d'infirmiers au Cameroun, l'inscription à l'OPMS des professionnels titulaires d'un diplôme de licence a été suspendue. Cette loi stipule que l'Infirmier est « *toute personne qui est titulaire du diplôme d'État d'infirmier ou de tout autre titre reconnu équivalent par l'État pour exercer la profession* ». Une ouverture a toutefois été laissée par l'OPMS pour une admission des professionnels titulaires d'une licence en sciences infirmières par voie de concours. Si l'une des sources de la discorde provient de ce texte de loi controversé et obsolète sur l'identité ou la qualité d'Infirmier, elle est également alimentée par la diversité des curricula dans ces différents parcours (IDE, DSEP, BTS, Licence). Il faudrait ajouter à cette diversité des curricula un manque de rigueur et une très faible supervision des Instituts Privés d'Enseignement Supérieur, un profil assez faible du corps enseignant, une insuffisance des lieux de stage au vu de la demande. L'une des faiblesses observées dans ces curricula est le nombre réduit d'heures de cours et stages dans les offres de formations sous tutelle du Ministère de l'Enseignement Supérieur par rapport à celles sous tutelle du Ministère de la Santé. Un argument généralement avancé est que l'un a une orientation académique, et l'autre une orientation professionnelle.

À titre d'exemple, la formation d'un infirmier dans les Écoles du Ministère de la Santé nécessite 2708 heures de cours théoriques et 1960 heures de stages, soit un total de 4668 heures. Les stages représentent environ 42% du volume horaire global de la formation pendant les trois années. La formation d'un professionnel titulaire d'un BTS se fait également en trois ans avec un programme structuré en semestres, unités d'enseignement et crédits. Un crédit correspond ici à 15 heures d'activités théoriques, pratiques ou stages. Le volume horaire total de la formation est de 2700 heures, soit environ 780 heures de stages, correspondant à 29% du temps de formation.

Les programmes de formation de base en sciences infirmières sont aussi proposés par des universités publiques, ou des Instituts privés d'enseignement supérieur, sous tutelle desdites universités. Le contenu des programmes est variable d'une université à une autre. Pour le cas spécifique de l'Université Catholique d'Afrique Centrale (UCAC), la formation de base d'un infirmier se fait dans le cycle licence. Elle comprend 180 crédits, pour un volume de 5400 heures, dont 1760 heures de stages, soit environ 36% du temps de la formation. Ici, un crédit de cours théorique correspond à 25 heures et un crédit de stage équivaut à 40 heures d'activités. Il faut toutefois rappeler que ce volume horaire dans les cycles licences de la plupart d'Instituts de formation est inférieur à celui de l'UCAC. Il est également à noter que dans des universités d'ancrage anglo-saxonnes comme celle de Buea (Université publique) ou Consendai (Université Privée Adventiste), la formation initiale d'un infirmier est faite en quatre ans, soit huit semestres.

Depuis quelques mois, un projet d'harmonisation des programmes de formation des cycles licences en sciences infirmières a été initié par le Ministère de l'Enseignement supérieur. Celui-ci comprend également 180 crédits et six semestres. Un crédit correspond à une charge de travail de 20 heures. Le volume horaire global est de 3600 heures, dont environ 880 heures de stage, soit près de 25% du temps de la formation. Il faut relever qu'à l'Université Laval, la formation universitaire initiale d'un infirmier comprend 105 crédits, pour un volume horaire global de 4725 heures d'activités[7]. Un crédit correspond ici à 45 heures. À l'Université de Montréal, cette formation initiale est de 103 crédits, soit 4635 heures[8]. En France, la formation d'un infirmier se déroule en trois ans. Elle comprend 180 crédits ECTS pour un volume horaire global de 2100 heures de cours théoriques, 2100 heures de stage et 900 heures de temps de l'étudiant, soit un total de 5100 heures[9].

Il apparait donc à la vue de ces données une disparité structurelle importante de parcours dans la formation de base d'un infirmier au Cameroun. Certaines formations sont inscrites dans le LMD, d'autres non. La valeur d'un crédit varie d'une formation à une autre : 15, 20 ou 25 heures. Le volume horaire global de stage varie aussi significativement d'une formation à l'autre : 1960, 780, 1760, 880, etc. Cette disparité s'observe également dans le contenu des enseignements à dispenser. Si au terme de leur formation de trois ans, tous ces professionnels postulent au titre d'infirmier, et qu'ils sont considérés comme tels dans les formations sanitaires, il se révèle tout de même de profondes inégalités au niveau des compétences sur le terrain. La plupart des diplômés de l'enseignement supérieur sont le plus souvent considérés comme ayant des lacunes sur le plan pratique. Si la formation des infirmiers dans les écoles sous tutelle du Ministère de la Santé semble, de manière générale, avoir de bonnes caractéristiques sur les plans théorique et pratique, elle souffre de l'inconvénient à ne pas être inscrite dans le système LMD, et de ce fait, n'offre pas directement de perspectives de master ni de doctorat à ses récipiendaires. L'usage actuel est de proposer à ces infirmiers diplômés d'état une formation théorique complémentaire d'une année pour leur délivrer une licence en sciences infirmières, afin de les introduire dans le système LMD.

Cette cacophonie dans la formation de base en soins infirmiers, adossée à un cadre réglementaire devenu obsolète du fait de l'évolution des sociétés au niveau national et international, est une ***source structurelle d'insécurité*** pour les populations et d'altération de l'image et de la notoriété de cette profession. La valorisation et la promotion des sciences infirmières, dans un tel contexte, nécessitent donc une révision du cadre légal pour l'arrimer à l'évolution actuelle de la société, une élaboration de lignes directrices pour la rédaction des curricula, et un contingentement de l'accès à la formation pour garantir une formation de qualité, une employabilité et une sécurité des populations.

---

[7] https://www.ulaval.ca/etudes/programmes/baccalaureat-en-sciences-infirmieres-formation-initiale#section-structure

[8] https://admission.umontreal.ca/sciences-infirmieres/

[9] Arrêté du 31 juillet 2009 modifié relatif au diplôme d'état d'infirmier

Compétences de pratique avancée

Elles ont d'abord pour socle les compétences de base, sans lesquelles elles n'ont pas de raison d'être. Les compétences de pratique avancée sont en lien avec : *la prestation* ***de soins généraux et/ou spécialisés*** *directs aux individus, aux familles et aux communautés ; la gestion et la coordination des soins ; la gestion des cas de personnes souffrant de maladies chroniques ou de comorbidité chronique ; le leadership clinique, professionnel et systémique ; le management des unités de soins ; la formation initiale des futurs infirmiers (pédagogie) ; la promotion de la pratique infirmière fondée sur les données probantes ; la promotion de la collaboration intra et interprofessionnelle ; le développement des référentiels et standards en soins ; le management de la sécurité des patients et de la performance des interventions infirmières*. Ces compétences se développent dans des formations de 2nd cycle ou des formations professionnelles spécialisées.

Il existe divers domaines cliniques de pratique infirmière avancée : l'anesthésie- réanimation, les soins en contexte d'urgences et catastrophes, les soins intensifs, la santé de reproduction, la santé infantile, la coordination des parcours de soins complexes (gestion des maladies chroniques), la santé mentale, les soins en ophtalmologie, les soins en otorhinolaryngologie, les soins en réadaptation psychosociale et motrice, l'éducation thérapeutique, les soins en gériatrie, les soins en chirurgie, les soins palliatifs, les soins en néphrologie, etc.

Une intégration de ces compétences cliniques spécialisées requiert une bonne assise des compétences de base. Ces différents domaines nécessitent des connaissances cliniques plus approfondies, des aptitudes en exploration fonctionnelle et en soins spécialisés. Au vu de l'offre réduite de formations cliniques de pratique avancée, ces compétences sont peu présentes dans le système de santé. Celui-ci n'est pas encore capable de garantir à chaque district de santé des infirmiers spécialisés en gestion des cas de chronicité, bloc opératoire, anesthésie- réanimation, santé mentale, ophtalmologie, santé infantile, soins palliatifs, urgences, etc.

La transformation des ressources infirmières en offre de services infirmiers performants, la production d'un changement durable dans les conditions, le comportement et la qualité de vie des patients, et le management de la sécurité dans les soins, nécessitent un véritable leadership infirmier. Ce leadership va au-delà des qualités individuelles ou de la volonté des infirmiers-chefs d'unité de soins. Elle nécessite un ensemble de savoirs, de savoir-être et de savoir-faire qui s'obtiennent au terme d'un processus d'apprentissage. Le leader en soins infirmiers dispose d'un ensemble d'outils managériaux pour produire des changements dans des indicateurs de santé. Il peut à titre d'exemple, conduire un changement portant sur la réduction de la prévalence des infections nosocomiales, l'amélioration du niveau de satisfaction des usagers, la réduction dans des proportions acceptables de la durée moyenne de séjour pour une affection spécifique.

Pour une optimisation de la sécurité des patients et la qualité des soins, l'infirmier de pratique avancée ancre les soins dans la pratique fondée sur les données probantes. Cette dernière favorise la recherche des interventions les plus efficaces aux problèmes des patients. À titre d'exemple, il rechercherait dans la littérature scientifique les interventions les plus probantes dans son contexte pour les soins des plaies chroniques, la gestion de la douleur, la prévention d'escarre, etc. En plus d'identifier ces interventions, il est apte à conduire le processus d'adoption des bonnes pratiques dans le service.

Dans un processus d'amélioration continue de la qualité de soins, l'infirmier de pratique avancée, en recourant à des approches comme celles de la recherche-développement, peut construire des référentiels de bonnes pratiques nécessaires pour la démarche qualité. Ces outils sont indispensables pour une pratique normative et une évaluation de la qualité des soins. Parmi ces outils, on distingue les normes de bonnes pratiques et les protocoles de soins. Il faut relever un déficit important de normes de soins socialement et culturellement ancrés dans le contexte camerounais. Ce déficit est aussi source d'insécurité structurelle pour les populations.

Les infirmiers de pratique avancée développent également des compétences en pédagogie pour les formations initiales des futurs professionnels. Il s'agit d'un rôle fondamental pour la fourniture du système de santé en ressources humaines de qualité. Un déficit de formateurs impacte directement sur la qualité des professionnels formés, et donc sur la qualité du service que ces derniers rendent aux populations. Il s'agit donc aussi d'une compétence très sensible pour la sécurité des populations. Il est courant d'observer dans des institutions de formation, des enseignants dont le niveau académique n'est pas supérieur à celui du cycle où ils enseignent ; ou encore qui ont peu d'expérience clinique pour les matières enseignées. Cette situation, si elle introduit un biais systématique dans la formation des apprenants, elle altère aussi la qualité de la collaboration interprofessionnelle, car ceux-ci ne sont pas capables d'assurer leur rôle spécifique dans l'équipe pluridisciplinaire.

Pour Orchard (2017), la collaboration interprofessionnelle est un processus de construction d'un partenariat entre une équipe pluridisciplinaire de professionnels de la santé et une personne et ses proches, dans une approche participative de collaboration et de coordination, en vue d'une prise de décision partagée concernant l'atteinte de résultats optimaux en matière de santé et de services sociaux. Elle comprend quatre composantes : la clarification des rôles, le travail d'équipe, les soins centrés sur la personne, ses poches et la communauté, le leadership collaboratif. La collaboration interprofessionnelle, bien plus qu'une compétence, est une composante essentielle de la politique de santé qui est intégrée dans la vision, la planification, l'organisation des services et la formation des différents professionnels. Elle est une philosophie qui place la personne, la famille et la communauté au centre des interventions complémentaires des différents acteurs du système de santé. Il faut reconnaitre que cette philosophie est indispensable dans un contexte d'accroissement des maladies chroniques. Le déficit de collaboration interprofessionnelle entraine habituellement un manque de coordination des interventions et un écartèlement des patients entre différents intervenants ayant des logiques distinctes. La collaboration professionnelle nécessite une information partagée entre les divers acteurs. La gestion manuelle des dossiers de santé dans notre contexte limite ce partage d'information et par là aussi cette collaboration. Une réflexion profonde au niveau stratégique devrait se faire pour réduire ce gap, car la collaboration interprofessionnelle est un déterminant de la sécurité et de la performance du système de santé.

Il existe également une formation à plusieurs vitesses pour les infirmiers de pratique avancée. Les IDE ont la possibilité de poursuivre, après deux années d'expériences professionnelles, une formation spécialisée pour une durée de deux ans dans les écoles sous la tutelle du Ministère de la Santé. Ces professionnels qui entrent en formation en étant en catégorie B_2, ne bénéficient que d'une bonification d'échelon, sans un changement de catégorie. À côté de ces formations, depuis quelques années, la Faculté de Médecine et des Sciences Biomédicales de l'Université de Yaoundé I a ouvert à nouveau le cycle de formation des Techniciens supérieurs en soins infirmiers (TSSI). Ce cycle est accessible aux IDE qui ont cinq années d'expérience professionnelle. Au terme de la formation, il leur est délivré un diplôme professionnel qui n'a pas pour l'instant d'équivalence dans le système LMD. Les TSSI après leur formation peuvent accéder à la catégorie A_1 de la fonction publique. Bien que le diplôme d'admission et la durée de la formation soient les mêmes, le reclassement au terme de la formation est différent.

Plusieurs universités offrent aussi des cycles de Master en Sciences infirmières, avec des domaines de spécialisation comme l'anesthésie - réanimation, la santé de reproduction, la santé infantile, les urgences, les soins au bloc opératoire, l'hémodialyse, la puériculture, etc. Tout comme pour les formations initiales, les formations de pratiques avancées sont également sujettes à la cacophonie qui gangrène le système de formation en sciences infirmières et plombe la promotion de cette discipline dans la société. Ces infirmiers spécialisés et ces TSSI après cinq années de formation, comme leurs confrères et consœurs du cycle LMD, ne peuvent prétendre à une formation pour des compétences d'épistémologie et de recherche.

Les compétences d'épistémologie et de recherche

L'épistémologie est une réflexion critique sur les fondements, la validité et la portée des savoirs scientifiques. Cette compétence questionne la valeur des savoirs et les interventions infirmières, leur processus de production et leurs outils de mesure ou d'observation des phénomènes de soins. Cette compétence permet la production des savoirs infirmiers, le développement ou l'adaptation des outils ou des interventions, des projets, des programmes ou des politiques de soins. Elle requiert entre autres une solide formation en épistémologie des sciences, en épistémologie du savoir infirmier, en méthodologie de la recherche, qu'elle soit descriptive, analytique, action participative ou développementale ; qu'elle soit fondamentale ou appliquée. Cette compétence est *essentielle* pour le prestige, la valorisation et les perspectives de carrière dans une discipline. Elle est *essentielle* pour l'autonomie d'une discipline dans un système de santé, au risque d'être consommatrice des savoirs produits dans d'autres contextes. La conséquence dans ce cas est l'inadaptation culturelle de ces savoirs, leur faible pertinence ou validité socioculturelle et un accroissement de l'insécurité des patients.

L'observation de la structure et des contenus des programmes de formation en sciences infirmières questionne leur validité écologique. La littérature utilisée en formation est en très grande majorité importée. Les différentes conceptions actuelles du métaparadigme infirmier sont construites dans une rationalité différente de celle qui a cours dans le contexte africain. Pendant que dans la rationalité occidentale, le composé humain a une dimension dualiste (corps et esprit), dans la rationalité africaine, elle a une dimension au moins ternaire (corps, souffle et ombre). Les représentations de la santé, de la maladie et de l'environnement sont également différentes. Le sens et la signification des phénomènes de santé ne sont pas les mêmes. L'on observe donc une sorte de cohabitation entre deux systèmes de pensée et de santé : le système biomédical et le système patrimonial. Les populations naviguent entre ces différents systèmes selon la représentation qu'elles ont de la maladie. Une approche plus intégrée ne serait-elle pas plus sécure et efficace pour les populations ? Comment la recherche infirmière en contexte africain peut-elle concourir à cette intégration ? La dimension communautaire des sociétés africaines réduit l'individualité, l'indépendance et l'autonomie des personnes au profit d'une très forte interdépendance. Bien que la loi accorde à l'individu la liberté et le pouvoir de décision, dans les faits, ils sont inféodés par le pouvoir de la communauté d'appartenance. Cette situation va se refléter en milieu hospitalier dans les problématiques de consentement éclairé où, bien que majeure, des personnes conditionnent leur consentement à celui de leur chef de famille.

Le savoir infirmier enseigné, les diagnostics et les interventions infirmières, les échelles de mesure, etc. essentiellement construits dans des contextes occidentaux semblent souvent pour certains inadaptés du fait des idiosyncrasies culturelles. Tandis que certains phénomènes de soins ne sont pas nommés dans la littérature, ou sont rangés dans des catégories qui ne font pas sens pour les populations. Ces phénomènes sont donc exclus du champ des interventions infirmières. Zamuda, Kimessoukié et Nkoum (2020) ont étudié le phénomène de confinement ou *mifana* chez les Sakalava du Menabe à Madagascar. Pour cette communauté, la naissance n'est pas seulement biologique, elle est surtout sociale. Le confinement commence dès la naissance avec une séparation temporaire des conjoints, une réduction stricte des contacts avec les autres membres de la communauté, et une observance des pratiques culturelles. Il s'achève vers le 14e jour par la célébration communautaire de la naissance. Au Cameroun, le sens donné à l'érythème fessier du bébé va au-delà du sens scientifique. Face à ce problème, les populations optent souvent pour des interventions du domaine patrimonial qu'elles jugent plus efficaces. Cette situation pose donc la problématique d'un savoir infirmier socialement et culturellement ancré qu'il faudrait développer pour répondre aux attentes des populations. Un savoir qu'il faudrait ensuite introduire dans les curricula. Cette démarche est encore dans ses balbutiements du fait d'un déficit de compétences d'épistémologie et de recherche ou d'offre de formation de 3e cycle. En 2022, seuls deux pays d'Afrique de l'espace francophone offrent des formations doctorales en sciences infirmières (Burkina Faso et Cameroun).

Les compétences d'épistémologie et recherche permettent l'émergence d'un corps de chercheurs autonomes et des formateurs des formateurs. Elles s'obtiennent au cours d'une formation de 3e cycle. Bien que le Cameroun se soit récemment engagé, à travers l'Université Catholique d'Afrique Centrale, dans la formation de 3e cycle en sciences infirmières, celles-ci restent encore très embryonnaires, en attendant la production d'une masse critique d'experts qui pourront contribuer à la production d'un savoir local sur les phénomènes de soins que vivent les populations. *Il semble donc urgent qu'une réflexion soit menée au niveau du Ministère de l'Enseignement supérieur pour développer cette formation de 3e cycle.*

Une analyse des différents curricula des formations de base, de pratique avancée et d'épistémologie permet de dégager un référentiel pour l'élaboration, la validation et l'évaluation des curricula dans les différents cycles de formation en sciences infirmières dans le système LMD. Dans ce référentiel, 01 crédit de cours théorique correspond à 25 heures d'activités, tandis que 01 crédit de stage correspond à 01 semaine d'activités ou de stage, soit 40 heures.

Tableau 1 : Référentiel de structuration des crédits de formation en fonction des champs de la discipline infirmière (approximation : ± 5% du volume horaire global)

	Fondements en Sciences infirmières		**Prestation de soins**				**Gestion & Santé publique**		**Formation**		**Recherche**		**Total**		
	%	Crédits	% cours théoriques	% TP	% Stages	Crédits	%	Crédits	%	Crédits	%	Crédits	%	Vol. Hor	Crédits
Licence	10%	**18**	30%	10%	25%	**117**	15%	**27**	05%	**09**	5%	**9**	100%	**5175**	**180**
Master recherche	20%	**24**	10%	-	10%	**24**	20%	**24**	10%	**12**	30%	**36**	100%	**3180**	**120**
Master professionnel (spécialisation)	10%	**12**	30%	5%	25%	**72**	10%	**12**	5%	**06**	15%	**18**	100%	**3450**	**120**
PhD	7%	**12**	-	-	-	-	3%	**06**	-	-	90%	**162**	100%	**4500**	**180**

Conclusion

Comme cela a été relevé plus haut, si l'on observe paradoxalement une diversité de curricula au niveau du 1er cycle et une pléthore d'établissements de formation, bien qu'étant un générateur structurel d'insécurité, il y a un déficit criard des formations de pratique avancée. Curieusement, autant on observe une surabondance de professionnels ayant des compétences de base en soins infirmiers, autant il y a un déficit très important en compétence de pratique avancée et compétence d'épistémologie et recherche. Une excellente maîtrise des compétences de base, les qualités personnelles et la bonne volonté sont très insuffisantes pour suppléer les compétences de pratique avancée ou de recherche. Ce déficit est tout d'abord attribuable au fait que le système de santé ne le perçoit pas comme un besoin urgent et déterminant de sa performance.

Pour améliorer la sécurité des patients et la performance du système de santé, il apparaît urgent d'adopter un cadre réglementaire qui structure et organise l'acquisition et l'exercice des compétences de base, de pratique avancée, d'épistémologie et recherche. Il apparait également indispensable de définir une politique nationale qui énonce les différents indicateurs de sécurité des patients et de performance des interventions infirmières. Il est aussi vital de construire un système d'information capable de permettre la mesure de ces indicateurs à tous les niveaux du système de santé. Ce système d'information devrait intégrer la continuité informationnelle en vue de soutenir la collaboration interprofessionnelle et la gestion des cas de maladies chroniques ou de comorbidité.

Références bibliographiques

Tardif, J. (2006), L'évaluation des compétences, Documenter le parcours de développement, Montréal : Chenelière Éducation.

Le Boterf, G. (2006), Ingénierie et évaluation des compétences, 4e eds. Paris : Éditions d'organisation.

Orchard, C. (2017), L'infirmière de pratique avancée et la compétence en matière de pratique collaborative interprofessionnelle, Dans E. Staples, S. L. Ray & R. A. Hannon (Dir), Perspectives canadiennes de la pratique infirmière avancée, Toronto/Vancouver : Canadian Scholars.

NANDA International (2016), *Diagnostics infirmiers, définitions et classification 2015-2017* (traduit par l'AFEDI), Paris : Elsevier Masson.

OMS (2015), Classification internationale pour la sécurité des patients, Repéré à http://www.patientsafetyinstitute.ca/french/toolsresources/governancepatientsafety/pages/whatisqualityandpatientsafety.aspx

Éléments fondamentaux et méthodologiques de la discipline infirmière : une toile de fond pour la pratique et le développement des soins

Philomène Marie MISSI

Résumé

La reconnaissance des soins infirmiers comme discipline scientifique résulte d'un processus d'élaboration des savoirs infirmiers autour d'un objet unique qu'est le métaparadigme, du potentiel de publication des recherches du domaine et de l'académisation de la formation en soins infirmiers. Ce statut des soins infirmiers a contribué de manière efficiente à l'amélioration de la pratique infirmière et de la santé des populations dans plusieurs régions du monde. Cependant en Afrique et plus particulièrement au Cameroun, les soins infirmiers tardent à bénéficier d'une telle reconnaissance à cause d'un certain nombre de facteurs incluant l'absence d'une compréhension fine des éléments fondamentaux et méthodologiques disciplinaires qui sont pourtant essentiels pour l'adoption d'un langage commun à la base d'un développement de la pratique, de la recherche et de l'avancement de la discipline. Cette présentation vise à éclairer sur les éléments fondamentaux et méthodologiques de la discipline infirmière comme gage du développement des soins infirmiers en Afrique et facteur de foisonnement du monde des idées pour les soins infirmiers.

Mots clés : soins infirmiers, éléments fondamentaux et méthodologiques, discipline infirmière, profession infirmière, métaparadigme, science, science infirmière.

Abstract

The recognition of nursing as a scientific discipline is the result of a process of developing nursing knowledge around a single object, the metaparadigm, the potential for publication of nursing research and the academisation of nursing education. This status of nursing has contributed efficiently to the improvement of nursing practice and population health in many parts of the world. However, in Africa and particularly in Cameroon, nursing has been slow to gain such recognition due to a number of factors including the lack of a clear understanding of the fundamental and methodological elements of the discipline, which are essential for the adoption of a common language that underpins the development of practice, research and advancement of the discipline. This presentation aims to shed light on the fundamental and methodological elements of the nursing discipline as a guarantee for the development of nursing in Africa and as a factor in the proliferation of ideas for nursing.

Keywords: nursing, fundamental and methodological elements, nursing discipline, nursing profession, metaparadigm, science, nursing science.

Introduction

Les éléments fondamentaux de la discipline infirmière regroupent des notions de base dans une perspective de compréhension et d'utilisation pour la reconnaissance sociale et pour l'avancement du savoir de cette discipline. Plusieurs notions de la discipline infirmière incluant la discipline infirmière elle-même demeurent encore, tant pour les infirmières que pour la société, un point de divergence de compréhensions qui a pour effet de retarder le développement des soins infirmiers dans plusieurs régions du monde, en Afrique et particulièrement au Cameroun. Les notions de discipline, discipline infirmière, soins infirmiers, science, science infirmière, profession, profession infirmière sont un obstacle au développement des soins de santé lorsque leur compréhension reste mitigée. Il va sans dire aussi que leur utilisation aidera très peu à l'avancement de la discipline infirmière. Cet article vise dans un premier temps, à édifier sur les liens entre les notions ci-haut citées ainsi que les éléments méthodologiques utilisés en soins infirmiers au cours des recherches dans ce domaine. Dans un second temps, l'article vise à décrire comment l'absence de connaissance sur les notions fondamentales en soins infirmiers impacte négativement le développement des soins infirmiers en Afrique, en particulier au Cameroun et dans un troisième temps, l'article propose des solutions pour un développement efficient des soins infirmiers et des soins de santé en Afrique.

Liens entre discipline, science et profession

Discipline, discipline infirmière, science, science infirmière et profession infirmière sont des notions fondamentales dans le domaine des soins infirmiers et sont ainsi liées les unes aux autres en vue d'une compréhension cohérente pour toute la communauté infirmière. Les notions de discipline et de science sont discutées selon la perspective des méta-théoriciennes, en l'occurrence Fawcett et Desanto Madeya (2012), Kim Hesook (2010) et Donaldson et Crowley (1978).

La discipline

Dans son essence, la discipline est un domaine ou une branche du savoir qui se développe grâce à une communauté de spécialistes qui adhèrent aux mêmes pratiques de recherche, de théorisation et parfois cliniques pour les disciplines professionnelles et se transmettent au cours de la formation. Avant les travaux de Heitkemper et Bond (2002) qui ont édifié les infirmières sur les notions de science, discipline et science infirmière, Donaldson et Crowley (1978) affirmaient déjà que la discipline ne saurait être globalisante, mais qu'elle se caractérise plutôt par une perspective unique, une manière distincte et spécifique de considérer les phénomènes, qui définit finalement les limites et la nature de cette perspective. La spécificité de cette perspective unique dont

Donaldson et Crowley font allusion, réside sur l'intérêt accordé aux phénomènes humains, aux individus, aux familles, aux sociétés et leur santé. Ces thèmes suggèrent des limites d'un domaine d'action, l'existence d'un domaine de définition. La discipline évolue selon sa perspective unique et sa syntaxe distincte ; lesquelles déterminent les phénomènes à considérer, les questions à débattre, les méthodes d'études à utiliser et les canons de preuves et justificatifs à exiger. Finalement, Donaldson et Crowley (1978) soutiennent l'idée de l'essence de la recherche ainsi que des éléments et fils communs qui donnent de la cohérence à un corpus identifiable de connaissances qu'elles attribuent à la discipline. Ainsi, ces théoriciennes, poursuivant leur réflexion sur la discipline, en rapportent la définition de ce concept selon le dictionnaire d'Oxford comme une branche de l'enseignement ou de l'éducation, un département d'apprentissage ou des savoirs.

Les disciplines selon Donaldson et Crowley (1978) se classent en deux grands groupes distincts par rapport au savoir de l'être humain et selon la nature des phénomènes. Il s'agit des sciences et des humanités. Les sciences se caractérisent par la recherche des lois générales sur la répétition des comportements et les humanités se concentrent sur des évènements uniques qui traitent des choix humains et des orientations des valeurs (Donaldson et Crowley, 1978). Ainsi, dans la même foulée, se distinguent les disciplines d'ordre académique des disciplines d'ordre professionnel. Les disciplines professionnelles incluent en leur sein les sciences infirmières. Les soins infirmiers ne sont pas uniquement une profession, dans ce cas, ils ne seraient pas tenus d'appliquer à leurs activités les règles scientifiques. Heureusement, les soins infirmiers sont aussi une discipline. En tant que tels, ils respectent les règles scientifiques en même temps qu'ils remplissent leur mandat qu'ils ont signé avec la société, notamment celui d'offrir à la population des soins préventifs, curatifs et promotionnels.

Une question de lien existentiel entre la discipline et la science se pose avec acuité (Missi, Dallaire & Giguère, 2018). Elle trouve de réponse par le fait que les sciences sont essentiellement des disciplines. Mais le contraire n'est pas toujours vrai, puisque certaines disciplines sont des humanités, notamment l'éthique, la morale, l'histoire, les Beaux-Arts, la philosophie et la liste n'est pas exhaustive (Donaldson et Crowley, 1978 ; Missi et *al.*, 2018). Une discipline devient une science si elle possède des caractéristiques fondamentales de la science. Ainsi définie, que présente la science comme caractéristiques fondamentales ?

La science

Il y a lieu de préciser que la discipline regroupe en elle des savoirs scientifiques et des savoirs non scientifiques. Les savoirs scientifiques confèrent à la discipline son statut de science. Les savoirs non scientifiques sont non moins importants et contribuent d'ailleurs au foisonnement des connaissances disciplinaires.

Bien que les travaux de Carper (1987) suivis par ceux de Chinn et Kramer (2013) n'aient accordé de priorité à aucun des savoirs disciplinaires en soins infirmiers, notamment le savoir scientifique, le savoir personnel, le savoir éthique et le savoir esthétique. Cependant, la communauté scientifique quant à elle, privilégie le savoir scientifique dont le réservoir requiert une augmentation sans cesse croissante, délimitée à partir des quatre concepts centraux du métaparadigme et expliquant les expériences de santé et de maladies de l'être humain dans son environnement. Cette situation suppose qu'un accent particulier soit accordé au développement des savoirs scientifiques infirmiers pour que la discipline des soins infirmiers continue à faire partie de l'institution la plus prestigieuse dans le monde moderne qu'est la science (Edwards, 2001). Ainsi, les savoirs de la discipline sont structurés d'après Fawcett et DeSanto-Madeya (2012) selon une holarchie des plus abstraits aux plus concrets, notamment le métaparadigme, les philosophies, les modèles de soins infirmiers, les théories à spectre large, les théories à spectre modéré, les théories spécifiques et les indicateurs empiriques constituent un corpus de connaissances qui mérite des détails dans les lignes qui suivent.

1. Un corps de connaissances spécifique

- **Le métaparadigme**

Le métaparadigme dans sa caractéristique de composante la plus abstraite de la structure holarchique des connaissances contemporaines en soins infirmiers selon Fawcett, est constitué de quatre concepts centraux, notamment la personne, la santé, le soin et l'environnement ; avec des propositions relationnelles et des propositions non relationnelles. D'une part et selon Fawcett et DeSanto-Madeya (2012), une proposition non relationnelle est une description ou la définition du concept central, tandis qu'une proposition non relationnelle indique le sens d'un concept et est appelée une définition constitutive. D'autre part, une proposition non relationnelle qui indique comment un concept est observé ou mesuré est appelée selon ces auteures, une définition opérationnelle. Une proposition relationnelle affirme la relation, ou une liaison, entre deux ou plusieurs concepts. Le métaparadigme est donc constitué à la fois des concepts globaux qui identifient les phénomènes d'intérêt central à une discipline que Fawcett et sa collègue qualifient de propositions non relationnelles eu égard au rôle de description des concepts qu'elles jouent. Par contre, les propositions qui indiquent les relations entre les concepts centraux ont été désignées comme propositions relationnelles. Cette définition de Fawcett et DeSanto-Madeya (2012) sur le métaparadigme révèle que les concepts centraux seuls ne sont pas suffisants pour identifier l'objet d'une discipline et délimiter les frontières de cette dernière (Kim, 2010). Plutôt, des concepts centraux et propositions de ces concepts sont nécessaires pour préciser l'objet de la discipline infirmière. Les concepts et les propositions d'un métaparadigme ont un caractère extrêmement universel, ce qui ne permet pas au métaparadigme d'offrir une direction précise pour des activités telles que la pratique et la recherche (Fawcett et DeSanto-Madeya, 2012). C'est une situation prévisible, car le métaparadigme a obtenu le plus grand consensus au sein de la discipline infirmière.

Les fonctions d'un métaparadigme se résument sur des missions intellectuelles et sociales de la discipline infirmière et confèrent une délimitation sur les phénomènes d'intérêt pour les membres de cette discipline (Kim, 1989, 2010). L'articulation publique du métaparadigme apporte l'unicité à la discipline infirmière et sert de guide principal pour le développement des connaissances en soins infirmiers (Kim, 2010). En particulier, la spécification des concepts et des propositions qui représentent l'objet d'une discipline permet aux membres de cette discipline de communiquer aux membres d'autres disciplines et au grand public ce qui est pour eux d'un intérêt particulier. De même, la spécification des concepts et des propositions du métaparadigme facilite la communication de ce que la discipline n'est pas et de ce qu'elle est, et contribue à la clarification des éléments fondamentaux de la discipline infirmière. Dans cette optique, Kim (2010) souligne que le métaparadigme des soins infirmiers est la manière avec laquelle la discipline infirmière délimite la spécificité de sa nature, l'officialise pour se distinguer des autres sciences. En fait, le métaparadigme est la substance qui guide le développement des savoirs en soins infirmiers, notamment les philosophies, les modèles de soins et les théories.

- **Les philosophies**

Dans la même foulée, certains travaux du savoir infirmier sont érigés au niveau philosophique à l'instar de ceux de Kim (1989), Meleis (2007), Barnum (1998), Donalson et Crowley, Fawcett (1993b) et bien d'autres encore. Les philosophies sont des savoirs situés au deuxième niveau de l'holarchie structurelle des connaissances contemporaines en soins infirmiers selon Fawcett. Ce sont des savoirs qui se définissent comme des déclarations qui englobent à la fois des revendications ontologiques sur les phénomènes d'intérêt central à une discipline, des réclamations épistémiques sur la façon dont ces phénomènes sont connus et des revendications éthiques sur ce qui est de la valeur pour les membres d'une discipline.

La fonction d'une philosophie est de communiquer ce que les membres d'une discipline croient être vrais en ce qui concerne les phénomènes d'intérêt à cette discipline, ce qu'ils croient sur le développement des connaissances sur ces phénomènes, et ce qu'ils apprécient à l'égard de leurs actions et pratiques (Kim, 1989 ; Salsberry, 1994 ; Seaver & Cartwright, 1977). En d'autres termes, la fonction de chaque philosophie est d'informer les membres de ces disciplines et le grand public sur les croyances et les valeurs d'une discipline particulière à l'égard de l'existence de la nature, la connaissance, la morale, la raison et le but humain (McEwen, 2002).

Spécifiquement, les philosophies des sciences infirmières ont pour but, selon Alligood (2010), de déterminer la nature des soins infirmiers ainsi que leur importance pour les êtres humains, tout en attribuant un sens aux phénomènes d'intérêt sur des bases raisonnables et logiques. Tel qu'il a été souligné plus haut et dans le cadre spécifique des soins infirmiers, les philosophies traitent à la fois des revendications ontologiques, épistémiques et éthiques tant sur les phénomènes propres à la discipline, mais aussi sur la recherche et la pratique de soins infirmiers (Salsberry, 1994).

Selon Young, Taylor et McLaughlin-Renpenning (2001), les aspects ontologiques spécifiquement traitent des hypothèses sur la nature du monde ou la réalité de l'être. Dans les philosophies des soins infirmiers, les réclamations ontologiques représentent ce qui est cru sur la nature des êtres humains, l'environnement, la santé et les soins infirmiers et s'étendent sur la façon dont ces derniers sont développés.

Quant aux aspects épistémiques, ceux-ci s'adressent à la connaissance elle-même et se concentrent sur des réponses sur les propriétés de ce qui est considéré vrai et faux, la nature de la preuve et la certitude que les preuves sont produites à travers des connaissances scientifiques (Young et *al.,* 2001). Ils fournissent aussi des informations sur la manière dont on peut arriver à en apprendre davantage sur le monde et sur la façon dont les phénomènes peuvent être connus (Salsberry, 1994).

Les revendications ontologiques et épistémiques dans les philosophies de soins infirmiers reflètent une ou plusieurs visions contrastées du monde tel que le mentionnent Fawcett et DeSanto-Madeya, notamment la réaction sur le monde, l'interaction réciproque sur le monde et l'action simultanée sur le monde et la vision sur la transformation (Fawcett, 1993b), qui découlent des visions mécaniciste et organiciste (Ackoff, 1974; Reese &Overton, 1970) ; du changement et de la persistance (Hall, 1981, 1983; Thomae, 1979; Wells et Stryker, 1988); de la totalité et de la simultanéité (Parse,1987); du déterminisme, de la transformation interactive et unitaire (Newman, 1992) et de l'heuristique et la complémentarité (Rawnsley, 2003).

- **Modèles conceptuels**

Dans l'holarchie structurelle des connaissances contemporaines en soins infirmiers de Fawcett, le modèle conceptuel occupe la troisième position à partir de la composante la plus abstraite qui est le métaparadigme.

Les modèles conceptuels sont élaborés soit par induction à partir des observations empiriques et des intuitions, soit par déduction en combinant de façon créative les idées de plusieurs domaines de recherche. Un modèle conceptuel est développé par induction lorsque des observations spécifiques sont portées à la généralisation des phénomènes, tandis qu'il est développé par déduction lorsque des situations spécifiques sont considérées comme des exemples d'autres évènements plus généraux. Le modèle conceptuel développé par induction est plus porté par la perspective de Reed alors que le modèle conceptuel par déduction est plus porté par la perspective de Fawcett. Le cadre de référence d'auto-soins (*Self-Care*) par exemple, a été induit à partir des observations d'Orem, portées sur les expériences de santé et de maladies des êtres humains ainsi que les pratiques infirmières (Orem & Taylor, 1986). Par contre, Levine (1969) a mentionné avoir déduit le modèle de conservation à partir des idées de plusieurs domaines de connaissances qui contribuent au développement de la démarche de soins. Tel que le mentionnent Altman et Rogoff (1987), ces différentes visions du monde conduisent à diverses conceptualisations du métaparadigme (concepts centraux, propositions non relationnelles et propositions relationnelles) et à des façons de générer et tester les connaissances sur les concepts.

Le modèle conceptuel est un ensemble de concepts relativement abstraits et généraux qui abordent les phénomènes d'intérêt à une discipline, des propositions qui décrivent globalement ces concepts et des propositions qui énoncent les relations plus ou moins abstraites et générales entre deux ou plusieurs des concepts. Le terme modèle conceptuel en soins infirmiers est le synonyme de cadre de référence, système conceptuel, matrice disciplinaire (Fawcett et DeSantoMadeya, 2012). Les modèles conceptuels existent dans toutes les disciplines. La particularité des concepts d'un modèle conceptuel est qu'ils sont tellement abstraits et généraux qu'ils ne sont pas directement observés dans le monde réel et ils ne sont pas limités à une personne en particulier, à un groupe, à une situation ou à un évènement. Il en est de même de ses propositions qui ne se prêtent pas à l'observation ou au test empirique direct.

Buts d'un modèle conceptuel

Un modèle conceptuel a pour buts d'offrir un cadre de référence à ses adhérents qui leur permet d'organiser et visualiser les phénomènes abstraits et généraux, ainsi que les relations entre les divers concepts de ce modèle (Fawcett & DeSanto-Madeya, 2012). Chaque modèle conceptuel fournit un cadre de référence distinct (Popper, 1965) et une manière unique et cohérente de penser qui lui sont propres (Frank, 1968) afin que ses adhérents décrivent comment ils observent et interprètent les phénomènes d'intérêt de leur discipline. C'est un cadre qui permet aux chercheurs de considérer le sujet sous un autre angle donné, car il n'existe pas une meilleure façon de considérer les phénomènes.

Chaque modèle conceptuel fournit également une structure qui justifie les activités scientifiques et pratiques de sa communauté de chercheurs possédant la même culture de visualiser les phénomènes dans une discipline (Eckberg & Hill, 1979). Plus précisément, chaque modèle conceptuel trouve un sens à des questions de recherche pertinentes sur les phénomènes d'intérêt central à une discipline et propose des solutions à des problèmes pratiques.

Les modèles de soins infirmiers débutent avec Florence Nightingale qui a fait des avancées considérables dans le domaine ,et qui ont proliféré à travers les œuvres de plusieurs infirmières chercheuses à l'instar du modèle des systèmes de comportements de Johnson, le système conceptuel de l'atteinte des buts de King, le modèle de conservation de l'énergie de Levine, le modèle des systèmes global et holistique du bien-être de Neuman, le cadre de référence d'autosoins d'Orem, le modèle de la science des êtres humains unitaires de Rogers, le modèle d'adaptation de Roy, le modèle de la satisfaction des besoins d'Henderson et la liste n'est pas exhaustive (Missi, Dallaire et Giguère, 2018).

Les modèles de soins infirmiers précisent aux infirmières et à la société les missions de la profession et les limites de celles-ci. Ils clarifient le domaine de la responsabilité des soins infirmiers et permettent la pratique de la profession (Johnson, 1987).

- **Les théories**

Dans la structure holarchique de Fawcett, les théories occupent la quatrième place dans la hiérarchie de la plus abstraite des connaissances contemporaines en soins infirmiers, à la plus concrète. La théorie est définie comme un ou plusieurs concepts relativement concrets et spécifiques qui dérivent soit d'un modèle conceptuel, soit d'une théorie à spectre large. La théorie à spectre large est une grande théorie ayant un niveau d'abstraction plus élevé et de portée plus vaste que la théorie à spectre modéré. Ces théories à spectre modéré sont plus disposées à l'usage en recherche et en pratique. Elles peuvent ainsi être descriptives, explicatives ou prédictives. La grande théorie et la théorie intermédiaire ne traitent qu'un aspect limité de la réalité. Plusieurs théories sont nécessaires pour faire face aux phénomènes globaux d'un modèle conceptuel. Le but de la théorie est d'affiner et préciser plus en détail les phénomènes contenus dans un modèle conceptuel, puis de fournir une structure relativement concrète et précise pour interpréter des comportements, des situations et des évènements. Plus spécifiquement en soins infirmiers, plusieurs théories à spectre modéré existent dans le domaine et permettent de décrire une multitude de phénomènes d'investigation. Cependant, un grand nombre de phénomènes décrivant des expériences de santé et de maladie restent non explorés par manque de théories élaborées dans le domaine des soins infirmiers, d'où la nécessité d'emprunter les théories des autres domaines.

Théories empruntées

Certaines théories utilisées par les infirmières sont propres aux soins infirmiers, tandis que d'autres sont empruntées à des disciplines d'appoint lorsqu'elles n'existent pas. Les théories développées par Kolcaba, Morse, Newman, Erickson, Orlando, Parse, Peplau, et Watson par exemple, sont les théories propres aux soins infirmiers qui respectent les canons du développement des théories en sciences infirmières. Certaines théories qu'utilisent les infirmières ont été empruntées à d'autres disciplines, en l'occurrence la théorie de l'action raisonnée, celle du comportement planifié ainsi que celle de l'auto-efficacité qui sont des théories utilisées par les infirmières pour guider la pratique et la recherche en soins infirmiers. Cependant, il est important que l'emprunt d'une théorie soit justifié et que cette dernière soit ancrée dans un modèle de soins infirmiers pour marquer la cohérence empirique dans les situations de soins infirmiers.

- **Les indicateurs empiriques**

Les indicateurs empiriques sont la cinquième, et la dernière composante de l'holarchie structurelle des connaissances contemporaines en soins infirmiers, se définissant comme des concepts très concrets et spécifiques du monde réel. Ils sont des instruments, des conditions expérimentales ou des procédures permettant d'observer ou mesurer un concept de la théorie à spectre modéré. Les indicateurs empiriques comprennent des aspects empiriques de la recherche ou des méthodes d'enquête utilisées pour recueillir des preuves sur la pertinence empirique d'une théorie à spectre modéré (Fawcett et DeSanto-Madeya, 2012).

Buts d'un indicateur empirique

Le but visé par un indicateur empirique est de fournir les moyens par lesquels les théories à moyenne portée sont générées ou testées. En tant qu'instruments, les indicateurs empiriques fournissent des données qui peuvent être triées en catégories qualitatives ou quantitatives et calculées comme des scores. Les indicateurs empiriques orientent le chercheur ou le praticien à travers des protocoles et des actions directes et précises. Spécifiquement, les indicateurs empiriques des soins infirmiers se présentent sous la forme d'instruments de recherche et d'outils de la pratique infirmière.

Ces savoirs qui viennent d'être détaillés constituent le corpus de connaissances du domaine des soins infirmiers. Dans cette perspective, le métaparadigme comme élément le plus abstrait des composantes de l'holarchie structurelle des connaissances contemporaines en soins infirmiers est le socle granitique même de la discipline infirmière qui inspire tout travail de recherche, de théorisation et de pratique, tandis que les modèles conceptuels et les théories sont le contenu de la discipline, prêt à l'usage, mais réclamant sans cesse des ajouts pour augmenter le stock des savoirs qui expliqueraient les phénomènes de santé de l'être humain dans son environnement et proposeraient des solutions en faveur de ce dernier (Missi, Dallaire et Giguère, 2018). À cet effet, les membres de la discipline sont appelés à produire davantage le contenu, à l'utiliser et à le diffuser de manière continue selon les règles de la science qui tiennent compte des méthodes logiques qui recherchent la vérité.

2. Les méthodes de la science

La science se déploie non seulement à partir d'un corps de connaissances organisé autour d'un objet, mais aussi à travers des méthodes logiques d'observation, d'analyse et d'interprétation, de vérification et de contrôle afin de rechercher la vérité (Missi et al., 2018).

La science respecte des principes de la rationalité, notamment la réalité qui existe indépendamment des représentations humaines. Bien que l'être humain possède des représentations mentales et linguistiques du monde sous la forme de croyances, de normes, d'expériences, de propositions, de concepts et des théories qui sont des réalités socialement construites, il existe un monde, en dehors de tous ces éléments, qui est totalement indépendant de ces représentations ,et ainsi l'objectif de la science est de parvenir à décrire ce monde.

Comme autre principe, la linguistique et le système de représentations à travers lesquels les vérités sont décrites sont une création humaine. Le principe de la vérité exige la précision. Les significations des phénomènes se réfèrent à des objets et états de choses tels qu'ils existent dans le monde, indépendamment du langage et des constructions sociales. En outre, la connaissance est objective, car elle ne dépend pas des attitudes subjectives et ne dérive pas des sentiments de chercheurs particuliers (Searle, 2006). Parmi les principes de la science, il y a la logique et la rationalité qui sont formelles. La rationalité offre un ensemble de procédures, de méthodes, de modèles et de canons qui permettent d'affirmer des propositions et la logique établit ce qui est requis de croire lorsque les hypothèses sont vraies. Finalement, la production et les qualités intellectuelles dépendent à la fois des critères objectifs et intersubjectifs liés à la sensibilité des personnes.

Les soins infirmiers sont une science parce qu'ils possèdent des philosophies, des modèles conceptuels et des théories qui constituent son corps de connaissances organisé autour de son objet le métaparadigme, et ils procèdent aussi par des méthodes de la logique qui décrivent, expliquent les phénomènes et prédisent les résultats. Les soins infirmiers sont également une profession. Qu'en est-il de la profession ?

3. La profession

En considérant les soins infirmiers uniquement comme une profession, les règles scientifiques ne s'appliqueraient pas aux activités infirmières, car les professions ne sont pas des sciences (Missi, Dallaire et Giguère, 2018) et l'utilité des soins infirmiers est leur mandat qu'ils ont signé avec la société, de lui offrir des soins dont elle a besoin pour prévenir et guérir la maladie et pour promouvoir la santé. Le but de la profession est la reconnaissance de l'utilité publique, l'acquisition du pouvoir et l'intégration dans des sphères économiques et politiques alors que la science a pour but principal, la recherche de la vérité.

Les soins infirmiers sont à la fois une science et une profession. En tant que profession, les soins infirmiers sont une science appliquée, c'est-à-dire l'application de la science infirmière dans la pratique. L'objectif de la profession est de fournir un service de qualité à la population en suivant une réglementation et des normes de pratique communes au terme d'une formation où les infirmières acquièrent un savoir disciplinaire portant sur des phénomènes permettant de mieux comprendre les expériences de santé et de maladie. La profession infirmière regroupe des personnes formées à la discipline infirmière et dont le champ de pratique est délimité et réglementé dans chaque pays dans le but de protéger les membres de la société.

Les infirmières sont des personnes ayant suivi une formation formelle dans le domaine de la discipline infirmière pour l'utilisation, la production, la diffusion du savoir infirmier et à la reproductibilité des résultats de recherche dans le respect des normes communes. Une fois que les infirmières ont terminé leur formation en sciences infirmières, elles sont attendues à mettre en pratique le savoir appris dans les divers champs d'application, notamment la clinique, l'enseignement/formation, la gestion et la recherche. La pratique des soins infirmiers est également un des lieux de la progression de la discipline infirmière à travers la théorisation et la conceptualisation des phénomènes observés au cours des expériences de santé et de maladie.

Les soins infirmiers

Les soins infirmiers sont un terme polysémique. Plusieurs définitions ont été attribuées aux soins infirmiers par les infirmières elles-mêmes. Les soins infirmiers sont des actions prises par les infirmières au nom de la personne ou en conjonction avec elle et les objectifs ou les résultats des actions infirmières (Fawcett, 2000). Pour King (1981, 1990), les soins infirmiers sont un processus d'action, de réaction et d'interaction. Orem, quant à elle considère les soins infirmiers comme une triade des systèmes d'action interreliés.

Rogers de son côté propose que les soins infirmiers soient une science fondamentale dont le phénomène concerne les êtres humains unitaires en processus mutuel avec leur environnement. Pratiquer les soins infirmiers n'est pas synonyme de soigner. Il s'agit plutôt de l'utilisation des connaissances infirmières pour le mieux-être humain (Rogers, 1994). Quant à Donaldson (2000, 2001) et Heitkemper et Bond (2002), les soins infirmiers sont une discipline et une profession. Parse (1987) dira que les soins infirmiers sont une discipline et un art. Dans le même ordre d'idées, Barrett déclare que les soins infirmiers sont un art scientifique, une science fondamentale et la pratique de soigner comme un art scientifique de l'usage de la connaissance pour les êtres humains unitaires qui sont dans un processus mutuel avec leur environnement pour le bien-être des peuples. Ces diverses définitions reflètent des identités spécifiques professionnelles, des types de philosophies de soins et des propensions de paradigmes qu'embrassent ces diverses théoriciennes dans la profession. Il va sans dire que les autres infirmières non théoriciennes définiront à leur tour les soins infirmiers selon leur vision.

Cependant, il se dégage de ces définitions des points communs tels que la discipline, la pratique et les actions des infirmières. Ce qui m'amène à définir les soins infirmiers comme une discipline infirmière et une pratique qui s'appliquent sur divers champs de la profession. Au-delà du nom générique de discipline et de profession, les soins infirmiers sont l'un des quatre concepts centraux du métaparadigme (l'être humain/personne, la santé, les soins infirmiers et l'environnement).

Le soin comme concept du métaparadigme se réfère aux actions entreprises par l'infirmière au nom et en relation avec les êtres vivants ainsi que les objectifs ou les résultats des actions infirmières (Fawcett et DesantoMadeya, 2012). Ces interventions de l'infirmière prennent l'allure d'un processus mutuel entre l'infirmière et les participants au soin, englobant aussi les activités d'évaluation. Le soin est donc au cœur de la pratique infirmière qui a pour mission de remplir son mandat social à travers l'offre des soins préventifs, curatifs, promotionnels, réadaptatifs ; des soins de confort et de soutien à la population pour l'amélioration de ses conditions d'existence. Après cette revue des éléments fondamentaux et méthodologiques de la discipline infirmière, on peut se poser la question de savoir ce qui adviendrait aux soins infirmiers si les membres de la communauté infirmière possèdent très insuffisamment des connaissances sur ces éléments fondamentaux et méthodologiques.

Impact d'une connaissance insuffisante sur les éléments fondamentaux de la discipline infirmière

Le manque de connaissance des éléments fondamentaux par les membres d'une discipline pourrait avoir une répercussion très grande tant sur le plan disciplinaire et académique que sur le plan social.

Impact sur le plan disciplinaire

Connaître la substance de la discipline infirmière reste un point très important pour les infirmières qui devraient alors respecter les frontières de leur discipline afin de mieux discuter des problèmes concernant les soins infirmiers. Certaines infirmières dépassent le cadre de l'objet disciplinaire ou utilisent des cadres conceptuels et théoriques d'autres domaines par ignorance, d'autres prônent même de dépasser le cadre du métaparadigme et d'utiliser toute sorte de théorie désirée sans justification même s'il existe des cadres de référence infirmiers en mesure de décrire ou d'expliquer les phénomènes d'investigation. Cela n'est pas sans conséquence sur l'avenir de la science infirmière qui va sans doute rester en stagnation, sans développement ni progression. Si ce comportement se répand parmi les infirmières, les soins infirmiers pourraient être disqualifiés au statut de discipline et de science qu'ils ont acquis légitimement, pour faute de perspective unique qui devient diversifiée au fil des temps et, pour cause de syntaxe ne résultant pas d'un travail d'adaptation et d'accumulation. À ce propos, les études qui utilisent un cadre de référence non infirmier, celles qui sont réalisées selon une perspective imprécise ou fondée sur une base conceptuelle différente de la pratique et de la formation infirmière, ne sauraient mener à un développement théorique (Adam, 1991). Par conséquent, de telles études ne sauraient contribuer à l'avancement de la discipline infirmière (Fawcett, 2000). Pourtant, les différentes visions de la science privilégient en général la nécessité d'efforts concertés autour d'un objet et un engagement à faire avancer le savoir à son sujet (Missi, Dallaire et Giguère, 2018).

Impact sur les plans académique et pratique

L'absence de connaissance des éléments fondamentaux qui viennent d'être évoqués plus haut pourrait constituer un frein au développement des soins infirmiers et une raison qui expliquerait l'absence de reconnaissance des soins infirmiers comme une discipline universitaire à part entière, suscitant respect et autodétermination en Afrique en général et au Cameroun en particulier. Le dynamisme et la bravoure de certains acteurs de la communauté infirmière d'Afrique qui œuvrent quotidiennement pour mettre en place des facultés de science infirmière sont à saluer. Beaucoup d'efforts restent à fournir quant à l'académisation de la formation en sciences infirmières en Afrique pour faire avancer la discipline infirmière et promouvoir ses membres dans cette région du monde. La formation des enseignants de la faculté de science infirmière dans le domaine est aussi une condition sine qua non pour impulser une dynamique nouvelle qui intègre le savoir infirmier dans les curricula de formation, et où les étudiants du doctorat sont formés à la production et à l'utilisation de ce savoir dans la recherche et la pratique ainsi qu'à la publication des résultats de leurs recherches. La responsabilité par rapport au manque de lieux de formation des infirmières au cycle doctoral n'est pas uniquement celle des gouvernements de ce continent, mais aussi celle des infirmiers eux-mêmes qui disposent de très peu de leadership capable de prendre en main leur propre destin. Le leadership passe en premier lieu par la connaissance des éléments fondamentaux de la discipline qui permettent aux membres d'impulser les soins infirmiers dans le monde universitaire. Les attitudes et comportements des infirmiers dans le milieu de la pratique sont généralement tributaires de la formation en soins infirmiers reçue. Ainsi, l'université qui a donc la lourde mission de changer le visage des soins infirmiers et des soins de santé en Afrique, à travers la formation dispensée aux apprenants, joue-t-elle suffisamment son rôle ? Ou bien a-t-elle des ressources nécessaires pour mieux jouer son rôle ? La réponse à cette question semble être négative parce que les programmes des soins infirmiers n'ont pas suffisamment d'enseignements dans le domaine, comparativement aux autres enseignements, ce qui fait que les apprenants sont parfois peu outillés pour influencer une équipe multidisciplinaire dans une structure sanitaire. Le manque criard d'enseignants formés à la discipline infirmière est remarquable dans une formation doctorale en Afrique où les apprenants subissent une très grande influence d'autres disciplines plus présentes dans leur formation et leur encadrement. Pourtant, la formation doctorale est le lieu où devrait se former le noyau dur de la science infirmière par les infirmières enseignantes ayant pour objectif de pérenniser le développement des soins infirmiers.

Dans le passé et dans d'autres continents, les sciences sociales ont beaucoup contribué au développement des soins infirmiers. Plusieurs infirmières se sont formées dans les disciplines connexes pour apporter aux soins infirmiers l'expertise nécessaire à son développement. Des mouvements inverses ont eu lieu, notamment certains experts en sciences sociales ont consacré leur réflexion, leurs travaux de recherche et leur énergie au service du développement des soins infirmiers. Cet exemple pourrait-il faire tache d'huile en Afrique et au Cameroun en particulier où les experts d'autres domaines pourraient aider les soins infirmiers à se développer à travers l'utilisation, la production et la diffusion de ses savoirs ? Étant donné que les soins infirmiers sont cette jeune discipline qui cherche encore à faire rayonner son nom, à se maintenir au sein de la communauté scientifique, il est important pour les travaux des étudiants en soins infirmiers d'être imprégnés d'une connotation de recherche et de pratiques infirmières plutôt qu'une connotation autre. En attendant que les facultés de science infirmière en Afrique soient dotées d'un nombre important d'enseignants formés à la discipline infirmière, les experts d'autres disciplines ont la lourde responsabilité d'aider leurs étudiants à mener les recherches infirmières et non pas des recherches faites par des infirmières qui ne respectent pas la délimitation des frontières, n'utilisent pas le savoir de leur discipline quand bien même il est disponible et qui sont plutôt axés dans d'autres disciplines.

Sur le plan social

Dans les établissements de santé en Afrique et spécifiquement au Cameroun, l'infirmière qui pourtant assiste son malade 24/24, est socialement moins considérée que les autres membres de l'équipe de soins. Bien qu'il existe des stéréotypes d'un passé lointain, les infirmières peuvent améliorer leur image dans la société. Une formation solide à la base pourrait être aidante, surtout basée sur le savoir de la discipline infirmière. La formation au doctorat en sciences infirmières ajouterait une plus-value nécessaire à la production du savoir de la discipline infirmière, à l'utilisation de ce dernier, à la publication des résultats de recherche infirmière dans les revues infirmières créées par des infirmières, en Afrique ; à la conservation des résultats de leurs recherches dans les bases de données reconnues. Ceci pourrait auréoler l'image de l'infirmière en Afrique si en même temps dans le milieu de la pratique, l'infirmière se démarque au sein de l'équipe multidisciplinaire de soins, par des attitudes et des comportements responsables vis-à-vis du malade.

Références bibliographiques

Ackoff, R.L. (1974), Redesigning the future: A systems approach to societal problems, New York : Wiley.

Adam, E. (1991), Être infirmière, 3e éd. Laval : Études Vivantes, 108.

Alligood, M.R. (2010), Philosophies, models, and theories: Critical thinking structures. In M.R.

Altman, I., & Rogoff, B. (1987), World views in psychology: Trait, interactional, organismic, and transactional perspectives. In D. Stokols & I. Altman (Eds.), Handbook of environmental psychology (pp. 7-40). New York : Wiley.

Barnum, B.J.S. (1998), Nursing theory: Analysis, application, evaluation (5th ed.). Philadelphia: Lippincott.

Chinn, P. L., & Kramer, M. K. (2013), Integrated Theory & Knowledge Development in Nursing-E-Book, Elsevier Health Sciences.United State of America, Missouri.

Donaldson, S.K., & Crowley D.M. (1978), The discipline of nursing, Nursing outlook, 26(2), 113-120.

Eckberg, D.L., & Hill, L., Jr. (1979), The paradigm concept and sociology: A critical review, American Sociological Review, 44, 925-937.

Edwards, S. (2001), The_nature_of_nursing. Philosophy of Nursing.

Fawcett, J. (1993b), From a plethora of paradigms to parsimony in world views, Nursing Science Quarterly, 6, 56-58.

Fawcett, J. (2000), Analysis and evaluation of contemporary nursing knowledge: Nursing models and theories, Philadelphia: F.A. Davis.

Hall, B.A. (1981), The change paradigm in nursing: Growth versus persistence, Advances in Nursing Science, 3(4), 1-6.

Hall, B.A. (1983), Toward an understanding of stability in nursing phenomena, Advances in Nursing Science, 5(3), 15-20.

Heitkemper, M.M., Bond, E.F. (2003), State of nursing science: On the edge, Biological research for nursing, 4(3), 151-162.

Johnson, D.E. (1987), Guest editorial: Evaluating conceptual models for use in critical care nursing practice, Dimensions of Critical Care Nursing, 6, 195-197.

Kim, H.S. (1989), Theoretical thinking in nursing: Problems and prospects, Recent Advances in Nursing, 24, 106-122.

Kim, H.S. (2010), The nature of theoretical thinking in nursing (3rd ed.), New York: Springer.

King, I.M. (1981), A theory for nursing Systems, concepts, process; New York: Wiley.

King, I.M. (1990), King's conceptual framework and theory of goal attainment, In M.E. Parker (Ed.), Nursing theories in practice (pp. 73-84), New York: National League for Nursing.

Levine, M.E. (1969), Introduction to clinical nursing, Philadelphia: F.A. Davis.

McEwen, M. (2002), Philosophy, science, and nursing, In M. McEwen & E. Wills (Eds.), Theoretical basis for nursing (pp. 3-22), Philadelphia: Lippincott Williams & Wilkins.

Meleis, A.I. (2007), Theoretical nursing: Development and progress (4th ed.), Philadelphia, Lippincott Williams & Wilkins.

Missi, P. M., Dallaire, C., & Giguère, J.-F. (2018), Science et science infirmière : quels liens, quels enjeux et quelle évolution future pour la discipline infirmière ? Recherche en soins infirmiers (3), 6-15.

Newman, M.A. (1992), Prevailing paradigms in nursing, Nursing Outlook, 40, 10-13, 32.

Orem, D.E., & Taylor, S.G. (1986), Orem's general theory of nursing, In P. Winstead-Fry (Ed.), Case studies in nursing theory (pp. 37-71), New York: National League for Nursing.

Parse R.R. (1999), Nursing: The Discipline and the Profession, Nursing Science Quarterly,12(4), 275-276.

Popper, K.R. (1965), Conjectures and refutations: The growth of scientific knowledge, New York: Harper & Row.

Rawnsley, M.M. (2003), Dimensions of scholarship and the advancement of nursing science: articulating a vision, Nursing Science Quarterly, 16, 6-13.

Reed, P.G. Lawrence L.A. (2008), A paradigm for the production of practice-based knowledge, Journal of Nursing Management:16(4), 422-432.

Rogers, M.E. (1994), The science of unitary human beings: Current perspectives, Nursing Science Quarterly, 7, 33-35.

Salsberry, P. (1994), A philosophy of nursing: What is it? What is it not? In J.F. Kikuchi & H. Simmons (Eds.), Developing a philosophy of nursing (pp. 11-19), Thousand Oaks, CA: Sage.

Seaver, J.W., & Cartwright, C.A. (1977), A pluralistic foundation for training early childhood professionals, Curriculum Inquiry, 7, 305-329.

Thomae, H. (1979), The concept of development and life-span developmental psychology, In P.B. Baltes & O.G. Brim, Jr. (Eds.), Life-span development and behavior (Vol. 2, pp. 281-312), New York: Academic Press.

Wells, L.E., & Stryker, S. (1988), Stability and change in self over the life course, In P.B. Baltes, D.L. Featherman, & R.M. Lerner (Eds.), Life-span development and behavior (pp. 191-229), Hillsdale, NJ: Lawrence Erlbaum Associates.

Young, A., Taylor, S.G., & McLaughlin-Renpenning, K. (2001), Connections: Nursing research, theory, and practice, St. Louis : Mosby

Relation soignant-soigné : repenser l'asymétrie dans la prise en soin du soigné

Luc ONAMBELE, Séraphine Clarisse MENYEÑE NDONGO et Cristina GARCIA-VIVAR

Résumé

Le paternalisme médical fondé sur la bienfaisance hippocratique ou le *primum non nocere,* constitue le fondement relationnel de l'asymétrie soignant-soigné. Sa compréhension et son application ne sont pas évidentes pour les professionnels de la santé. C'est ce qui justifie les difficultés inhérentes à la mise en place du soin centré sur la personne de nos jours. L'objectif de cette réflexion est de proposer un fondement éthique dans la relation soignante-soignée, susceptible non seulement de nuancer cette asymétrie relationnelle, mais aussi, et surtout d'améliorer l'approche des soins centrés sur la personne. La méthode d'investigation est la réflexion autour du paradigme actuel de l'asymétrie relationnelle soignant-soigné. Partant sur la compréhension du paternalisme en général et singulièrement du paternalisme médical fondé sur la bienfaisance d'Hippocrate qui, à cause de la vulnérabilité imposée par la maladie au soigné, place le soignant dans une position supérieure dans la relation soignant-soigné, nous proposons un autre paradigme qui renverse la tendance. Certes, la maladie réduit l'autonomie de la personne malade en la plaçant ainsi dans une dépendance à l'égard du soigné, mais l'épiphanie du visage du soigné interpelle incessamment le professionnel lui demandant de prendre soin de lui. La manifestation du visage du malade est une injonction éthique qui oblige le soignant à prendre soin de lui. Le passage de la *sémiotique* à la *sémioéthique* est une décentralisation ontologique du sujet qui déplace la personne malade de la position d'infériorité à une supériorité qui oblige le professionnel à prendre soin d'elle. Il y a donc une urgence de déplacer le mobile de cette réalité centrée sur le bien-être d'autrui, jadis institué par l'intuition du soignant. La remise en cause de la nature de la relation soignant-soigné exige une reconsidération de l'ingérence dans la liberté d'action de la personne malade, en laissant place à l'épiphanie du visage.

Mots clés : Relation soignant-soigné ; asymétrie ; prise en soin.

Abstract

Medical paternalism, based on the Hippocratic beneficence or primum non nocere, is the relational basis of the asymmetry of the cared-for. Its understanding and application are not obvious to health professionals. This is what justifies the difficulties inherent in the implementation of person-centred care today. The aim of this reflection is to propose an ethical foundation in the care-giving relationship, which is likely not only to mitigate this relational asymmetry, but also and above all to improve the approach to person-centred care. The method of investigation is to reflect on the current paradigm of relational asymmetry in the caregiving relationship. Based on the understanding of paternalism in general and medical paternalism based on the Hippocratic beneficence in particular, which, because of the vulnerability imposed by the illness on the cared-for, places the carer in a superior position in the carer-cared-for relationship, we propose another paradigm which reverses this trend. Although the illness reduces the autonomy of the sick person, placing him or her in a state of dependence on the cared-for person, the epiphany of the face of the cared-for person constantly challenges the professional to take care of him or her. The manifestation of the patient's face is an ethical injunction that obliges the carer to take care of him. The transition from semiotics to semioethics is an ontological decentralisation of the subject that moves the sick person from a position of inferiority to superiority that obliges the professional to take care of him. There is therefore an urgent need to shift the motive of this reality centred on the well-being of others, which was once instituted by the intuition of the carer. The questioning of the nature of the carer-patient relationship requires a reconsideration of the interference in the freedom of action of the sick person, leaving room for the epiphany of the face.

Keywords: Caregiver-client relationship; asymmetry; caregiving.

Introduction

La relation soignant-soigné dans toutes les professions biomédicales en général et singulièrement dans la profession infirmière est déterminante et est étudiée depuis des siècles (Waibel et al., 2018). Actuellement, la confiance dans l'attitude relationnelle des soignants dans l'exercice de leur profession est indéniable (Zegwaard et al., 2017). Aussi, il devient courant d'entendre parfois un discours moralisateur selon lequel les soignants ne passent pas suffisamment de temps auprès des personnes malades (Formarier, 2007). C'est comme si le dévouement reconnu autrefois aux soignants s'est substitué au professionnalisme actuel qui encadre dorénavant la relation soignant-soigné, la réduisant ainsi à la technique et au protocole à suivre.

Face à cette situation, on se demanderait si les professionnels actuels de la santé auraient perdu leurs qualités humaines, leur attitude d'écoute et d'empathie. Les qualités humaines des soignants sont-elles véritablement mises en valeur (Mahomed & Pretorius, 2022) ? Le choix à opérer entre les valeurs professionnelles et la charge du travail qui constitue un des dilemmes auxquels sont souvent confrontés les soignants dans l'exercice de leur profession, peut-il être la cause de cette détérioration relationnelle soignant-soigné ? Étant donné qu'il est évident d'identifier et de pratiquer des techniques de soins que de décrire une relation d'aide d'un patient en situation de fin de vie, de détresse et d'angoisse, qu'est-ce qui peut être le fondement épistémologique de la complexité des attitudes relationnelles entre le soignant et le soigné ? (Suksatan et al., 2022) Certes, la transmission des attitudes relationnelles est complexe (Hodiamont et al., 2019) dans la mesure où elle exige d'une part, que le maître identifie en des mots des interactions susceptibles de se passer entre le soignant et le soigné d'autre part, l'acquisition des attitudes relationnelles pour la gestion des cas dans les situations de soins se construit par l'expérience en se confrontant personnellement aux situations. Comment établir la confiance entre le soignant et le soigné au cœur de cette complexité relationnelle ? (Zegwaard et al., 2017)

Ce questionnement reste inépuisable étant donné que les pathologies ainsi que les personnes malades sont différentes. Nous ne cherchons pas à comprendre la relation soignant-soigné, moins encore à l'analyser. Notre réflexion vise juste à proposer un fondement éthique de cette relation, susceptible d'améliorer l'approche des soins centrés sur la personne. Autrement dit, nous voulons nuancer l'approche éthique basée sur l'asymétrie relationnelle qui existe entre le soignant et le soigné dans l'optique de centrer les soins sur la personne et lui offrir une prise en soin de qualité (Tomaselli et al., 2020). Pour ce faire, en nous appuyant sur le paradigme actuel qui sous-tend cette relation soignant-soigné, nous proposerons une approche nuancée de ce paradigme.

Généralités sur le paradigme actuel des relations soignant - soigné

Le paternalisme

Le terme « paternalisme », dont la racine latine est *pater,* remonte à la fin du 19e siècle et évoque la relation qui existe entre un père et ses enfants. C'est l'ensemble des actions ou interventions qu'un bon père ou un bon parent devrait adopter vis-à-vis de ses enfants. Le paternalisme se réfère aux actions ou interventions qui s'assimilent à celles d'un parent qui limite la liberté de ses enfants en décidant à leur place pour leur propre bien (Fernández-Ballesteros et al., 2019). Plusieurs définitions du paternalisme précisent et clarifient cette compréhension basée sur l'analogie parentale. En politique notamment, c'est l'interférence d'un État ou d'une autre personne contre sa volonté, justifiée ou motivée par une croyance qu'elle se portera mieux ou qu'elle sera bien protégée d'un mal. On intervient pour protéger ou promouvoir le bien-être d'une personne qui ne souhaite pas cette protection ou aide. Cette intervention ou interférence dans la liberté de l'autre est bien différente de celle qui vise à empêcher une personne de nuire aux autres. Les lois contre le viol, le meurtre ne sont pas paternalistes parce qu'elles protègent autrui (Grill & Hansson, 2005).

Il existe un paternalisme doux qui consiste à intervenir sur la liberté d'une personne dont les capacités décisionnelles sont compromises, soit à cause d'un manque d'information ou de maturité, soit alors d'un handicap mental ou d'autres facteurs. Certaines lois, notamment celles qui interdisent aux enfants de signer des contrats de travail, d'acheter l'alcool ou le tabac, relèvent du paternalisme doux (Anker, 2016). Le paternalisme dur est généralement individuel ou collectif et est difficilement justifiable parce qu'il porte atteinte à la liberté d'autrui (Lynøe et al., 2021). Dans le paternalisme individuel, un professionnel de la santé qui dissimule des informations à un malade pour empêcher ce dernier de faire un choix qu'il juge déconseillé. Dans le paternalisme collectif, il existe des lois, des politiques ou d'autres règles qui sont imposées aux groupes entiers dans le but de restreindre leur liberté (Jones & Bayer, 2007). Les aspects éthiques en santé publique notamment sont fondés sur un paternalisme collectif (Buchanan, 2008).

Le paternalisme médical et autonomie du malade

Dans le monde médical en général et singulièrement dans la pratique et l'administration des soins, le paternalisme est inhérent à l'autonomie de la personne malade. En effet, toute maladie, dans ses différentes phases, rend le sujet vulnérable et réduit son autonomie impliquant inéluctablement un paternalisme (Morberg Jämterud, 2022). C'est la diminution de l'autonomie infligée par la maladie qui impose un paternalisme dans la relation soignant-soigné (Komrad, 1983). On peut dire sans risque de nous tromper que le paternalisme médical est lié à l'autonomie. Chez les personnes âgées notamment, c'est comme s'il existait une tension entre l'autonomie du soigné et le paternalisme du soignant. Lorsque l'autonomie est moins valorisée, le paternalisme est survalorisé, et réciproquement (Frank et al., 2022 ; Pourgholam et al., 2022).

Le paternalisme est un critère positif d'éducation et est une obligation professionnelle d'aider les personnes malades à concrétiser leurs choix prétendument autonomes (Driever et al., 2022). Le soignant ici est neutre des valeurs dans la mesure où il ne doit utiliser ses connaissances et compétences qu'au profit de la personne malade. C'est le principe hippocratique du « primum non nocere » (d'abord ne pas nuire), expression de la bienfaisance et de la non-malfaisance, qui est le fondement du paternalisme dans la relation soignant-soigné (Iorio et al., 2022). Tout en attribuant la prise de décision uniquement au professionnel, ce principe intègre néanmoins la confidentialité, la loyauté envers ses collègues et l'attention quotidienne dans l'administration des soins. Le paternalisme se soucie de l'intérêt de l'individu au lieu de son autonomie, parfois par force ou alors par nécessité. Le paternalisme et l'autonomie sont ainsi deux paramètres inversement variables, mais qui ne sont pas opposés dans la relation soignant-soigné dans la mesure où l'objet des deux est l'agent moral. Pour le soigné qui réclame la préservation de son autonomie, ce bien est considéré comme un intérêt personnel alors que pour le soignant paternaliste, ce bien n'est rien d'autre que l'intérêt du patient (Genuis, 2021).

Somme toute, le paternalisme est l'ingérence dans la liberté d'action de la personne malade, justifiée par des motifs qui renvoient exclusivement au bien-être, au bien, au bonheur, aux besoins, bref à l'intérêt de la personne malade. Le paternalisme ici diffère de l'autoritarisme dans la mesure où il n'est pas nécessairement un comportement ou une attitude coercitive du soignant à l'égard du soigné. C'est une bienveillance centrée sur la personne malade qui constitue l'essence de la relation soignant-soigné (Vujanić et al., 2022). C'est cette relation qui est la pierre angulaire pour les soins de qualités. C'est pour cela que nous voulons renforcer cette approche des soins centrés sur la personne en s'inspirant de l'intuition de Levinas.

Vers un nouveau paradigme de l'asymétrie soignant-soigné : l'épiphanie du visage

Les soins centrés sur la personne constituent de plus en plus le fondement de l'organisation des soins dans la pratique clinique aujourd'hui (Ekman, 2022). Les soins centrés sur la personne font l'objet d'un intérêt croissant de telle sorte que les soins ne sont considérés comme soins de qualité que s'ils sont centrés sur la personne (van Diepen & Wolf, 2021). Pour que cette approche soit plus efficace et effective, il faut lui associer une conception relationnelle de l'asymétrie soignant-soigné nuancée, qui s'inspire de la signification du visage d'autrui selon Levinas.

En effet, le visage lévinassien est une réalité antérieure à mon initiative qui est hors de mon pouvoir. La découverte de ce visage redonne l'espoir parce que la relation avec l'autre n'est plus une déduction, mais plutôt immédiate dans la mesure où le visage nous met face à l'étranger, la veuve, l'orphelin et toute personne qui souffre (Edgoose & Edgoose, 2017) et (Svandra, 2018). Le visage constitue une expérience absolue et nous révèle l'étranger ou la personne malade. Il y a passage de la *sémiotique* à la *sémioéthique* (Petrilli, 2022). La rencontre avec le visage d'autrui chez la personne malade est la vraie expérience que le soignant vit, d'autant plus que le soigné ne peut pas être compris sans qu'on soit entré en relation avec lui. La personne malade ici est hors de toute catégorisation et aucune notion ne peut la saisir. Son visage ne se manifeste pas par la connaissance, mais dans une relation de face à face antérieure à tout discours (Corn et al., 2020). Par conséquent, le langage entre le soigné et le soignant qui commence dans cette relation prend la forme d'enseignement où le Maître ici devient la personne malade qui se révèle au soignant en termes d'injonction : « Tu ne tueras pas ! » ; « Prends soin de moi ! » (Benaroyo, 2022 ; Edgoose & Edgoose, 2017). Autrement dit, l'accueil, notamment de la personne malade, devient ici une condition de la conscience du soignant devenue conscience morale dans laquelle l'appel à la responsabilité devient irréductible, lui imposant de prendre soin sans condition. Autrui ou la personne malade est irréductible à la « Mêmeté », totalité englobante qui écrase et qui opprime (Yan & Slattery, 2021). La responsabilité du soignant vis-à-vis du soigné ou encore la décentralisation ontologique du sujet se transforme en une relation asymétrique attribuant la primauté à autrui ou à la personne malade (Benaroyo, 2022 ; Edgoose & Edgoose, 2017).

Le nouveau paradigme de l'asymétrie soignant-soigné est une *substitution* de position entre les deux. C'est une nuance de l'asymétrie entre le soignant et le soigné, fondée sur l'épiphanie du visage lévinassien qui empêche de reconnaitre le principe chez le soignant, mais plutôt chez la personne malade (Corn et al., 2020). La relation entre le soignant et le soigné se transforme ainsi fondamentalement en une relation éthique où la personne malade se révèle comme une personne indépassable, nous interpellant incessamment de prendre soin d'elle (Edgoose & Edgoose, 2017). La conscience du soignant devient une conscience vulnérable, sensible et éveillée parce qu'elle est blessée par autrui ou la personne malade qui nous interpelle de prendre soin d'elle. Le soignant est pris en otage par le soigné et perd par conséquent la place centrale dans l'asymétrie relationnelle entre les deux. Il y a donc *substitution* du soignant par le soigné dans la relation asymétrique (Petrilli, 2022).

Actuellement que l'administration des soins est soumise aux impératifs techniques et biopolitiques réduisant la bioéthique et l'éthique des soins à la défensive, il est indispensable de redynamiser la relation soignant-soigné afin de donner un nouveau sens à l'asymétrie qui l'a toujours caractérisée. Pour ce faire, la manifestation du visage devient un fondement éthique de toute logique soignante qui se veut efficace et efficiente (Corn et al., 2020). Dans ce contexte, l'épiphanie du visage lévinassien constitue un tournant décisif entre la conception traditionnelle de l'asymétrie relationnelle entre le soignant et le soigné vers une conception nuancée de cette asymétrie pour une éthique des soins centrés sur la personne renouvelée (Edgoose & Edgoose, 2017 ; E., 2003). Cette nouvelle conception de la responsabilité du soignant pris en otage par le soigné revêt une grande importance dans la compréhension renouvelée d'une herméneutique et d'une éthique des soins centrés sur la personne malade.

Conclusion

L'asymétrie relationnelle entre le soignant et le soigné est au cœur de l'administration des soins depuis la tradition hippocratique. Malgré la bienfaisance paternaliste qui caractérise cette relation, les personnes malades se déclarent toujours insatisfaites. Aussi, proposons une nuance de cette asymétrie relationnelle en y proposant l'épiphanie du visage de Levinas comme fondement éthique susceptible d'améliorer cette relation. L'urgence et la nécessité des soins centrés sur la personne devraient s'appuyer sur ce fondement éthique pour plus d'efficacité et d'efficience.

Références bibliographiques

Anker, T. B. (2016), Analysis of the paternalistic justification of an agenda setting public health policy : The case of tobacco plain packaging, *Public health ethics*, *9*(2), 208-228. https://doi.org/10.1093/phe/phw007

Benaroyo, L. (2022), The significance of Emmanuel Levinas' ethics of responsibility for medical judgment, *Medicine, Health Care and Philosophy*, *25*(3), 327-332. https://doi.org/10.1007/s11019-022-10077-0

Buchanan, D. R. (2008), Autonomy, paternalism, and justice : Ethical priorities in public health, *American journal of public health*, *98*(1), 15-21. https://doi.org/10.2105/AJPH.2007.110361

Corn, B. W., Sharon, E., & Goldwyn, E. (2020), Emmanuel Levinas : A doctrine for doctors, *The oncologist*, *25*(1), 87-88. https://doi.org/10.1634/theoncologist.2019-0823

Driever, E. M., Tolhuizen, I. M., Duvivier, R. J., Stiggelbout, A. M., & Brand, P. L. P. (2022), Why do medical residents prefer paternalistic decision making ? An interview study, *BMC Medical Education*, *22*(1), 1-10. https://doi.org/10.1186/s12909-022-03203-2

E., L. (2003), *Humanisme de l'Autre,* (Le conseil).

Edgoose, J. Y. C., & Edgoose, J. M. (2017), Finding hope in the face-to-face, *Annals of family medicine*, *15*(3), 272-274. https://doi.org/10.1370/afm.2076

Ekman, I. (2022), Practising the ethics of person-centred care balancing ethical conviction and moral obligations, *nursing Philosophy*, *23*(3), 1-7. https://doi.org/10.1111/nup.12382

Fernández-Ballesteros, R., Sánchez-Izquierdo, M., Olmos, R., Huici, C., Casado, J. M. R., & Jentoft, A. C. (2019), Paternalism vs. autonomy : Are they alternative types of formal care? *Frontiers in Psychology*, *10*(JUN), 1-4. https://doi.org/10.3389/fpsyg.2019.01460

Formarier, M. (2007), La relation de soin, concepts et finalités, *Recherche en soins infirmiers*, *89*, 33-42. https://doi.org/10.3917/rsi.089.0033

Frank, C., Holmberg, M., Jernby, E. E., Hansen, A. S., & Bremer, A. (2022), Older patients' autonomy when cared for at emergency departments, *Nursing ethics*, *29*(5), 1266-1279. https://doi.org/10.1177/09697330221105637

Genuis, Q. I. T. (2021), A Genealogy of Autonomy : Freedom, Paternalism, and the Future of the Doctor-Patient Relationship, *Journal of Medicine and Philosophy (United Kingdom)*, *46*(3), 330-349. https://doi.org/10.1093/jmp/jhab004

Grill, K., & Hansson, S. O. (2005), Epistemic paternalism in public health, *Journal of Medical Ethics*, *31*(11), 648-653. https://doi.org/10.1136/jme.2004.010850

Hodiamont, F., Jünger, S., Leidl, R., Maier, B. O., Schildmann, E., & Bausewein, C. (2019), Understanding complexity—The palliative care situation as a complex adaptive system, *BMC Health Services Research*, *19*(1), 1-14. https://doi.org/10.1186/s12913-019-3961-0

Iorio, S., Cilione, M., Martini, M., Tofani, M., & Gazzaniga, V. (2022), Soft skills are hard skills—A historical perspective, *Medicina (Lithuania)*, *58*(8), 1-8. https://doi.org/10.3390/medicina58081044

Jones, M. M., & Bayer, R. (2007), Paternalism and its discontents: Motorcycle helmet laws, libertarian values, and public health, *American journal of public health*, *97*(2), 208-217. https://doi.org/10.2105/AJPH.2005.083204

Komrad, M. S. (1983), A defence of medical paternalism: Maximising patients' autonomy, *Journal of medical ethics*, *9*(1), 38-44. https://doi.org/10.1136/jme.9.1.38

Lynøe, N., Engström, I., & Juth, N. (2021), How to reveal disguised paternalism: Version 2.0. *BMC Medical Ethics*, *22*(1), 1-8. https://doi.org/10.1186/s12910-021-00739-8

Mahomed, A., & Pretorius, C. (2022), Understanding the lived experiences of family caregivers of individuals with dementia in Soweto, a South African Township, *Dementia*, *21*(7), 2264-2287. https://doi.org/10.1177/14713012221118441

Morberg Jämterud, S. (2022), Acknowledging vulnerability in ethics of palliative care – A feminist ethics approach, *Nursing Ethics*, *29*(4), 952-961. https://doi.org/10.1177/09697330211072361

Petrilli, S. (2022), The law challenged and the critique of identity with Emmanuel Levinas, In *International journal for the Semiotics of Law* (Vol. 35, Numéro 1), Springer Netherlands. https://doi.org/10.1007/s11196-021-09845-7

Pourgholam, N., Shoghi, M., & Borimnejad, L. (2022), Patients' lived experiences of the paternalistic care behavior: A Qualitative study, *Journal of Caring Sciences*, *11*(3), 163-171. https://doi.org/10.34172/jcs.2022.10

Suksatan, W., Tankumpuan, T., & Davidson, P. M. (2022), Heart failure caregiver burden and outcomes: A systematic review, *Journal of primary care and community health*, *13*. https://doi.org/10.1177/21501319221112584

Svandra, P. (2018), Introduction à la pensée d'Emmanuel Levinas, Le soin ou l'irréductible inquiétude d'une responsabilité infinie, *Recherche en soins infirmiers*, *132*, 91-98. https://doi.org/10.3917/rsi.132.0091

Tomaselli, G., Buttigieg, S. C., Rosano, A., Cassar, M., & Grima, G. (2020), Person-Centered care from a relational ethics perspective for the delivery of high quality and safe healthcare: A Scoping Review, *Frontiers in public health*, *8*(March), 1-11. https://doi.org/10.3389/fpubh.2020.00044

van Diepen, C., & Wolf, A. (2021), « Care is not care if it isn't person-centred »: A content analysis of how Person-Centred Care is expressed on Twitter, *Health Expectations*, *24*(2), 548-555. https://doi.org/10.1111/hex.13199

Vujanić, J., Mikšić, Š., Barać, I., Včev, A., & Lovrić, R. (2022), Patients' and Nurses' perceptions of importance of caring nurse–patient interactions: Do They Differ? *Healthcare (Switzerland)*, *10*(3), 1-16. https://doi.org/10.3390/healthcare10030554

Waibel, S., Vargas, I., Coderch, J., & Vázquez, M. L. (2018), Relational continuity with primary and secondary care doctors: A qualitative study of perceptions of users of the Catalan national health system, *BMC Health Services Research*, *18*(1), 1-11. https://doi.org/10.1186/s12913-018-3042-9

Yan, S., & Slattery, P. (2021), The fearful ethical subject: On the fear for the other, moral education, and Levinas in the pandemic, *Studies in Philosophy and Education*, *40*(1), 81-92. https://doi.org/10.1007/s11217-020-09743-8

Zegwaard, M. I., Aartsen, M. J., Grypdonck, M. H. F., & Cuijpers, P. (2017), Trust: An essential condition in the application of a caregiver support intervention in nursing practice, *BMC Psychiatry*, *17*(1), 1-10. https://doi.org/10.1186/s12888-017-1209-2

Défis des professions infirmière et sage-femme dans la gestion des urgences obstétricales au Cameroun

Thérèse Marlyse MESSE NGUEGANG, Philomène Marie MISSI, Etienne KIMESSOUKIE OMOLOMO, Philomène EDOA EYENGA, Florence EKASSI et Robinson MBU ENOW

Résumé

Au Cameroun, le ratio de la mortalité maternelle estimé à 406 décès pour 100.000 naissances vivantes, est l'un des plus élevés du monde. Face à ce défi national de taille, les autorités sanitaires du Cameroun, à l'instar de celles d'autres pays du monde, se sont fixé des objectifs pour le développement durable, notamment l'accessibilité des femmes et leurs enfants dans les services des soins obstétricaux et néonataux d'urgence (SONU). Pour répondre efficacement aux besoins des femmes en âge de procréer et leurs bébés, les infirmières et les sages-femmes dans leurs pratiques cliniques ont besoin des compétences certaines afin d'offrir des soins efficients et de haute qualité. Cependant, les infirmières et les sages-femmes cliniciennes éprouvent de réelles difficultés à être à la pointe de nouvelles approches de soins et technologies. Dans cette ère de collaboration interdisciplinaire, il est impératif que les infirmières et les sages-femmes employées dans les structures sanitaires bénéficient d'un accompagnement de mentors cliniques qui, dans un processus de transfert de connaissances et de compétences, permettent à ces professionnelles de santé d'offrir une meilleure qualité de soins pour mieux répondre aux besoins des femmes présentant des complications obstétricales. L'objectif de cet article est de montrer que l'accompagnement par un mentorat clinique du personnel employé dans les services de santé maternelle est impératif dans la gestion des urgences obstétricales.

Mots clés : santé maternelle, mortalité maternelle, complications obstétricales, infirmières/sages-femmes.

Abstract

In Cameroon, the maternal mortality ratio estimated at 406 deaths per 100,000 live births, is one of the highest in the world. Faced with this major national challenge, the cameroonian health authorities, like those of other countries in the world, have set goals for sustainable development, including the accessibility of emergency obstetric and neonatal care services for women and their children. To effectively meet the needs of women of childbearing age and their babies, nurses and midwives in their clinical practices need certain skills to provide efficient, high quality care. However, clinical nurses and midwives face real challenges in keeping up with new approaches to care and technology. In this era of interdisciplinary collaboration, it is imperative that nurses and midwives employed in health facilities benefit from the support of clinical mentors who, in a process of transferring knowledge and skills, enable these health professionals to provide better quality of care to better meet the needs of women with obstetrical complications. The objective of this article is to show that clinical mentoring of staff employed in maternal health services is imperative in the management of obstetric emergencies.

Key words: maternal health, maternal mortality, obstetric complications, nurses/midwives.

Introduction

L'atteinte de l'objectif de développement durable (ODD 3) reste un défi pour les pays en développement. Au Cameroun, le ratio de la mortalité maternelle reste élevé malgré une baisse d'environ 40% passant de 782 à 406 décès maternels pour 100 000 naissances vivantes (INS et al., 2020). Ces décès succèdent aux complications obstétricales et environ 15% de femmes qui en souffrent ont besoin des SONU (MINSANTE et *al.*, 2018). Des études ont démontré que 83% de tous les décès maternels, des mortinaissances et des décès de nouveau-nés peuvent être évités par de bons soins des infirmières et des sages-femmes (Homer et *al.*, 2014). Cependant, la qualité des soins est souvent tributaire de la compétence des infirmières et des sages-femmes travaillant dans des formations sanitaires (Mzobanzi &. UYS, 2012 ; Renfrew et al., 2014). Dans leur analyse, Rodgers et Forman (2013) indiquent que, en essayant de résoudre les problèmes de ressources humaines en Afrique, l'attention a été principalement axée sur la formation médicale au détriment des soins infirmiers et soins de sages-femmes (Rogers & Forman, 2013). Mettant en relief la nécessité d'investir davantage pour relever de tels défis, certaines sociétés savantes, notamment World Vision (2021), proposent la mise en place d'un programme de mentorat clinique qui a été prouvé comme l'une des stratégies permettant d'améliorer la pratique clinique des SONU (Goyet et al., 2020 ; Raney et al., 2019 ; Ugwa et al., 2020 ; Uwisanze et al., 2021 ; Xiong et al., 2019). Cependant, ce programme n'a pas été suffisamment expérimenté dans le contexte camerounais. Pourtant, les infirmières et sages-femmes dans les maternités font preuve de capacités limitées à gérer les complications obstétricales qui s'offrent à eux. L'objectif de ce travail est de montrer le besoin de renforcement des connaissances et compétences des infirmières et sages-femmes à travers ce mentorat clinique qui est impératif dans la gestion des complications obstétricales. Après avoir montré comment les normes renforcent les bonnes pratiques et consolident l'identité professionnelle, nous questionnons le système de formation des sages-femmes qui semble se détacher des fondements de soins infirmiers. Tout en ressortant la contribution du mentorat clinique aux nombreux défis auxquels les services de santé font face, nous présenterons aussi quelques enjeux connexes à la profession que le mentorat clinique peut aider à résoudre.

Besoin de renforcer les connaissances et compétences des infirmières et sages-femmes

L'une des forces d'un système de santé solide repose sur une main-d'œuvre qualifiée, suffisante, accessible et fidèle à son poste de travail. Dans les pays en développement, l'écart existant entre les compétences disponibles et celles attendues des personnels de santé à la fin de leur formation est trivial (Lagarde et al., 2019 ; Feyissa et al., 2019). Les raisons avancées par les auteurs pour expliquer la faible capacité des infirmières et sages-femmes à offrir des soins de qualité sont entre autres les méthodes de formation inadéquates, un accès limité à la formation continue, des pratiques cliniques préjudiciables enracinées, une pratique insuffisante des procédures adéquates, l'insuffisance des infrastructures et équipements, l'incapacité à déléguer des tâches aux infirmières et sages-femmes, l'insuffisance en quantité et en qualité du personnel chargé d'administrer les SONU et l'inexistence des protocoles soins (Evans et al., 2005; Fikre, 2016; Nganjo Phiri et al., 2016; Olsen et al., 2005).

L'enquête exploratoire menée au district de santé de Dschang révèle un taux de létalité dû aux complications obstétricales de 5,07%, qui est largement supérieur au taux mondialement acceptable qui est d'au plus 1%. Ces décès sont dus aux causes obstétricales directes parmi lesquelles les hémorragies (ante-partum ou post-partum), le travail prolongé/la dystocie, l'infection puerpérale, les complications de l'avortement, la pré-éclampsie/l'éclampsie, la grossesse extra-utérine et la rupture utérine. Dans ce district, le travail prolongé/dystocie représente 46,26% des décès maternels enregistrés à la période allant de janvier 2019 à avril 2020, soit 28 mois (District Health Information System (DHIS), 2021) alors qu'au plan mondial, les dystocies représentent 8%. La pré-éclampsie et l'éclampsie ont contribué pour 34,32% de décès maternels sur la même période contre 12% d'éclampsie au plan mondial. Les hémorragies représentent 13,43% des décès dans le district de santé de Dschang (DHIS 2, 2021) contre 22.3% au plan national (Fan et al., 2017) et 24% au plan mondial. Lorsqu'on observe l'évolution de la prévalence des complications obstétricales sur les 28 mois, elle reste croissante. En 2019, six décès maternels ont été enregistrés, le travail prolongé/dystocie et l'hémorragie ont respectivement représenté 33.33% contre 16,66% d'éclampsie. En 2020, sur les 67 décès maternels enregistrés dans ce district de santé, le travail prolongé a représenté 43,28% contre 32.83% d'hémorragie et 8,95% d'éclampsie. Entre janvier et avril 2021, sur les cinq décès enregistrés, le travail prolongé/dystocie a représenté 60% contre 20% d'hémorragie et 20% de rupture utérine.

Une analyse de douze rapports de décès maternels survenus pendant la même période a révélé trois cas d'éclampsie, sept cas d'hémorragies du post partum, un cas d'embolie pulmonaire et un cas d'erreur anesthésique. Une revue de ces rapports a montré un cas au pronostic réservé (éclampsie sévère), la pathologie étant suffisamment grave. Les onze autres cas étaient tous des décès évitables, moyennant des connaissances et ces compétences suffisantes sur le diagnostic de la situation et la gestion appropriée des cas, une référence à temps, une formation continue, une communication adéquate. Cette communication est nécessaire entre le personnel et la hiérarchie, l'interface et les centres de référence, les médecins des différentes structures (archives du district de santé de Dschang, 2021).

La baisse de plus en plus croissante de la qualité des soins de santé à la population exige aux gouvernements d'accroitre les efforts dans ce sens (Lagarde et al., 2019). Ainsi, les pays développés ont adopté des stratégies qui se sont avérées efficaces pour sa réduction, notamment le mentorat clinique (WHO, 2016). Transposé dans les pays en développement, le programme de mentorat s'est avéré être une approche efficace d'amélioration des résultats de soins dans les établissements de santé au Népal (Goyet et al., 2020), en Australie (Mccloughen et al., 2006), au Rwanda (Uwisanze et al., 2021) au Nigeria (Ugwa et al., 2020a), en Éthiopie (World vision et al., 2021) et en Ouganda (Naikoba et al., 2017). Cependant, l'impact du mentorat clinique dans la prise en soins des urgences obstétricales et néonatales au Cameroun reste inconnu. Un entretien mené auprès des gynécologues a révélé que l'activité du mentorat clinique a été initiée au Cameroun par la formation des mentors dans quelques zones reculées du pays. Mais cette formation n'a pas continué à cause de l'incapacité de l'État à soutenir cette activité après la fin du financement des bailleurs de fonds. Dans les hôpitaux de troisième référence, il est attendu des responsables d'unités d'obstétrique d'encadrer le staff sous leur responsabilité. Mais, ces derniers ne sont pas disponibles pour accomplir cette formation parce que, disent-ils, « *c'est une activité qui prend beaucoup de temps et est non rémunérée* ». Pourtant, le mentorat clinique favorise l'adhésion aux normes, gage de bonnes pratiques professionnelles.

Les normes, les bonnes pratiques et l'identité professionnelle

D'après le Conseil International des Infirmiers (C.I.I), l'Infirmier est une personne qui, titulaire du diplôme d'État d'infirmiers ou équivalent, a reçu un enseignement infirmier de base et est apte et habileté à assumer dans son pays, la responsabilité de l'ensemble des soins infirmiers que requiert la promotion de la santé, la prévention de la maladie et les soins aux malades (CII, 2012). L'infirmier a la responsabilité de créer un milieu physique, psychologique social et spirituel favorable à la guérison des malades. Il a pour ainsi dire, obligation de compétence. Pour cela, il doit se maintenir à jour et développer ses connaissances professionnelles basées sur la recherche. L'infirmier dispense les soins en accord avec les normes de la profession. Aussi doit-il s'assurer que les ressources disponibles sont utilisées efficacement et rationnellement pour le plus grand bénéfice du malade (Nanga De Fonkam, 2006).

La profession de sage-femme est un moyen efficace de promouvoir la santé et le bien-être des femmes en âge de procréer, de leurs nouveau-nés et de leurs familles, avec un effet potentiellement rapide et durable par la fourniture d'interventions maternelles et néonatales (Renfrew et al., 2014). La Confédération internationale des sages-femmes (ICM) définit la sage-femme comme une personne 1) titulaire d'une formation de sage-femme reconnue dans le pays où elle a été enseignée et basée sur les compétences essentielles pour la pratique de base du métier de sage-femme en respectant les normes requises dans le milieu de soins. 2) Elle est une personne ayant obtenu le diplôme requis, puis enregistrée à l'ordre professionnel de son pays où elle a le droit d'exercer légalement (ICM & UNFPA, 2014). L'OMS préconise « des soins qualifiés à chaque naissance, prodigués par un professionnel de santé accrédité (une sage-femme, un médecin ou un/une infirmier(ère) formé, qui a acquis les compétences requises pour la prise en charge de la grossesse, de l'accouchement et du post-partum immédiat normaux (sans complications) et qui est capable de référer, de prendre en charge et d'orienter les femmes ou les nouveau-nés présentant des complications » (ICM & UNFPA, 2014). La pratique de la profession de sage-femme est définie comme « *des soins qualifiés, compétents et compatissants pour les femmes en âge de procréer, les nouveau-nés et les familles tout au long du continuum allant de la pré-grossesse à la grossesse, à la naissance, au post-partum et aux premières semaines de la vie* (Homer et al., 2014, p. 1146). *Les principales caractéristiques comprennent l'optimisation des processus biologiques, psychologiques, sociaux et culturels normaux de reproduction et de début de vie, la prévention et la gestion rapides des complications, la consultation et l'orientation vers d'autres services, le partenariat collaboratif avec la famille et le respect des points de vue des femmes* » (Homer et al., 2014, p. 1146).

Un double constat se fait observer dans le système santé camerounais. D'abord, il demeure médicalisé malgré la vision d'humanisation des soins prônée par le Ministère de la Santé publique. L'approche biopsycho-socioculturelle et spirituelle des soins infirmiers et sage-femme reste mitigée. Pourtant, la majorité des femmes qui accouchent a reçu des soins des personnels médico-sanitaires (infirmières, sages-femmes et aides-soignantes). Cependant, très peu de ce personnel sont formés en SONU. Les gynécologues-obstétriciens restent davantage concentrés dans la pratique spécialisée même si l'accessibilité à l'accouchement assisté est passée de 64% (EDS IV, 2011) à 69% (EDS V, 2018). Ce modèle biomédical a pour conséquence la fragmentation des tâches et la standardisation des pratiques relayant la composante relationnelle au second plan (Daigle, 2019).

Les normes pour les soins obstétricaux et néonatals d'urgence (SONU)

Selon l'OMS (2005), une norme est un critère, un ensemble de valeurs, un concept d'importance pratique et un cadre de référence commun. C'est aussi un canevas préétabli, un niveau d'exigence des pratiques à atteindre par chaque catégorie de prestataire de services et à chaque niveau de la pyramide sanitaire du pays, pour offrir des services de qualité (Livet, 2012 ; MINSANTE et al., 2018 ; Nanga De Fonkam, 2006, 2006). Une norme est selon l'OIIO (2018), une déclaration officielle qui établit le fondement législatif et professionnel de l'infirmière. Elle indique aussi les domaines de formation et profils requis pour les prestataires, le type d'équipement minimum tels que les techniques, les médicaments essentiels, les consommables médicaux, les réactifs et infrastructures qui doivent être disponibles pour offrir les services. La norme inclut également les activités et les responsabilités sur la gestion, la planification, la supervision, le suivi-évaluation et la recherche opérationnelle (MINSANTE et al., 2018, OIIO, 2018). Finalement, elle contribue à l'approfondissement de la connaissance et du respect des divers rôles complémentaires que jouent les infirmières et sages-femmes.

Les normes des services de SR présentent les SONU en deux grandes composantes : les soins obstétricaux et néonatals d'urgence de base (SONUB) et les soins obstétricaux et néonatals d'urgence complets (SONUC) (MINSANTE et al., 2018). Selon le niveau de soins, on distingue les formations sanitaires SONUB et les formations sanitaires SONU - SONUC. Pour qu'une formation sanitaire soit qualifiée SONUB, elle doit offrir les fonctions suivantes : 1) l'administration d'antibiotiques, ocytociques et anticonvulsivants par voie parentérale, 2) l'extraction des débris intra utérins dans le cadre des soins après avortement, 3) la délivrance manuelle du placenta, 4) l'accouchement par voie basse assisté par ventouse ou forceps, 5) la réanimation du nouveau-né. Les formations sanitaires qualifiées SONUC offrent en plus des fonctions ci-haut citées, la pratique de la césarienne, la chirurgie pour grossesse extra-utérine, la transfusion sanguine, l'intubation du nouveau-né et le cathétérisme ombilical (Deborah Maine et al., 2009 ; MINSANTE et al., 2018 ; OMS, et al., 2011). L'utilisation effective des fonctions SONUB et la référence à temps aux formations sanitaires SONUC restent un défi que doivent relever les infirmières et sages-femmes dans les maternités pour garantir les bonnes pratiques professionnelles.

Les bonnes pratiques et l'identité professionnelle

Une bonne pratique est une expérience réussie, testée et reproduite dans différents contextes et qui peut être recommandée comme un modèle (Barbarant & Bénac, 2016 ; Ramognino, 2007). Les bonnes pratiques sont le résultat de la mise en application des critères de qualité de soin. L'identité professionnelle infirmière quant à elle est un ensemble de valeurs. La valeur traduit le caractère de ce qui répond aux normes du contexte (Nkoum & Feugang, 1996). Ces valeurs sont des normes de compétences. La compétence est une combinaison des connaissances théoriques et pratiques, du jugement clinique et des caractéristiques personnelles qu'une infirmière possède pour pratiquer de manière sécuritaire et conformément à l'éthique professionnelle. Les caractéristiques personnelles comprennent de manière non exhaustive les attitudes, les valeurs et les croyances (MSPP, 2014). Parmi les compétences infirmières qui lui sont propres, on a le savoir infirmier, le processus de soins, les connaissances connexes qui servent de support aux soins, les compétences techniques et interpersonnelles, des attitudes et aptitudes à travailler dans divers contextes (Felton, 2001). Ces compétences s'incarnent dans des visions de soin représentant les différents modèles de soins qui existent, à l'exemple des auto-soins d'Orem et des besoins fondamentaux d'Henderson. Cependant, mobiliser des connaissances sur les données probantes disponibles liées aux SONU, des attitudes, des compétences interpersonnelles et habiletés techniques à poser un jugement de valeur dans différentes situations de soins reste un défi de taille pour les infirmiers et les sages-femmes. Pour mettre efficacement en œuvre ces différentes compétences, le personnel de santé doit être soutenu de façon régulière par le biais de certains programmes incluant le mentorat clinique pour dispenser des soins de santé primaires dont l'objectif de 70 décès pour 100 000 naissances vivantes est à atteindre d'ici 2030. Un soin de qualité est celui qui intègre ces valeurs ou normes SONU. Autrement dit, les bonnes pratiques SONU sont celles qui visent la mise en application des fonctions signalétiques. Ces normes de pratiques sont élaborées à partir des valeurs professionnelles.

Les systèmes de valeurs dans le contexte de l'exercice professionnel.

Le conseil international des infirmières relève les sept principales valeurs infirmières suivantes : 1) fournir des soins sécuritaires, compatissants et compétents et conformes à l'éthique ; 2) promouvoir la santé et le bien être : les infirmières et sages-femmes s'efforcent d'aider les personnes à atteindre le meilleur état de santé et de bien-être ; 3) promouvoir et respecter la prise de décision éclairée : les infirmières reconnaissent, respectent et favorisent le droit des personnes d'être informées et de prendre des décisions ; 4) préserver la dignité : les infirmières et sages-femmes reconnaissent et respectent la valeur intrinsèque de chaque personne ; 5) respecter la vie privée et protéger la confidentialité : les infirmières et sages-femmes reconnaissent l'importance de la vie privée et de la confidentialité et protègent les renseignements personnels, familiaux et communautaires obtenus dans le cadre d'une relation professionnelle ; 6) promouvoir la justice: les infirmières défendent les principes de justice en protégeant les droits de la personne, l'équité et l'impartialité en favorisant le bien public ; 7) accepter l'obligation de rendre compte : les infirmières et sages-femmes doivent rendre compte de leurs actions et répondre de leur pratique. Ces valeurs fondent les assises de la profession infirmière que Phaneuf (1986) appelle compétences infirmières et s'harmonisent dans un système de formation bien défini.

Le système de formation du personnel infirmier et sage-femme au Cameroun

Le profil des infirmiers et sages-femmes camerounais

Il y'a un besoin de formation, mais qui doit être accompagné dans la pratique dans un programme de mentorat clinique. Il permet de solidifier la formation initiale, car les lieux de stages reçoivent de plus en plus d'étudiants à cause de la multiplicité des écoles de formation. Elle contribuera à rendre plus compétent ce personnel nouvellement formé.

Face au défi mondial qui était de réduire de trois quarts le taux de mortalité maternelle en 2015, le gouvernement et ses partenaires ont décidé de résoudre le problème de la pénurie en personnel en remplaçant la formation des infirmières spécialisées en santé de la reproduction (cinq années d'études) par celle des sages-femmes qui s'étale sur une période de trois ans (ICM & UNFPA, 2014). En même temps, les Instituts Privés d'Enseignement Supérieur en accord avec le Ministère de l'Enseignement Supérieur, ont également engagé la formation des sages-femmes. Dès lors, la sage-femme du Cameroun connait deux parcours de formation. L'un est sous tutelle du Ministère de l'Enseignement supérieur, l'autre sous tutelle du Ministère de la Santé publique, tous délivrant le diplôme de Licence en soins de sages-femmes.

Peut-on séparer les soins infirmiers des soins obstétricaux ?

Les soins infirmiers obstétricaux sont nés de l'application des soins infirmiers dans le domaine de la santé maternelle et infantile (Deitra et al., 2012 ; Flagg, 2017 ; Silbert-Flagg & Pillitteri, 2018). Dans leur analyse, Leahy Warren et al. (2017) soulignent que les services de la sage-femme en communauté s'appuient sur ses solides fondations de soins infirmiers et continuent d'avoir une orientation promotionnelle, préventive et curative ; mais met désormais l'accent sur la prestation d'interventions de santé publique tout en promouvant les auto-soins des clients. Les soins sont facilités par l'intégration des femmes et leurs familles, par l'utilisation efficiente des ressources pour offrir des soins sécurisés et de qualité (Leahy Warren & al., 2017).

Ces sages-femmes dénudées des fondements théoriques infirmiers éprouvent des difficultés à être à la pointe de nouvelles approches de soins et technologies qui prônent de maximiser sur les aspects biopsycho-socioculturels et spirituels et donc, centrés sur la femme et sa famille. En questionnant ce profil professionnel, on se demande s'il permet d'atteindre les objectifs des plans stratégiques énoncés par le gouvernement d'une part et d'autre part s'il satisfait les besoins et attentes des populations. Pour mener à bien son travail, l'infirmière ou la sage-femme a besoin de solides connaissances et compétences aux situations spécifiques qui s'offrent à elles. Néanmoins, des issues de secours à l'instar du mentorat clinique permettent de rattraper le niveau d'aptitude nécessaire pour faire face aux exigences des SONU.

Défis d'harmonisation du programme de formation de base

L'arrimage au système LMD reste un réel défi. Bien que l'harmonisation des programmes de licence professionnelle sage-femme ait été faite, la mise en œuvre de ce programme relevant du Ministère de l'Enseignement Supérieur n'est pas encore effective. Le curriculum de formation des sages-femmes développé aux normes du système LMD en 2014 par le Ministère de la Santé en collaboration avec les partenaires au développement tels que l'OMS et l'UNFPA reste effectif dans quelques écoles de formation à travers le territoire. Toutes les écoles de formation des sages-femmes sous tutelle du Ministère de la Santé sont sous la tutelle académique de l'Université de Buéa. Les défis majeurs de la professionnalisation de la formation des sages-femmes au Cameroun sont d'une part d'expérimenter le programme harmonisé de la formation selon le profil de sortie souhaité par les gouvernements, mais tenant compte des attentes de la population. D'autre part, à définir le profil de carrière et le processus d'employabilité de ce personnel.

Défis des professions infirmière et sage-femme dans l'enseignement supérieur

Un des grands défis reste la capacité de l'infirmière à mobiliser le savoir de son domaine et à l'utiliser dans la pratique et la recherche et à l'intégrer sans la formation dans un contexte dominé par les sciences connexes. La théorie est une composante essentielle des disciplines savantes. Elle fournit aux membres de la discipline les moyens d'articuler leurs centres d'intérêt (Pepin et al., 2017). L'érudition combine la théorie, la recherche, la philosophie et, dans des disciplines comme les soins infirmiers, la pratique (Fawcett, 2017). La discipline infirmière comme toute autre discipline scientifique est caractérisée par son objet d'étude (métaparadigme), ses méthodes de recherche scientifiques (inductive, déductive et hypothético-déductive) et son corpus de connaissances (Fawcett, 2017). La place d'un modèle de soins reste centrale dans l'activité quotidienne de l'infirmière. Elle permet d'expliquer le service qu'il rend au patient ou à sa famille tout en ressortant son identité professionnelle (King, 1992). La profession infirmière au Cameroun souffre d'un manque de traçabilité de ses activités pratiques. Tandis que les structures sanitaires qui ont développé un modèle de soins éprouvent des difficultés à l'asseoir dans la pratique quotidienne, car difficile d'objectiver le rôle infirmier dans les dossiers du patient, pour la majorité, il n'en existe pas. La formation confère un corpus de connaissances solides sur les plans scientifiques, techniques, relationnelles, éthiques et légales qui servent de support à la compréhension des dimensions de la personne et ses interrelations avec son milieu (Rogers & Forman, 2013). Cette formation doit être entretenue par le mentorat clinique. Il permet de consolider ces acquis et en assurer la pérennisation. Il offre un potentiel important pour introduire de nouvelles politiques, protocoles et lignes directrices en milieu clinique et aide les soignants à se familiariser avec ces nouvelles approches de solutions.

Le mentorat clinique comme solution aux défis d'offre des SONU

L'entretien des normes et standards par le mentorat clinique

Le mentorat est un élément essentiel du développement personnel et professionnel (Stirling et al., 2017). Les nombreuses définitions qui existent dans la littérature reposent toutes sur les mêmes éléments fondamentaux, selon lesquels le mentorat : 1) est axé sur l'acquisition de connaissances; 2) consiste à fournir un soutien émotif et appuie en matière de plan de carrière et de perfectionnement professionnel; 3) est une relation réciproque, dans la mesure où le mentor et le mentoré en retirent des avantages; 4) est de nature personnelle, impliquant une interaction directe (Berk et al., 2005; Guay, 2012; Jacob, 2020; Starr, 2014). Selon l'AIIC, « Le mentorat est un lien d'apprentissage réciproque et concerté entre deux personnes, parfois plus, ayant des objectifs mutuels et une responsabilité partagée des résultats et de la réussite de la relation » (Association des infirmiers et infirmières du Canada (AIIC), 2021). Le mentorat est essentiellement une relation à long terme avec une composante d'enseignement/d'apprentissage (Fawcet, 2017 ; Starr, 2014). Il crée un excellent environnement d'enseignement et le transfert de compétences (Uwisanze et al., 2021). Plusieurs types de mentorat cliniques existent, les uns différents des autres soit par la qualité des intervenants, soit par la manière dont l'enseignement et l'apprentissage se construisent.

La littérature présente deux types de mentorat : le mentorat de vie ou traditionnel ou informel (soutien d'une famille à la parentalité par exemple) et le mentorat professionnel ou formel ou structuré. Le mentorat clinique est un type de mentorat professionnel. Il se présente sous trois grands modèles, notamment le mentorat interprofessionnel (Uwisanze et al., 2021b), le mentorat de supervision (Payne & Huffman, 2005) et le mentorat par les pairs (Stirling et al., 2017). Il peut se faire en présentiel ou en ligne et selon le nombre de participants, on a le mentorat individuel et le mentorat de groupe. Le mentorat clinique a plusieurs avantages tant pour le mentoré, le mentor que pour l'organisation.

Pour le mentoré : plus de motivation, de sentiment d'efficacité personnelle et de productivité, une plus forte compensation, un plus grand niveau d'engagement affectif et continu, une atténuation des sentiments d'isolation, une plus grande mobilité professionnelle et, plus généralement, des niveaux plus élevés de contentement et de satisfaction au travail (Higgins, 2000 ; Kay et Wallace, 2010 ; Soklaridis et coll., 2014). Le mentor étant une personne qui partage son expérience, ses connaissances avec quelqu'un de plus novice, il devient un conseiller ou un éducateur bienveillant et sage (Jacob, 2020).

Pour le mentor : un sens renouvelé de l'engagement au travail, un bouillonnement d'idées nouvelles, la formation et l'avancement professionnel continus, l'amélioration des aptitudes au leadership, la satisfaction de redonner à la communauté des soignants (Bower & Hums, 2008).

Pour la formation sanitaire : l'engagement et la loyauté des mentors, un enthousiasme renouvelé pour les mentors, l'accueil de nouveaux mentors, le développement et la rétention des talents, la réduction du roulement de personnel et l'augmentation de la productivité, l'augmentation de la performance globale hospitalière (Payne & Huffman, 2005).

Des enjeux connexes à la profession que le mentorat clinique peut aider à résoudre

La pénurie en ressources humaines. La profession infirmière et sage-femme est confrontée à un certain nombre de défis : la pénurie du personnel, la mauvaise gestion du personnel déjà en sous-effectif, l'insuffisance de formateurs compétents et la faible adhésion aux associations professionnelles. La pénurie des infirmières et sages-femmes à échelle mondiale qui se traduit par une lourde charge de travail, une rotation du personnel élevée et un fort taux d'émigration. En Afrique, un seuil d'environ 60 infirmières et sages-femmes pour 10 000 habitants est considéré comme un niveau essentiel pour atteindre au moins 70% de l'indice de services relatifs à la couverture sanitaire universelle. Actuellement, le seuil est en deçà de 20 infirmières et sages-femmes pour 10 000 habitants dans la plupart des pays, et pourtant, il existe un nombre important d'infirmières et sages-femmes qui ne sont pas employées par l'État et les établissements sanitaires privés et qui finissent par s'expatrier avec la nouvelle donne des Journées de Recrutement Santé Québec (Dre Matshidiso, 2022). Lorsque vient s'y ajouter le sous payement de recrues, on assiste à une situation où le personnel en service n'est pas concentré pour offrir le meilleur de ses performances, mais plutôt à la quête d'une activité compensatrice. En plus des problèmes liés à la pénurie, les mesures incitatives ne sont pas toujours disponibles pour encourager le personnel à rester dans les zones reculées (Sikder et al., 2014). En outre, les formations sanitaires ne disposent pas toujours de formateurs compétents et stables pouvant servir de mentor en matière de soins obstétricaux et néonatals d'urgence (Okonofua et al., 2017).

La faible adhésion aux associations professionnelles. Les associations professionnelles jouent un rôle majeur dans l'émancipation des professionnels. Elles permettent de promouvoir la profession dans le contexte national et international. Conjointement avec l'ordre, elles concourent à fédérer les professionnels autour des questions critiques que pose la profession, à défendre les droits, à rappeler les devoirs et obligations des professionnels, à disséminer les résultats des recherches et à partager des expériences pour relever le niveau des pratiques professionnelles. L'adhésion des infirmiers et sages-femmes camerounais reste faible et nécessite un sursaut d'éveil dans ce sens. Pour répondre à ces défis, l'ICM a mis sur pied trois compétences majeures de la sage-femme en vue d'adresser ces défis : la formation, la réglementation et l'association. La formation garantit une main-d'œuvre qualifiée et parfaitement compétente. La réglementation fournit le cadre législatif nécessaire à l'exercice du métier de sage-femme. Les associations soutiennent l'élaboration, la mise en œuvre et la mise en application des politiques, et promeuvent/protègent la profession afin de garantir la qualité des soins. Ces trois piliers sont interconnectés et se renforcent mutuellement. Si un seul de ces piliers est fragilisé, c'est toute la profession qui en souffre (ICM & UNFPA, 2014).

Quelle contribution de l'infirmière ou de la sage-femme dans la sécurité des patients et la qualité de soins obstétricaux ?

La qualité des soins est la capacité qu'ont les services de santé d'offrir aux individus et aux populations des soins sûrs, efficaces, rapides, efficients, équitables et centrés sur la personne (Biron, 2019 ; OMS, 2017). Certains auteurs ont décrit la contribution de l'infirmière de la façon suivante :

> *(i)exerce au sein d'une équipe interprofessionnelle d'infirmières praticiennes en soins de santé primaires, des médecins de famille, des sages-femmes et des obstétriciens qui s'occupent des femmes tout au long de la grossesse, de la naissance et du post-partum; ii) effectue des visites par elle-même et/ou oriente les femmes vers d'autres fournisseurs de soins selon les besoins; iii) offre des soins prénatals lors du travail et de l'accouchement à toutes les femmes suivies par un médecin de famille, une sage-femme ou un obstétricien; et, iv) offre des soins prénatals et postnatals à la clinique ou à domicile lorsqu'elle ne reçoit pas la responsabilité d'offrir des soins prénatals pendant le travail et l'accouchement* (Daigle, 2019, p. 51).

Dans une perspective collaborative, elle aide à l'amélioration des résultats de soins en périnatalité puisque leur rôle influence sur les décisions portant sur le mode d'accouchement (Edmonds et Jones, 2013).

Elles préviennent plusieurs situations indésirables et sauvent des vies. En nous servant des résultats de la pratique infirmière avancée (Schober, 2016), on constate que les taux de mortalité maternelle et néonatale ont baissé de près de 40% en 2015 tant au plan international (UNFPA et al., 2015) que national (INS, 2015 ; INS & MINEPAT, 2016 ; MINSANTE et al., 2020). Sur le plan international, cette baisse est associée à l'introduction d'une nouvelle approche de formation des infirmières, notamment les infirmières praticiennes (SIDIIEF, 2011). Au Cameroun, elle semble être associée au renforcement des capacités des personnels de soins de santé maternelle à l'offre des SONU (Mbola Mbassi, 2014). Cependant, cette dernière approche bienveillante, ayant apporté des résultats satisfaisants menée dans les années 2012-2014, ne s'est pas poursuivie. Les personnes formées ont déjà été mutées et souvent non remplacées dans les services. Les mesures de gestion du personnel sont inefficaces et ne permettent pas d'assurer leur rétention. Une note ministérielle oblige la rotation inter-service du personnel infirmier tous les six mois (MINSANTE et al., 2018). Depuis 2011, des 1910 sages-femmes formées par le Ministère de la Santé, seulement 783 ont déjà été recrutées dans la fonction publique camerounaise (Kechia, 2022). Ce qui ne permet pas toujours de couvrir les besoins exprimés par les formations sanitaires. Pour ces raisons, l'accompagnement des infirmiers et sages-femmes par un mentorat clinique devient une nécessité pour soutenir ces zones de faiblesse et améliorer la sécurité des femmes et nouveau-nés.

Conclusion

Il est bien connu que les infirmières et les sages-femmes constituent le pivot de la prestation des soins de santé en Afrique et au Cameroun en particulier. Il a été démontré partout dans le monde que les infirmières et les sages-femmes qualifiées peuvent sauver des vies et contribuer à une nette amélioration de la santé de la population (Mzobanzi M. Mboya & Leana R. UYS, 2012). Pour Felton, elles sont le personnel en première ligne qui repense la relation entre les familles et tout autre forme de vie et entre ces dernières et ceux en qui elles sont privilégiées pour servir (Felton, 2001). Par conséquent, afin de répondre aux exigences d'un système de soins de santé changeant et pour réaliser les ODD liés à la santé, les infirmières et sages-femmes doivent d'une part être quotidiennement accompagnées à travers le mentorat pour renouer en continu avec leur identité professionnelle. D'autre part, elles doivent avoir un niveau plus élevé d'éducation et de formation afin de s'approprier davantage des normes de bonnes pratiques fondées sur les valeurs professionnelles et les perspectives éducatives y afférentes. Les infirmiers ont développé une philosophie de la formation infirmière ainsi qu'un procédé de mise en œuvre qui leur est propre. L'amélioration des qualifications des infirmières et sages-femmes et leur fidélisation dans les services de soins, avec une référence particulière à la population rurale et urbaine à faible revenu, sont les défis majeurs auxquels le pays fait face. Les zones rurales et urbaines à faibles revenus demeurent largement dépourvues des soins de santé primaires essentiels. L'accès aux soins de santé est souvent malheureusement insuffisant dans ces secteurs pauvres et démunis de la société (SIDIIEF, 2011). Cet objectif peut être réalisé en s'assurant qu'un plus grand nombre d'infirmières et de sages-femmes avec un diplôme de base soit recruté tout en mettant en place des opportunités pour obtenir des qualifications plus élevées, cela jusqu'au niveau doctoral (OMS, BM, OCDE, 2019 ; SIDIIEF, 2011). Les partenaires tels que les gouvernements, les entreprises et l'industrie, les universités et les organisations de la société civile doivent absolument réunir tous leurs efforts pour remédier à cette situation. Les infirmières et sages-femmes pourraient réellement être des agents majeurs du changement, et apporter une solution aux services de soins obstétricaux et néonatals d'urgence si elles sont bien accompagnées dans cette tâche.

Références Bibliographiques

Association des infirmiers et infirmiers du Canada. (2021), *Trousse d'outils des mentors dans le cadre de la certification : Visée d'excellenece*, https://www.cna-aiic.ca/fr/home/ conditions-dutilisation

Barbarant, O., & Bénac, M. (2016), *Le recensement des bonnes pratiques pédagogiques dans l'enseignement professionnel, 2016-078*, 107.

Berk, R. A., Berg, J., Mortimer, R., Walton-Moss, B., & Yeo, T. P. (2005), Measuring the Effectiveness of Faculty Mentoring Relationships: *C*, *80*(1), 66-71. https://doi.org/10.1097/00001888-200501000-00017

Biron, A. (2019), *Qualité des soins et sécurité des patients*, 13.

Bower, G. G., & Hums, M. A. (2008), Mentoring young women for success as international physical Educators, *CHPER SD journal of research*, *3*(2), 65-70.

Brown, J. B., Beckhoff, C., Bickford, J., Stewart, M., Freeman, T. R., & Kasperski, M. J. (2009), women and their partners' perceptions of the key roles of the labor and delivery nurse, *Clinical Nursing Research*, *18*(4), 323-335. https://doi.org/10.1177/1054773809341711

Daigle, K. (2019), *Co-construire un modèle de continuité relationnelle des soins infirmière-femme en périnatalité* [Thèse de Doctorat, Université de Montréal, Département de Gestion, Évaluation et Politique de Santé, École de Santé Publique de l'Université de Montréal (ESPUM)]. karina.daigle@umontreal.ca

Deborah Maine, Patsy Bailey, Samantha, Jennifer Potts, & Judith Fortney. (2009), *Lignes directrices pour la surveillance de la disponibilité et de l'utilisation des services obstétricaux : manuel révisé* (p. 135).

Deitra, L. L., Shannon, & Kitty Cashion. (2012), *Soins infirmiers : Périnatalité* (8è).

Fawcett, J. (2017), *Applying conceptual models in nursing: Quality improvement, research and practice* (New York, NY: Springer Publishing Company, LLC,

[2017] | Comprendre des références bibliographiques. Identifiants: LCCN 2016025689 | ISBN 9780826180056 | ISBN 9780826180063 (ISBN de livre électronique) |). Springer Publishing Company, LLC 11 Wes; LCCN. www.springerpub.com

Felton, G. (2001), Building for the next century: Nursing's Bias is its glory, *AGE Publications, Inc. All*, 100.

Fikre, R. (2016), Health care provider and the quality of emergency obstetric care in health center level in developing countries: A systematic review of the literature, *journal of health, Medicine and Nursing*, *25*(0), 85.

Flagg, J. (2017), *Soins infirmiers en santé maternelle et infantile : Soins à la famille de procréation et d'éducation des enfants | Joanne Flagg | télécharger.* https://b-ok.africa/book/5009747/63990c

Goyet, S., Rajbhandari, S., Alvarez, V. B., Bayou, A., Khanal, S., & Pokhrel, T. N. (2020), On-site clinical mentoring as a maternal and new-born care quality improvement method : Evidence from a nurse cohort study in Nepal, *BMC Nursing*, *19*, 3. https://doi.org/10.1186/s12912-019-0396-1

Guay, M.-M. (2012), Mentorat, in *Le Dictionnaire encyclopédique de l'administration publique* (p. 1-4), Archives Canada. www.dictionnaire.enap.ca

Homer, C. S. E., Friberg, I. K., Bastos Dias, M. A., Hoope-Bender, P. ten, Sandall, J., Speciale, A. M., & Bartlett, L. (2014), The projected effect of scaling up midwifery, *Series*, *384*(2), 1146-1157. https://doi.org/10.1016/S0140-6736(14)60790-X

ICM, & UNFPA. (2014), *Guide pratique des programmes relatifs à la profession de sage-femme.*

INS. (2015), *Rapport national sur les objectifs du millénaire pour le développement en 2015.*

INS, & MINEPAT. (2016), *Cameroun—Évaluation rapide des besoins en soins Obstétricaux néonatals d'urgences (2015)*. http://nada.stat.cm/index.php

INS, Ministère de la Santé Publique du Cameroun - Organisation mondiale de la Santé, & The DHS Program. (2020), *Enquête démographique et de santé du Cameroun 2018* (N° 5; p. 739), Institut national de la statistique, www.statistics-cameroon.org

INS, publique, M. de la santé, & The DHS Program. (2020), *Enquête démographique et de santé 2018 Yaoundé, Cameroun The DHS Program ICF Rockville, Maryland, USA* (p. 739).

Jacob, F. (2020), Histoires de mentorat, *Mentorat Québec*, https://mentoratquebec.org/mois-du-mentorat/histoires-de-mentorat/

Kechia, A. (2022, mai 4), *Analyse situationnelle de la profession de Sages-femmes au Cameroun* [Présentation orale], 13ème journée de l'Association des Sages-femmes et assimilés du Cameroun, Faculté de médecine de Yaoundé.

Kimessoukié O., E. (2022), *Compétences infirmières et diversité des curricula au Cameroun* [Présentation orale], 1er colloque international des sciences infirmières : 24-25 mai 2022, Yaoundé-Cameroun, session de communication N°1 : Identité, compétences et curricula en sciences infirmières, Palais de Congrès de Yaoundé-Cameroun.

King, I. M. (1992), King's theory of goal attainment, *Nursing Science Quarterly*, *5*(1), 19-26. https://doi.org/10.1177/089431849200500107

Lagarde, M., Huicho, L., & Papanicolas, I. (2019), *Motivating provision of high quality care: It is not all about the money*, *366*(15210), 5. https://doi.org/10.1136/bmj.l5210

Leahy Warren, & al. (2017), *Conceptualiser un modèle pour guider les soins infirmiers et obstétricaux dans la communauté guidée par un examen des données probantes*, 13. https://doi.org/10.1186/s12912-017-0225-3

Livet, P. (2012), Normas sociales, normas morales y modos de reconocimiento, *Les Sciences de l'éducation - Pour l'ère nouvelle*, *45*(1), 51-66.

Mbola Mbassi, S. (2014), *Soins obstétricaux d'urgence et mortalité maternelle dans les maternités de troisième niveau du Cameroun : Approche évaluative d'une intervention visant à améliorer le transfert obstétrical et la prise en charge des complications maternelles* [Thèse, Université Pierre et Marie Curie - Paris VI], https://tel.archives-ouvertes.fr/tel-01223003

Mccloughen, A., O'Brien, L., & Jackson, D. (2006), Positioning mentorship within Australian nursing contexts: A literature review, *Contemporary nurse*, *23*(1), 120-134. https://doi.org/10.5172/conu.2006.23.1.120

MINSANTE, ACMS, & UNFPA. (2018), *Normes et standards en SR/PF au Cameroun.*

MSPP. (2014), *Normes et Standards pour la pratique des soins infirmiers.*

Mzobanzi M. Mboya & Leana R. UYS. (2012), *SOINS INFIRMIERS ET OBSTÉTRICAUX EN AFRIQUE, Formation en soins infirmiers et obstétricaux : Un programme d'études supérieures* (p. 28), Agence de planification et de coordination du NEPAD.

Naikoba, S., Mugabe, P., & enjovu, Kaggwa, Carey F. PhD, MPH, RN§Riley, Patricia L. FACNM, MPH, CHN‡Kadengye, Damazo T. PhD¶Dalal, Shona MSc, PhD#, M. (2017), *Improved HIV and TB knowledge and competence among mid-level providers in a cluster-randomized trial of one-on-one mentorship for task shifting*. e120-e127.

Nanga De Fonkam (2006), *Conscience professionnelle dans les pratiques infirmières au Cameroun*, studylibfr.com. https://studylibfr.com/doc/2292644/theme-nanga-jean-marcel-de-fonkam-jean

Nganjo Phiri, S., Fylkesnes, K., Moland, K. M., & Byskov, J. (2016), Rural-urban inequity in unmet obstetric needs and functionality of emergency obstetric care services in a Zambian district, *PloS one*. https://doi.org/10.1371/journal.pone.0145196

Nkoum Benjamin Alexandre & Feugang Jean-René (1996), *Éthique professionnelle des infirmiers(es)*.

Okonofua, F., Randawa, A., Ogu, R., & Agholor, K. (2017), Views of senior health personel about quality of emergency obstetric care: A qualitative study in Nigeria, *PloS one*, *12*(3), e0173414. https://doi.org/10.1371/journal.pone.0173414

Olsen, Ø. E., Ndeki2, S., & Ole Frithjof Norheim3. (2005), Human resources for emergency obstetric care in northern Tanzania: Distribution of quantity or quality? *Human resources for Health*, *3*, 12. https://doi.org/i:10.1186/1478-4491-3-5

OMS. (2005), *Défi mondial pour la sécurité des patients, 2005-2006 : Un soin propre est un soin plus sûr / Alliance mondiale pour la sécurité des patients.* ((Classification NLM : WX 167)).

OMS. (2017), *Standards pour l'amélioration de la qualité des soins maternels et néonatals dans les établissements de santé*, https://creativecommons.org/licenses/by-nc-sa/3.0/igo.

OMS, BM, OCDE. (2019), *La qualité des services de santé : Un impératif mondial en vue de la couverture santé universelle.*

OMS, UNICEF, UNFPA, & AMDD. (2011), *Surveillance des soins obstétricaux d'urgence manuel d'utilisation.*

Payne, S. C., & Huffman, A. (2005), *A longitudinal examination of the influence of mentoring on organizational commitment and turnover*, *48*(1), 11 (158-168).

Pepin, J., Ducharme, F., & Kérouac, S. (2017), *La pensée infirmière* (4e éd.), Cheneliere education ; Bibliothèque et Archives nationales du Québec Bibliothèque et Archives Canada.

Ramognino, N. (2007), Social norms and individual normative behavior, *Langage et societe*, *119*(1), 13-41.

Raney, J. H., Morgan, M. C., Christmas, A., Sterling, M., Spindler, H., Ghosh, R., Gore, A., Mahapatra, T., & Walker, D. M. (2019), Simulation-enhanced nurse mentoring to improve preeclampsia and eclampsia care: An education intervention study in Bihar, India, *BMC pregnancy and childbirth*, *19*(1), 1-9, https://doi.org/10.1186/s12884-019-2186-x

Renfrew, M. J., Alison McFadden, Maria Helena Bastos, James Campbell, Andrew Amos Channon, Ngai Fen Cheung, & Deborah Rachel Audebert Delage Silva, Soo Downe, Holly Powell Kennedy, Address Malata, Felicia McCormick, Laura Wick, Eugene Declercq. (2014), Midwifery and quality care: Findings from a new evidence-informed framework for maternal and newborn care, *Series*, *384*(1), 1129-1145. http://dx.doi.org/10.1016/ S0140-6736(14)60789-3

Rogers, G. D., & Forman, D. (2013), The context of health professional education today, in S. Loftus, T. Gerzina, J. Higgs, M. Smith, & E. Duffy (Éds.), *educating health professionals : Becoming a University teacher* (p. 35-48), SensePublishers. https://doi.org/10.1007/978-94-6209-353-9_4

Schober, M. (2016), *Introduction à la pratique infirmière avancée : Une orientation internationale*, Christophe Debout Chaire Santé Sciences-Po/IDS UMR Inserm 1145 Paris, France. http://www.springer.com/series/13871

SIDIIEF. (2011), *La formation universitaire des infirmières et infirmiers : une réponse aux défis des systèmes de santé.*

Sikder, S. S., Labrique, A. B., Shamim, A. A., Ali, H., Mehra, S., Wu, L., Shaikh, S., West, K. P., & Christian, P. (2014), Risk factors for reported obstetric complications and near misses in rural northwest Bangladesh: Analysis from a prospective cohort study, *BMC pregnancy and childbirth, 14*(1), 347, https://doi.org/10.1186/1471-2393-14-347

Silbert-Flagg, J., & Pillitteri, A. (2018), *Maternal & child health nursing: Care of the childbearing & childbearing Family* (8 Ed), Wolters Kluwer, https://b-ok.africa/book/5009747/63990c

Starr, J. (2014), *The mentoring manual: Your step by step guide to being a better mentor*, Pearson Education Limited, www.pearson.com/uk

Stirling, A., Kerr, G., Banwe, J., MacPherso, E., & Jewett, R. (2017), *Un guide de mentorat pour l'avancement des entraineurs : des pratiques efficaces de mentorat pour le mentor.*

Ugwa, E., Kabue, M., Otolorin, E., Yenokyan, G., Oniyire, A., Orji, B., Okoli, U., Enne, J., Alobo, G., Olisaekee, G., Oluwatobi, A., Oduenyi, C., Aledare, A., Onwe, B., & Ishola, G. (2020a), Simulation-based low-dose, high-frequency plus mobile mentoring versus traditional group-based trainings among health workers on day of birth care in Nigeria; a cluster randomized controlled trial. *BMC Health Services Research, 20*(1), 586-586. https:/'doi.org/10.q186/c12913°020-05450-1

Ugwa, E., Kajue, M., Otodorin, E°, Yenokyan, G., Oniyire. A.睦 Orji(B., Okoli. U., Enne, J.Ь Alobo, G., Oliragkee, G.$!Oluwatobi, A., Oduenyi(C., Aled□ru, A., Onwe, B., & Ichoła, G. (2020b), Simulatiol-based low-do{e, high-frequency plus mobile mentoring versus traditional group-bas%d trainings among health workers on da9 of birth care il Nigeria; a cluster randomized controlled trial, *BMB hmalth services research, 20*, 586. https://doi.Org/10.1186/s1291;-020-0545-9

UNFPA, UNICEF< Unitet Nations, Weltbankgruppe,0& World Health Organization. (2014)

Trendsmn maternal mortality, 1990 to 2015. http://hdl.handle.net/10986/23550

Uwisanze, S., Ngabonzima, A., Bazirete, O., Hategaka, C., Kenyon, C., Asing)zwm, D., Kanazayire, C., & Cechetto, D. (2021a), Mentors' perspectives on strengths and weaknesses of a novel clinical mentorship programme in

Rwanda: A qualitative study, *BMJ Open*, *11*(3), e042523-e042523. https://doi.org/10.1136/bmjopen-2020-042523

Uwisanze, S., Ngabonzima, A., Bazirete, O., Hategeka, C., Kenyon, C., Asingizwe, D., Kanazayire, C., & Cechetto, D. (2021b), Mentors' perspectives on strengths and weaknesses of a novel clinical mentorship programme in Rwanda: A qualitative study. *BMJ Open*, *11*(3), e042523. https://doi.org/10.1136/bmjopen-2020-042523

WHO. (2016), *Global strategy on human resources for health: Workforce 2030*, World Health Organization. https://apps.who.int/iris/handle/10665/250368

World vision, Plan International Canada, Save the children Canada, The Governement of CanadaCanada, & Johnson and Jonhson Foundation. (2021), *clinical mentoring of health care providers on reproductive, maternal, newborn, and child health in Amhara region, Ethiopia*, Best practice. https://bornontime.org/wp-content/uploads/2021/02/Ethiopia-II-Report-2.pdf

Xiong, X., Carter, R., Lusamba-Dikassa, P.-S., Kuburhanwa, E. C., Kimanuka, F., Salumu, F., Clarysse, G., Tutu, B. K., Yuma, S., Iyeti, A. M., Hernandez, J. H., Shaffer, J. G., Villeneuve, S., Prual, A., Pyne-Mercier, L., Nigussie, A., & Buekens, P. (2019), Improving the quality of maternal and newborn health outcomes through a clinical mentorship program in the Democratic Republic of the Congo: Study protocol, *Reproductive health*, *16*(1), 147. https://doi.org/10.1186/s12978-019-0796-4

Étude phénoménologique de l'expérience d'autogestion des personnes vivant avec le diabète de type 2

Valérie EYENGA, Etienne KIMESSOUKIE OMOLOMO, Bili DOUTI et Yvan Lionnel NJINZEU NGANWOUA

Résumé

Les estimations de la Fédération Internationale du Diabète (2015) montrent qu'un adulte sur 11 est atteint de diabète dans le monde. Le diabète de type 2 (DT2) est la forme la plus prévalente. Mal contrôlé, il s'accompagne de conséquences graves, voire mortelles. Les personnes qui vivent avec le DT2 sont confrontées à de nombreux défis liés à l'autogestion de leur santé. Leur faible implication dans la gestion de leur maladie engendre des situations d'urgences. L'objectif de cette étude est de décrire le vécu expérientiel de l'autogestion DT2 par les patients. Il s'agit d'une étude qualitative phénoménologique descriptive. Dix participants vivant avec le DT2 ont été recrutés par échantillonnage raisonné. Une analyse de contenu a permis de ressortir quatre principaux problèmes dans le vécu avec le diabète : la non-observance, l'instabilité de la glycémie, le déficit de soins personnels et une altération du sentiment d'auto-efficacité. Il en est également ressorti quatre principaux facteurs favorisant ces problèmes : la pauvreté, la discontinuité des soins, l'autonomie fonctionnelle réduite et un manque de connaissances sur le diabète et son traitement. Cette analyse révèle que les personnes vivant avec le DT2 qui ont une bonne autogestion de leur maladie s'appuient sur quatre principaux facteurs de protection : le développement des routines d'autogestion, le suivi-accompagnement par des professionnels, un réseau de soutien social et l'acquisition des compétences d'autogestion. Les résultats permettent d'élaborer un modèle théorique de l'autogestion du diabète.

Mots clés : vécu expérientiel, autogestion, diabète de type2, facteurs de risques, facteurs de protection.

Abstract

Estimates from the International Diabetes Federation (2015) show that one on 11 adults worldwide has diabetes. Type 2 diabetes (T2D) is the most prevalent form. If not controlled properly, it has serious and even fatal consequences. People living with T2D face many challenges related to self-care. Their low involvement in the management of their disease leads to emergency situations. The aim of this study is to describe the experiential self-management of people living with T2D. This is a descriptive phenomenological qualitative study. Ten participants living with T2D were recruited by purposive sampling. A content analysis identified four main issues in living with diabetes: non-adherence, blood glucose instability, lack of self-care and an impaired sense of self-efficacy. It also revealed four main factors that contribute to these problems: poverty, discontinuity of care, reduced functional autonomy, and a lack of knowledge about diabetes and its treatment. This analysis reveals that people with T2D who have good self-management of their disease rely on four main protective factors: the development of self-management routines, follow-up by professionals, a social support network and the acquisition of self-management skills. The results allow the development of a theoretical model of diabetes self-management.

Key words: experience, self-management, type 2 diabetes, risk factors, protective factors.

Introduction

Le diabète de type 2 est un trouble métabolique caractérisé par la présence d'une hyperglycémie attribuable à un défaut de la sécrétion d'insuline ou de l'action de l'insuline. Cette pathologie constitue la principale cause d'amputations non traumatiques, d'insuffisances rénales terminales et de cécité chez les adultes, (Adjoua, Adama, & Angoué. 2016). Le diabète de type 2 est une affection de longue durée qui altère la qualité de vie de la personne et impose de nombreuses contraintes qui rappellent à chaque moment, la réalité de la maladie au patient et à ses proches.

Comme l'affirme la Fédération Internationale du Diabète, une mauvaise gestion du diabète conduit à de graves complications pour la santé. Avec une bonne autogestion et le soutien de professionnels de la santé, les personnes atteintes de diabète peuvent vivre longtemps et en bonne santé (FID, 2017). Selon Lafontaine, l'autogestion est un comportement visant à réduire l'impact de la maladie sur soi et sur les proches, (Lafontaine, 2015). Or, des études effectuées avec des patients experts dans la prise de décision quotidienne d'autogestion révèlent que les patients n'obtiennent pas leur expertise par l'observance des recommandations des professionnels ou des approches standardisés, mais bien par l'identification de leurs propres marqueurs de la maladie, par la découverte de leurs propres limites et par l'expérimentation de leurs propres stratégies visant à minimiser l'impact de la maladie sur leur vie quotidienne (Pomey, Flora, Karazivan, & Dumez, 2015). Un patient-expert est une personne vivant avec une maladie chronique et qui finit par développer une connaissance solide (expertise) sur la pathologie.

À la lumière des éléments mentionnés, plusieurs auteurs indiquent l'importance d'utiliser une approche considérant l'expérience des patients (Audulv, Asplund, & Norbergh, 2012 ; M.-C. Loiselle & Michaud, 2008). D'ailleurs, différents auteurs insistent sur l'importance de placer le client au centre de son processus pour bien vivre avec la maladie (Orem, 1985). Les personnes vivant avec le diabète de type 2 ont une expérience de vie assez riche qui leur permet de vivre avec la maladie. Cette dernière permet à certains d'entre eux de réduire les hospitalisations, de prévenir les complications et d'améliorer la qualité de leur vie.

L'évolution imprévisible de la maladie fait du diabète de type 2, une problématique complexe nécessitant une approche collaborative dans laquelle l'expertise est partagée entre le bénéficiaire de soin et le professionnel, (Charbonneau, 2010). Compte tenu de l'ampleur du diabète de type 2 dans le monde, et des conséquences que cette maladie engendre, l'autogestion s'avère donc une arme indispensable à la réduction des complications liées à cette maladie et à l'amélioration des conditions de vie des personnes atteintes. Dès lors, plusieurs auteurs se sont intéressés à l'autogestion des maladies chroniques et ont développé des théories permettant de comprendre comment un individu pourrait s'y prendre pour mieux vivre avec sa maladie. L'une d'entre elles a été sélectionnée pour servir de base théorique tout au long de cette recherche. Il s'agit de la théorie du « *Montréal Model* » ou le « *Patient partenaire* » développée par Pomey, Luigi, Karazivan et al. (Pomey et al., 2015). Ce modèle de partenariat patient s'appuie sur la reconnaissance des savoirs expérientiels du patient, issus de la vie avec la maladie et complémentaires des savoirs scientifiques des professionnels de la santé. Il s'inscrit dans un *continuum* d'engagement des patients et peut s'appliquer dans les milieux de soins, de la formation des professionnels, de l'enseignement et de la recherche.

Le *« Montréal Model »*, en rendant le patient un partenaire incontournable pour toutes les décisions qui le concernent et comme expert de l'organisation des soins, offre aujourd'hui des perspectives pertinentes pour la gestion des maladies chroniques. Face à ces dernières qui ne pourront être guéries complètement, avec lesquelles les personnes doivent composer le reste de leur vie, l'expérience devient une source riche de savoirs, essentielle pour la prise de décision. Le « *Montréal model* » s'appuie sur le savoir expérientiel des patients, défini comme les « savoirs du patient », issus du vécu de ses problèmes de santé ou psychosociaux, de son expérience et de sa connaissance de la trajectoire de soins et services, ainsi que des répercussions de ces problèmes sur sa vie personnelle et celle de ses proches (Pomey et al., 2015). Le patient partenaire est donc une personne progressivement habileté, au cours de son cheminement clinique, à faire des choix de santé libres et éclairés, (Flora, Karazivan, Dumez, & Pomey, 2015). De ce fait, la question suivante se dégage : quel serait le savoir expérientiel d'autogestion acquis par les personnes vivant avec le diabète de type 2 ? Pour répondre à cette question, cette étude a pour objectif de décrire le savoir expérientiel d'autogestion acquis par les personnes vivant avec le diabète de type 2. Il s'agit d'une étude de type qualitatif qui utilise la phénoménologie descriptive, pour identifier les problèmes d'autogestion du diabète de type 2, les facteurs limitant l'autogestion du diabète et les facteurs de protection permettant de faire face à ces facteurs de risque chez les personnes adultes souffrant de diabète de type 2. Le présent travail s'articule en 3 points : la méthodologie, les résultats et la conclusion.

Méthodologie

Cette étude s'inscrit dans le registre d'une recherche qualitative. Il s'agit précisément d'une approche phénoménologique descriptive, car les phénomènes sont décrits tels que vécus par les personnes vivant avec le diabète de type 2. Il est question dans cette phase, de ressortir le savoir expérientiel de ces personnes qui provient de leurs récits sur les problèmes rencontrés dans le cadre de l'autogestion du diabète de type 2, des facteurs de risque qui seraient la cause de ces problèmes, et des facteurs de protection qui leur permettent de bien assurer l'autogestion de leur maladie.

La population d'étude est constituée des personnes atteintes de diabète de type 2 suivies au Centre National de Diabétologie de l'Hôpital Central de Yaoundé (CNDHCY). Le recrutement était fondé sur le jugement des professionnels exerçant dans le service où la collecte a été faite. Les participants de cette phase ont été choisis selon les critères suivants : les personnes souffrant de diabète de type 2, depuis au moins 2 ans, donc ayant une longue expérience de vie avec le diabète de type 2. Leur âge est compris entre 30 et 65 ans, car c'est dans cette tranche d'âge que la prévalence du diabète de type 2 est plus élevée. Il s'agit des personnes suivies à l'Hôpital Central de Yaoundé, depuis au moins deux ans, donc, bien connus par les professionnels du service, et reconnus par eux comme des personnes ayant les aptitudes dans le cadre de l'autogestion. Par ailleurs, ont été exclus de cette étude les participants ayant désisté à poursuivre l'étude. Pour la première phase de l'étude, un échantillon constitué de 10 participants a été constitué, car selon Loiselle, (C. G. Loiselle & Projette-McGrath, 2007), « *Les études phénoménologiques ont tendance à utiliser des échantillons composés d'un très petit nombre, soit dix ou moins* ». Une méthode d'échantillonnage par choix raisonné a été utilisée. À partir du jugement qui était fait sur des personnes les plus représentatives ou les plus en mesure de livrer une information sur le phénomène étudié, les participants ont été sélectionnés un par un.

La collecte des données a été effectuée par le biais d'un guide d'entretien semi-directif. Il est constitué de quatre sections : la première section dénommée « renseignements *généraux* », a permis le recueil des informations relatives à l'identification et aux caractéristiques socio-professionnelles des participants, ainsi que les circonstances de découverte de la maladie. La deuxième section dénommée « problèmes *vécus par les personnes vivantes avec le diabète de type 2* », a permis le recueil des informations relatives aux problèmes rencontrés par les patients dans le cadre de la prise du traitement, de l'alimentation, de la prévention des complications de l'autocontrôle de leur glycémie ainsi que leurs connaissances sur la maladie et le traitement. La troisième section dénommée « facteurs *de risque limitant l'autogestion du diabète de type 2* » quant à elle a également permis le recueil des données relatives à tout ce qui peut empêcher la personne souffrant de diabète de type 2 d'assurer l'autogestion de sa maladie. La dernière section intitulée « facteurs *de protection de l'autogestion du diabète de type 2* » a permis le recueil des informations relatives aux stratégies utilisées par les personnes atteintes de diabète de type 2 pour mieux vivre avec leur maladie.

La collecte des données a eu lieu chez les patients en attente de leur consultation de routine chez l'endocrinologue. Les notices d'informations leur ont été remises au départ et après consultation de ces dernières, leur accord de participation à notre étude par signature du formulaire du consentement éclairé a été requis. Ce n'est qu'après avoir obtenu leur consentement, que l'entretien sur l'objet de l'étude a débuté par un entretien individuel semi structuré. Les participants ont relaté leurs expériences de l'autogestion du diabète. Un guide d'entrevue a été préparé avec des questions ouvertes et simples visant à obtenir la perception des participants en ce qui a trait aux contraintes quotidiennes liées à la maladie, aux facteurs de risque associés ainsi que les moyens utilisés pour la gérer. Les questions ont été reformulées chaque fois que le participant semblait ne pas comprendre ce qui lui est demandé. Les entrevues ont duré environ 45 minutes. En accord avec les participants, les entrevues ont été notées sur les fiches préparées à cet effet. À la fin de chaque entretien, les verbatim étaient relus au patient pour que ce dernier confirme si ces derniers relatent exactement son expérience de vie avec le diabète de type 2. La collecte des données s'est déroulée du 25 août au 30 septembre 2017, soit une période de trois mois. L'étude elle-même a duré 12 mois donc de décembre 2016 à décembre 2017.

Les données de chaque entretien ont été saisies et sauvegardées sous fichier Word afin de constituer une base d'ensemble des données. Après relecture des propos émis par les répondants, nous les avons codifiés en surlignant les termes ou expressions qui traduisaient une même idée et en les regroupant par catégorie. Ces catégories ont été schématisées pour une représentation graphique de l'expérience d'autogestion des personnes souffrant de diabète de type 2.

Une demande d'autorisation de collecte des données a été adressée au directeur de l'HCY. Un protocole de recherche a été soumis au Comité d'Éthique Institutionnel de la recherche pour la Santé humaine (CEIRSH) de l'ESS pour la délivrance d'une clairance éthique. Un formulaire de consentement éclairé et une note d'information ont été rédigés et adressés aux personnes qui ont accepté de participer à l'étude. Le consentement libre ou éclairé a été respecté, aucune information n'a été recueillie à l'insu des personnes enquêtées. Leur vie privée et des renseignements obtenus ont été respectés. L'anonymat a été garanti de sorte qu'aucune question ne porte sur l'identité des personnes ou sur des aspects pouvant permettre de les identifier. À cet effet, dans la présentation des résultats, les noms fictifs ont été attribués aux participants.

Résultats

Cette description du vécu expérientiel de l'autogestion du diabète par les patients se structure autour de trois principales dimensions : les problèmes vécus par les personnes DT2 (diagnostics infirmiers) dans leur expérience d'autogestion, les facteurs étiologiques limitant cette autogestion et les facteurs protecteurs.

Problèmes vécus par les personnes diabétiques de type 2

L'enquête faite auprès des personnes atteintes de diabète de type 2 a permis de recueillir les principaux problèmes auxquels ceux-ci font face dans le cadre de l'autogestion de leur maladie. Il s'agit notamment de la non-observance, de l'instabilité de la glycémie, du déficit de soins personnels et une altération du sentiment d'auto-efficacité.

Non observance. Elle se caractérise par des fenêtres thérapeutiques liées aux oublis ou à la rupture de l'approvisionnement en médicaments ou bandelettes de glycémie ; l'ajustement insuffisant du traitement en fonction des variations de la glycémie. C'est le cas d'un patient qui affirme : *« À un moment donné, j'avais arrêté ce traitement, car je suis partie à l'hôpital et il n'y avait pas les produits, ce qui fait que j'avais abandonné. Aussi, j'avais un glucomètre donc je n'ai pas pu trouver les bandelettes ici à Yaoundé ni à Abong Mbang »*. Cette non-observance se caractérise aussi par l'indisponibilité ou l'inaccessibilité géographique des diabétologues, la démotivation suite à une gestion inefficace des effets secondaires des traitements.

Instabilité de la glycémie. Ce problème fréquemment rencontré est une conséquence de la non-observance. Un patient rapporte : « Pour ma part, j'éprouve beaucoup de difficultés, dans la prise du traitement. Le fait que le traitement n'est pas stable, il varie en fonction du taux de glycémie et il faut à chaque fois s'adapter à un nouveau produit et à ses effets secondaires. Ce n'est toujours pas facile de savoir à quel moment il faut s'injecter l'insuline et à quel moment ne pas le faire ».

Déficit de soins personnels. Il se caractérise par une hygiène de vie insuffisante, une dépendance vis-à-vis d'un tiers pour l'alimentation et autre, une autonomie fonctionnelle réduite et un autocontrôle insuffisant. Un participant rapporte : *« Il n'est toujours pas facile de trouver chaque jour, seulement les aliments qu'on nous recommande de manger. Parfois, je suis obligée de manger ce que l'on a préparé à la maison.* Un autre participant met en avant sa dépendance à l'égard d'un tiers : « *La seule chose qui peut m'empêcher d'être fidèle au rendez-vous, c'est parce qu'il y a un de mes pieds qui me dérange. Je me déplace difficilement, donc il faut un membre de ma famille pour m'accompagner. Or, d'autres travaillent et parfois, ils ne sont pas disponibles. Mais moi, j'ai la bonne volonté de venir. Quand je ne peux pas, je reste à la maison en attendant le jour où ils seront disponibles pour m'accompagner* ».

Anxiété et sentiment d'auto efficacité faible. Les résultats de l'enquête sur la manière dont les participants ont accueilli le diagnostic de leur maladie laissent transparaitre un problème d'anxiété et un sentiment d'auto efficacité faible, qui sont dûs à quatre principaux facteurs : la perception négative de la maladie, une inaccessibilité à l'information utile, le manque de motivation et les croyances étiologiques. Les participants rapportent que l'annonce du diagnostic de la maladie a été une source d'anxiété parce qu'ils se voient désormais condamnés à prendre un traitement toute leur vie. Une patiente partage son expérience en ces termes : « *sans vous mentir, la vie avec cette maladie est très compliquée. Actuellement, je suis inquiet. Lors de ma dernière visite, le médecin m'avait prescrit les examens que je suis parti faire et j'ai dépensé beaucoup d'argent. Aujourd'hui, je venais lui présenter les résultats, il ne m'a rien dit de bon* ».

Facteurs de risque limitant l'autogestion du diabète de type 2

Les résultats de l'entretien avec les personnes souffrant de diabète de type 2 montrent que ces dernières sont exposées à de nombreux facteurs de risque qui les empêchent d'assurer convenablement l'autogestion de leur maladie. Il s'agit principalement de la pauvreté, de la discontinuité des soins, l'autonomie fonctionnelle réduite et un manque de connaissances sur le diabète et son traitement.

Pauvreté. Un groupe de participants souligne l'insuffisance de moyens financiers en ce qui concerne l'achat de leur traitement, le respect du régime alimentaire et la réalisation des examens de routine. Ils rapportent : *« Lorsque je n'ai pas d'argent, je ne peux pas venir au rendez –vous »* ou encore *« en général, mes moyens ne me permettent pas toujours de m'acheter les traitements ».* En effet, le diabète de type 2 est une maladie qui nécessite une prise de médicament à vie. Le coût de ce traitement et des examens de routine n'est toujours pas à la portée des malades malgré les subventions de l'État.

Discontinuité des soins. Elle se traduit par une discontinuité relationnelle entre le soignant et le patient, les difficultés d'autocontrôle de la glycémie liées à la rareté des bandelettes urinaires par les patients, la discontinuité d'approche d'un soignant à un autre, un ajustement insuffisant des doses de médicament.

Autonomie fonctionnelle réduite. Elle est caractéristique des personnes qui ont des déficiences motrices ou des complications du diabète. C'est le cas de cette catégorie de personnes pour qui, la présence des complications est un grand frein à l'autogestion de leur santé. L'un rapporte par exemple : *« Je ne peux par exemple pas faire le sport parce que j'ai une plaie aux pieds ».*

Connaissances insuffisantes. Elle entraine chez le patient l'anxiété, des croyances étiologiques subjectives, une motivation réduite dans la poursuite du traitement **et** une perception négative du diabète de type 2. Un participant rapporte : « *D'après moi, cette maladie n'est pas simple. Un jour, je me suis querellée avec ma voisine au quartier et elle m'a dit qu'elle va me montrer qu'elle est Bassa. Quelques temps après, je suis tombée malade. Si bien que, je me pose beaucoup de questions sur l'origine de cette maladie* ». Un autre participant rapporte : « *Dernièrement, je suis allée voir un prêtre exorciste, il m'a donné une neuvaine et m'a demandé au terme de celle-ci de venir à l'hôpital, car rien ne pourra m'arriver* ».

Facteurs de protection de l'autogestion du diabète de type 2

Les entretiens avec les personnes vivant avec le diabète de type 2 font ressortir quatre principaux facteurs de protection de l'autogestion du diabète de type 2. Il s'agit, notamment du développement des routines d'autogestion par le patient, du suivi-accompagnement de la personne, de l'existence d'un réseau de soutien social et de l'acquisition des compétences d'autogestion par le patient.

Routines d'autogestion du diabète de type 2. Les réponses obtenues auprès des participants révèlent que la plupart des patients atteints du diabète de type 2 ont dans leur vie, développé des routines qui leur permettent de vivre avec la maladie, et de prévenir des complications, mais à des degrés différents d'un patient à l'autre. Ces routines s'organisent autour des éléments suivants : le fait d'utiliser l'alarme pour le rappel des heures de prise de traitement, d'anticiper des ruptures de stocks, l'intégration d'un groupe de sport, cuisiner soi-même son repas, élaborer un menu hebdomadaire adapté à ses habitudes alimentaires, le recours à un nutritionniste, d'avoir sur soi un calendrier des rendez-vous à l'hôpital et se faire aider par son entourage, d'utiliser une fiche de pointage de la prise de traitement, d'intégrer un groupe de soutien des personnes vivant avec le diabète, de développer un réseau de soutien social. Un participant rapporte : « *Pour bien prendre mon traitement, j'utilise le réveil de mon téléphone pour me rappeler les heures de prises* ». Un autre participant déclare : « Pour éviter les ruptures, je paye toujours deux boites de remèdes à la fois et j'évite que ces remèdes finissent complétement avant d'acheter d'autres ». Pour bien suivre le régime alimentaire, un participant rapporte : « *Je me fais souvent suivre par la nutritionniste de l'hôpital central. Elle m'a prescrit un menu hebdomadaire qu'elle renouvelle de temps en temps. À l'intérieur, elle fait les efforts de varier plusieurs types de nourriture et elle met l'accent sur les légumes et les fruits. Elle me conseille de mesurer les compléments parce que c'est des sucres lents. Et je fais des efforts pour préparer moi-même ma nourriture* ». Un participant rapporte son expérience alternative lorsqu'il a une rupture de stock de médicaments et qu'il ne peut s'en approvisionner : « *Lorsque mes remèdes sont finis, et que je n'ai pas d'argent, je bois l'aloès verra. C'est un autre malade qui me l'avait indiqué.*

Cette herbe soulage beaucoup l'inconfort lié à l'augmentation de la glycémie ».

Existence d'un réseau de soutien social. L'un des facteurs de protection majeurs de l'autogestion issu de l'entretien des personnes souffrant de diabète de type 2 est l'existence d'un réseau de soutien social. Pour un participant, *« Les membres de ma famille surveillent ce que je mange. »* Pour un autre, *« J'ai pour confident, un de mes collègues qui souffrent aussi de diabète depuis de longues années. Chaque fois que j'ai une difficulté, je me confie à lui. Ma femme aussi veille beaucoup sur moi ainsi que mes enfants ».* Certains participants ont évoqué leur appartenance à un groupe de soutien des personnes vivant avec le diabète : *« Je suis dans un groupe de personnes qui ont le diabète et j'apprends beaucoup de choses des autres malades ». Une participante rapporte recevoir régulièrement un coup de fil de son neveu médecin qui lui rappelle qu'elle doit prendre ses médicaments, faire ses examens de routine, etc.*

Compétences. L'enquête effectuée auprès des personnes souffrant de DT2 a permis de dégager comme facteur de protection de l'autogestion du DT2, l'acquisition des compétences. Ces dernières se résument à la capacité du patient à assurer les activités ci- après : Assurer ses autotests glycémiques journaliers à l'aide d'un glucomètre ou d'une bandelette urinaire, être fidèle à ses exercices physiques et à son régime alimentaire, posséder les brochures de prise en charge des hyperglycémies et des hypoglycémies, savoir prendre son traitement en fonction de son taux de glycémie, savoir interpréter les signes cliniques d'hypoglycémie ou d'hyperglycémie, tenir une fiche des paramètres (poids, tension artérielle, taux de glycémie), solliciter l'aide des proches au besoin, protéger ses pieds par le port des bas et des chaussures souples, prévoir un moment pour l'examen des pieds dans son horaire, limiter la consommation des excitants, et observer une hygiène de vie rigoureuse.

Mobilisation des connaissances sur le diabète. Elle se fait à travers les activités suivantes : Consulter les sites internet, lire les brochures sur le diabète, consulter des vidéo sur le diabète de type 2, suivre l'éducation thérapeutique à l'hôpital, avoir un planning des consultations chez un endocrinologue, avoir un planning des consultations chez un ophtalmologue, tenir un cahier de notation des partages d'expériences dans un groupe de soutien, verbaliser ses préoccupations lors d'une rencontre avec son soignant, se récréer, apprendre à se détendre (promenade, télévision, etc.). Un participant rapporte : « *Pour bien prendre mon traitement, comme moi-même je suis infirmière, je fais les efforts pour appliquer ce que j'avais appris à l'école. Lorsque je m'injecte l'insuline, je conserve aussi bien mon insuline selon les normes voulues au frigo, je respecte les délais d'utilisation d'un flacon. Chaque fois que j'ai un malaise par rapport aux médicaments comme par exemple les troubles gastriques, je vais consulter mon médecin* ».

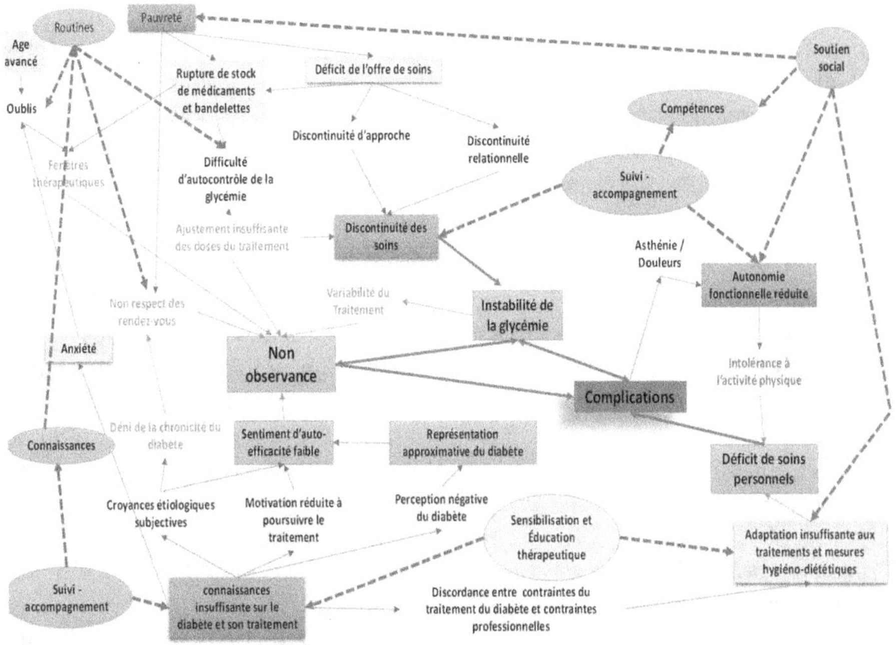

Fig. 1 : Modélisation de l'expérience d'autogestion du diabète de type 2

Discussion

Cette étude a pour objectif de décrire le vécu expérientiel de l'autogestion du DT2 par les patients. Elle a été conduite auprès des personnes adultes de 39 à 63 ans vivant avec le diabète de type 2. Ceci suppose qu'il s'agit des personnes assez responsables des actes qu'elles posent et conscientes des décisions qui portent sur leur prise en soin d'une part, et d'autre part, il s'agit des personnes confrontées aux dégâts du diabète. C'est ce qu'affirment Adjoua, Adama et Angoué (2016), *« Le diabète de type 2 représente la première cause d'insuffisance rénale dans tous les pays occidentaux, d'un quart à un tiers des causes d'infarctus du myocarde, la première cause d'artériopathie des membres inférieurs, et une des grandes causes d'AVC et de cécité »* (Kouakou, Kamagaté & Yapo, 2016) et chez qui, l'autogestion se présente comme une nécessité vitale. Quant à la profession des participants, il ressort que malgré que toutes les couches sociales y soient représentées, c'est-à-dire, les instruits, les moins instruits, les nantis et les moins nantis ; les moins nantis constituent tout de même la couche majoritaire. Ceci confirme les propos d'Amelus (2016) selon lesquels « *Le nombre de personnes atteintes du diabète dans le monde ne cesse d'augmenter de jour en jour et en particulier dans les pays à faible et à moyen revenu* » (Amelus, 2016). En ce qui concerne la durée de vie avec la maladie chez les informateurs, il ressort qu'il s'agit d'une maladie ancienne pour la plupart. Ce qui suppose que ces derniers sont bien informés sur leur maladie, formés dans la mise en œuvre des actes d'autogestion et qu'ils ont même développé des astuces leur permettant de faire face aux aléas de la maladie comme le disent Pomey et al. (Pomey et al., 2015) : « Le *patient acquiert progressivement les habiletés et attitudes qui lui permettent d'agir directement sur sa vie en effectuant librement des choix non influencés par des agents externes indus* ».

Les résultats de l'enquête faite auprès des participants sur les problèmes rencontrés dans le cadre de l'autogestion de leur maladie mettent en exergue la non-observance qui se traduit par les connaissances insuffisantes sur la maladie et son traitement ; les fenêtres thérapeutiques liées aux oublis ou à la rupture des stocks ; l'ajustement insuffisant du traitement en fonction des variations de la glycémie ou à une vision réduite. C'est pour cette raison que pour Zehouani & Missat (Zehouani & Missat, 2016), la non-observance « peut *être la prise d'une partie des médicaments chaque jour, des oublis ponctuels ou répétés d'un ou de plusieurs médicaments, un arrêt définitif d'un ou de plusieurs prises, le non-respect des modalités d'administration ou à l'inverse, une surconsommation* ». Un autre problème soulevé est l'instabilité de la glycémie, qui entraine une complexité du traitement. En effet, plus la glycémie d'un patient est instable, plus les médecins utilisent les approches variées dans le cadre de son suivi *pour la* stabiliser. Or, la complexité du traitement est un facteur limitant l'autogestion des personnes diabétiques. C'est dans cette optique que Zongo, (2016) déclare : *« La complexité du traitement affecte l'autogestion du patient. Car plus le régime thérapeutique est complexe, plus faible est la probabilité que les patients le suivent correctement ».* Dans le même ordre d'idées, l'enquête faite auprès des personnes vivant avec le diabète de type 2 fait également ressortir comme problème rencontré, le déficit de soins personnels. Celui-ci se traduirait par une hygiène de vie insuffisante, une dépendance vis-à-vis d'un tiers pour l'alimentation et autre, une autonomie fonctionnelle réduite et un autocontrôle insuffisant. Ces résultats confirment l'opinion de Lafontaine (Lafontaine, 2015) qui affirme : *« Les pratiques d'auto soin régulières incluent de saines habitudes alimentaires, un programme régulier d'exercices, une gestion du poids, l'auto-monitorage de la glycémie, les soins des pieds, la consultation régulière des professionnels de la santé et la prise de médication qui sont nécessaires pour contrôler la glycémie à long terme ».* Les résultats de l'enquête laissent transparaitre un problème d'anxiété et un sentiment d'auto efficacité faible, qui sont dus à quatre principaux facteurs : la perception négative de la maladie, une inaccessibilité à l'information utile, le manque de motivation et les croyances étiologiques. Ces résultats montrent que les états émotionnels du patient influencent largement l'autogestion de leur santé. Par conséquent, il s'agit d'un volet à prendre en compte dans le cadre de l'élaboration d'un programme d'accompagnement des personnes vivant avec le diabète de type 2. C'est pour cela que Bandura (Bandura, 2003) affirme : « Les *états physiologiques et émotionnels jouent un rôle dans le sentiment d'efficacité personnelle. Lorsqu'une personne associe un état émotionnel aversif tel que l'anxiété avec une faible performance du comportement demandé, cela peut l'amener à douter de ses compétences personnelles pour accomplir ce comportement et ainsi conduire à l'échec. Par contre, les individus seront plus enclins à croire au succès s'ils ne sont pas gênés par un état aversif.* »

L'entretien effectué avec des patients atteints de diabète de type 2 sur les facteurs qui limitent leur autogestion met en exergue le fait que ces derniers subissent l'influence de la pauvreté dans le cadre de l'autogestion de leur maladie. Cette pauvreté peut être financière ou intellectuelle. C'est dans cette optique que Zongo (2016) affirme : « *Les coûts du traitement qui sont une barrière à l'accès aux soins sont aussi une barrière à l'autogestion. Ainsi, l'absence d'assurance maladie influence négativement l'autogestion des patients atteints de diabète* ». Un des facteurs de risque limitant l'autogestion des personnes souffrant de diabète de type 2 identifiées lors de la collecte des données est la discontinuité des soins. Cette dernière se traduit par une discontinuité relationnelle entre le soignant et le patient, liée à la multiplicité des soignants, les difficultés d'autocontrôle de la glycémie liées à la rareté des bandelettes urinaires par les patients, la discontinuité d'approche d'un soignant à un autre, un ajustement insuffisant des doses de médicaments par le patient lui-même, lié à un déficit d'information. Or dans le cadre de la prévention des complications du diabète de type 2, la continuité des soins est un élément essentiel qui permet une stabilité de la glycémie chez les patients. Cette continuité des soins doit se traduire selon les résultats d'une étude qui avait été menée par Reid, Haggerty et Mckendry, (Reid, Haggerty, & McKendry, s. d.), à trois niveaux : *« la continuité informationnelle, la continuité relationnelle et la continuité d'approche ».* L'enquête faite auprès des personnes souffrant de diabète de type 2 montre que la réduction de l'autonomie fonctionnelle liée aux complications de la maladie chez les patients atteints de diabète de type 2 influence leur autogestion. Or, l'autogestion du diabète nécessite que le patient lui-même soit capable d'assurer un certain nombre de soins personnels. C'est pour cette raison que, dans le cadre de la prévention des complications du diabète, Lipsky et al., (Lipsky et al., 2012), affirme : « *Les patients qui ont subi une amputation du pied sont handicapés, dans la vie sociale comme professionnelle. Ils peuvent souffrir de dépression, car n'étant plus capables d'assurer eux-mêmes leurs propres soins et sont à risque significatif de seconde amputation.* Enfin, parmi les facteurs de risque limitant l'autogestion des personnes atteintes du diabète de type 2, figure le manque de connaissance qui entraine chez le patient l'anxiété, des croyances étiologiques subjectives, une motivation réduite dans la poursuite du traitement et une perception négative du diabète de type 2. Or les connaissances jouent un rôle primordial dans le cas de l'autogestion du diabète et la prévention des complications. Selon Cimon (Cimon, 2014), ces connaissances intègrent plusieurs aspects : « *les connaissances requises sur le diabète et son traitement afin de pouvoir effectuer les activités d'autogestion, les connaissances en lien avec le diabète, le plan alimentaire, l'exercice, la surveillance des glycémies et l'administration de l'insuline* ».

Les réponses obtenues auprès des participants révèlent que la plupart des patients atteints du diabète de type 2 ont dans leur vie, développé des routines qui leur permettent de vivre avec la maladie, et de prévenir des complications, mais à des degrés différents d'un patient à l'autre. Certains utilisent l'alarme de leur téléphone pour le rappel des heures de prise de traitement. D'autres anticipent les ruptures de stocks par l'achat de plusieurs boîtes de médicaments, etc. Cette expertise des patients mérite d'être prise en compte dans le cadre de l'accompagnement à l'autogestion du diabète de type 2, car selon Flora et al., (Flora et al., 2015), le patient partenaire est une personne progressivement habilitée au cours de son cheminement, à faire des choix libres et éclairés. L'un des facteurs de protection majeurs de l'autogestion issu de l'entretien auprès des personnes souffrant de diabète de type 2 est l'existence d'un réseau de soutien social. L'accompagnement à l'autogestion du diabète de type 2 devrait donc prendre en compte cet aspect. C'est aussi pour cette raison que Zongo (2016), estime que l'existence d'un soutien social au patient est associée à une bonne autogestion. L'enquête a permis de dégager comme autre facteur de protection de l'autogestion du diabète de type 2, l'acquisition des compétences. Ces dernières se résument à la capacité du patient à assurer les activités ci-après : Assurer ses autotests glycémiques journaliers à l'aide d'un glucomètre ou d'une bandelette urinaire, être fidèle à ses exercices physiques et à son régime alimentaire, posséder les brochures de prise en charge des hyperglycémies et des hypoglycémies, savoir prendre son traitement en fonction de son taux de glycémie, savoir interpréter les signes cliniques d'hypoglycémie ou d'hyperglycémie. Tenir une fiche des paramètres (poids, tension artérielle, taux de glycémie), solliciter l'aide des proches; au besoin, protéger ses pieds par le port des bas et des chaussures souples, prévoir un moment pour l'examen des pieds dans son horaire, limiter la consommation des excitants et observer une hygiène de vie rigoureuse. Ces résultats vont dans le même sens que les idées de Cimon, (Cimon, 2014) qui parle plutôt du développement des habiletés par le patient comme étant « *des actions comportementales que les individus prennent eux-mêmes pour maintenir leur santé et leur bien-être. Les actions relatives à l'exécution des auto soins en font partie : l'alimentation, l'exercice physique, l'auto surveillance des glycémies, la prise de médication, les injections d'insuline, le soin des pieds, les changements d'habitudes de vie, etc.* »

Conclusion

Le diabète de type 2 étant une maladie chronique, sa gestion exige une implication réelle de la personne malade. Cette autogestion s'appuie sur un ensemble de savoirs expérientiels. La présente recherche portant sur l'expérience d'autogestion des personnes vivant avec le diabète de type 2 a pour objectif général de décrire l'expérience d'autogestion des personnes vivant avec le diabète de type 2. Une recherche qualitative phénoménologique à visée descriptive a été réalisée auprès de 10 personnes diabétiques. Les résultats obtenus montrent que ces dernières sont confrontées à quatre facteurs de risque majeurs : la pauvreté, la discontinuité des soins, l'autonomie fonctionnelle réduite et les connaissances insuffisantes. Elles font également face à quatre principaux problèmes d'autogestion, notamment, la non-observance, le déficit de soins personnels, l'instabilité de la glycémie et le sentiment d'auto efficacité faible associé à l'anxiété et aux représentations approximatives du diabète. Pour faire face à ces problèmes, ces personnes mobilisent cinq facteurs de protection majeurs entre autres : les routines, le suivi accompagnement, le réseau de soutien social, les compétences et les connaissances. Par ailleurs, à partir de cette étude, plusieurs avenues de recherche pourraient permettre d'accroître davantage la connaissance sur l'expérience de vie des personnes souffrant de maladies chroniques. À cet effet, il serait intéressant d'étendre cette recherche aux autres types de diabètes et de développer par la suite un programme d'accompagnement de ces personnes à l'autogestion qui prend en compte les activités qui émanent de l'expérience de vie de ces personnes avec la maladie.

Références bibliographiques

Amelus, H. (2016), *Déterminants qui favorisent ou non l'autogestion du diabète de type 2 chez les personnes souffrant de cette maladie en Haïti* (Mémoire de maîtrise), Université Laval, Laval, Québec. Consulté à l'adresse http://hdl.handle.net/20.500.11794/27263

Audulv, Å., Asplund, K., & Norbergh, K.-G. (2012), The integration of chronic illness self-management, *Qualitative Health Research*, *22*(3), 332-345. https://doi.org/10.1177/1049732311430497

Bandura, A. (2003), *Auto-efficacité, Le sentiment d'efficacité personnelle*, Paris.

Charbonneau, E. (2010), *Effet d'un programme d'autoges4ion pour diabétiques de type 2 sur le4rs connai3sances, leurs comportements de santé et leurs paramètre3 métaboliqees* (Mémoire), Université du Québdc à Rimouski, Cons5lté à l'adresse http://semAphore®uqar.ca/528/1/Eve_Ch`rbonneau_octïbrm2011.pef

Cymon, E. (2°14)- *Facteur influençant l'!utogestion du diabète > perceptions des adultes diabétiques d5 type 2 insulinotraités*!(

émoire), Univers)té du Québec à Chiknuôimi, Conqultë àl'adresse https://constellation.Uqac.ca/2990/1/Cimon_uqac_0862N_10059.pdf

FID. (2017), *Guide de prise en charge du diabète de type 2 pour l'Afrique Subsaharienne,* Aon3ulté ` l'adresse https://www.worlddiabetesfoundatioj>org/sites/eefault/files/IDF%20Afric`%20Clknical%20Practice%20Guidel)ngs_French.0df

Flora, L.- Karazkvan,0P., Dumex, V., & Pomey, M.-P. (2015), *La!vision « patient partenaire » et ses implications : le modèle de Montréal.*

Kouakou, A. Y. F., Kamagaté, A., & Yapo, A. P. (2016), Complications du diabète en Côte d'Ivoire chez les patients diagnostiqués tardivement, *European Scientific Journal*, *12*(27). https://doi.org/10.19044/esj.2016.v12n27p250

Lafontaine, S. (2015), *Le soutien de l'autosoin d'adulte vivant avec le diabète de type 2* (Memoire), Université de Sherbrooke.

Lipsky, B. A., Berendt, A. R., Cornia, P. B., Pile, J. C., Peters, E. J. G., Armstrong, D. G., … Infectious diseases society of America (2012), 2012 infectious diseases society of America clinical practice guideline for the diagnosis and treatment of diabetic foot infections, *Clinical infectious diseases: An official publication of the infectious diseases society of America*, *54*(12), e132-173. https://doi.org/10.1093/cid/cis346

Loiselle, C. G., & Profetto-McGrath, J. (2007), *Méthodes de recherche en soins infirmiers*, Saint-Laurent, Québec. Consulté à l'adresse https://www.pearson.ch/HigherEducation/PearsonERPI/EAN/9782761318686/Methodes-de-recherche-en-soins-infirmiers

Loiselle, M.-C., & Michaud, C. (2008), Autogestion de la santé et humanisme en sciences infirmières, *Revue de l'Université de Moncton*, *39*(1-2), 41. https://doi.org/10.7202/039842ar

Orem, D. E. (1985), *Soins infirmiers : les concepts et la pratique*, Paris.

Pomey, M.-P., Flora, L., Karazivan, P., & Dumez, V. (2015), Le « Montreal Model » : enjeux du partenariat relationnel entre patients et professionnels de la santé, *Santé Publique*, 41-50.

Reid, R., Haggerty, J., & McKendry, R. (s. d.), *Dissiper la confusion : Concepts et mesures de la continuité des soins*, Consulté à l'adresse https://www.fcass-cfhi.ca/SearchResultsNews/02-03-01/58a53ce8-39f2-466a-8e98-8ffc36cf456c.aspx

Zehouani, A., & Missat, F. Z. (2016), *Évaluation de l'observance thérapeutique chez les diabétiques au niveau du service de médecine interne, CHU Tlemcen* (Mémoire), Université Abou Bekr Belk Aîd.

Élaboration d’un modèle logique pour un programme d’accompagnement des personnes vivant avec le diabète de type 2

Valérie EYENGA, Etienne KIMESSOUKIE OMOLOMO, Bili DOUTI et Yvan Lionnel NJINZEU NGANWOUA

Résumé

Le diabète de type 2 (DT2) est une affection qui altère la qualité de vie des personnes et impose des contraintes au patient et à ses proches (FID, 2017). Le nombre de personnes atteintes de DT2 est en évolution. Les infirmières seront amenées à intervenir auprès de cette clientèle. Pourtant, la littérature révèle un déficit de programmes d’accompagnement à l’autogestion. La question est de savoir quel modèle logique servirait de base à un programme d’accompagnement dans le DT2 ? L’objectif de l’étude est d’élaborer ce modèle logique. Cette étude s’appuie sur la méthode DELPHI et adopte un seuil d’accord inter-juge de 70% avec neuf experts. Un modèle logique d’accompagnement à l’autogestion du DT2 en six axes est élaboré : routines d’observance, continuité des soins, autonomie fonctionnelle, connaissances, régime alimentaire et soutien social validé à 80%. Ce modèle permet de développer des séquences et des outils pour un accompagnement efficace.

Mots clés : développement d’un programme, autogestion, diabète de type 2, accompagnement, personnes vivant avec le diabète de type 2.

Abstract

Type 2 diabetes (T2D) is a condition that alters people's quality of life and places demands on the patient and their loved ones (IDF, 2017). The number of people with T2D is increasing. Nurses will be called upon to intervene with the new patients. However, the literature reveals a lack of self-management support programmes. The question is what logic model would serve as a basis for a support programme in T2D? The aim of this study is to develop such a logic model. The study is based on the DELPHI method and adopts an inter-judge agreement threshold of 70% with nine experts. A logic model of support for self-management of T2D in six axes is developed: compliance routines, continuity of care, functional autonomy, knowledge, diet and social support validated at 80%. This model allows the development of sequences and tools for effective support.

Keywords: programme development, self-management, type 2 diabetes, support, people living with type 2 diabetes.

Introduction

Le premier rapport mondial de l'OMS sur le diabète publié en avril 2016 appelle à l'action pour réduire l'exposition aux facteurs de risque connus du diabète de type 2 et pour améliorer la qualité de soins offerts aux personnes souffrant de toutes les formes de diabète. Ce rapport souligne également l'énorme ampleur du problème du diabète ainsi que la possibilité d'inverser les tendances actuelles. Selon l'édition 2017 de la Fédération Internationale du Diabète (FID), le diabète est une des plus grandes crises de santé mondiale du XXIe siècle. D'où la nécessité de mettre sur pied des stratégies pouvant permettre aux personnes atteintes de cette affection chronique d'éviter l'évolution vers les complications et de vivre plus longtemps, à l'instar d'un programme d'accompagnement à l'autogestion. Le modèle logique d'un programme d'accompagnement des personnes vivant avec le diabète de type 2 est un cadre de référence regroupant un ensemble coordonné d'activités de suivi des patients atteints de diabète de type 2 par les professionnels de santé dans le cadre de l'autogestion de leur maladie. Ces activités sont mises en œuvre grâce à un partenariat de savoirs entre le patient et le professionnel de santé. Ledit programme concourt à l'atteinte d'une acquisition et maintien des compétences d'autogestion (HAS, 2007).

Cependant, les recherches documentaires faites dans les bases de données PubMed, Google Scholar, Érudit et CINHAL de décembre 2016 au mois de Juillet 2017 ont montré une étude portant sur le suivi des patients souffrant de diabète de type 2. Il s'agit du « *Guide de prise en charge du diabète de type 2 pour l'Afrique Sub-saharienne* », publié par la Fédération Internationale du Diabète Région Afrique le 20 juillet 2017. Ce document s'appesantit sur les questions clés que se posent les professionnels de santé, les patients et leur famille à propos du diabète de type 2 et de sa prise en charge. Il est fondé sur l'expérience d'un groupe d'experts en diabétologie travaillant dans la région et présente de façon explicite des recommandations basées sur les preuves scientifiques locales et internationales accumulées au sujet de la prise en charge du diabète de type 2. Cette recherche documentaire a également permis la découverte du « Programme PRIISME » rédigé par l'équipe de Diabétaide de Diabète Québec qui s'est associée à une équipe de spécialistes en diabète de l'Agence de Santé et des Services sociaux de la Mauricie et du Centre du Québec pour produire une série de fiches d'informations servant de base à l'enseignement auprès des personnes souffrant de diabète en 2011. Cet outil d'enseignement pratique des personnes souffrant de diabète comprend les modules suivants : le pré-diabète, le diabète, les médicaments pour le contrôle des glycémies, l'insuline, l'hypoglycémie, l'alimentation, les fiches pratiques sur l'hyperglycémie et l'hypoglycémie, le diabète gestationnel, l'activité physique et la liste des ressources.

Plusieurs auteurs se sont intéressés à l'autogestion des maladies chroniques et ont développé des théories permettant de comprendre comment un individu pourrait s'y prendre pour mieux vivre avec sa maladie. Ne pouvant pas convoquer toutes ces théories dans le cadre de cette étude, une d'entre elle a été sélectionnée pour servir de base théorique tout au long de cette recherche. Il s'agit de la théorie du « *Montréal Model* » ou le « *Patient partenaire* » développée par Pomey, Luigi, Karazivan et al. (Pomey et al., 2015). Ce modèle de partenariat patient s'appuie sur la reconnaissance des savoirs expérientiels du patient, issus de la vie avec la maladie, et complémentaires des savoirs scientifiques des professionnels de la santé. Il s'inscrit dans un *continuum* d'engagement des patients et peut s'appliquer dans les milieux de soins, de la formation des professionnels, de l'enseignement et de la recherche. Les personnes vivant avec le diabète de type 2 nécessitent un accompagnement organisé en vue d'un renforcement de leurs capacités dans le cadre de l'autogestion de leur santé. Cette dernière constitue la principale clé permettant de réduire les hospitalisations, de prévenir les complications et d'améliorer la qualité de leur vie. De ce fait, cette étude a eu pour mobile la question suivante : Quelles seraient à partir du savoir expérientiel, les composantes fondamentales d'un programme d'accompagnement à l'autogestion des personnes vivant avec le diabète de type 2 ? Pour répondre à cette question, la présente étude a pour objectif de ressortir à partir du savoir expérientiel, les composantes fondamentales d'un programme d'accompagnement à l'autogestion du diabète de type 2. Ce travail présente la méthodologie, les résultats obtenus et la discussion. Par la suite, une conclusion s'ouvre sur les suggestions et les perspectives de la recherche.

Méthodologie

Cette partie présente la méthode utilisée, les participants, les outils de collecte, le déroulement de la collecte, les stratégies d'analyse des données et les considérations éthiques.

La présente étude a recours à l'approche DELPHI. C'est une méthode qui est fondée sur le principe selon lequel plusieurs têtes valent mieux qu'une. En Sciences de la santé, cette méthode est utilisée depuis le milieu des années 1970, particulièrement en Sciences Infirmières (Powel, 2003). Elle peut être définie comme « une *méthode efficiente de structuration du processus de communication, permettant à un groupe d'individus de gérer ensemble un problème complexe* » (Linstone & Turoff, 1975). Vue comme tel, la méthode Delphi « *peut être appliquée à tous les domaines de recherche* » (Corbière & Larivière, 2014). Les raisons particulières qui justifient l'utilisation de cette méthode dans le cadre de cette recherche sont les suivantes : l'accompagnement à l'autogestion du diabète de type 2 est un phénomène complexe qui devrait bénéficier d'un jugement objectif sur une base collective. En plus, il s'agit d'un phénomène qui nécessite l'intervention d'une approche multidisciplinaire.

Un panel de neuf experts a pris part à l'étude. Comme critère d'inclusion, ont été admis, les participants ayant travaillé au moins pendant 3 mois dans un service de diabétologie. Chaque participant a préalablement reçu une lettre de recrutement des experts, sur laquelle chaque expert y a apposé sa signature marquant son accord de participation à l'étude. Ces experts ont été choisis selon leur expertise et leur désir de participer à l'étude. Une méthode d'échantillonnage par choix raisonné a été utilisée. La taille de l'échantillon se justifie par le fait que dans l'approche Delphi, « *le nombre de participants peut varier de 08 à plusieurs centaines, voire des milliers d'individus* » (Powel, 2003). Patton, cité par Loiselle [5, p. 279], quant à lui estime : *« La taille d'un échantillon par choix raisonné doit être évaluée selon l'objectif et la raison d'être de chaque étude* ». Le panel d'experts est constitué d'un médecin endocrinologue diabétologue, de trois médecins généralistes, d'un anthropologue, de deux infirmiers, d'un diététicien et d'un psychologue.

La collecte des données s'est faite à l'aide d'une grille d'évaluation de la validité théorique du modèle logique. Ce modèle logique a été construit à partir des résultats de la première phase soumis pour publication dans la *Revue Tropique Santé de l'École des Sciences de la Santé de l'Université Catholique d'Afrique Centrale*. Il indique les interventions issues du savoir expérientiel et du savoir scientifique à mettre en œuvre pour résoudre les problèmes d'autogestion vécus par les patients et contrebalancer les effets des facteurs de risque. De façon plus précise, quatre grilles de validation de la structure essentielle de l'expérience de vie des personnes souffrant de diabète de type 2 ont été utilisés : La première grille porte sur la validation des facteurs limitant l'autogestion des personnes souffrant de diabète de type 2. La deuxième grille permet la validation des problèmes majeurs rencontrés par les personnes souffrant de diabète de type 2 dans le cadre de l'autogestion. La troisième grille porte sur la validation des interventions qui favorisent l'autogestion des personnes souffrant de diabète de type 2. La dernière grille permet la validation des composantes du programme.

La collecte des données s'est faite auprès des différents experts pendant la période allant du 1er au 20 novembre 2017. Elle consistait dans un premier temps, à rencontrer l'expert dans son lieu de service, à lui remettre sa lettre de recrutement et à lui donner d'amples explications sur le sujet et les objectifs de l'étude. Après obtention de son accord de participation, les grilles de validation du modèle logique et de l'expérience d'autogestion du diabète de type 2 lui étaient remises. Chaque expert fixait un rendez-vous pour la remise des résultats dans un délai variant entre 3 à 7 jours. Lors de cette dernière, l'expert posait des questions sur les aspects qu'il n'a pas compris, et d'amples explications lui étaient données. Mais, la collecte des données auprès du médecin endocrinologue et des médecins généralistes ne s'est pas faite de la même manière. Ces derniers ont plutôt organisé un focus groupe auquel nous avons pris part, les items des différentes grilles ont été revus et discutés ensemble, puis chaque expert a émis ses appréciations sur les différentes grilles. La collecte des données s'est faite en un seul tour dans les différents services des experts. Pour la validation des problèmes d'autogestion du diabète, des facteurs de risque limitant l'autogestion du diabète, des facteurs de protection de l'autogestion et du modèle logique du programme, il fallait l'atteinte d'un score d'au moins 70% d'accord inter juges.

À cette phase, l'élément méthodologique le plus sensible de la méthode Delphi est abordé : la définition du consensus, c'est-à-dire « l'accord *entre les participants* » (Corbière & Larivière, 2014). Au départ, le seuil d'accord inter juges pour chaque composante du programme a été fixé à 70 %, car selon Keeney et al., (Keeney et al., 2006), « *Les chercheurs doivent définir cet accord de façon opérationnelle avant de commencer la collecte d'information* ». Après récupération des différentes grilles auprès des experts, nous avons procédé à la synthèse des opinions et à la définition des zones d'accord et de désaccord en additionnant les notes attribuées par les différents experts à chaque item et à chaque axe du modèle logique et en divisant leur total par 9. La moyenne obtenue était multipliée par 100 et le nombre obtenu divisé par 5 pour le calcul du pourcentage de validation. Par la suite, le pourcentage de validation global de chaque grille était calculé en additionnant les différentes moyennes des items de la grille, en multipliant leur total par 100 et en divisant le nombre obtenu par le nombre des items de la grille. Enfin, le modèle logique final du programme a été élaboré en intégrant les différentes suggestions des experts.

Un protocole de recherche a été soumis au Comité d'Éthique Institutionnel de la recherche pour la Santé humaine (CEIRSH) de l'École des Sciences de la Santé de l'Université Catholique d'Afrique Centrale pour la délivrance d'une clairance éthique. Un formulaire de consentement éclairé et une note d'information ont été rédigés et adressé aux personnes qui ont accepté de participer à la première phase de l'étude. Une lettre de recrutement des experts a été adressée à chaque expert.

Résultats

Validation des problèmes d'autogestion du DT2 vécus par les patients

Les données relatives à la validation des problèmes d'autogestion du DT2 par les experts font ressortir un score de 70 % qui est égal au seuil fixé. Ceci montre que les problèmes d'autogestion évoqués par les patients sont également en accord avec ceux observés par les experts en clinique. Il ressort également que, contrairement aux dires des patients, le problème « *perception négative de la maladie* » enregistre le pourcentage de validation le plus faible

(60%) alors que les problèmes « manque *de connaissances* » et « *motivation réduite à poursuivre le traitement* » enregistrent le pourcentage de validation le plus élevé (80 %). Néanmoins, un expert a suggéré un autre problème, la *« stigmatisation »* qui d'après lui, est très fréquente, surtout chez les patients ayant développé les complications du diabète. Un autre expert estime que le problème « *changement de traitement d'un soignant à l'autre* » n'est pas pertinent dans la mesure où l'histoire de la maladie et le cheminement du suivi thérapeutique de chaque patient sont indiqués dans le carnet. Donc, le soignant prescrit en tenant compte de ces indications.

Tableau 1 : Validation des problèmes d'autogestion du diabète de type 2

PROBLÈMES	COMPOSANTES	Moyenne de cotation du problème	Accord inter juge
Non observance	Signification symbolique attribuée à la maladie	3,8	76 %
	Fenêtres thérapeutiques liées aux oublis où à la rupture des stocks	3	60 %
	Vécu des effets secondaires	3,3	66 %
	Difficultés à organiser sa vie autour du traitement	3,5	70 %
	Défaut de compréhension (mauvaise compréhension des recommandations du soignant)	3,5	70 %
	Manque de ressources financières et humaines	3,6	72 %
	Manque de connaissances sur le diabète et ses complications	4	80 %
	Manque de motivation	3,3	66 %
	Changement de traitement d'un soignant à l'autre et selon l'évolution de la maladie	3,7	76%
Déficit de soins personnels	Complications	3,8	54 %
	Intolérance à l'activité physique	3,5	70 %
	Autonomie fonctionnelle réduite	3,6	72 %
	Faible réseau de soutien social	4	80 %
Instabilité de la glycémie	Complications du diabète	3,6	72 %
	Discontinuité des soins	3,5	70 %
	Non-respect du régime alimentaire	3,6	72 %
Sentiment d'auto efficacité faible, anxiété, représentation approximative du diabète	Perception négative de la maladie	2,4	54 %
	Déficit d'information	3,5	70 %
	Motivation réduite à poursuivre le traitement	4	80 %
	Croyances étiologiques	3,3	66 %
Total		70,8	
Moyenne		3,5	
Accord inter juges		70 %	70

Validation des facteurs limitant l'autogestion du diabète de type 2

Il ressort que la validation des facteurs qui limitent l'autogestion du DT2 par les experts a donné lieu à un accord inter juges de 66 %, un score qui se situe en dessous du seuil de 70%. Ce dernier se justifierait par le fait que 4/14 facteurs limitant l'autogestion ont obtenu un accord inter juges en dessous du seuil. C'est le cas du facteur de risque « *rupture de stocks de médicaments et des bandelettes urinaires* » qui obtient 62 % d'accord inter- juges, car, un des experts a estimé que ce facteur n'est pas assez pertinent, parce que les patients qui font face à ce problème utilisent généralement les appareils glycémiques non usuels dans notre contexte. Or le Centre National de Diabétologie de Yaoundé a mis sur pied certaines stratégies permettant de faire face à ce facteur, notamment, il est recommandé aux patients de se rapprocher de leur médecin pour une modification de l'ordonnance en cas de rupture de stock de médicaments et d'utiliser les appareils glycémiques subventionnés et disponibles dans notre contexte, dont les bandelettes sont rarement en rupture. Par ailleurs, malgré que le facteur « *actualisation insuffisante* » ait mobilisé un accord inter juges le plus élevé (80%), un des experts a estimé que ce facteur n'est pas pertinent dans la mesure où, tous les documents publiés dans les sites internet ne sont pas toujours fiables. Le facteur limitant l'autogestion du diabète « *déficit de l'offre de soins de santé* » est celui qui obtient le score de validation le plus faible. Or, il s'agit d'un facteur identifié dans les dires de plusieurs patients lors des entretiens.

Tableau 2 : Validation des facteurs qui limitent l'autogestion du diabète de type 2

Facteur de risque limitant l'autogestion	**Composantes**	**Moyenne de cotation du facteur limitant l'autogestion**	**Accord inter juges par facteur**
Pauvreté	Déficit de l'offre de soins/services de santé	2,6	52 %
	Fenêtres thérapeutiques	3,6	72 %
	Non-respect des rendez-vous	3,6	72 %
	Faible réseau de soutien	3,5	70 %
	Ruptures de stocks de médicaments et des bandelettes glycémiques	3,1	62 %
Discontinuité des soins	Discontinuité relationnelle liée à une multiplicité des soignants	3,2	64 %
	Difficultés d'autocontrôle de la glycémie	3,6	72 %
	Discontinuité d'approche entrainant une variabilité des ordonnances	3,5	70 %
	Ajustement insuffisant des doses de traitement	2,8	56 %
Autonomie fonctionnelle réduite	Douleur et asthénie	3.5	70 %
	Troubles de vision	2,8	56%
	Complications (atteinte des pieds)	3,5	70 %
Connaissances insuffisantes	Actualisation insuffisante (faible consultation des sites internet et des documents en rapport avec le diabète de type 2	4	80 %
	Déficit d'information	3,7	74 %
Total		47	
Moyenne		3,3	
Accord inter juges		66 %	66

Validation des facteurs protecteurs de l'autogestion du diabète de type 2

Les facteurs de protection de l'autogestion du diabète évoqués par les patients ont été validés par un accord inter juges de 76 %. Ce score montre que les interventions évoquées par les patients sont celles qui leur sont conseillées en clinique par les soignants. Malgré ce score de validation acceptable, le facteur « verbaliser *ses préoccupations » enregistre un faible pourcentage de validation de* 66%. Par ailleurs, l'un des experts a fait des observations en ce qui concerne l'intervention « *anticiper les ruptures de stocks par l'achat de plusieurs boites de médicaments* » en estimant que le traitement peut varier en fonction des états glycémiques, et l'achat de plusieurs boites par le patient pourrait conduire à des pertes si l'ordonnance venait à être modifiée par le soignant. Le même expert a estimé que l'intervention « *utiliser une fiche de pointage de la prise des médicaments* » n'était pas pertinente, mais qu'il fallait plutôt conseiller l'utilisation d'une fiche de pointage des glycémies.

Tableau 3 : Validation des facteurs de protection de l'autogestion du diabète de type 2

Interventions	**Composantes**	**Moyenne de cotation de l'intervention**	**Accord inter juge par intervention**
Routines	Utiliser l'alarme du téléphone portable pour le rappel des heures du traitement	**4**	**80%**
	Anticiper les ruptures de stocks par l'achat de plusieurs boites de médicaments à la fois	**3,8**	**76 %**
	Intégrer un groupe de sport	**3,7**	**74 %**
	Cuisiner soi-même son repas	**3,8**	**76 %**
	Élaborer un menu alimentaire hebdomadaire adapté à ses habitudes alimentaires	**3,7**	**74 %**
	Avoir sur soi un calendrier de rappel des rendez-vous à l'Hôpital et se faire aider par son entourage	**3,9**	**78 %**
	Utiliser une fiche de pointage de la prise des médicaments	**4**	**80 %**
Suivi-accompagne-ment	Faire recours au nutritionniste	**3,5**	**70 %**
	Avoir un planning des consultations chez un endocrinologue	**3,5**	**70 %**
	Verbaliser ses préoccupations lors d'une rencontre avec son soignant	**3,3**	**66 %**
	Avoir un planning des consultations chez un ophtalmologue	**3,6**	**72 %**
	Effectuer régulièrement ses bilans de routine	**3,5**	**70 %**
	Être en contact permanent avec un personnel de santé, posséder son numéro de téléphone	**3,9**	**78 %**
Réseau de soutien social	Développer un réseau de soutien social	**3,6**	**72 %**
	Intégrer un groupe de soutien des personnes vivant avec le diabète	**3,6**	**72%**
	Impliquer sa famille dans la gestion du diabète	**3,7**	**74 %**
Compétences	Assurer ses autotests journaliers à l'aide d'un glucomètre	**3,8**	**76 %**
	Être fidèle à ses exercices physiques et à son régime alimentaire	**3,9**	**78 %**

	Savoir interpréter les signes d'hypoglycémie ou d'hyperglycémie.	**3,5**	**70 %**
	Posséder son glucomètre en tout temps sur soi	**3,5**	**70 %**
	Tenir une fiche des paramètres (poids, TA, taux de glycémie)	**3,6**	**72 %**
	Avoir en permanence sur soi une source glucidique	**3,6**	**72 %**
	Protéger ses pieds par le port des bas et des chaussures souples	**3,6**	**72%**
	Tenir un journal de notation des réussites dans l'autogestion	**3,5**	**70 %**
	Prévenir la sécheresse cutanée par l'utilisation des crèmes hydratantes	**3,6**	**72 %**
	Se recréer, apprendre à se détendre (promenade, télévision, etc.	**3,7**	**74 %**
	Prévoir un moment pour l'examen des pieds dans son horaire	**4**	**80 %**
	Limiter la consommation des excitants (alcool, tabac, drogue,…)	**3,6**	**72 %**
Connaissances	Posséder les brochures de prise en charge des hypoglycémies et des hyperglycémies	**3,8**	**76 %**
	Enrichir son environnement de vie par les affiches sur le diabète	**3,7**	**74 %**
	Consulter les sites internet, lire les brochures sur le diabète de type2	**4**	**80 %**
	Suivre l'éducation thérapeutique à l'hôpital	**4**	**80 %**
	Noter les partages d'expériences dans un groupe de soutien	**3,8**	**76 %**
TOTAL		**122,3**	
MOYENNE		**3,7**	
Accord inter juges		**74 %**	**74%**

Validation du modèle logique du programme d'autogestion du diabète de type 2

Le modèle logique coconstruit avec les experts comprend six axes : les routines d'observance, l'autonomie fonctionnelle, les connaissances, le régime alimentaire et le soutien social.

L'axe « *routines d'observance* » a été validé par les experts à un score de 80 %. Ceci montre que les interventions proposées peuvent être appliquées par les patients dans notre contexte. Il ressort également de ce tableau que l'axe « continuité des soins » obtient un score de 74 % qui est également au-dessus du seuil fixé, ce qui signifie que les interventions proposées dans cet axe ont également été acceptées par les experts comme pouvant être appliquées par les patients. Dans le même ordre d'idées, l'axe « autonomie fonctionnelle » obtient un score de validation de 86 %. Il ressort aussi de ce tableau que les experts ont validé l'axe « connaissance » à un score de 80 %.

Par ailleurs, nous notons que les experts n'ont pas fait d'observations sur ces différents axes. Néanmoins, une experte a proposé que soit ajouté à ce programme l'axe « *Régime alimentaire* » qui d'après elle, est un maillon essentiel dans la prévention des complications du diabète de type 2, et qu'à l'intérieur de cet axe, soit ajoutées les interventions sur l'identification des différents groupes d'aliments existant dans la culture par le patient. Un autre expert a suggéré que soit également ajouté un axe « *soutien social* » qui d'après lui, semble très pertinent et nécessaire dans la résolution du problème d'absence de moyens financiers et d'isolement social. En outre, il a estimé que la résolution des problèmes du diabète passe par une approche écosystémique. Les deux tableaux ci-dessous donnent une illustration synthétique du modèle logique du programme d'autogestion du diabète dans le contexte camerounais.

Tableau 4 : Modèle logique du programme d'accompagnement des personnes vivant avec le diabète de type 2 à l'autogestion

Éléments	AXE 1 : Routines d'observance	AXE 2 : Continuité des soins	AXE 3 : Autonomie fonctionnelle
Problèmes	**Non observance**	**Instabilité de la glycémie**	**Déficit de soins personnels,**
Objectifs spécifiques	Développer les routines d'observance thérapeutique	Maintenir la glycémie dans les limites normales	Maintenir son autonomie pour effectuer ses soins personnels
Outils d'évaluation	• Marqueurs biologiques, • Échelle d'évaluation de l'observance	• Glucomètre+ bandelette, • Bandelettes urinaires	• Grille de pointage des soins personnels
Interventions du savoir expérientiel	• Utiliser l'alarme du téléphone pour le rappel des heures de prise de traitement, • Anticiper les ruptures de stocks, • Faire partie d'un groupe de sport, • Utiliser une fiche de pointage de la prise de traitement, • Développer un réseau de soutien social, • Avoir un planning des consultations chez un endocrinologue et chez l'ophtalmologue.	• Assurer ses autotests glycémiques journaliers à l'aide d'un glucomètre ou d'une bandelette urinaire, • Faire ses exercices physiques, • Posséder les brochures de prise en charge des hyperglycémies et des hypoglycémies, • Savoir prendre son traitement en fonction de son taux de glycémie et savoir interpréter les signes cliniques d'hypoglycémie ou d'hyperglycémie.	• Tenir une fiche des paramètres (poids, tension artérielle, taux de glycémie), • Solliciter l'aide des proches au besoin, • Protéger ses pieds par le port des bas et des chaussures souples, • Prévoir un moment pour l'examen des pieds dans son horaire, • Observer une hygiène de vie rigoureuse.

Interventions du savoir scientifique	• Tenir un tableau de motivation, • Chercher les alternatives aux attitudes indésirables (avoir sur soi une collation saine), • Contourner les barrières (éviter les restaurants, les bars).	• Tenir un journal d'évolution de sa glycémie, • Posséder en permanence sur soi, des réserves de sucre, • Posséder sur soi un glucomètre et des bandelettes en tout temps.	• Se fixer les objectifs de soin, • Prévenir la sècheresse cutanée par l'utilisation des crèmes hydratantes.
Indicateurs de résultats	• Fréquence des visites à l'hôpital, • Fréquence normale de réalisation des examens de routine, • Quantité de médicaments restant.	• Taux de glycémie normal, • Résultats des bilans lipidiques satisfaisants, • Existence d'un glucomètre, • Courbe glycémique stable.	• Courbe de poids corporel stable, • Indice de masse corporelle acceptable, • Courbe de tension artérielle, • Bon état des pieds.

Éléments	AXE 4 : Connaissances	AXE 5 : Régime alimentaire	AXE 6 : Soutien social
Problèmes	**Sentiment d'auto efficacité faible,**	**Complications**	**Anxiété, représentations approximatives du diabète**
Objectifs spécifiques	Mobiliser les connaissances nécessaires à l'autogestion du diabète de type 2	S'alimenter selon son taux de glycémie	Développer un réseau de soutien social
Outils d'évaluation	• Questionnaire d'évaluation des connaissances sur le diabète, Échelle d'évaluation de l'anxiété	• Marqueurs biologiques	• Échelle de mesure du soutien social et de l'anxiété
Interventions du savoir expérientiel	• Consulter les sites internet, lire les brochures sur le diabète, les cédéroms sur le diabète de type 2 • Suivre l'éducation thérapeutique à l'hôpital, • Verbaliser ses préoccupations lors d'une rencontre avec son soignant, • Se récréer, apprendre à se détendre (promenade, télévision, etc.)	• Respecter son régime alimentaire, • Cuisiner soi-même son repas si possible, • Élaborer un menu hebdomadaire adapté aux habitudes alimentaires de son milieu de vie, • Faire recours à un nutritionniste, limiter la consommation des excitants,	• Intégrer un groupe de soutien des personnes vivant avec le diabète • Tenir un cahier de notation des partages d'expériences dans un groupe de soutien • Se faire aider par son entourage pour le rappel des rendez-vous et le suivi du régime.
Interventions du savoir scientifique	• Tenir un journal de notation des réussites dans l'autogestion,	• Élaborer un horaire pour les repas,	• Solliciter l'implication des membres de sa famille dans les soins,

	• Enrichir son environnement de vie par les affiches sur le diabète, • Identifier les fausses croyances sur le diabète.	• Identifier dans sa culture, les grands groupes d'aliments • Connaitre les aliments à mesurer, à éviter, à prendre à volonté.	• Toujours se faire accompagner à l'hôpital par un membre de la famille.
Indicateurs de résultats	• Bonne Humeur, • Connaissances sur le diabète, le traitement, la prévention des complications, • Détermination à poursuivre le traitement, • Perceptions sur le diabète.	• Poids, • Tour de taille, • Taux de cholestérol, • Existence d'un menu adapté.	• Présence d'un proche aidant, • Niveau de payement des soins.

Discussion

Le savoir expérientiel des personnes vivant avec le diabète de type 2, associé au savoir scientifique, ont permis de ressortir un modèle logique du programme d'accompagnement des personnes vivant avec le diabète de type 2 en six axes. Il s'agit notamment, des axes : routines d'observance, continuité des soins, autonomie fonctionnelle, connaissances, régime alimentaire et soutien social. Une comparaison de ce nouveau modèle avec le programme PRIISME permet de constater que ce dernier est un outil qui a été élaboré sur la base de l'expérience des professionnels et du savoir scientifique. Le savoir expérientiel du patient n'a pas été pris en compte. Or, c'est un maillon essentiel dans le cadre de l'autogestion, car selon le *Montréal Model,* les personnes souffrant de maladie chronique n'obtiennent pas leur expertise en obéissant tout simplement aux recommandations du soignant, mais en identifiant leurs propres limites et en expérimentant leurs propres stratégies (Pomey et al., 2015). C'est donc ce volet qui fait l'originalité du présent modèle logique du programme d'accompagnement à l'autogestion du diabète de type 2.

Par ailleurs, le programme PRIISME a été présenté en quatre volets : comprendre le diabète, l'alimentation, l'activité physique, les soins et les traitements et la psychologie. Le contenu de ces volets peut correspondre aux axes, régime alimentaire, instabilité de la glycémie, autonomie fonctionnelle réduite et connaissances. Les volets soutien social et routines d'observance n'y apparaissent pas clairement. Ces deux axes ajoutent un plus à ce nouveau programme, puisqu' en contexte camerounais, la pauvreté est l'un des facteurs qui influencent l'autogestion des patients et par conséquent, l'observance thérapeutique et le soutien social peuvent permettre de faire face à ce facteur de risque. Une comparaison du présent programme avec le guide de prise en charge des personnes souffrant de diabète de type 2 en Afrique Sub-Saharienne permet tout simplement de constater que ce dernier s'appesantit sur les questions d'éducation thérapeutique, les questions de traitements, les exercices physiques et l'alimentation. Il est également fondé sur l'expérience d'un groupe d'experts exerçant en diabétologie. Donc l'expérience du patient n'est non plus prise en compte. Ainsi, le présent modèle logique est plus complexe et complémentaire aux autres programmes déjà proposés.

Conclusion

La présente recherche portant sur l'élaboration d'un modèle logique pour un programme d'accompagnement des personnes vivant avec le diabète de type 2 a pour objectif général d'élaborer un modèle logique qui servirait de base à un programme d'accompagnement des personnes vivant avec le diabète de type 2 à l'autogestion. Cette étude a permis de partir du savoir expérientiel des patients, associé au savoir scientifique pour proposer à un panel de neuf experts, un modèle logique du programme d'accompagnement à l'autogestion du diabète de type 2 en quatre axes principaux. Il s'agit des axes : routines d'observance, continuité des soins, autonomie fonctionnelle et connaissances. Ce dernier a obtenu un accord inter juges de 80 %. Grâce aux suggestions et aux observations des experts, le modèle logique final a intégré deux nouveaux axes : régime alimentaire et soutien social. Sur le plan théorique, cette étude a permis de documenter l'expérience de vie des personnes vivant avec le diabète de type 2 et de présenter le modèle logique du programme d'accompagnement des personnes vivant avec le diabète de type 2. Sur le plan clinique, le modèle logique qui a été proposé pourrait servir d'outil d'aide-mémoire aux professionnels exerçant en diabétologie dans le cadre de l'accompagnement des personnes vivant avec le diabète de type 2. Par ailleurs, à partir de cette étude, plusieurs avenues de recherche pourraient permettre d'accroître davantage la connaissance sur l'accompagnement des personnes souffrant de maladies chroniques. À cet effet, il serait intéressant d'étendre cette recherche aux autres types de diabète et de procéder à la phase d'expérimentation et les études pilotes de ce programme seront faites dans le cadre des études ultérieures.

Références bibliographiques

Corbière, M., & Larivière, N. (2014), Méthode qualitative, quantitative et mixte dans la recherche en sciences humaines, sociales et de la santé.

FID. (2017), Guide de prise en charge du diabète de type 2 pour l'Afrique Sub-saharienne, https://www.worlddiabetesfoundation.org/sites/default/files/IDF%20Africa%20Clinical%20Practice%20Guidelines_French.pdf

HAS. (2007), Éducation thérapeutique du patient : Comment élaborer un programme spécifique d'une maladie chronique [Recommandations], https://www.has-sante.fr/portail/upload/docs/application/pdf/etp_-_comment_elaborer_un_programme_-_recommandations_juin_2007.pdf

Keeney, S., Hasson, F., & McKenna, H. (2006), Consulting the oracle: Ten lessons from using the Delphi technique in nursing research, Journal of Advanced Nursing, 53(2), 205-212. https://doi.org/10.1111/j.1365-2648.2006.03716.x

Linstone, H. A., & Turoff, M. (1975), The Delphi Method : Techniques and Applications. https://www.researchgate.net/publication/237035943_The_Delphi_Method_Techniques_and_Applications

Loiselle, M.-C., & Michaud, C. (2008), Autogestion de la santé et humanisme en sciences infirmières, Revue de l'Université de Moncton, 39(1-2), 41, https://doi.org/10.7202/039842ar

Pomey, M.-P., Flora, L., Karazivan, P., & Dumez, V. (2015), Le « Montreal Model » : Enjeux du partenariat relationnel entre patients et professionnels de la santé, Santé Publique, 41-50.

Powel, C. (2003), The Delphi technique: Myths and realities, Journal of Advanced Nursing, 41(4), 376-382. https://doi.org/10.1046/j.1365-2648.2003.02537.x

Défis paradigmatiques et rationalité de l'identité infirmière au Cameroun

Séraphine Clarisse MENYEÑE NDONGO,
Cristina GARCIA-VIVAR et Luc ONAMBELE

Résumé

La profession infirmière souffre d'une crise identitaire au Cameroun. Malgré le fait qu'elle soit arrivée par la colonisation avec une vision précise, les infirmières présentent uniquement la catégorisation, l'intégration et la transformation comme les trois approches paradigmatiques qui encadrent le développement de la rationalité de leurs actes, de leur identité au Cameroun. L'objectif de cet article était de comprendre et d'interpréter les défis paradigmatiques qui aliènent la profession de l'identité infirmière au Cameroun. Une étude qualitative ethno-herméneutique nous a permis d'utiliser un guide d'entretien auprès de six infirmières accompagnées d'un référentiel de mémos. La méthode était interprétative et compréhensive conformément à la logique gadamérienne. Nous avons utilisé l'analyse inductive des thèmes pour aboutir aux résultats. Leur crédibilité tient de l'intervention de deux codeurs indépendants. Il ressort que l'accommodation au langage de l'autre conduit l'infirmière à citer la catégorisation, l'intégration et la transformation comme des paradigmes qui encadrent son agir, mais n'ayant aucune signification dans sa manière d'être - Le mode d'acquisition des connaissances infirmières au Cameroun peut expliquer le fait que l'infirmière et son agir soient à cheval entre « le faire-pour », et « le décider-pour » - La reconnaissance du paternalisme religieux et militaire comme racine de la profession infirmière au Cameroun peut contribuer à déterminer son identité. En conclusion, la science n'est l'apanage d'aucune langue, d'aucune culture, et la rationalité de l'identité de l'infirmière camerounais l'est encore moins. Une vision plus large doit être envisagée en fonction de l'histoire de chaque peuple en vue de la construction d'une identité capable d'être interprétée et comprise par les infirmières, au bénéfice du soigné.

Mots-clés : Paradigmes, rationalité, identité de l'infirmière

Abstract

The nursing profession is suffering from an identity crisis in Cameroon. Despite the fact that it arrived through colonisation with a clear vision, nurses present only categorisation, integration and transformation as the three paradigmatic approaches that frame the development of the rationality of their actions, their identity in Cameroon. The objective of this paper was to understand and interpret the paradigmatic challenges that alienate the nursing identity profession in Cameroon. An ethno-hermeneutic qualitative study was used to conduct an interview with six nurses along with a memo repository. The method was interpretative and comprehensive in accordance with Gadamerian logic. We used inductive analysis of themes to reach the results. The credibility of the results is due to the intervention of two independent coders. It emerges that accommodation to the language of the other leads the nurse to cite categorization, integration and transformation as paradigms that frame her action, but have no meaning in her way of being - The mean of acquisition of nursing knowledge in Cameroon may explain the fact that the nurse and her action straddle the line between "doing-for", and "deciding-for" - The recognition of religious and military paternalism as the root of the nursing profession in Cameroon may contribute to determining its identity. In conclusion, science is not the prerogative of any language or culture, and the rationality of the Cameroonian nurse's identity is even less so. A broader vision must be considered according to the history of each people in order to build an identity capable of being interpreted and understood by nurses, for the benefit of the cared-for.

Keywords: Paradigms, rationality, nurse's identity.

Introduction

« Le réel n'est jamais ce que l'on pourrait croire, mais ce qu'on aurait dû penser » (Bachelard, 2020). À l'aube de la révolution de la discipline infirmière qui l'inscrit dans l'espérance épiphanique de son identité dans la grande famille des sciences de la santé, cette pensée de Bachelard sur le réel n'est rien d'autre qu'une invitation à procéder à une catharsis à la fois intellectuelle, et affective des connaissances dogmatiques, qui encadrent la production des soins infirmiers en Afrique depuis de longues dates. Selon Yanguel (2020), il serait prétentieux pour l'infirmière africain de songer simplement à une organisation de sa vie professionnelle sans un profond changement de paradigme.

Jadis démis du droit de revendication pour cause de colonisation (Sela, 2018), *le nouveau visage qu'adopte l'infirmière africain dans le questionnement des paradigmes qui guident sa pratique est contributif à une raison de son envol par rapport aux paires appartenant à une autre rationalité. Son action serait vue comme une* libération de l'infériorisation et de la marginalisation dont les peuples noirs ont été victimes depuis l'expansion coloniale (Kom, 1997). L'infirmière africaine peut oser critiquer le cadre qui permet de développer la rationalité de son action sur sa terre. Cette grille de lecture qui s'impose à sa manière de conduire sa recherche, à sa façon de concevoir le réel dans sa discipline à partir des réalités de son terroir lui donne une identité professionnelle. Selon les courants épistémologiques, le paradigme peut s'inscrire dans le courant positiviste, structuraliste, fonctionnaliste ou compréhensif. Ainsi, il est soumis à une remise en question dans le cadre de l'évolution d'une science (Pepin, Ducharme, & Kérouac, 2017). La découverte des nouveautés dans une science est attribuée à son évolution. Ce qui nous donne de comprendre et d'interpréter pourquoi l'identité infirmière n'échappant pas au daemon de l'évolution, est affectée par la révolution paradigmatique qui affecte son identité.

L'identité de l'infirmière reliée au paradigme de la transformation se construit au-delà du réductionnisme qu'offre la vision biomédicale (Auger, 2015). Dans cette visée l'infirmière se reconnait, en le fait qu'il ne considère plus celui qu'il soigne comme un homme, qui est ici une notion vague, mais un sujet ayant une identité à la fois ontologique et transcendante. L'infirmière qui exerce son activité sous le sceau de ce paradigme s'identifie par le fait qu'il considère le soigné comme un acteur et un décideur dans son soin. Il « est avec » celui qui souffre.

En dévoilant leur argumentaire sur les visions qui encadrent l'identité infirmière, Pépin, Ducharme, & Kerouac, (2017) laisse croire que les paradigmes de la catégorisation, de l'intégration et de la transformation déterminent les différentes approches théoriques sous lesquelles, les infirmières ont forgé respectivement leur identité des années 1900 à 1950, de 1970 à 2000 et de 2000 à nos jours. Cependant, en France il est établi que la pratique était fondée à ses débuts sur les connaissances profanes puis, sur la scolarisation, ensuite elle est devenue scientifique pour être à ce jour académique (Nadot, 2009). Cette évolution passant de l'éclosion d'une vision identitaire à une autre. L'infirmière est donc passée de celle qui avait l'habilité à prodiguer les soins domus, à celle qui assurait les soins familia, pour enfin lui attribuer la capacité à offrir des soins du genre hominem (Nadot, Busset, & Gross, 2013).

En Afrique, la paupérisation stylistique du domaine infirmier ne donne pas accès à un aspect identitaire liée à une vision propre au terroir (Menyeñe, Onambele, & Garcia-Vivar, 2021), mais fait une adaptation de son identité suivant la considération canadienne. Cependant, ces considérations trouvent difficilement un sens dans le langage des soins infirmiers voire de l'infirmière elle-même au Cameroun. Conséquemment, le problème est la difficile mise en œuvre d'une identité infirmière à partir d'une vision d'emprunt. Autrement dit, les trois paradigmes (catégorisation-intégration-transformation) révèlent-ils authentiquement l'identité de l'infirmier en Afrique en général et singulièrement au Cameroun ? Quel type de rapport pouvons-nous établir entre cette approche paradigmatique et l'identité infirmière en Afrique ? Est-il un rapport de supériorité ou de complémentarité ? Pour donner une réponse à ces questionnements, il est nécessaire de mener cette réflexion.

L'objectif de cette recherche est de comprendre et interpréter les défis paradigmatiques qui aliènent la rationalité de l'identité infirmière au Cameroun. La contribution de cette œuvre heuristique se situerait alors dans l'enrichissement pour ce dernier qui exerce dans un contexte particulier, avec des réalités propres, afin de se frayer un chemin parmi ses paires d'un autre monde.

Méthodologie

Le caractère dialectique qui sous-tend l'idée d'une ethno-herméneutique justifie le choix que nous avons porté à ce type d'étude. Elle tire ses racines de la philosophie du langage (Gauvry, 2017/2022). Il s'agit d'une tradition d'étude qui doit être initiée dès lors que le chercheur s'investit pour le dévoilement de la signification de l'expérience humaine à partir du vécu des informateurs. Le quale (l'essence/contenu) de l'expérience ne pouvant se laisser connaître de lui-même, il a besoin d'un traducteur pour qu'il soit divulgué tout en ayant conscience de l'intérêt à garder le sens de l'expérience ainsi traduite pour prétendre à une compréhension (Gadamer, 1996). La méthode que nous avons donc mise en œuvre pour collecter les données est à la fois interprétative et compréhensive. Pour ce faire, nous avons utilisé un guide thématique qui nous a permis d'effectuer des interviews approfondis auprès de six infirmières et le référentiel de mémos nous a servi pour la description et la compréhension de certaines situations. La taille de cet échantillon a été déterminée par la saturation par thème.

L'hôpital de district de Ngoumou qui a abrité cette recherche est situé dans la Région du Centre au Cameroun précisément dans l'Arrondissement de Ngoumou, Département de la Mefou et Akono. Il compte parmi les structures sanitaires du District de Santé de Ngoumou. Le découpage du Ministère de la Santé Publique laisse entrevoir qu'il est bâti sur une zone semi-rurale. Les populations qui y consultent pour la plupart vivent de l'agriculture, du petit commerce. Elles sont issues de différents coins de l'arrondissement de Ngoumou, et de Yaoundé la capitale du Cameroun. Cependant, la grande majorité vient du District de santé de Ngoumou. Ainsi la population de ladite commun est majoritairement jeune. Il s'agit d'une structure publique, qui fait partie du 1er niveau dans la pyramide sanitaire du Cameroun. La documentation de l'hôpital ne révèle aucune information sur sa philosophie des soins infirmiers. Cependant, les missions qui la justifient en tant que structure hospitalière tournent principalement autour de la santé de la mère et de l'enfant. Son organisation administrative laisse entendre que le pouvoir est vertical. Toute décision vient du directeur de la structure en raison de sa position de médecin (source-hôpital). À type d'exemple, le surveillant général établit un système de roulement sur un 2×8 c'est-à-dire une équipe travaille de 7 h 30 à 16 h 30 et une autre assure la relève de 16 h 30 à 7 h 30 le lendemain. Seulement, pour que ce roulement prenne effet, il faut la validation du médecin comme en témoignent les affiches dans l'enceinte de l'hôpital.

Fig1 : carte de la Mefou et Akono mettant en exergue l'hôpital de district de Ngoumou

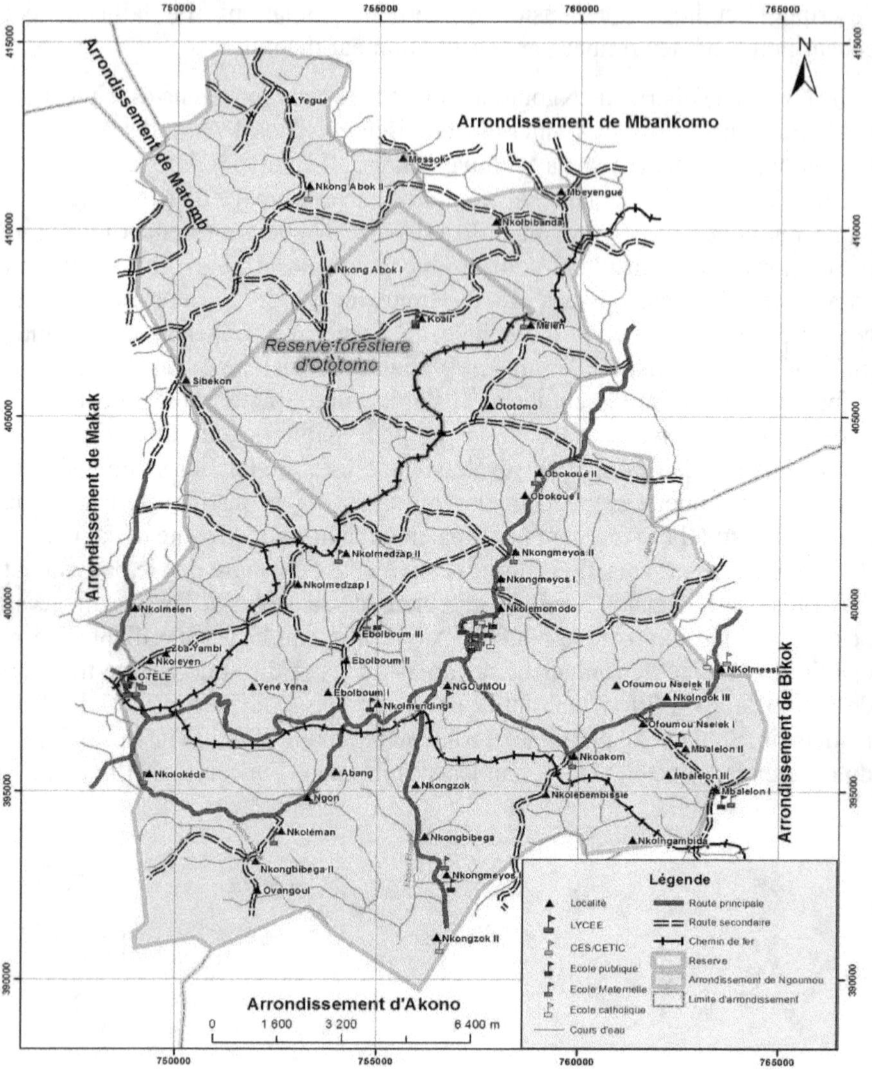

Du 2 août au 31 octobre 2021, nous avons utilisé un guide thématique de type semi-directif pour mener nos entretiens avec six infirmières à l'hôpital de district de Ngoumou. Le choix de ce modèle est justifié par le fait que nous voulions leur laisser la latitude de s'exprimer librement sur l'objet de la recherche. Les participants auprès desquels nous l'avons utilisé avaient entre 3 et 17 ans d'expériences professionnelles, avec un background d'au moins 4 années d'études dans la discipline infirmière. Bien qu'étant à parité égale, nous assumons le choix de l'appellation infirmière suivant l'orientation du Conseil International des Infirmières. Pour cet organisme, par le fait que 90

% de ses membres sont des femmes, il est légitime de les regrouper sous le genre féminin. Ainsi, l'âge de nos infirmières variait entre 24 et 45 ans. Ils sont tous du service de médecine générale. La durée moyenne des entretiens se situait entre 19 et 35 minutes.

Le traitement des données a suivi la logique de l'analyse inductive des données que propose Charmaz (2006). Pour l'auteur, il y a deux grandes étapes de l'analyse des données avec des sous-sections. Cependant, avant de mettre lesdites étapes en œuvre, nous avons fait une transcription verbatim. Quatre opérations de codage ont suivi la transcription. Il s'agit chronologiquement du codage ouvert, axial, sélectif et théorique (Charmaz, 2006). C'est à la faveur de ces étapes que nous avons succinctement élaboré les sous-thèmes et les thèmes. Nous devons la crédibilité des résultats obtenus à la fidélité à un ensemble de critères de scientificité.

Dans la quête de produire des résultats crédibles le plus possible, nous avons eu recours à la relecture des verbatim par chaque participant pour qu'il s'assure de la fidélité des données collectées auprès de lui. La validité des résultats quant à elle a nécessité l'intervention de deux codeurs indépendants. C'est grâce à leur apport que nous avons procédé au calcul de la fiabilité des données de cette étude selon la formule de Miles et Huberman (1994). Pour ces derniers, les résultats d'une analyse des données qualitatives sont dits fiables lorsque le nombre d'accords entre les inters codeurs se situe au-delà de 91 %. Dans le cas d'espèce, le codage est fiable à environ 99,18 %.

Résultats et discussion

La particularité d'une profession tire entre autres avantages de l'usage d'un langage commun. Celui-ci est garant de la fluidité des échanges entre ses membres. Ce dernier donne une explication au choix d'un paradigme en son sein par ses utilisateurs. Pour ce faire, faut-il encore avoir connaissance du sens de ces deux notions. En établissant que le langage nous enferme dans un paradigme (Basso, Colas-Blaise, & Rémi-Giraud, 2017), sa venue au monde est entièrement dépendante de l'existence du paradigme. Cependant, la présente étude est révélatrice de cinq thèmes qui permettent l'intelligibilité de cette vision. Ainsi, les principaux résultats de cette recherche sont organisés suivant cinq thèmes : (1) la controverse entoure la saisie de l'essence du paradigme dans le langage de l'infirmière camerounaise ; (2) l'accommodation au langage de l'autre conduit l'infirmière à citer la catégorisation, l'intégration et la transformation comme des paradigmes qui encadrent son agir, mais n'ayant aucune signification dans sa manière d'être ; (3) il y a une volonté à renier le paternalisme religieux et militaire qui ont vu naître les soins infirmiers au Cameroun ; (4) le mode d'acquisition des connaissances infirmières au Cameroun peut expliquer le fait que l'infirmière et son agir soient à cheval entre « le faire-pour », et « le décider-pour » ; (5)

la reconnaissance du paternalisme religieux et militaire comme racine de la profession infirmière au Cameroun peut contribuer à déterminer l'identité de l'infirmière camerounais.

La controverse entoure la saisie de l'essence du paradigme dans le langage de l'infirmier camerounais

Les résultats de cette recherche évoquent le paradigme semblable à la rationalité ou encore comme équivaut au contenu du langage de la profession infirmière. Pourtant, en tant que prédicat du langage (Basso, Colas-Blaise, & Rémi-Giraud, La notion de paradigme dans les sciences du langage, 2017), la saisie du paradigme ne devrait pas se donner à partir d'une notion qu'il a lui-même donné au monde. Ce qui constituerait une faille dans la communication entre les infirmières de notre contexte et celles du contexte contemplé. En prenant conscience de l'existence du vocable paradigme, les infirmières camerounaises signent une reconnaissance à l'appartenance à leur condition d'être-infirmier. Une façon de témoigner du désir de la relation à autrui. Ce désir de la mise en relation avec la communauté infirmière indifféremment du contexte, n'aurait de sens que si le mot utilisé renvoyait à une réalité commune (Pommier, 2013). Le bon usage d'un mot est susceptible de nous guider dans l'accomplissement de véritables actes (Ambroise, 2011). La performativité de la notion de paradigme serait en ce sens d'un grand enjeu pour l'agir de l'infirmière et donc de son identité s'il employait efficacement son langage.

Pour qu'il soit efficace, le langage est constitué de mots renvoyant à des notions générales orientées vers l'action. Une telle acception dans la vision wébérienne, nous interpelle sur la nécessité d'une adéquation entre l'intégration de la notion de paradigme dans le langage de l'infirmier camerounais, et le retentissement du sens qu'ils lui vouent sur leur agir. L'intégration dans un sens, de l'entité paradigme et la tentative de la définir pour ses actions dans un autre sens, par les infirmières camerounaises suivent une norme dont les moyens et les finalités semblent déterminés d'avance. Ainsi, l'action serait téléologiquement rationnelle si les moyens utilisés sont subjectivement en adéquation avec les fins visées (Amblard, 2010; Onambele, 2016; Mien, 2018). Le paradigme pourrait prendre le sens de la rationalité de la mesure comme le voudraient les résultats de cette recherche. Cependant, son usage dans le contexte où il est utilisé devrait être calculé sur la base d'une fin utile. Une fin qui contribuerait soit à la reconnaissance de l'infirmière camerounaise comme un être ayant une même vision que le commun des infirmières, ou qui l'établit comme une entité singulière parmi ses paires.

L'accommodation au langage de l'autre conduit l'infirmière à citer la catégorisation, l'intégration et la transformation comme des paradigmes qui encadrent son agir, mais n'ayant aucune signification dans sa manière d'être

La reconnaissance de l'être-infirmier dans le contexte africain en l'occurrence camerounais passe par la mise en route de l'accommodation comme en témoignent nos résultats. Cependant, il se lit en cette entreprise, un processus qui permet d'établir un lien entre le milieu environnant et les connaissances acquises du sujet, en ce qu'elle consiste à interpréter de nouveaux éléments à la lumière des schèmes de pensée déjà existants (Albrespit, Lacassain-Lagoin, & Le Prieult, 2017). Ainsi, en contexte camerounais, la démarche à entreprendre pour intégrer la grande communauté infirmière devrait au préalable s'assurer de l'habileté à l'autoidentification des infirmières avant de penser à un ajustement de sa personne pour ressembler à l'autre. Sous ce prisme, la recherche de cet équilibre doit pouvoir se vérifier à travers leur déclaration suivant laquelle : « nous utilisons dans notre pratique, le paradigme de la catégorisation, le paradigme de l'intégration et le paradigme de la transformation ».

En ayant conscience de la notion de paradigme comme une vision dominante d'une communauté pendant une période donnée (Mucchielli, 2016); un cadre qui permet le développement d'une rationalité. Pour être ainsi conçue, l'idée défendue doit être une œuvre collégiale développée en dehors de toute contrainte et non une simple déclaration. L'acception de cette notion suppose toute absence de présupposé d'une connaissance se développant librement, hors de toute contrainte, et n'ayant de comptes à rendre qu'à la réalité en fonction des critères méthodologiques empruntés à la raison (Macherey, 2008). En faisant une réminiscence sur l'origine de cette notion, il semble qu'à travers son intérêt pour l'approche définitionnelle du paradigme, Kuhn entend circonscrire son acte autour d'un champ précis, et la nécessité d'usage d'un langage commun se manifestant au sein d'une culture donnée. C'est en partant des interpénétrations entre la langue et la culture dans laquelle ce vocable apparait que se forme un univers mental (Basso, Colas-Blaise, & Rémi-Giraud, 2017). Le développement du langage proprement dit dépendra de la révolution des modèles théoriques de référence. Pour toutes ses utilisateurs, ils doivent avoir l'habileté à relier chaque signifié de cette langue à un signifié. C'est ainsi que dans la profession infirmière, chaque continent peut présenter son évolution identitaire en référence à un enracinement paradigmatique. L'intégration de ces trois paradigmes dans la manière d'être infirmière au Cameroun semble donc être une pâle-copie de l'approche canadienne.

L'approche canadienne en laquelle elle dit se reconnaitre souligne que la vision infirmière est passée tour à tour de la catégorisation à la transformation en passant par l'intégration (Pepin, Ducharme, & Kérouac, 2017). Les trois paradigmes véhiculent chacun une rationalité différente. Le premier a une conception organiciste de la personne, relie chaque problème de santé à une lésion organique. Sa logique est « le faire-pour », la personne est pour l'infirmière, un objet de soin. Dans l'intégration, la vision de l'homme est systémique avec une considération de la supériorité de la somme des parties. Ce paradigme défend la logique « faire-avec », parce que la personne est vue sous un angle holiste ayant une responsabilité dans sa maladie même si ; c'est l'infirmier qui est l'expert. D'un autre point de vue, les théoriciennes américaines nous donnent de reconnaître une infirmière à partir des actions qui prônent l'unicité entre le corps-âme-esprit (Sitzman & Watson, 2018) et dans cette vision il faut y ajouter la culture (Leininger & McFarland, 2006). Dans leur vision du monde, le paradigme de la transformation est leur cadre de développement identitaire.

En soulignant que : « si un patient arrive à l'hôpital et me dit : docteur je sens comme si j'ai du palu et j'ai déjà pris l'ekuk (quinqueliba), c'est vrai nous recueillons ces informations mais nous ne… je peux dire… nous ne considérons pas. Nous reprenons ses soins en suivant la prescription du médecin ». Le nominatif employé pour désigner l'autre le situe dans la période intégrative. La personne qui est soignée attend tout de l'autre sans avoir connaissance de son expérience ; il n'a rien à enseigner à une personne qui assume une expertise dans la réception des ordres venant du véritable expert. Cette vision n'est reconnaissable ni dans la catégorisation, ni dans l'intégration, ni dans la transformation. Il semble que la signification donnée au paradigme ici soit typiquement africaine. Pourtant, il est établi que l'intégration des paradigmes est une instruction ouverte sur une déclinaison identitaire certes, mais elle reste toujours en cours de régénération et de renégociation (Basso, Colas-Blaise, & Rémi-Giraud, 2017). Ce qui explique les chevauchements paradigmatiques de l'autre rationalité. D'après cette mise en lumière, il n'existe pas de contrainte. Ils adhèrent à ces idéologies parce qu'ils se reconnaissent en ces réalités. Mais l'acception africaine serait plutôt catégorisation-complaisance, intégration de complaisance ou transformation de complaisance ».

Il y a une volonté à renier le paternalisme religieux et militaire qui ont vu naître les soins infirmiers au Cameroun

Le paternalisme traduit une attitude du pouvoir à la fois bienveillant et autoritaire qu'affiche un individu qui se souci de faire le bien à autrui parfois contre son gré, en lui déniant les capacités cognitives ou morales nécessaires à la poursuite et l'obtention de ce bien. Il s'agit précisément de la logique qui a conduit à l'éclosion des soins infirmiers au Cameroun. Les militaires et les religieux sont à la base de son émergence dans ce contexte (Monteillet, 2012). La particularité de leur action pouvait se lire dans l'autorité charismatique. En effet, Weber considère qu'une autorité est dite charismatique lorsqu'elle est fondée sur un dévouement extra quotidien d'une personne, qui se nourrit de la vénération de ses adeptes ou de l'idée de sa suprématie créée par elle-même (Lepsius, 2016). Sachant que la religion est un outil d'influence considérable dans le contexte africain (Kroubo, 2008), elle a contribué avec l'armée à l'arrivée des soins infirmiers en Afrique en général et au Cameroun en particulier (Monteillet, 2012). Tandis que l'histoire établit que les militaires et les missionnaires religieux étaient chargés de leur vulgarisation, la lecture des résultats de cette recherche, souligne qu'il y a une volonté à renier le paternalisme religieux et militaire qui ont vu naître les soins infirmiers au Cameroun.

L'avènement des soins infirmiers au Cameroun est parti du rapport entre le dominant qui pouvait être militaire ou religieux, et le dominé qui pouvait être la personne malade ou le thérapeute du contexte endogène. Malgré l'existence de la vente du culte de la science et de la médecine présentées comme l'expression suprême d'une civilisation éclairée, libérant les peuples indigènes de ses superstitions (Monteillet, 2012), une logique présentée comme un atout dans la lutte contre les maladies parasitaires et les grandes endémies, qui décimaient la population africaine, pour nos informateurs, leur histoire serait partie des prouesses réalisées par la mère des soins infirmiers modernes : Florence Nightingale. À ce sujet, ils précisent que : « nous devons l'avènement des soins infirmiers au Cameroun à Florence Nightingale qui après l'expérience de la Guerre de Crimée en 1860 a décidé de vulgariser les soins infirmiers ». La mère des soins infirmiers moderne est certes de nationalité anglaise ; une native d'une des puissances étrangères ayant colonisées le Cameroun, mais son œuvre est purement théorique pour les Camerounais.

Rétablir la vérité sur la véritable origine des soins infirmiers au Cameroun, marque le début de l'éveil de conscience de cette profession. La conséquence directe de la considération de son être est qu'elle projette le sujet comme égal de l'autre (Noël-Hureaux, 2015). Loin du postulat selon lequel la personne doit être mise dans les conditions favorables pour que l'environnement puisse agir sur lui (Pepin, Ducharme, & Kérouac, 2017), l'indigène devrait être sorti de l'ignorance de la science occidentale qui causait sa perte par des maladies infectieuses en usant de la force ou de la persuasion de la salvation de son âme. L'implantation des soins infirmiers modernes résulte d'une répression énergétique des forces de police (Monteillet, 2012) combinée à la conversion au christianisme. Par ce mode d'emploi, il semble que, c'est l'attitude d'un bon père qui ne peut nuire à son enfant qui a vu naitre les soins infirmiers au Cameroun. Une manière d'être qui l'établit comme générateur du Care. Alors qu'ils renient l'expérience de l'autre, elles accrochent leur pratique à une réalité canadienne affirmant selon les résultats de cette recherche, que les paradigmes de la catégorisation, de l'intégration et de la transformation guident leur pratique au quotidien, l'infirmière camerounaise n'inscrit-elle pas sa vision à un paradigme de la servitude. L'identité d'emprunt de la profession infirmière au Cameroun est parfois incompatible avec la réalité locale. Sans oublier ou négliger ce que les classiques de la profession ont conçu comme modèle, il faut donc penser une catégorisation/intégration/transformation contextualisée. Face à cette situation, nous pourrions parler sans risque d'offusquer certains de nos paires d'un enracinement paradigmatique propre au contexte camerounais.

Le mode d'acquisition des connaissances infirmières au Cameroun peut expliquer le fait que l'infirmière et son agir soient à cheval entre « le faire-pour », et « le décider-pour »

La répression a servi à l'implantation de la profession infirmière au Cameroun. L'armée a joué un rôle prédominant dans l'implantation des services médicaux pour y perpétuer la notion de clinique occidentale (Monteillet, 2012). De nos jours, il n'est pas rare de rencontrer des expériences infirmières similaires au Cameroun. C'est ainsi qu'il peut être entendu, une déclaration telle que : « lorsqu'un patient arrive à l'hôpital, nous le soumettons à un traitement…nous faisons son traitement tel qu'il doit être fait à l'hôpital ». Le mode de communication qu'emploie l'infirmière, montre que l'agir de cette dernière est fondamentalement ancré dans la raison. Pour soutenir sa démarche, il peut encore souligner que : « nous utilisons généralement le modèle de Virginia Henderson pour soigner les malades dans nos hôpitaux au Cameroun ». Cette affirmation sous-entend que l'infirmière camerounaise se présente comme un substitut qui à un moment de l'histoire de personne malade, fait pour ce dernier, ce qu'il aurait pu faire si il avait eu la force, la volonté ou les connaissance (Favetta & Feuillebois-Martinez, 2014). Le soin chez Henderson laisse d'autres possibilités au soigné qui par la dialectique, l'aide à choisir une orientation à son agir du moment. En procédant de cette manière, l'intention de l'infirmière est d'influencer la personne qui souffre par un acte qu'il juge bien faisant. Elle s'inscrit dans la colonisation du monde vécu définit par Habermas ; une manière d'inscrire l'agir de l'infirmière dans un certain particularisme entre le « faire pour » et le « décider pour ».

La reconnaissance du paternalisme religieux et militaire comme racine de la profession infirmière au Cameroun peut contribuer à déterminer l'identité de l'infirmière camerounaise

L'intérêt pour l'identification de soi occupe une place prépondérante dans la structuration de l'individuation en générale, et dans la recherche de l'identité infirmière en particulier. Cette démarche initie d'office la conscience pour l'altérité (Prieur, 2007). Dans cette quête de soi, la reconnaissance du paternalisme religieux et militaire comme racine de la profession infirmière au Cameroun serait contributive à la détermination de l'identité de l'infirmière camerounaise. *Il s'agit d'une manière de dire à l'autre que j'existe dans le même monde que toi, ma manière d'exister diffère certes de la tienne, pourtant « je suis ». En reniant au départ le mode par lequel la venue au monde de l'être-infirmier au Cameroun s'est opérée,* ce dernier est face aux défis du gain de la socialisation qui l'oblige à quelques modifications du schème de sa pensée. À ce propos déclare-t-elle qu'« au sujet de d'autres approches de soin, nous savons que ces choses existent. Mais, nous ne pouvons en aucun cas les tolérées à l'hôpital ; nous sommes là pour servir les soins infirmiers ». Elle conforte part cette affirmation, son identité d'héritière assujettie ; une place digne de magnificence pour elle.

Si l'infirmière veut servir les soins infirmiers dans l'inconscience de soi au Cameroun, elle pourrait se justifier par l'égard que la société a pour l'héritier. En effet, pour Bourdieu, un héritier est un « élu » (Fournier, 2008). Il y a semble-t-il, plus de facilité à être en s'incarnant en l'autre à travers une manipulation volontaire de son histoire. Celles-ci sont justifiées dans ses déclarations, car établit premièrement son histoire dans une situation qui n'est pas sienne (expérience de la Crimée). Pour cela, elle précise que, « les premières personnes d'après le cours sur l'histoire de la profession qui travaillaient comme infirmiers étaient là pour assister les médecins de l'armée coloniale comme le Dr Eugène Jamot, mais, du côté de Douala c'était plutôt des religieux qui travaillaient avec les indigènes et dans la partie Anglophone nous avions les dressers qui travaillaient avec les coloniaux britanniques ». Cette déclaration est une preuve de l'héritage militaire et religieux de l'infirmière.

En étayant le mode du management des soins infirmiers dans le contexte camerounais, l'infirmière ajoute que : « l'organisation de chaque service place un major à la tête de chaque service ». Le Major est une dénomination accordée à un officier supérieur chargé de l'administration de ses troupes ; c'est un créateur, un « dieu ». La conscience bienveillante qui l'habite à chaque rencontre au moment du soin l'oblige à la création du bien, ou à penser le bien de l'autre. Dire que « nous avons le rôle autonome et le prescrit » fait-il totalement de lui le générateur du Care ? Ou en se refusant à la considération

« des trucs traditionnels qu'il a pris en vue de soulager sa souffrance ». Loin de défendre une permissivité dans l'éthique du soin, nous ne pouvons prétendre ni à l'oppression, ni véritablement à l'inconscience de la part de l'infirmière camerounaise. Elle répond simplement à une exigence sociale qui l'a fait naître. Si les infirmières camerounaises sont des héritiers d'une culture militaire et religieuse, elles sont des privilégiées de Bourdieu. Un rapport de dominance se créé inéluctablement entre eux, soignants, et le soigné.

S'inscrire dans la reconnaissance c'est pour eux, un moyen de s'établir véritablement comme le major ; le petit dieu que dénote cette appellation. La cime dans cet agir serait l'atteinte de ce qui est semblable au Divin. Se connaître soi-même c'est regarder Dieu (Olivia, 2013). Pour cela, elle doit avoir fait l'expérience de ce qu'elle est, si elle veut cesser d'être étrangère à elle-même, car puisque jusqu'ici il n'est (Huisman, 2014). L'infirmière camerounaise doit à prendre à « devenir » avec la particularité de son histoire et de son contexte.

Conclusion

La notion de paradigme fait référence à l'aspect théorique de la science, à l'existence d'une méthode dans une science, à la rationalité qu'elle défend et à la conception ontologique de base (Juignet, 2015) et la science n'est l'apanage d'aucune langue ou de culture. L'évolution des paradigmes est donc loin des trois souvent défendus par nombre de chercheurs en soins infirmiers. Ils ont un champ plus large en fonction de l'histoire de chaque peuple. Cette vision se vérifie par littérature qui évoque un paradigme maternant, un paradigme religieux, un paradigme de la catégorisation, un paradigme de l'intégration et un paradigme de la transformation. À leur suite, nous pouvons ajouter le paradigme colonial connu par les Africains. Puisque même muette, l'Afrique est partie intégrante dans le devenir des soins infirmiers.

Références bibliographiques

Albrespit, J., Lacassain-Lagoin, C., & Le Prieult, H. (2017 , November 28). L'accommodation en linguistique – propos liminaire. Anglophonia: french journal of english linguistics [online], pp. n-d. doi:10.4000/anglophonia.1096

Amblard, M. (2010). Vers une rationalité mimétique, dans La rationalité, chapitre 3, sous la direction de Amblard, Marc. Paris: l'Harmattan.

Ambroise, B. (2011). La rationalité de l'éfficacité performative. Dans M. (. De Fornel, & A. (. Ogien, Bourdieu: Théoricien de la pratique (éd. EHESS, pp. 195-220). Paris, France: édition de l'Ecole des hautes études en sciences sociale. doi:10.4000/books.openedition.11745

Auger, S. (2015, Novembre 10). Pratique infirmière et holisme (témoignage). International Review of Community Development/Revue internationale d(action communautaire, 64(24), pp. 57-59. doi:https://doi.org/10.7202/1033937ar

Bachelard, G. (2020). Le nouvel esprit scientifique. Paris: Vincent Bontems. Consulté le Mai 19, 2022

Basso, F. P., Colas-Blaise, M., & Rémi-Giraud, S. (2017, Février 2). La notion de paradigme dans les sciences du langage. Signata(8). doi:10.4000/signata.1340

Basso, F. P., Colas-Blaise, M., & Rémi-Giraud, S. (2017, n-d n-d). La notion de paradigme dans les sciences du langage. Signata.

Charmaz. (2006). Constructing grounded theory- a practical guide through qualitative analysis. London: Sage Publication.

Djaballah, A. (2006). L'herméneutique selon Hans-Georg Gadamer (Vol. 4). Théologie évangélique. Consulté le Octobre 4, 2020

Donegani, J.-M. (2011, novembre n-d). LE PATERNALISME, MALADIE SÉNILE DU LIBÉRALISME ? Presses de Sciences Po | « Raisons politiques », p. 5 à 13.

Favetta, V., & Feuillebois-Martinez, B. (2014, Janvier 1). Prendre soin et formation infirmière. Recherche en soins infirmiers, 4 (107), pp. 60 - 75. doi:10.3917/rsi.107.0060

Fournier, M. (2008). Les héritiers. Dans J.-F. Dortier, Pierre Bourdieu: Son oeuvre, son héritage (pp. 19-24). n-d: éditions Sciences Humaines. doi:10.3917/sh.colle.2008.02.0019

Gadamer, H.-G. (1996). Vérité et méthode. Les grande lignes d'une herméneutique philosophique. Paris: Editions du Seuil.

Gauvry, C. (2017/2022). Herméneutique et philosophie du langage ordinaire, histoire d'un différend. Dans C. Gauvry, & Hermann (Éd.), Heidegger et Wittgenstein: Contexte, environnement, arrière-plan (p. 157 à 170). n-d: Le Bel Aujourd'hui. Consulté le Août 19, 2022

Huisman, B. (2014). L'objet de l'assujettissement. Dans M. Dugnat, L'art d'accomoder embryon, foetus et bébés (pp. 113-122). Toulouse: érès.

Kom, A. (1997, n-d n-d). culture africaine et enjeux du postmodernisme. LittéRéalité, pp. 36-47.

Kroubo, D. J. (2008, Octobre 15). Dictatures et protestantisme en Afrique noire depuis la décolonisation: le résultat d'une politique françafricaine et américaine certaine. Historia Actual Online , pp. 113-128.

Labelle, F., Navarro-Flores, O., & Pasquero, J. (2012). Choisir et tirer parti de la méthodologie de la théorisation enracinée: un regard pratique depuis le terrain en sciences de la gestion. Dans J. Luckerhoff, & F. Guillemette, Méthodologie de la théorisation enracinée (pp. 61-84). Québec, Canada: Presses de l'Université du Québec.

Leininger, M. M., & McFarland, M. R. (2006). Culture Care Diversity and universality: a worldwide nursing theory. Boston, Toronto, London, Singapore: Jones and Bartlett publishers.

Lepsius, R. M. (2016, Octobre 06). Le modèle de domination charismatique et son application possible au "führerstaat" d"Adolf Hitler. Revue franco-allemande de sciences humaines et sociales, pp. 95-118.

Macherey, P. (2008, n-d n-d). roupe d'études « La philosophie au sens large ». Thomas S. Kuhn: La structure des révolutions scientifiques. Groupe d'études « La philosophie au sens large ».

Menyeñe, N. S., Onambele, L., & Garcia-Vivar, C. (2021, Février). Expériences, défis et enjeux de la prise en soin de la personne-famille vivant la maladie chronique en Afrique: une méta-ethnographie . Expériences, défis et enjeux de la prise en soin de la personne-famille vivant la maladie chronique en Afrique: une ethno-herméneutique de la rationalité Ekañ. Yaoundé, Centre, Cameroun.

Mien, E. (2018, Décembre 17). Weber, la rationalité en valeur et en finalité. Regards croisés sur l'économie, 1(22), pp. 46 - 49. doi:10.3917/rce.022.0046

Miles, M. B., & Huberman, A. M. (1994). Qualitavie Data Analysis. Londre - New Dehli: Sage Publication.

Monteillet, N. (2012, Novembre 15). De la méthode Jamot à la médecine de rue: action mobile d'urgence et action sanitaire "de fond" au Cameroun. Politique Africaine, pp. 127- 142.

Mucchielli, A. (2016, Août 31). La notion de paradigme. Psychologie de la communication, pp. 11-14.

Nadot, M. (2009, n-d n-d). L'articulation historiquement ancrée d'éléments sur lesquels repose notre discipline . Recherche en Soin infirmier, pp. 12-18.

Nadot, M., Busset, F., & Gross, J. (2013). L'activité infirmière : Le modèle d'intermédiaire culturel, une réalité incontournable. Paris: Editions De Boeck-Estem.

Noël-Hureaux, E. (2015, 10 15). Le care: un concept professionnel aux limites humaines? Recherche en Soins Infirmiers, pp. 7 - 17.

Olivia, A. (2013, Avril 05). La contemplation des philosophes selon Thomas d'Aquin. Revue des sciences philosophiques et théologiques, p. 585.

Onambele, L. (2016). Loi naturelle et procréation médicalement assistée: Question fondamentales de bioéthique et d'éthique biomédicale. Paris: L'Harmattan.

Pepin, J., Ducharme, F., & Kérouac. (2017). La pensée infirmière (éd. 4e). Montréal, Canada/Québec: Chenelière éducation. Consulté le Octobre 04, 2020

Pommier, E. (2013, Février 2). La relation à autrui chez Bergson. (P. d. Sorbonne, Éd.) Philonsorbonne, 4, pp. 47 - 152. doi:10.4000/philonsorbonne.262

Prieur, N. (2007, n-d n-d). La transmission de l'origine dans les nouvelles formes de filiation. Cahier critique de thérapie familiale et de pratique de raiseaux, pp. 175 - 191.

Sela, T. (2018, Avril 15). Hétérogénéité énonciative/discursive et dimension argumentaire dans le tete romanesque: mission terminée (1957) de Mongo Beti. Argument et analyse du discours [en ligne](20), pp. 1-16. doi:10.4000/aad.2517

Sitzman, K., & Watson, J. (2018). Caring science, mindful practice. New york: Springer publishing company.

Sitzman, K., & Watson, J. (2018). Caring Science, Mindful Practice. New-york: Spencer publishing company.

Yanguel, A. (2020). Les Mystères du bonheur, les 13clés. n-d: edlivre.

Le déploiement de l'étendue de la pratique infirmière dans les services d'hospitalisation, Burkina Faso

Swanfani André THIOMBIANO, Illiassa SAWADOGO, Philomène Marie MISSI, Patrick MARTIN et Bineta BOLY

Résumé

Introduction : Les infirmiers éprouvent des difficultés à assurer l'étendue de leur pratique. L'objectif est d'étudier le déploiement de l'étendue de la pratique infirmière dans les services de médecine et de chirurgie du Centre Hospitalier Régional de Koudougou.

Méthodologie : Une analyse quantitative des données issues d'un questionnaire dont la passation a eu lieu entre le 1er et le 15 juillet 2021 auprès de 37 infirmiers. Le dépouillement a été fait manuellement. Les données ont été saisies et analysées à l'aide du logiciel EPI stata 12 V2.0

Résultats : Cette étude a relevé que le niveau moyen de connaissance sur les concepts infirmiers et sur les composantes de l'étendue de la pratique infirmière était de 45,9% et 19,9% respectivement. Aussi, la contribution des caractéristiques de travail au déploiement partiel de cette pratique sont les contraintes psychologiques (56,8%), l'ambiguïté de rôle (51,4%), la surcharge de rôle (59,5%) et le conflit de rôle (51,3%). Une différence statistiquement significative d'avec le service pour la surcharge de rôle (p= 0,039) et l'ancienneté professionnelle (p= 0,012). Enfin, il a été noté qu'environ la moitié (51,4%) des acteurs étaient satisfaits de leur profession avec une différence statistiquement significative pour l'âge et l'ancienneté professionnelle (p= 0,31 et 0,041 respectivement).

Conclusion : Cette étude a permis d'identifier et de comprendre les freins au déploiement de l'étendue de la pratique infirmière.

Mots-clés : Étendue de la pratique, infirmière, pratique infirmière, soins infirmiers autonomes.

Abstract

Introduction: Nurses experience difficulties in ensuring the range of their practice. The objective is to study the determinants of the deployment of the range of nursing practice in the medical and surgical departments of the regional hospital of Koudougou.

Methodology: This was a descriptive cross-sectional study conducted from July 1 to 15, 2021 using a questionnaire with 37 nurses.

Results: This study found that the average level of knowledge about the concepts and components of the range of nursing practice was 45.9% and 19.9% respectively. Also, the contribution of work characteristics to the partial deployment of this practice are psychological constraints (56.8%), role ambiguity (51.4%), role overload (59.5%) and role conflict (51.3%), a statistically significant difference from the service for role overload ($p= 0.039$) and professional seniority ($p= 0.012$). Finally, it was noted that about half (51.4%) of the actors were satisfied with their profession with a statistically significant difference for age and professional seniority ($p= 0.31$ and 0.041 respectively).

Conclusion: This study generated nursing knowledge related to the non-optimal deployment of the range of nursing practice.

Keywords: range of practice, nursing, nursing practice, self-care nursing, Burkina Faso.

Remerciements : Les auteurs remercient les soignants pour leur implication dans cette étude, la direction de l'hôpital de Koudougou, l'école nationale de santé publique de Bobo Dioulasso et l'institut de formation et de recherche interdisciplinaire en sciences de la santé et de l'éducation pour l'opportunité offerte pour la réalisation de cette étude.

Introduction

Satisfaire les besoins des populations en matière d'offre de soins de qualité exige que chaque professionnel assure pleinement son rôle dans le système de soins. L'étendue de la pratique infirmière peut faire référence aux activités professionnelles pouvant être réalisées par les membres d'une profession au terme de leur formation (Déry et al., 2017). Ainsi, les infirmiers devraient pouvoir assurer un déploiement optimal de l'étendue de la pratique infirmière. Dans le monde, force est de constater que les infirmiers sont occupés à des tâches qui ne relèvent pas de leur responsabilité. Cette utilisation non optimale du temps de l'infirmier lui encombrant le plus souvent, influence l'accomplissement des activités propres aux soins infirmiers (Déry, 2013).

Pourtant, des études conduites auprès des populations d'infirmières de la Nouvelle-Zélande et du Massachussetts aux États-Unis mettaient en évidence que l'utilisation optimale des compétences infirmières permettrait de réduire les dépenses organisationnelles de l'ordre de plusieurs millions de dollars annuellement (Lavoie et al., 2017). Dery (2017), affirmait que l'utilisation non optimale du temps infirmier en pédiatrie influençait l'accomplissement des activités propres aux soins infirmiers. Des auteurs (Brou, 2007 ; Côté et al., 2018 ; Déry et al., 2017 ; Koffi, 2010 ; Lafleur, 2016) soulignaient des manquements dans la réalisation des soins d'hygiène et de confort des patients dans certaines structures de santé.

Pour Déry J, D'Amour D. et Roy C. (2017), les déficits dans la réalisation des activités de soins résultent du déploiement non optimal de l'étendue de la pratique infirmière. Ce qui constituerait un enjeu majeur pour l'administration des services infirmiers, puisqu'ils entraînent des répercussions négatives au niveau des organisations de soins, des infirmières et des patients.

Le constat du déploiement de la pratique infirmière dans les pays développés a permis de mettre en place des stratégies pour valoriser et donner une autonomie à la profession infirmière. En outre, le déploiement de la pratique infirmière est un moyen d'humaniser les soins infirmiers et de développer la relation d'aide. En effet, dans certains pays comme le Canada, les États-Unis d'Amérique, la Belgique ou la France (C.I.I, 2009 ; Déry et al., 2017 ; Roch, 2008 ; SIDIIEF, 2011), l'application des soins infirmiers a permis d'élever le niveau des soins dans les hôpitaux. En France et en Grande Bretagne, la pratique infirmière est reconnue comme profession infirmière avec deux types de rôles : le rôle prescrit par le médecin et le rôle propre infirmier (RPI) (SIDIIEF, 2011).

Dans les pays en voie de développement, notamment en Afrique, le RPI est enseigné et reconnu. Mais son étendue de pratique est encore limitée. Les infirmiers n'arrivent pas à les exécuter sur le terrain. Ces constats ont été faits en Algérie où Khelif et kawthar (2009) trouvaient que 85% des infirmiers ne prodiguaient pas aux malades des soins d'hygiène et qu'aucun infirmier ne réalisait la réfection du lit des malades hospitalisés, ni la prévention des escarres. Cet état de fait a été relevé au Canada (Poulin-Grégoire & Martin, 2020). De même au Rwanda, Munyaneza, révélait que la démarche des soins infirmiers n'était pas suffisamment appliquée dans l'hôpital de Ruhengeri (Munyaneza, 2004). Au Cameroun, Godwin S. faisait le même constat : les infirmiers ne pratiquaient pas le rôle propre et les malades ne bénéficiaient pas toujours des soins infirmiers relevant du RPI que requiert leur état de santé (Godwin, 2012). Aussi en Côte - d'Ivoire, Brou A. montrait qu'au Centre Hospitalier Universitaire (CHU) de Treichville, aucun infirmier ne suivait la démarche des soins infirmiers.

Au Burkina Faso, la littérature sur les soins infirmiers portant spécifiquement sur l'étendue de la pratique infirmière est peu développée. Coulibaly (2018) dans son étude sur la toilette du malade hospitalisé était parvenu à la même conclusion que Brou (2007). Au Centre Hospitalier Universitaire Souro Sanou (CHUSS), une étude réalisée par Sanou (2017) a révélé que la mise en œuvre du rôle propre infirmier était dans un état précaire et reste dominé par l'exécution des prescriptions médicales, la prise des constantes et autres tâches dictées par le personnel médical. Le personnel infirmier se plaisait à jouer au médecin en délaissant sa propre activité au détriment des accompagnateurs et aux personnels dans les structures sanitaires. L'exercice à l'hôpital conférait toute l'autorité aux médecins, confinant ainsi la profession infirmière dans une position d'exécution en milieu hospitalier (Koffi, 2010). L'infirmier ne jouant plus pleinement ses propres attributions infirmières ne déployait pas de manière optimale l'étendue de sa profession. Ce qui pourrait se traduire par des répercussions négatives au niveau des organisations de soins, des infirmiers et des patients (pertes économiques, insatisfaction professionnelle et incidents dommageables). Cette réalité serait aussi en partie attribuable au fait que les infirmières peinent à circonscrire leur étendue de la pratique au-delà d'une description de tâches simples réalisées dans le domaine de soins physiques (Coulibaly, 2018). Certains auteurs tels que Price, Fitzgerald & Kinsman (2007) vont même jusqu'à affirmer que les infirmiers ne connaissaient pas la portée de leur étendue de la pratique et ne croyaient pas aux activités en lien avec l'amélioration de la qualité des soins qui fait partie de leur rôle.

Au Centre Hospitalier Régional (CHR) de Koudougou, la pratique infirmière n'est également pas satisfaisante, les infirmiers étant plus occupés par les soins prescrits. Ils se consacrent plus sur les prescriptions médicales et la plupart des activités relevant du RPI étaient réalisées par les malades eux-mêmes et/ou par leurs accompagnateurs.

Au regard de cette problématique, des actions ont été entreprises sur le plan national. L'adoption des curricula harmonisés de formation des infirmiers dans les pays membres de l'espace de la Communauté Économique des États de l'Afrique de l'Ouest (CEDEAO) (OOAS, 2014). Aussi, on a l'enseignement des modules sur le confort du malade dans les écoles de formation infirmière de base; le renforcement des capacités des prestataires de soins infirmiers sur les normes et qualités des soins infirmiers et obstétricaux ; la création d'une direction des soins infirmiers et obstétricaux dans chaque établissement hospitalier; la mise en place de l'Ordre National des Infirmiers et Infirmières du Burkina Faso (ONII-BF) ; la reconnaissance en 2014 du rôle de l'infirmier à travers le Décret N2014-049/PRES/PM/MS du 07 février 2014 portant code de déontologie des infirmiers et infirmières du Burkina Faso (ONII-BF, 2014) et enfin le rehaussement du niveau de recrutement des infirmiers au baccalauréat en 2018.

Au niveau du CHR de Koudougou, aucune autre action spécifique n'a été entreprise hormis la création d'une direction des soins infirmiers et obstétricaux. Le but de cette étude est de contribuer à mieux cerner le déploiement de l'étendue de la pratique infirmière dans les services d'hospitalisation de médecine et de chirurgie au CHR de Koudougou.

L'intérêt de cette étude était de mieux comprendre les raisons qui freinent le déploiement de la pratique infirmière pour servir de levier pour une transformation en vue de l'amélioration. Elle pourrait permettre à l'administration hospitalière d'améliorer la performance du système de santé. Les infirmiers étant les professionnels de santé les plus nombreux, le déploiement de leur pratique peut contribuer significativement à l'accroissement de l'accessibilité, de la continuité, de la qualité et de la sécurité des soins offerts.

L'objectif de cette étude était d'étudier le déploiement de l'étendue de la pratique infirmière dans les services d'hospitalisation de médecine et de chirurgie au CHR de Koudougou.

Matériels et Méthodes

Cadre théorique. Le cadre de référence s'est appuyé sur le modèle de satisfaction professionnelle de Hinshaw et Atwood (1985), le modèle de l'étendue de la pratique infirmière de D'Amour et al (2012) et le modèle de surcharge de rôle (Seashore et al., 1983 ; Beehr et al., 1976). Le déploiement de l'étendue de la pratique infirmière peut être influencé par des caractéristiques individuelles (l'âge, le sexe, le niveau d'étude, l'ancienneté au travail) du professionnel. Le travail génère des caractéristiques telles que la latitude décisionnelle, la demande psychologique, l'ambiguïté de rôle, le conflit de rôle ainsi que la surcharge de rôle (Déry et al., 2017).

Type d'étude et population d'étude. Il s'agit d'une étude quantitative à visée descriptive. La population d'étude est constituée des infirmiers/ères de service d'hospitalisation de médecine et de chirurgie du CHR de Koudougou exerçant les soins et ayant accepté de participer à l'étude. Notre échantillon est composé de : 1 Attaché de santé (infirmière spécialiste), 35 Infirmiers Diplômés d'État et 1 Infirmier breveté. Le recrutement s'est fait de manière exhaustive auprès de la totalité des infirmiers concernés par l'étude.

Méthodes, techniques et instruments de collecte des données. Nous avons utilisé l'enquête comme méthode et l'auto administration du questionnaire comme technique de collecte des données. L'instrument de collecte a été un questionnaire auto administré autour des variables indépendantes qui ont été: 1)les caractéristiques individuelles des infirmiers des services d'hospitalisation de médecine et de chirurgie du CHR de Koudougou ; 2)la satisfaction professionnelle des infirmiers dans les services d'hospitalisation de médecine et de chirurgie du CHR de Koudougou ; et 3) les caractéristiques de travail dans les services d'hospitalisation de médecine et de chirurgie du CHR de Koudougou.

Validation des instruments et collecte des données. Nous avons d'abord testé les questions auprès d'infirmiers d'une autre structure de manière à élaborer notre questionnaire. Après l'élaboration du questionnaire, nous avons effectué un pré test auprès de dix infirmiers du service de médecine du Centre hospitalier régional de Dédougou. Ce pré test nous a amenés à reformuler certaines questions pour faciliter la compréhension. La collecte des données s'est déroulée du 1er au 15 juillet 2021 dans les services d'hospitalisation de médecine et de chirurgie du CHR de Koudougou. Nous avons d'abord pris contact successivement avec les chefs de service en vue de manifester notre intention de réaliser une enquête auprès du personnel. Ensuite, nous avons rencontré les Surveillants d'Unité de Soins (SUS) puis les infirmiers desdits services.

Saisie, traitement et analyse des données. Le dépouillement a été fait manuellement. Les données ont été saisies et analysées à l'aide du logiciel EPI stata 12. Pour la comparaison des variables, le test de chi2 avec un seuil de significativité de 0.050.

Considérations éthiques. Notre enquête a requis l'autorisation des autorités hospitalières (Autorisation N° 2021/00692/MS/SG/CHR-KDG/DG/DRH/SRF du 03 avril 2021) et le consentement de chaque participant. Pour obtenir cette adhésion volontaire, nous avons donné à chacun des participants les informations sur le but, l'importance, les risques et les bénéfices de cette étude pour la structure, le personnel et la population. En outre, pour rassurer les participants, la confidentialité et l'anonymat des données ont été requis.

Résultats de l'étude

Les caractéristiques socio-démographiques et professionnelles donnaient un sexe ratio de 0,8. L'âge moyen était de 38,8 ans. Le plus jeune des participants avait 26 ans et le plus âgé 58 ans. Le nombre moyen dans la profession infirmière était de 10,1 ans et le nombre moyen d'années au poste actuel était de 3,1. Les infirmiers/ères titulaires du baccalauréat étaient de 54,1%. Le taux de réponse à l'étude était de 100%. Parmi les enquêtés, 45,9% déclaraient connaitre les concepts de l'étendue de la pratique infirmière et 18,9¨% des enquêtés déclaraient connaitre les composantes de l'étendue de la pratique infirmière.

Quant aux caractéristiques de travail, 56,8% des participants ont déclaré que leur travail comportait des contraintes. Le score moyen d'accord était de 23,1 (±4,6). Selon l'étude, 51,4% des répondants ont affirmé qu'il existe une ambiguïté de rôle à la pratique infirmière. Le score moyen pour l'ambiguïté de rôle était de 39,5 (±3,5). Parmi les enquêtés, 59,5% des répondants étaient d'accord qu'il y a une surcharge de rôle dans la pratique infirmière. Ce pourcentage était plus élevé en chirurgie (62,5%) avec p= 0,039. Le score moyen de surcharge de rôle était de 28,3 (±5,0). Selon les résultats de l'enquête, 51,3% des répondants ont affirmé l'existence d'un conflit de rôle dans la pratique infirmière. Cette affirmation était plus élevée chez les moins de 10 ans d'ancienneté professionnelle avec 63,2% et p= 0,012. Le score moyen pour le conflit de rôle était de 34,3(±5,9).

La satisfaction professionnelle des infirmiers était de 51,4%. Ce pourcentage était plus élevé chez le sexe masculin et chez les participants ayant moins de 10 ans d'ancienneté professionnelle. (72,2% et 66,1%) p égal à 0,031 et 0,041 respectivement. Le score moyen de satisfaction était de 28,5 (±7,5).

Discussion

Dans l'étude, les hommes étaient plus représentés avec un sexe/ratio de 0,8. Dery et al. (2017) et de D'Amour et al. (2012), ne s'étaient pas intéressés au sexe du personnel infirmier. Leurs études prenaient uniquement les infirmières en compte. Cette participation exclusivement féminine dans ces études s'explique par le fait que le métier infirmier est perçu comme une profession féminine. Ce qui est tout à fait contraire dans notre cas, où ladite profession est encore mixte. Or, le déploiement de l'étendue de la pratique infirmière peut être influencé par le sexe.

Dans cette étude, la majorité des répondantes, soit 51,5% avaient au moins 40 ans. Ce résultat est nettement supérieur à celui de Lafleur (2016) au Canada, 30% ont un âge compris entre 40 et 49 ans et 26,3 % entre 30 et 39 ans. Cette différence pourrait être due à la variabilité du niveau d'employabilité dans les pays industrialisés par rapport aux pays en développement. En effet, le faible taux d'employabilité des jeunes dans notre contexte fait que ceux-ci entrent en activité à un âge plus avancé. Cela supposerait que les infirmiers/ères, n'ayant pas eu le choix de leur profession, peinent pleinement par rapport à l'étendue de la pratique infirmière.

Notre étude trouvait respectivement 10,8 années, 10,1 ans et 3,1 ans. À la différence de l'étude de Lafleur (2016), une moyenne de 11,5 années de service accumulées, un nombre moyen d'années d'expérience en soins infirmiers de 14 ans et une moyenne de 5,9 ans au poste de travail actuel. Cette différence pourrait être la conséquence du faible niveau d'employabilité dans notre pays par rapport au Canada. Elle pourrait également s'expliquer par le contexte de notre pays où certains infirmiers/ères ont quitté d'autres corps de métiers de la santé pour se retrouver dans la profession infirmière.

Les résultats de la présente étude ont indiqué que la majorité, soit 54,1% des infirmiers/ères avaient le niveau baccalauréat. Cette proportion était supérieure à celle de Lafleur au Canada qui était de 52,6%. Elle était non seulement plus élevée que l'effectif global de 35,4 % recensé par l'Ordre des Infirmières et Infirmiers du Québec (OIIQ) (Lafleur, 2016), mais elle est également plus élevée que la proportion de 37,9 % observée dans l'étude de Dery et al. (2017) et représente un peu plus que le double du nombre d'infirmières bachelières de l'étude de D'Amour et al. (2012) qui en compte 24,3 %.

Cette proportion élevée des bacheliers dans notre étude est un atout pour un déploiement optimal de l'étendue de pratique infirmière. Comme le suggère la littérature, les infirmières bachelières ont une meilleure pensée critique (Lucero et al., 2010) et portent plus leur attention à la continuité des soins et ont plus d'habiletés de communication et d'enseignement aux patients. Les infirmières bachelières ont également un comportement plus professionnel et démontrent plus de leadership (SIDIIEF, 2011) et une capacité accrue pour reconnaître la détérioration de l'état des patients.

Le niveau moyen de connaissance des concepts et des composantes de l'étendue de pratique était de 45,9% et de 18,9% respectivement. Le niveau général de connaissance était de 32,4%. Les infirmières avaient une faible connaissance de l'étendue de la profession.

Ce qui est inférieur à notre seuil acceptable de performance. Ce résultat est également inférieur à celui d'Ouattara (2018) qui trouvait 47,2% sur « les facteurs influençant l'application effective du rôle propre infirmier » au CHR de GAOUA]. Il est cependant supérieur à celui de Kiemtore (2020) qui rapportait 31,5% de connaissance des prestataires sur les soins relevant du rôle propre des infirmiers en post opéré de la maternité du CHR de Koudougou.

Cette performance, d'ailleurs en deçà du seuil acceptable de performance fixé à 80%, s'explique par le fait que Kiemtore (2020) a pris en compte des prestataires de soins non infirmiers, notamment des sages-femmes. Pourtant, l'étendue de la pratique infirmière ne peut se déployer pleinement que si les infirmiers/ères ont une performance acceptable de connaissance sur les aspects qui constituent cette pratique.

Selon l'analyse des résultats inhérents aux caractéristiques de travail, 56,8% étaient d'accord que la pratique infirmière renferme des contraintes psychologiques. Dery et al (2017) avaient trouvé que 24,8% des infirmières exprimaient une demande psychologique dans leur travail. Si pour ces auteurs (Déry et al., 2017), cet état de fait était lié au bas niveau de formation des infirmières (37,9% avait le niveau baccalauréat), notre résultat pourrait s'expliquer par les conditions exécrables de travail. En effet, notre contexte de travail est souvent marqué par l'insuffisance des ressources tant matérielles qu'humaines. Ce qui impacte la qualité et la sécurité des soins. Cette demande psychologique plus élevée des infirmiers dans leur pratique constitue un obstacle du déploiement de l'étendue de la pratique infirmière. Puisque Estryn et al notaient en France, qu'il y avait un parallélisme entre la forte déclaration d'envie de quitter définitivement sa profession et un score plus élevé de demande émotionnelle du travail dans trois des quatre établissements concernés (Estryn & Nezet, 2006).

Les résultats de notre étude ont relevé l'existence d'une ambiguïté de rôle dans la pratique infirmière. L'ambigüité de rôle dans notre étude pourrait tirer ses sources au niveau législatif. En effet, la législation attribue au personnel infirmier des tâches qui ne relèvent pas de la pratique infirmière. C'est en l'occurrence le décret 2021-0308/PRESS/PM/MINEFID/MFPTPS portant statut particulier du métier de santé humaine et animale, qui stipule que « l'infirmier exécute toute tâche connexe confiée par son supérieur hiérarchique dans le cadre de la réglementation » (ONII-BF, 2014).

Notre étude rapportait un score de surcharge de rôle de 28,3/50. Cette surcharge de rôle avait aussi été relevée par Estryn et al en France (Estryn & Nezet, 2006) ; pour qui, les établissements à forte déclaration de désir de quitter l'emploi, ont un fort indice de fréquence de soulèvement de charge. Selon ces auteurs, la surcharge de rôle est un facteur d'épuisement professionnel (burn-out), lui-même corrélé avec le désir des infirmiers de quitter leur profession.

Dans notre étude, le conflit de rôle avait un score moyen de 34,3/5,9 pour les 51.3% des enquêtés, affirmant l'existence de conflit de rôle dans leur pratique. Ce conflit de rôle était plus élevé chez les moins de 10 ans d'ancienneté professionnelle (63,2%) (p= 0,012). Ce score moyen de conflit de rôle était supérieur à celui de Dery et al (2017) qui avaient trouvé un score de 3,5/1,0.

Pour la présente étude, ce résultat pourrait être lié à l'ambigüité du rôle attribué à l'infirmier du fait de l'ambition institutionnelle d'user de ce dernier au-delà de sa pratique. Or, un conflit de rôle peut constituer un déterminant potentiel de désintérêt à la pratique infirmière. D'où l'effilochement de son étendue.

Il a été relevé que la moitié des répondants étaient satisfaits de leur profession. Ce pourcentage plus élevé chez le sexe masculin et les moins de 10 ans d'ancienneté professionnelle (72,2% et 66,1%) pour p= 0,039 et 0,041 respectivement. Ce résultat qui est supérieur à celui relevé par Kiemtore (2020) (31,6%), mais inférieur au résultat de Konate (2019) avait révélé 80,70% de satisfaction des professionnels. Pour notre part, ce résultat pourrait constituer un atout que les décideurs et les gestionnaires pourront exploiter pour un déploiement optimal de l'étendue de la pratique infirmière en règlementant la pratique infirmière dans notre contexte.

Limites de l'étude

L'étude a été menée dans deux unités de soins du CHR de Koudougou, et malgré le recrutement exhaustif, elle reste limitée à une taille de population réduite. Ce qui limite également la généralisation des résultats à d'autres contextes de soins. Aussi, le lien entre l'appréciation du degré de satisfaction et la déclaration d'envie de quitter définitivement sa profession n'a pas été exploré. Enfin, l'étude n'a pas inclus le corps médical et les usagers dans la compréhension de l'étendue de la pratique professionnelle.

Conclusion

La préoccupation de l'Organisation Mondiale de la Santé (OMS) depuis sa création est l'amélioration et l'accès pour tous à des soins de qualité dont les soins infirmiers, qui occupent la majeure partie des soins. Malgré la satisfaction qu'ils éprouvent pour leur profession, ils font face à des défis dans la règlementation de leur pratique professionnelle. Cette étude a permis de générer des connaissances en sciences infirmières en lien avec le déploiement non optimal de l'étendue de la pratique infirmière. Ces résultats ont permis aussi d'atteindre les objectifs fixés : celui d'étudier le déploiement de l'étendue de la pratique infirmière dans notre contexte. D'autres études plus étendues à plusieurs hôpitaux permettront de mieux cerner le déploiement de la pratique infirmière dans notre contexte.

Déclaration de conflits d'intérêts : les auteurs déclarent n'avoir aucun lien d'intérêt.

Références bibliographiques

Beehr, T. A., Walsh, J. T., & Taber, T. D. (1976), Relationship of stress to individually and organizationally valued states: Higher order needs as a moderator. *Journal of Applied Psychology*, *67*(7), 41-47.

Brou, A. (2007), *Mise en place du dossier infirmier dans les services de santé en Côte d'Ivoire : Cas du service de pédiatrie du CHU de Trechville* [Mémoire, INFAS (Institut National de Formation des Agents de Santé)]. https://www.memoireonline.com/04/10/3280/m

C.I.I. (2009), *Les soins infirmiers et la profession infirmière,* https://www.ifpvps.fr/profession-infirmier/

Côté, N., Freeman, A., Jean, E., Pollender, H., & Binette, S. (2018), *Les facteurs contributifs à l'optimisation de la pratique de l'infirmière praticienne spécialisée en soins de première ligne : Enjeux de collaboration interprofessionnelle, d'intégration du rôle et de sens du travail* (p. 50) [Final], Université de Laval, http://collections.banq.qc.ca/ark:/52327/3441311

Coulibaly, L. (2018), *Expérience vécue de la toilette corporelle du malade par les infirmiers au Centre Hospitalier Universitaire de Tingandogo (CHU-T) de Ouagadougou, Burkina Faso.* [Mémoire]. IFRISSE.

D'Amour, D., Dubois, C.-A., Déry, J., Clarke, S., Tchouaket, É., Blais, R., & Rivard, M. (2012), Measuring Actual Scope of Nursing Practice: A New Tool for Nurse Leaders. *JONA: The Journal of Nursing Administration*, *42*(5), 248-255, https://doi.org/10.1097/NNA.0b013e31824337f4

Déry, J. (2013), *L'étendue effective de la pratique d'infirmières en pédiatrie : Ses déterminants et son influence sur la satisfaction professionnelle* [Thèse], Université de Montréal.

Déry, J., D'Amour, D., & Roy, C. (2017), *L'étendue optimale de la pratique infirmière*, *14*(1), 51-55.

Estryn, B. M., & Nezet, O. (2006), *Insuffisance du travail d'équipe et burnout, deux prédicteurs majeurs dans l'intention de quitter la profession infirmière*, *Soins Cadres*, *Hors-série*, 2 13.

Godwin, S. (2012), *Influences de la prise en charge infirmière des malades sur la fréquentation de l'hôpital de district de Deido de Douala,* [Mémoire], Institut universitaire de l'Estuaire.

Hinshaw, A. S. (1985), *Testing a theoretical model for job satisfaction and anticipated turnover of nursing staff* (Vol. 6, p. 384), Nursing Research.

khelif, H., & kawthar, safi. (2009), *L'impact de la surcharge du travail infirmier sur la qualité des soins* [Mémoire], École de formation paramédicale de Chettia.

Kiemtoré, A. (2020), *Facteurs limitant l'offre des soins infirmiers postopératoires relevant du rôle propre de l'infirmier aux femmes césarisées dans l'unité d'hospitalisation de post opéré du service de la gynéco—Obstétrique du centre hospitalier régional de Koudougou* [Mémoire], ENSP (École Nationale de Santé Publique).

Koffi, K. (2010), Côte d'Ivoire, *Association de recherche en soins infirmiers*, *1*(100), 36-40. https://doi.org/10.3917/rsi.100.0036

Konaté, D. (2019), *Étude des déterminants influençant l'application du rôle propre de l'infirmier au centre médical de Houndé, Burkina Faso* [Mémoire], ENSP (École Nationale de Santé Publique).

Lafleur, M. (2016), *L'étendue effective de pratique des infirmières œuvrant en santé mentale et le niveau de formation* [Mémoire], Université de Montréal.

Lavoie, P., Boyer, L., Pepin, J. I., Goudreau, J., & Fima, O. (2017), *Accompagner les infirmières et les étudiantes dans la réflexion sur des situations de soins : Un modèle pour les formateurs en soins infirmiers. Quality Advancement in Nursing Education - Avancées en formation infirmière, 3*(1). https://doi.org/10.17483/2368-6669.1100

Lucero, R. J., Lake, E. T., & Aiken, L. H. (2010), Nursing care quality and adverse events in US hospitals: Nursing care quality. *Journal of Clinical Nursing*, *19*(15-16), 2185-2195. https://doi.org/10.1111/j.1365-2702.2010.03250.x

Munyaneza, A. (2004), *Évaluation de la prise en charge infirmière des patients hospitalisés au cours de la garde de nuit, cas de l'hopital Ruhengeri,* [Mémoire]. Kigali Health Institute.

ONII-BF. (2014), *Code-déontologie_-infirmiers*. https://ordre-infirmierbf.org/wp-content/uploads/2018/01/CODE-DEONTOLOGIE_-INFIRMIERS.pdf

OOAS. (2014), *Curriculum harmonisé de formation des infirmiers et sages-femmes,* https://www.wahooas.org/web-ooas-prod/sites/default/files/publications/1093/curriculumharmonisedeformationdesinfirmiersetsage-femmes.pdf

Ouattara, Y. (2018), *Les facteurs influençant l'application du rôle propre de l'infirmier au Centre Hospitalier Régional de GAOUA* [Mémoire], ENSP (École Nationale de Santé Publique).

Poulin-Grégoire, D., & Martin, P. (2020), *Effets de la violence verticale sur le travail d'infirmières soignantes exerçant en milieux hospitaliers : Une étude exploratoire* [Mémoire, Université de Laval]. http://hdl.handle.net/20.500.11794/38103

Price, M., Fitzgerald, L., & Kinsman, L. (2007), Quality improvement : The divergent views of managers and clinicians, *Journal of Nursing Management*, *15*(1), 43-50. https://doi.org/10.1111/j.1365-2934.2006.00664.x

Roch, G. (2008), *Impact du climat organisationnel sur le façonnement des pratiques relationnelles de soins et la satisfaction professionnelle d'infirmières soignantes en milieu hospitalier,* [Thèse], Montréal.

Sanou, S. (2017), *Les facteurs limitant la tenue du dossier de soins infirmiers dans le département de médecine du Centre Hospitalier Universitaire Sourô Sanou de Bobo Dioulasso* [Mémoire], ENSP (École Nationale de Santé Publique).

Seashore, S. E., Lawler III, E. E., Mirvis, P. P., & Cammann, C. (1983), *Assessing organizational change. A guide to methods, measures and practices, New York.*

SIDIIEF. (2011), *Formation Universitaire des infirmières et infirmiers, une réponse aux défis des systèmes de santé* (p. V-XI) [Mémoire], SIDIIEF.

Prendre appui sur les fonctions infirmières De Dallaire et Dallaire (2008) pour identifier le rôle autonome infirmier dans une formation sanitaire au Cameroun

Rita Élise ONANA et Philomène Marie MISSI

Résumé

Le rôle autonome de l'infirmier tel que défini dans la littérature reste encore peu perçu et parfois difficile à cerner dans la pratique soignante quotidienne en milieu hospitalier par la communauté infirmière elle-même et par la société (Piguet 2010). Au cœur des activités qui submergent l'infirmière dans l'exercice de sa profession, ce professionnel de santé paraît confus et semble distinguer très peu son rôle autonome des autres tâches qui meublent sa pratique clinique. À cet effet, de nombreuses infirmières théoriciennes à l'instar de Dallaire et Dallaire (2008), conçoivent l'activité hospitalière en cinq fonctions mettant en exergue l'autonomie professionnelle permettant une meilleure clarification du rôle autonome infirmier. Cet article vise à montrer comment les fonctions infirmières de Dallaire et Dallaire (2008) ont servi de repères théoriques à une recherche dont le but était d'identifier la mise en œuvre du rôle autonome exercé auprès des malades du Centre Hospitalier Dominicain Saint Martin de Porrès.

Mots clés : infirmier ; rôle autonome infirmier ; Sciences infirmières ; profession.

Abstract

The autonomous role of the nurse as defined in the literature is still little perceived and sometimes difficult to identify in daily care practice in hospitals by the nursing community itself and by society (Piguet 2010). At the heart of the activities that overwhelm the nurse in the exercise of her profession, this health professional seems confused and seems to distinguish very little between her autonomous role and the other tasks that fill her clinical practice. To this end, many theoretical nurses like Dallaire and Dallaire (2008) conceive the hospital activities in five functions highlighting professional autonomy allowing a better clarification of the autonomous nursing role. This article aims to show how the nursing functions of Dallaire and Dallaire (2008) served as theoretical benchmarks for a research whose aim was to identify the implementation of the autonomous role exercised with the patients of the *Centre Hospitalier Dominicain Saint Martin de Porrès.*

Keywords: nurse; autonomous nursing role; Nursing; occupation.

Introduction

Le rôle autonome infirmier est un concept fondamental dans la profession infirmière, se présentant comme la carte d'identité ou le domaine de définition de l'infirmière (Missi, 2018). Au croisement des différentes professions de santé qui œuvrent pour le bien-être des personnes malades, il est l'indicateur permettant de distinguer l'infirmière des autres professionnels de santé par son champ d'action, ses compétences et même les limites de son activité professionnelle. Le rôle autonome de l'infirmier est un concept enraciné dans les fondements même de la discipline infirmière. La profession infirmière, considérée autrefois comme une profession auxiliaire à la profession médicale, s'affirme en ce jour en tant que profession à part entière dans certains pays comme le Canada, les États-Unis, la France et bien d'autres encore. Au Cameroun, les représentations sociales actuelles de l'infirmière continuent d'influencer la profession au point où l'infirmière est encore considérée dans la majorité des formations sanitaires comme cette personne qui exerce des activités sous la direction d'un autre professionnel de santé qui est généralement le médecin. Eu égard à cette situation et pour s'affirmer en tant que profession à part entière, les soins infirmiers doivent jouir d'une certaine autonomie dans la pratique clinique en milieu hospitalier, permettant aux infirmières de prendre des initiatives à travers leur rôle propre (Piguet, 2010). Cependant, aucune réglementation sur l'activité professionnelle infirmière au Cameroun ne définit clairement la marge de manœuvre et les limites de la pratique clinique de l'infirmière. Cela pourrait avoir des répercussions sur le travail de ce dernier en particulier et sur l'image de sa profession en général.

Cet article dont la recherche a pris pour repères théoriques les fonctions infirmières de Dallaire et Dallaire (2008), vise à montrer comment cette théorie nous a aidés à identifier le rôle autonome infirmier dans une formation sanitaire au Cameroun. Pour se faire, le rôle autonome infirmier sera exposé tel qu'il a été rapporté dans la littérature infirmière. Puis la théorie des fonctions infirmières de Dallaire et Dallaire (2008) sera présentée. Par la suite, l'article montrera comment ces fonctions infirmières de Dallaire et Dallaire (2008) ont permis d'identifier le rôle autonome infirmier dans les activités soignantes au Centre Hospitalier Dominicain Saint Martin de Porrès à travers l'élaboration des outils de collecte et du processus de recueil des informations. Enfin, la présentation et l'analyse des résultats issus de cette recherche s'en suivront.

Rôle autonome dans la littérature infirmière

Le rôle autonome de l'infirmière laisse transparaitre son autonomie dans la pratique soignante en milieu hospitalier. Ce concept met en exergue les responsabilités et les initiatives dans la pratique infirmière (Noel, 2003). Le rôle autonome infirmier est un concept polysémique que plusieurs auteurs ont abordé à l'instar de Piguet (2010) qui le définit comme la « zone d'autonomie de l'infirmier qui lui permet de prendre des initiatives ». Cette définition de Piguet, bien qu'elle ressorte l'autonomie infirmière (prise d'initiatives), ne définit pas concrètement les activités afférentes à cette zone. En complémentarité à la définition de Piguet (2010), Warchol (2007) définit le rôle autonome comme « l'ensemble des soins qui concourent à l'entretien et à la continuité de la vie que l'infirmière exerce sans l'apport ni l'influence de facteurs et contraintes extérieurs ». Cette définition semble plus concrète dans la mesure où la pratique clinique en milieu hospitalier est principalement matérialisée par l'offre de soins qui, pour cet auteur, doit concourir à l'entretien et à la continuité de la vie. L'absence de contraintes extérieures traduirait ici l'autonomie dans l'activité soignante qu'est l'offre de soins. Cependant, l'activité infirmière en milieu hospitalier peut-elle se limiter uniquement à l'offre de soins d'entretien et de continuité de la vie ? Noel (2003) définit à son tour ce concept comme étant des soins relationnels qui accordent une place de choix et où la relation soignant-soigné est cruciale. Noel (2003) dans sa conception du rôle autonome infirmier, ne met pas en avant l'autonomie infirmière, mais s'attarde sur l'activité infirmière qu'est l'offre de soin qui, pour cet auteur, est essentiellement relationnelle.

À partir de ces multiples définitions, la marge de manœuvre de l'activité infirmière et ses limites sont presque confuses, car l'on pourrait se demander quelle est donc cette zone spécifique d'agir infirmier et quelles sont les activités y afférentes ? Au regard de la pratique infirmière camerounaise, déterminer le rôle autonome infirmier à partir des définitions de ce concept peut s'avérer difficile. Il se présente là une nécessité d'avoir une base, des fondements solides en sciences infirmières et facilement exploitables pour identifier les activités liées à ce concept fondamental dans une formation sanitaire au Cameroun.

Présentation des fonctions infirmières de Dallaire et Dallaire (2008)

Les fonctions infirmières de Dallaire et Dallaire (2008) ont été élaborées par les infirmières chercheuses d'origine canadienne. Ces fonctions résument l'activité infirmière en milieu hospitalier. Au nombre de cinq, elles mettent en relief les activités infirmières qui ressortent l'autonomie infirmière. Elles sont regroupées de la manière suivante:

La fonction soigner

La fonction soigner : Cette fonction définit les activités infirmières dont l'objectif est de maintenir et assurer les besoins de base de la vie quotidienne, le processus de la vie et du bien-être à travers la prestation des soins généraux et de soins techniques généraux ou spécialisés (Dallaire & Dallaire, 2008). À travers les différentes gammes de soins que cette fonction offre, elle se présente comme la fonction la plus mise au-devant de la pratique soignante infirmière en milieu hospitalier camerounais. La fonction soigner en lien avec les soins généraux fait référence aux :

Soins d'entretien de la vie : Ces soins ont trait pour Dallaire et Dallaire (2008), aux activités mises en œuvre par l'infirmier dans le but d'aider les personnes malades à faire face aux nécessités de la vie courante telles que s'alimenter, se vêtir, se mobiliser et assurer une hygiène corporelle. Pour ces deux infirmières chercheuses, cette première gamme de soins vise à entretenir et à maintenir les capacités acquises pour faire face aux nécessités de la vie quotidienne. Ils peuvent être aigus, prolongés et dans une vision plus large s'étendre à domicile auprès des personnes malades.

Soins de confortation : Ils sont considérés pour les deux théoriciennes comme des activités infirmières qui visent à encourager et affermir l'assurance physique ou affective aux personnes malades. Ces soins ont pour objectif de procurer aux personnes malades du confort, du soutien à ces derniers dans les activités qu'ils ne peuvent réaliser eux-mêmes, et de renforcer leurs habiletés. Ils renvoient aux activités et aux actes infirmiers qui rassurent les personnes dans leurs expériences de santé et de maladie et leur procurent l'estime de soi. Entre autres, on y retrouve le toucher thérapeutique, l'écoute, l'empathie, la relation d'aide et la bonne communication avec les personnes malades.

Soins d'apaisement : Les théoriciennes Dallaire et Dallaire (2008) appréhendent les soins d'apaisement comme des soins dont l'utilité est de permettre aux personnes malades de mieux supporter des moments très éprouvants, ceci en soulageant ou en apaisant la douleur et en favorisant la détente. Pour y parvenir, l'usage des moyens non thérapeutiques de sédation de la douleur, les massages des pieds, la relation d'aide, la compréhension empathique et les connaissances théoriques sur l'utilisation du toucher représentent des prérequis à cette gamme de soins généraux de la fonction soigner infirmière de Dallaire et Dallaire (2008).

Soins de compensation : Ici, il s'agit des soins qui visent à suppléer ce qui n'est pas encore acquis ou ce qui est acquis partiellement. Ils consistent donc à compenser ce que la personne ne peut assurer elle-même à cause de la maladie (Dallaire & Dallaire, 2008). La mise en œuvre de ces soins nécessite au préalable des connaissances sur les outils de compensation fonctionnelle, des interventions de compensation, des mécanismes de restauration et de guérison ainsi que des connaissances sur les interventions y afférentes (Dallaire & Dallaire, 2008).

Soins de stimulation : Ce type de soins vise à stimuler, aider les personnes malades à retrouver les capacités perdues et ou à acquérir de nouvelles capacités (Dallaire et Dallaire 2008). Elles font donc appel à des outils de stimulation, interventions de stimulation des sens et à la connaissance de la personne malade, de son environnement et de l'interaction entre la personne et son environnement.

Soins du paraitre : Dallaire et Dallaire (2008) conçoivent les soins du paraitre comme des soins qui visent à construire et à valoriser l'image de soi en limitant la dégradation de l'image du corps ainsi que le sentiment de déchéance qui peut en découler, en maintenant le désir de communication et d'échange, en faisant émerger et fortifier le sentiment d'identité et d'appartenance au groupe et en servant de soutien à la communication non verbale entre la personne et son entourage. Comme les types de soins précédents, les soins du paraitre requièrent des connaissances sur l'image de soi et de l'identité, sur le lien entre le corps et l'image de soi et sur la communication non verbale.

Outre les soins généraux, la fonction soigner s'identifie également à travers les soins infirmiers techniques. Ces soins techniques encore appelés soins de réparation, interviennent lorsque la vie rencontre des obstacles (handicap, maladies chroniques, etc.) (Collière, 1996) cités par Dallaire et Dallaire (2008). Ceux-ci sont prestés en supplément aux soins infirmiers généraux aux personnes qui rencontrent et vivent des perturbations dans leur condition de santé ou des personnes vulnérables aux interventions des différents professionnels de santé. Les soins infirmiers techniques comprennent des soins techniques généraux et spécialisés qui requièrent des habiletés relationnelles à prévenir, dépister les crises, intervenir avec diligence et efficacité ainsi qu'à manipuler et maitriser la technologie et les instruments nécessaires à l'offre de soins (aspirateur, nébuliseur, hémodialyseur, etc).

Fonction de collaboration

Cette fonction très souvent confondue au rôle délégué par la plupart des infirmières, n'en est pas ainsi pour Dallaire et Dallaire (2008). Elle représente plutôt la part de l'infirmière dans son travail en carrefour avec les autres professionnels de santé appelés à œuvrer ensemble pour le bien-être optimal des personnes malades. Dans ce cas précis de collaboration, chaque professionnel de santé est ainsi appelé à jouer son rôle propre pour que toutes ces fonctions servent au rétablissement des personnes malades. Au regard de cela, le rôle de collaboration infirmière ne saurait donc être considéré comme un rôle délégué. Sous le regard de ces deux théoriciennes, la fonction infirmière de collaboration concerne les activités et les actions accomplies conjointement avec les autres professionnels de la santé à l'instar des médecins. Cette collaboration est donc engagée dans les traitements des personnes malades. Les préalables à l'exercice de la fonction de collaboration par l'infirmier selon ces deux auteurs sont la vision holistique de la personne soignée et la vision globale de la situation de soin. Ces derniers impactent considérablement sur la relation interprofessionnelle entre l'infirmière et ses collaborateurs.

Fonction éducative

La fonction éducative représente un aspect de l'éducation pour la santé (Dallaire & Dallaire 2008). Elle est également une des dimensions d'un soin infirmier. Selon ces auteurs, la fonction éducative se traduit par des conseils de santé que les infirmières procurent aux personnes, mais également à travers l'aide qu'elles apportent à ces personnes afin de les pousser à prendre des décisions à partir des renseignements qu'elles-mêmes fournissent, car cette fonction informe, aide et suggère des outils ou stratégies afin de faire des choix.

La fonction de coordination

La fonction de coordination (clinique ou fonctionnelle) est définie par la manière particulière qu'a l'infirmière d'organiser les soins et d'assurer le fonctionnement de l'unité ou du service de soins (Dallaire & Dallaire, 2008). Pour ces infirmières, l'exercice de cette fonction consiste à faire circuler l'information et à faire le lien entre les différents professionnels de manière à ce que les personnes malades reçoivent les soins requis et, à établir un lien avec la famille et la personne malade. Cette fonction provient de ce fait d'une position structurelle de l'infirmière que d'une conception théorique des soins infirmiers. Elle se distingue de la fonction de collaboration par son caractère organisationnel et fonctionnel exercé en faveur du fonctionnement de l'établissement de soins qu'en faveur du contenu des soins.

La fonction de supervision

La fonction de supervision met en évidence le regard, la responsabilité de l'infirmier dans la pratique de soins par certains personnels soignants (Dallaire & Dallaire, 2008). Cette fonction trouve son importance dans les établissements où les soins sont réorganisés et fractionnés en différentes catégories d'intervenants. C'est une fonction qui rend davantage service aux institutions hospitalières.

Les fonctions de Dallaire et Dallaire (2008) présentées plus haut peuvent être jouées simultanément ou distinctement devant diverses situations pathologiques. Dans la recherche menée sur l'identification du rôle autonome infirmier auprès des personnes hospitalisées au Centre Hospitalier Dominicain Saint Martin de Porrès, seules les trois premières fonctions ont été exploitées par les chercheurs du fait que ces fonctions sont directement en relation avec la prestation des soins en faveur des personnes malades hospitalisées. Bien que les fonctions de coordination et de supervision n'en soient pas des moindres, leur implication dans la prise en charge des personnes est secondaire et liée à la gestion. L'un des éléments constitutifs du champ d'action de l'infirmier est de rendre davantage service à l'établissement de soins.

Fonctions infirmières de Dallaire et Dallaire dans l'identification du rôle autonome infirmier au Centre Hospitalier Dominicain Saint Martin de Porrès

Dans la troisième partie de cet article, les fonctions infirmières de Dallaire et Dallaire (2008) ont servi à élaborer des outils de collecte de données que sont le questionnaire et la grille d'observation. Elles ont également servi au recueil des informations, à la présentation et à l'analyse des résultats.

Élaboration d'outils de collecte des données

Le questionnaire

Le questionnaire est constitué de deux grandes parties : une première partie portant sur l'identification du participant et une deuxième portant sur l'identification du rôle autonome à travers les fonctions infirmières de Dallaire et Dallaire (2008).

- **Fonction soigner**

Dans cette étude, l'identification de la fonction soigner se réfère d'une part à l'identification des soins généraux que sont les soins d'entretien de la vie, les soins de confortation, les soins d'apaisement, les soins de stimulation, les soins de compensation et enfin les soins du paraître, et d'autre part par la recherche des soins techniques dans la pratique clinique des infirmiers du Centre Hospitalier Dominicain Saint Martin de Porrès.

Pour les soins d'entretien de la vie, les questions ont été posées sur les nécessités de la vie telles que l'hygiène corporelle, des ongles, des cheveux et des dents de la personne hospitalisée. L'alimentation du malade a aussi fait l'objet d'une question préoccupante dans cette étude. Les questions en rapport avec les soins de confortation ont été élaborées en lien avec la réfection du lit et l'entretien quotidien de la chambre de la personne malade hospitalisée. Les soins de compensation à leur tour ont été abordés à travers des questions sur l'aide et le soutien physique apportés par les infirmières aux personnes malades dans la réalisation de certains actes qu'ils ne peuvent poser eux-mêmes comme se déplacer et sur l'utilisation d'appareils de déplacement. Les soins d'apaisement ont été investigués dans l'étude dans le sens du toucher thérapeutique envers les personnes malades, l'écoute, l'empathie, la communication avec les personnes malades et leurs familles ainsi que la relation d'aide apportée à ces derniers par l'infirmier. Pour les soins de stimulation, les questions se sont appesanties sur la mobilisation des personnes malades durant leur séjour en hospitalisation ainsi que des massages offerts par le personnel infirmier à ces derniers. Quant aux soins du paraître, les questions posées ont concerné les soins qui mettent en avant la valorisation de l'estime de soi de la personne malade.

Les soins techniques de la fonction soigner infirmière ont été focalisés dans cette étude sur la prise quotidienne des paramètres vitaux (température, poids, fréquence respiratoire, pouls, tension artérielle, etc.) et la pose des voies veineuses.

- **Fonction de collaboration**

La fonction de collaboration infirmière de Dallaire et Dallaire (2008) dans cette recherche a permis d'identifier les activités infirmières en lien avec l'administration des médicaments, notamment le respect des préalables (vérification du nom du médicament, sa date de péremption, la posologie, le nom du malade, l'horaire et l'indication) ; la surveillance des réactions de la personne malade lors de l'administration des médicaments et la surveillance des effets secondaires des médicaments. L'existence d'une bonne communication entre l'infirmière, la personne malade et sa famille a aussi été un élément clé d'investigation dans la fonction de collaboration.

- **Fonction éducative**

L'investigation de cette fonction infirmière dans cette étude a été axée sur la dimension éducative après chaque soin offert ainsi que l'éducation faite aux personnes malades ou à celles qui recouvrent la guérison au moment du congé. Ces deux paramètres pris en compte dans l'étude visaient à rechercher le counseling, un IEC (Information Education Communication) dispensé par l'infirmière.

Grille d'observation

Ce deuxième outil de collecte des données a été utilisé pour observer les infirmières participant à leurs tâches quotidiennes, afin d'apprécier la mise en œuvre de leur rôle autonome à travers les indicateurs des fonctions infirmières de Dallaire et Dallaire (2008).

Collecte des données proprement dites

La collecte des données a été faite selon les fonctions infirmières de Dallaire et Dallaire (2008) à l'aide des outils de collecte, notamment le questionnaire et la grille d'observation élaborés et présentés plus haut. Après avoir fourni des réponses relatives au questionnaire, l'infirmière participante était ensuite observée par les investigateurs dans l'exercice de ses fonctions, sans que celle-ci ne soit informée.

Présentation et analyse des résultats

Présentation des données sociodémographiques :

	Sexe		**Qualification professionnelle**		**Poste occupé dans le service**	
Items	23 % Masculin	77% féminin	62% Infirmières Diplômées d'État	38% Infirmières Licenciées	23% Infirmières permanentes	77% Infirmières du roulement

On note dans le tableau ci-dessus une représentation majoritaire du sexe féminin, soit 77% de participation féminine contre une représentation minoritaire du sexe masculin, 23% de participation dans l'échantillon d'enquête. Cela pourrait s'expliquer, car la profession infirmière depuis son origine, est une profession attribuée aux femmes. C'est au fil des années que le genre masculin commence à s'intégrer. Les représentations sociales actuelles considèrent encore cette profession comme une profession purement féminine.

Dans ce même tableau, les infirmières du roulement impliqués dans la prestation des soins sont fortement représentées, 77% contre 23% des infirmiers permanents impliqués dans l'administration du service. La raison qui justifierait le pourcentage élevé des infirmiers du roulement est que la prise en soins infirmiers en hospitalisation nécessite à l'infirmier d'être en permanence près des personnes malades hospitalisées. Ils travaillent alors de jour comme de nuit et s'organisent par un système de roulement afin de remplir cette tâche. Au-delà de cela, l'infirmier rend également service à l'administration hospitalière par ses compétences en gestion et en management. Cette tâche que l'infirmier remplit ne demande pas de travailler de jour et de nuit.

La répartition des participants enquêtés selon le niveau d'études révèle une majorité des infirmiers diplômés d'État, 62% par rapport aux infirmiers licenciés, 38% dans l'échantillon. La situation des infirmiers licenciés serait justifiée par le fait qu'après l'obtention d'une licence en Sciences infirmières, ceux-ci sont difficilement intégrés dans les formations hospitalières. Ces cadres supérieurs revendiquent généralement le poste d'administration (major des services). Ce qui pourrait être un frein à leur propre intégration en milieu hospitalier. La proportion majoritaire des infirmiers diplômés d'État quant à elle s'expliquerait par leur intégration plutôt facile. Non seulement ils sont moins rémunérés que les licenciés, mais ils sont généralement vus comme plus aptes que les infirmiers licenciés de par leurs habiletés à accomplir des soins techniques. En outre, il faut relever l'existence d'une multiplicité d'établissements de formation des Infirmiers Diplômés d'État. Ce qui permet d'obtenir une supériorité numérique des Infirmiers Diplômés d'État sur les licenciés dans les formations sanitaires.

Les tableaux ci-après présentent les résultats de la fonction soigner

Tableau 1: Résultats obtenus du questionnaire

Le participant assure:	**Déclaré fait**		**Déclaré non fait**	
	Effectif	%	Effectif	%
Hygiène du malade	12	92,30	1	7,69
Toucher thérapeutique	10	76,92	3	23,07
Propreté et entretien de la chambre du malade	5	38,46	8	61,53
Propreté et réfection du lit	9	69,23	4	30,76
Relation d'aide	5	38,46	8	61,53
Prise des paramètres vitaux	13	100	00	00

Tableau 2 : Résultats obtenus de la grille d'observation

Le participant assure:	Observé fait	Observé non fait
Hygiène du malade	08	05
Toucher thérapeutique	07	06
Propreté et entretien de la chambre du malade	03	10
Propreté et réfection du lit	10	03
Relation d'aide	03	10
Prise des paramètres vitaux	13	00

La fonction soigner de Dallaire et Dallaire (2008), au regard des tableaux ci-dessus, laisse entrevoir que les éléments prédéfinis comme indicateurs de mise en œuvre sont bien identifiés tant par observation que par déclaration. Cependant, ceux-ci ne sont pas appliqués par l'ensemble des 13 participants. Fort est de constater l'écart entre le dire et l'agir des participants au sujet de l'application de cette fonction infirmière.

Les tableaux ci-après présentent les résultats de la fonction de collaboration

Tableau 3 : Résultats obtenus du questionnaire

Le participant assure:	Déclaré fait		Déclaré non fait	
	Effectif	%	Effectif	%
Respect des préalables à un soin	13	100	00	00
Surveillance des réactions de la personne malade durant le soin	10		3	
Noter le soin	13	100	00	00
Surveillance médicamenteuse	6	46,15	7	53,84

Tableau 4 : Résultats obtenus de la grille d'observation

Le participant assure:	Observé fait	Non observé fait
Respect des préalables à un soin	13	00
Surveillance des réactions de la personne malade durant le soin	09	04
Noter le soin	13	00
Surveillance médicamenteuse	06	07

Les tableaux ci-dessus présentent les résultats obtenus sur la fonction de collaboration selon la perspective de Dallaire et Dallaire (2008). Les indicateurs de mise en œuvre de cette fonction ont été clairement identifiés et observés dans la pratique clinique des infirmiers participants du Centre Hospitalier Dominicain Saint Martin de Porrès. Cependant, la mise en œuvre de cette fonction ne semble pas être effective par l'ensemble des 13 participants à l'enquête. On observe un fossé entre ce que disent et ce que font les infirmiers ayant participé à l'étude.

Les tableaux ci-après présentent les résultats de la fonction éducative

Tableau 6: Résultats obtenus du questionnaire

Le participant assure:	Déclaré fait		Déclaré non fait	
	Effectif	%	Effectif	%
Conseil de santé dispensé à la sortie de l'hospitalisation de la personne malade	9	69,23	4	30,76
Conseil de santé dispensé à la sortie de l'hospitalisation de la personne malade	8	61,53	5	38,46

Tableau 7 : Données issues de la grille d'observation

Le participant assure:	Observé fait	Observé non fait
Conseil de santé dispensé à la sortie de l'hospitalisation de la personne malade	08	05
Conseil de santé dispensé à la sortie de l'hospitalisation de la personne malade	10	03

Tout comme les fonctions précédentes, les tableaux ci-dessus présentent les informations obtenues après enquête sur la fonction éducative. Ces tableaux ressortent la mise en application de cette fonction infirmière au moment de la recherche. Le constat fait ici reste le même que celui fait au niveau des autres fonctions infirmières. La fonction éducative n'en demeure pas des moindres. Elle n'est pas aussi mise en application par l'ensemble des 13 infirmiers participants.

L'analyse des données

L'analyse des données obtenues après collecte s'est faite selon les informations obtenues sur la base des outils de collecte des données que sont le questionnaire et la grille d'observation à partir du logiciel excel.

L'analyse des données s'est faite suivant le but et l'objectif fixés préalablement pour l'identification du rôle autonome infirmier à travers les fonctions infirmières de Dallaire et Dallaire (2008) au Centre Hospitalier Dominicain Saint Martin de Porrès.

Les données collectées à partir de la grille d'observation ont été analysées suivant l'objectif qui était d'apprécier la mise en œuvre du rôle autonome dans les activités soignantes quotidiennes des infirmiers au Centre Hospitalier Dominicain Saint Martin de Porrès.

Conclusion

Au terme de cet article où il était question de montrer comment la recherche a pris appui sur les fonctions infirmières de Dallaire et Dallaire (2008) pour identifier le rôle autonome infirmier au sein d'une formation sanitaire au Cameroun, il en ressort que la majorité des infirmières du Centre Hospitalier Dominicain Saint Martin de Porrès mettent en œuvre les activités émanant de leur rôle propre. Cependant, l'on a noté un écart entre leurs déclarations et les actes posés, mettant en relief quelques manquements dans leurs prestations. Il en découle que l'autonomie infirmière, enjeu majeur du rôle autonome, doit être clairement clarifiée afin de reconnaitre et de définir les activités infirmières en milieu hospitalier.

Références bibliographiques

Association des Infirmiers et Infirmières du Canada. (2021), *Sécurité des patients*, https://www.cna-aiic.ca/fr/pratique-soins-infirmiers/pratique-factuelle/securite-du-patient

Conseil International des infirmières (2017), *La profession infirmière, une voix faite pour diriger : Le rôle des infirmières dans l'atteinte des objectifs du développement durable.*

Dallaire, C., & Dallaire, M. (2008), Le savoir infirmier dans les fonctions infirmières, *In Le savoir infirmier : Au coeur de la discipline et de la profession* (p. 265-299). Charnelière.

Delon, S. (1997), *Concept du rôle propre infirmier.* http://papidoc.chic-cm.fr/544rolepropinfirm.html

Hegstad, L. N., & Hayek, W. (2004), *La dose exacte : De la lecture de l'ordonnance à l'administration du médicament*, ERPI.

Lejard, Y. (2000), *Promouvoir l'éducation des patients : Un des rôles de l'infirmière générale,* [mémoire national de l'École nationale de la santé publique].

Ndjekembo Tanunga, O., & Mukuna Nyembo, B. (2015), *Déterminants de l'insuffisance des soins infirmiers de qualité en hospitalisation, 13*(03), 638-642.

Nkoum, B. A. (2015a), La démarche qualité dans les soins : Pour une perspective de professionnalisation en santé, in B. A. Nkoum & A. Socpa (Éds.), *La démarche qualité dans les soins de santé Un défi en Afrique* (p. 19-30). Harmattan.

Noel, E. (2003), *L'autonomie des infirmières : Le rôle propre questionné* [Thèse de doctorat, Paris 13]. http://www.theses.fr/2003PA131013

Piguet, C. (2008), *Autonomie dans les pratiques infirmières : Contribution à une théorie argentique du développement professionnel,* [Thèse de doctorat, Université Catholique de Louvain, École de santé publique].

Piguet, C. (2010), Autonomie dans les pratiques infirmières, in *EMC : Savoirs et soins infirmiers* (p. 1-10), Elsevier Masson.

Ripoche, S., & Llambrich, C. (2007), La recherche clinique : Intérêts et difficultés dans la pratique des soins, *Recherche en soins infirmiers*, *N° 90*(3), 15-18. https://www.cairn.info/revue-recherche-en-soins-infirmiers-2007-3-page-15.htm

Tantchou, J. (2017), *En Afrique, la matérialisation du soin au cœur des tensions soignants-soignés ? 35*(4), 69-95. https://www.cairn.info/revue-sciences-sociale-et-santé-2017-4-page-69.htm

Vécu expérientiel des parents ayant des enfants atteints de cardiopathies congénitales : cas de la Chaine de l'Espoir

Lionel Leroy JOTCHA TAGOUH, Bili DOUTI, Mathilde Bienvenue TCHAPTCHET NDJIDAM, et Etienne KIMESSOUKIE OMOLOMO

Résumé

Les cardiopathies congénitales sont des malformations du cœur ou des vaisseaux sanguins qui surviennent au cours du développement fœtal. Leur incidence est estimée entre 5 et 14 naissances pour 1000, faisant d'elles les malformations les plus fréquentes chez le nouveau-né (Fourdain, Vanasse, Poirier, Carmant, & Gallagher, 2016). Elles sont généralement diagnostiquées assez tôt durant le développement intra-utérin par des techniques d'échographie fœtale ou d'IRM. Cependant, malgré le dépistage précoce de la maladie, l'expérience des parents face à la maladie de leur enfant engendre chez ces derniers un ensemble de réactions et sentiments tels que l'anxiété, le stress, la peur et l'angoisse. Cette situation nous amène à explorer l'expérience des parents face à leur enfant atteint de CC. Pour atteindre cet objectif, une étude qualitative, phénoménologique et descriptive a été menée auprès de six parents d'enfants atteints de cardiopathies congénitales et membres de l'association *la chaine de l'espoir*. Un guide d'entretien semi-structuré a été utilisé pour recueillir les données auprès des parents d'enfants. Comme outils de collecte, nous avons utilisé un guide d'entretien. Les résultats de cette étude montrent que les parents font face à l'adversité qui est ici manifestée par l'anxiété, des difficultés financières, des perturbations de la dynamique familiale et une perception irrationnelle de la maladie. Cette étude montre aussi que certains parents réussissent à s'adapter face à la maladie avec la présence de réseau de soutien, les interactions positives, la spiritualité et le réconfort.

Mots clés : cardiopathies congénitales, parents, enfants, expérience.

Abstract

Congenital Heart Disease (CHD) is a malformation of the heart or blood vessels that occurs during fetal development. Their incidence is estimated at between 5 and 14 births per 1000, making CHD the most common malformations in newborns (Fourdain, Vanasse, Poirier, Carmant, & Gallagher, 2016). They are usually diagnosed early during intrauterine development by fetal ultrasound or MRI techniques. However, despite early detection of the disease, parents' experience of their child's illness leads to a range of reactions and feelings such as stress, fear and anxiety. This situation leads us to explore the parents' experience with their child with CHD. To achieve this objective, a descriptive, qualitative and phenomenological study was conducted with six parents of children with congenital heart disease within the association “la chaîne de l'espoir”. As collection tools, we used an interview guide. The results of this study show that parents face adversity here in the form of anxiety, financial difficulties, disruptions in family dynamics and an irrational perception of the disease. This study also shows that some parents are able to adapt to the disease with the presence of support networks, positive interactions, spirituality and comfort.

Keywords: congenital heart disease, parents, children, experience.

Introduction

La naissance d'un enfant est l'une des expériences humaines les plus puissantes et est généralement associée au bonheur et aux grandes attentes des parents (Doumont & Libion, 2006). Cette joie peut être anéantie et se transformer en un sentiment de détresse si l'enfant a une malformation cardiaque qui nécessite une correction chirurgicale (Sjostrom-Strand & Terp, 2019). Les cardiopathies congénitales (CC) sont des malformations du cœur ou des vaisseaux sanguins qui surviennent au cours du développement fœtal. Il peut être très pénible pour les parents d'être informés que leur enfant souffre d'une maladie cardiaque. L'incidence des enfants nés avec une cardiopathie congénitale est de 1 % à l'échelle mondiale (Sjostrom-Strand & Terp, 2019). Une étude menée par Hudon, 2015 indique qu'au fil du temps, la fréquence des cardiopathies a augmenté considérablement, soit de 1 par 1000 naissances vivantes de 1930 à 1939 à 9 par 1000 naissances vivantes pour les années 2000. Avec un taux de natalité de 150 millions (OMS, 2013), ceci correspond à 1,35 million de naissances vivantes avec cardiopathies congénitales annuellement. Mais grâce au progrès spectaculaire réalisé dans la prise en charge médicale et chirurgicale des CC, environ 85 % des bébés nés aujourd'hui avec une anomalie cardiaque peuvent atteindre l'âge adulte et des améliorations continues sont prévues dans l'avenir (Uzark & Jones, 2003) cité par (Doumont & Libion, 2006). Au Cameroun, selon les différents rapports présentés par les cardiologues au cours de la conférence organisée en prélude à la journée mondiale du cœur, il en ressort que : *« Les maladies non transmissibles tuent chaque année plus de 36 millions de personnes »*. Une étude réalisée par la Société Camerounaise de Cardiologie, de janvier 2006 à novembre 2009 fait état de ce que 51 636 patients ont été consultés durant cette période et 505 patients ont été recrutés et devraient subir un dépistage de cardiopathie congénitale (CC). *« Après échocardiographie doppler complète, il a été révélé que 67,2% avaient une CC et 32,8% une maladie acquise du cœur »*, d'après le Dr Félicité Kamdem, avant d'ajouter : *« Le souffle cardiaque, la dyspnée, le retard de croissance sont les principaux maux observés lors de cette étude chez les patients »* (Deudjui, 2015).

Tous ces chiffres ne sont pas toujours exacts dans les pays en voie de développement, car avec la précarité et la pauvreté qui y règnent, toutes les familles avec des enfants atteints des cardiopathies ne sont pas toujours à mesure d'assurer un suivi de qualité à ces enfants. Avoir un enfant atteint d'une cardiopathie congénitale n'est pas toujours évident pour les parents, eux qui pendant la grossesse s'attendaient à un enfant parfait, se voient annoncer une anomalie à leur enfant dont la prise en charge nécessite des moyens énormes. Ils se voient presque tout changer dans leur mode de vie en vue d'une adaptation. C'est ainsi qu'ils vivent un stress et une angoisse permanente due à la pathologie de leur enfant. Les travaux de Lacroix et Assal, (2003) cités par Doumont et Libion (2006) ont permis de mettre en évidence un processus d'acceptation de la maladie lors de l'annonce d'une maladie grave ou chronique. Ce processus se manifeste par des sentiments de tristesse, de peur, de colère, de révolte, avec des blocages possibles tels que le déni, l'anxiété, la dépression et la résignation. Face à l'annonce d'une cardiopathie congénitale de leur enfant, les parents sont contrôlés par un sentiment de peur et de colère. Cette détresse est proportionnelle au degré de sévérité de la maladie cardiaque congénitale décelée (Pye & Green, 2003). Elle est également tributaire d'autres problèmes sociosanitaires vécus ou rencontrés. À ces difficultés, s'ajoutent encore celles liées à la gestion du quotidien. C'est au regard de tout ceci que nous avons jugé intéressants de décrire le vécu expérientiel des parents ayant des enfants atteints de CC. La suite du travail sera présentée à travers la méthode, les résultats, la discussion et la conclusion.

Méthode

Cette étude a été réalisée au sein de l'association la Chaine de l'espoir qui est une association française créée en 1994. Elle vient en aide aux enfants démunis. Leur programme dans le monde est axé sur les soins et l'éducation, mais au Cameroun particulièrement, elle vient en aide aux enfants souffrants de CC et autres malformations congénitales.

Il s'agit d'une étude qualitative, phénoménologique et descriptive qui s'est déroulée de juin 2018 à août 2019. Les données ont été recueillies auprès de six participants recrutés par choix raisonné parmi les parents d'enfants atteints de cardiopathies congénitales, opérés et non opérés, et membre de l'Association *la Chaine de l'espoir*. Étaient inclus tous parents âgés de plus de 18 ans sans distinction de sexe, ayant un enfant atteint de CC et acceptant librement de participer à l'étude. La collecte des données s'est déroulée pendant 2 semaines par le biais d'un guide d'entretien semi-directif avec des données d'identification et des questions d'orientation visant à atteindre l'objectif de l'étude. Les entrevues se faisaient dans un endroit privé pour les parents rencontrés physiquement et par téléphone à l'aide d'un enregistreur d'appel. L'entretien se faisait en fonction de la disponibilité des participants. Les entrevues duraient 30 minutes environ. Des enregistrements audios ont été faits pour faciliter la communication entre l'intervieweur et la personne interviewée et par la suite ils ont été transcrits entièrement.

Le processus d'analyse utilisé est l'analyse de contenus de type thématique qui consiste à découvrir les unités de sens qui composent une communication dont la présence ou la fréquence signifie quelque chose pour l'objet analysé. Tous les percepts éthiques visant à protéger la recherche sur les sujets humains ont été respectés et par conséquent, l'anonymat a été garanti en donnant des prénoms fictifs aux participants. Une clairance éthique a été accordée par le comité d'éthique institutionnel de la recherche pour la santé humaine.et une autorisation de collecte de données obtenues auprès de la responsable de la Chaine de l'espoir au Cameroun.

Résultats

Les résultats portent sur les caractéristiques sociodémographiques des participants, les connaissances des participants sur les CC, la description de leur vécu et des modes d'adaptation. L'analyse des résultats est ici regroupée dans le tableau (voir annexe 4).

Les participants de cette étude étaient au nombre de six, un de sexe masculin et 5 de sexe féminin, trois dont les enfants ont été opérés (Leslie, Murielle et Pedro) et trois dont les enfants n'ont pas encore été opérés (Samantha, Paule et Andrée). Le tableau qui suit donne une présentation générale de ces derniers.

Tableau 1 : Présentation des participants

participants	Âge	Sexe	Statut matrimonial	Nombre d'enfants	Niveau d'étude	profession
Samantha	37 ans	F	Célibataire	2	Master 2	comptable
Andrée	50 ans	F	Divorcé	5	Bac	commerçante
Paule	33	F	Mariée	2	Bac	ménagère
Pedro	41 ans	M	Marié	5	BTS en gestion	Commerçant
Leslie	39 ans	F	Mariée	3	Bac	Caissière
Murielle	35 ans	F	Mariée	2	Licence	ménagère

NB : Les noms des participants sont fictifs. Toute coïncidence est le fait du hasard, nous nous en excusons.

L'âge des participants variait de 33 à 50 ans. Celui de sexe masculin avait 41 ans alors que les autres étaient dans la trentaine avec une de 50 ans. Nous remarquons qu'il y a plus de femmes que d'hommes. On note aussi qu'un grand nombre de participants sont mariés, un divorcé et l'autre célibataire. Nous remarquons que les deux participants plus âgés ont cinq enfants alors que les autres en ont maximum trois. Nous constatons que tous nos participants ont un niveau minimum Bac. Deux participants ont le Bac, un a le BTS, une est titulaire d'une licence et l'autre possède un Master avec des activités professionnelles.

Adversité

Les résultats de cette section décrivent l'adversité retrouvée chez les participants. Elles sont obtenues après un travail de catégorisation. Ce travail permet donc de dégager quatre principaux facteurs dans l'adversité : l'anxiété, le coût élevé des soins, la représentation négative de la maladie et la perturbation de la dynamique familiale.

L'Anxiété. On retrouve l'anxiété chez les parents dont les enfants ont subi une intervention chirurgicale. Ils sont inquiets quant au pronostic comme la participante Murielle qui rapporte d'ailleurs : « Pendant *son opération, ce n'était pas facile vraiment... vous savez c'est le cœur ce n'est pas quelque chose de négligeable et quand on te dit qu'on va opérer un enfant du chœur, ce n'est pas facile à intégrer... donc quand elle partait, j'ai mis deux possibilités dans ma tête : soit elle rentre, soit elle ne rentre pas donc décède* ». Et aussi, la participante Leslie rapporte : *« sincèrement, dès que j'ai appris que l'enfant avait cette pathologie, vraiment j'ai ressenti un poignant au cœur parce que je ne savais pas que c'était jusqu'à cette taille la parce qu'on a découvert ici à Douala qu'il avait ça et c'est à Bamenda où ces gens-là m'ont dit de quoi souffrait réellement l'enfant. Je vous assure que j'ai reçu un poignant au cœur... »*

Cette anxiété est aussi observable chez ceux qui n'ont pas encore été opérés parce qu'ils ont peur que le cœur de l'enfant s'arrête. C'est ainsi que Paule déclare : *« Lorsqu'elle est née, on m'a expliqué qu'il y a un trou dans son cœur. Lorsque j'ai appris ça, j'ai vraiment eu peur. Vous savez, c'est quand même un cœur, ce n'est pas un organe comme tous les autres »*. Et aussi, Andrée affirme : *« Je vais faire comment mon fils ? Je suis stressé. Il y a parfois elle tombe comme ça même, elle reste inconsciente pendant 3 heures en réanimation... Je lui donne juste les médicaments pour la toux »*.

Le coût élevé des soins. Le coût des soins devient également une difficulté vécue par les parents, notamment ils ont rapporté que l'intervention chirurgicale varie entre 3 et 5 millions. Ce qui n'est pas toujours évident pour ces familles qui ne sont pas toujours nanties comme Andrée, Murielle et Paule qui ne bénéficient pas d'une assurance maladie contrairement à d'autres familles. Murielle affirme : « *Le médecin chez qui j'allais à Bafoussam nous a envoyé à Bamenda et ils m'ont dit que c'est 3 millions et que je dois payer la totalité avant qu'on commence* ».

La perception irrationnelle. Certains participants pensaient que la maladie de l'enfant était d'origine mystique par leur tradition. C'est ainsi que Pedro déclare : *« Chez nous les Bamilékés, quand l'enfant a une telle maladie, si elle entraine le décès de l'enfant, on va dire que c'est la sorcellerie, que les vampires ont mangé son cœur »*. Par contre, d'autres ont été influencés par l'entourage. Ce qui pouvait parfois créer dans la famille des tensions. C'est ainsi que Murielle déclare : *« Dans ma culture, la maladie n'a pas vraiment de signification. On ne parle pas trop de ça. Mais ce que les autres nous disaient, c'est parce que notre mariage n'a pas été accepté, c'est pour cela que l'enfant est né comme ça... »*

La perturbation de la dynamique familiale. La perturbation de la dynamique familiale est ici considérée comme l'irrégularité dans le fonctionnement et le déséquilibre de la famille. Ce déséquilibre est dû à la maladie dont souffre l'enfant. C'est ainsi que certains parents ont affirmé une perturbation de leur dynamique familiale due à la maladie de leur enfant. D'où l'affirmation de Andrée qui avoue n'avoir personne en disant : *« Tout le monde est au courant, mais personne n'a jamais réagi, juste un de mes cousins qui m'a donné une somme d'argent une fois. En fait, je n'ai personne dans ma famille, nous sommes comme ça ! »*. Aussi, Pedro avoue que la maladie a eu un impact sur l'attention qu'il porte aux autres enfants. Il affirme : *« Bien sûr que sa maladie a un impact sur l'attention que je porte aux autres... J'ai toujours le réflexe qu'il est encore malade ou qu'il peut encore tomber malade... Quand il est en conflit avec ses frères, d'office je prends son parti sans même réfléchir »*. Nous ressentons aussi la perturbation de la dynamique familiale dans les propos de Murielle : *« Oui, la maladie a eu un impact dans le couple parce qu'a un moment, mon mari m'accusait en disant que j'ai été négligeant. Parfois, il m'accusait. C'est parce que nos familles n'ont pas voulu du mariage. Je ne me suis pas bien occupé de l'enfant et moi aussi je l'accusais [...] Tout le monde cherche à montrer que c'est la faute à l'autre, mais tout va bien maintenant »*.

Stratégies d'adaptation

Il est question ici de dégager les principales stratégies d'adaptation, entre autres : les réseaux de soutien, le sens donné à la maladie, la spiritualité/croyance et l'optimisme.

Réseau de soutien. Le réseau de soutien peut être défini comme l'ensemble des personnes et des ressources sur lesquelles on peut compter si nous avons besoin d'aide. Que ce soit en cas de besoin d'hébergement, parler de préoccupations intimes nous aide à traverser une épreuve quelconque. Les participants font mention de soutien au sein de leur famille et dans la société. Pour la participante Leslie, le soutien de sa sœur a été pour elle très déterminant dans le vécu de la maladie. C'est ainsi qu'elle affirme : *« Ma petite sœur m'a beaucoup soutenu parce que c'est une fille qui a donné sa vie* *a christ. Elle m'a vraiment soutenu dans la prière »*. Aussi, la participante Paule dit : *« Avec l'entourage, ça va. Ils sont au courant. Au départ, on disait que l'anomalie va se corriger d'ici 8 à 12 mois, mais ça a perduré. Néanmoins, ils appellent pour prendre des nouvelles »*.

Sens donné à la maladie. Le sens fait appel à la représentation que les parents font de la maladie de leur enfant. Il s'agit du sens et de l'adaptation. L'acceptation de la maladie est fonction du sens qu'une personne donne à celle-ci. Lorsqu'une personne donne un sens positif à sa maladie et/ou à la situation qu'elle vit, ceci lui permet de diminuer le risque. Par contre, si cette dernière donne un sens négatif à sa situation, elle augmente le risque de dépression. Dans le cadre de cette étude et au vu des résultats obtenus de nos participants, nous pouvons confirmer que la majorité de nos participantes, malgré les multiples adversités qu'elles ont affrontées, ont donné sens à leur maladie. C'est ce qui a permis qu'elles soient résilientes. Nous le ressentons bien dans le propos de Samantha : *« Pour le moment, il n'est pas malade. Il est comme tous les autres enfants, ça ne dérange encore personne »*. Paule de son côté déclare : *« Elle a déjà été hospitalisée 8 fois, donc je fais l'effort qu'elle ne soit pas exposée. Mais il faut dire que ma fille est certes malade. Mais à la voir, on ne s'imagine pas, elle est très forte »*.

Spiritualité/religion. La spiritualité et la religion relèvent de la pensée, de l'esprit et des croyances présents chez les parents ayant des enfants atteints de CC. Les participants ont fait mention de leurs croyances en Dieu. Ces croyances permettent de donner un sens à leur quotidien. Nous constatons ainsi que le fait d'être croyant est un facteur de protection chez nos participants, ceci leur permet de résister aux adversités rencontrées avec la maladie de leur enfant. Il s'agit de la prière et de la croyance. À titre d'exemple, Andrée proclame avec fermeté : *« Je remets tout entre les mains de Dieu, je suis une chrétienne »*. Leslie déclare : *« Ma petite sœur m'a vraiment soutenu dans les prières... Ce qui fait que quand l'enfant est parti, je n'avais aucun souci. Même le jour qu'on devait l'opérer, je n'ai rien ressenti... Et mon fils prie beaucoup et il m'a dit : Mama pense à moi dans la prière... »*.

Optimisme. Elle désigne chez l'être humain un état d'esprit durable ou passager, caractérisé par une perception positive du monde et de l'univers. Il se traduit ici chez les parents d'enfants atteints de CC non opérées par le fait qu'il existe un traitement. Samantha se livre en disant : « *On m'a dit que la chirurgie c'est le seul moyen pour qu'il soit guérit... Donc ça m'a un peu remonté le moral. Je me suis dit : du moment où il peut être guérit, c'est déjà quelque chose.* Aussi, certains parents d'enfants atteints de CC opérées affirment d'être restés sereins lors de l'opération de leur enfant. Ainsi, Murielle affirme : *« Lors de son opération, on était confiant. On n'était pas* *trop dérangé, les informations qu'on nous a données à l'hôpital nous mettaient en confiance ».*

En résumé, nous pouvons dire que l'expérience des parents ayant des enfants atteints de CC se résume en deux catégories : l'adversité et les facteurs de protection. La figure 1 illustre cette expérience.

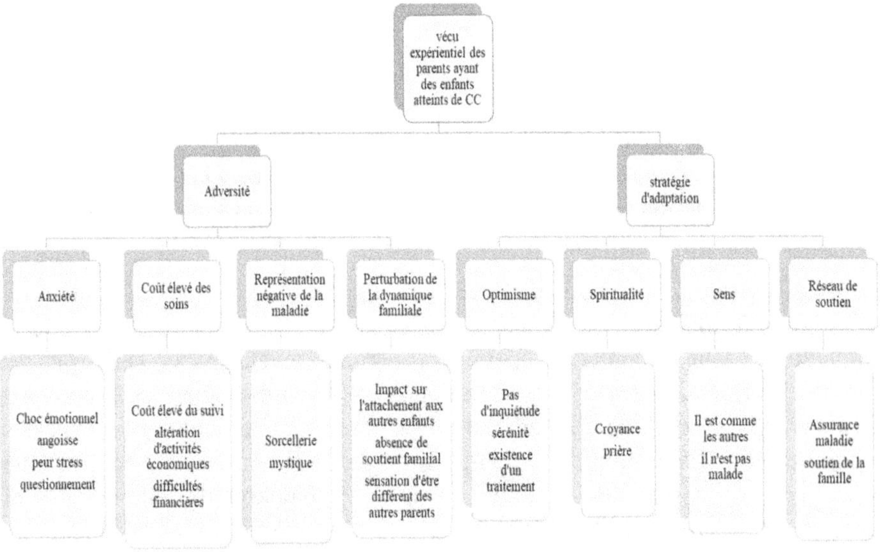

Figure 1 : Modélisation du vécu expérientiel des parents ayant un enfant atteint de cardiopathie congénitale

Discussion

Cette section sera consacrée à la confrontation des résultats avec les autres recherches et à la théorie. Il s'agit de l'adversité et les stratégies d'adaptation des parents face à la maladie de leur enfant.

L'adversité des parents ayant des enfants atteints de CC

L'adversité est la situation ou l'état dans lequel se trouve une personne sur qui le sort ne cesse de s'acharner. Cette partie met en exergue le problème rencontré par les parents ayant des enfants atteints de CC. Ici, l'adversité se traduit par : l'anxiété, les difficultés financières, la perturbation de la dynamique familiale et une perception irrationnelle de la maladie. Certains participants ont avoué être stressés par la pathologie de leurs enfants. À ce sujet, Dellafiore et *al.*, (2017), souligne que les parents d'enfants atteints de cardiopathies congénitales peuvent généralement être anxieux et cette anxiété se manifeste par la peur, le désir de donner du soutien, mais pas d'être soutenu. Nous constatons aussi que les parents font face au stress et à l'angoisse. Ce stress est dû, notamment au coût élevé des soins d'après ce que certains participants ont affirmé. Ce qui peut avoir une altération du mode physiologique caractérisée par un dysfonctionnement des fonctions neurologiques et endocriniennes (Pepin, Ducharme, & Kerouac, 2017). C'est à cet effet que Lawoko et Soares (2003) stipulent que les évènements stressants de la vie autres que les maladies, sont l'excès de temps passé à s'occuper d'enfants malades, l'instabilité financière, la détresse et le désespoir. Ce qui rejoint le constat fait. Aussi, Lawako et Soares (2002), cités par Lawoko et Soares, (2003) affirment que l'instabilité financière a été suggérée comme un facteur déterminant de la détresse et du désespoir. La détresse étant définie ici comme une angoisse causée par un danger imminent ou par le besoin, la souffrance (*Dictionnaire universel*, 2008).

Nous relevons aussi des difficultés financières par rapport à la prise en charge de la maladie de l'enfant. En effet, des participants affirment que la maladie de leur enfant a eu un impact sur leur revenu en ce sens que les hospitalisations répétées, les rendez-vous chez le cardiologue, les examens à réaliser, les besoins de l'enfant à réaliser sont des éléments et parfois des périodes de maladie imprévisible qui impactent sur leur revenu. Surtout que l'état camerounais ne subventionne pas la prise en charge de cette maladie et le nombre de cardiopédiatre est réduit. Il faut alors aller d'une ville à une autre pour en rencontrer un. Tout ceci montre le poids financier qu'a cette maladie sur les parents. Ce qui rejoint en quelque sorte les travaux de Barreto et al., (2016). Nous remarquons aussi que dans les couples mariés, c'est une seule personne qui assure les revenus financiers de la famille. L'autre est au chômage ou a décidé de s'occuper de l'enfant malade, ce qui réduit les revenus du ménage. Ceci rejoint les travaux de Cardière (2017), qui note que la maladie de l'enfant impose de façon évidente des sacrifices personnels ou professionnels.

L'irrégularité dans le fonctionnement de la famille est ici dévoilée par les parents du fait que la maladie de l'enfant peut avoir un impact sur l'attention portée aux autres enfants, l'absence du soutien familial et la sensation d'être différente des autres parents. En effet, la maladie de l'enfant engendre chez les parents des sentiments de culpabilité, ce qui les pousse à avoir plus d'attention à leur enfant malade. Aussi, la sensation des parents d'être différents des autres parents est due au fait que leur enfant porte une pathologie et donc nécessite une attention particulière. Tout ceci peut engendrer une altération du mode concept de soi manifesté par une perte de l'estime de soi, car les parents dans leur tête se posent mille et une questions en se demandant où ont-ils fait l'erreur. C'est ainsi que Van Pavenage et Lambotte (2016) stipulent que le sentiment de culpabilité est un sentiment très fréquemment évoqué par les parents d'enfants gravement malades ou malformés.

En ce qui concerne la perception qu'ont les parents de la maladie de leurs enfants, nous constatons ici que les parents qui croient que la maladie de leur enfant a une origine autre qu'un dysfonctionnement physiologique, ont été influencés par leur entourage. Nous avons l'exemple de Leslie à qui on a fait croire que c'est parce que son mariage n'a pas été accepté par les ancêtres que leur enfant est né ainsi. Ce qui rejoint les travaux de Van Pevenage et Amrouni (2004).

Les stratégies d'adaptation pour faire face à la maladie des enfants

Cette partie correspond aux différentes attitudes que les parents ont développées pour faire face à la maladie de leurs enfants.

Nous nous sommes basés sur la théorie d'adaptation de Callista Roy, qui est un modèle qui considère l'homme comme un être biopsychosocial en interaction constante avec son environnement et ayant 4 modes d'adaptation qui sont : le mode physiologique, le mode concept de soi, le mode fonction des rôles et le mode interdépendance. Notre étude nous a permis de dégager 4 principaux modes d'adaptation, entre autres les réseaux de soutien, le sens donné à la maladie, la spiritualité et l'optimisme.

Concernant la spiritualité/religion, elle relève de la pensée, de la croyance de chaque individu. La spiritualité c'est ressentir un sentiment d'appartenance envers une réalité plus grande que soi et donner un sens à sa vie (Fatfish, 2014). Quelques participants ont mentionné leur croyance en Dieu à travers la prière, ce qui est pour eux un élément pour faire face aux adversités dues à la maladie. Pour Barreto et al. (2016), la spiritualité est un impératif pour les parents pour faire face au processus de la maladie. Aussi, pour Schneider et Mannell (2006), les familles touchées par des perturbations majeures de la santé ont tendance à trouver du réconfort dans leurs croyances spirituelles personnelles. La spiritualité et la religion sont souvent négligées comme source d'adaptation dans le contexte médical, ce qui contribue au stress supplémentaire des familles confrontées à une crise médicale (Sira, Desai, Sullivan, & Hannon, 2014). Des analyses de régression effectuées par Sira et al. (2014) ont révélé qu'un recours accru à la spiritualité contribuait à l'intégration et à l'optimisme de la famille.

Le sens c'est la représentation que donne une personne à la maladie. Certains parents donnent du sens à la maladie. Pour un parent, son fils est comme tous les autres enfants, c'est en quelque sorte une manière pour eux de faire face à la maladie de l'enfant, car l'enfant dans la plupart des cas ne présente aucun symptôme. De ce fait, pour eux, leur enfant est normal. Ce qui rejoint les travaux de Sjostrom-Strand & Terp (2019) dans lesquels il mentionne que les parents ayant des enfants atteints d'une maladie cardiaque voulaient maintenir la croyance d'avoir un enfant en bonne santé. Celui qui cherche à trouver un sens à ce qui lui arrive a généralement plus de facilité à surmonter les écueils de la vie (Bonanno, 2004), à l'inverse de (Yalom 2008), cité par Chouinard (2009), qui dit que l'absence de sens mène à la détresse, voire au suicide. Les travaux des psychiatres autrichiens Viktor Frankl, Thompson et ses collègues (2003) cités par (Chouinard, 2009) affirment que le fait de pouvoir donner un sens à sa vie représente la force la plus fondamentale qui dynamise chaque être humain et le rend capable de dépasser les contraintes et d'atteindre un niveau d'ajustement et d'accomplissement satisfaisant.

L'optimisme est la tendance d'une personne à prendre la chose du bon côté, à être positif (Petit Larousse, 2017). Traditionnellement, l'optimisme c'est être confiant dans l'issu positive (Martin-Krumm, 2012). De ces définitions, il ressort donc que l'optimisme est basé sur l'espoir, mais il se nourrit également d'autres forces comme la conviction que l'on n'est pas impuissant face au futur, ainsi que d'une certaine confiance en soi et en ses capacités. Chez nos participants, il est traduit par le fait qu'il existe un traitement pour la maladie de leur enfant, ce qui montre l'espoir qu'ils ont en vue de la guérison de leur enfant.

Le réseau de soutien se présente comme un ensemble d'éléments mis en jeu pour aider une personne à combler des besoins spécifiques qui surviennent à la suite d'évènements de vie défavorables (Duchesne, 2008). Pour l'auteur, certains définissent le réseau de soutien comme l'ensemble des actions verbales ou comportementales qu'une personne manifeste en réponse aux besoins d'une autre personne et qui visent à la réconforter, l'encourager, la rassurer et l'aider à résoudre efficacement des problèmes par l'entremise d'informations ou d'une aide tangible. Bien qu'aucune de ces définitions ne fasse l'unanimité, celles-ci convergent néanmoins vers l'idée que le soutien social possède certains attributs pouvant influencer l'adaptation psychosociale d'une personne en lui permettant de mieux gérer l'incertitude qui accompagne la détresse. Les réseaux de soutien sont représentés ici par l'assurance maladie et le soutien familial pour les participants. Ces deux éléments permettent aux familles de surmonter au quotidien les difficultés liées à la pathologie de leurs enfants. Pour une participante, c'est grâce à sa sœur qu'elle a pu surmonter. Si sa sœur n'était pas présente, elle aurait peut-être craqué. Une absence de réseau de soutien peut entrainer une altération du mode interdépendance. Depuis plus d'une trentaine d'années, de nombreux travaux ont été consacrés au soutien social et à ses effets dans la vie des individus. Si la plupart de ces écrits reconnaissent d'emblée que le soutien contribue favorablement à la santé physique et mentale des personnes et de leur entourage, ils font aussi remarquer que le manque de soutien des familles s'accompagne trop souvent de pauvreté, d'isolement, de stress et de problèmes d'adaptation (Duchesne, 2008).

Conclusion

Ce travail de recherche portant sur le vécu expérientiel des parents ayant des enfants atteints de cardiopathies congénitales a été motivé par le constat fait au cours d'un de nos stages cliniques et différentes enquêtes, selon lesquels la majorité des parents ayant un enfant atteint de cardiopathies congénitales vivent un stress et une frustration quotidienne. Il en ressort qu'en réalité, les CC constituent un problème majeur en Afrique, en particulier au Cameroun ; surtout qu'elles nécessitent des moyens énormes pour leur prise en charge. L'objectif de cette recherche était donc de décrire le vécu expérientiel des parents ayant des enfants atteints de CC. Pour atteindre cet objectif, nous avons mené une étude de cas multiple avec six participants. Il s'agissait de décrire le vécu et de montrer les modes d'adaptation des parents dont les enfants sont atteints de CC. Les résultats de cette recherche montrent que les parents ayant des enfants atteints de CC vivent des situations malheureuses telles que l'anxiété, des difficultés financières, des perturbations de la dynamique familiale et perçoivent la maladie de façon irrationnelle. Et pour faire face à ces difficultés, ils font recours à la spiritualité, au sens, au réseau de soutien et à l'optimisme. Le vécu des parents ayant des enfants atteints de CC est donc manifesté par deux phénomènes : l'adversité et les stratégies d'adaptation. L'adversité est manifestée ici par l'anxiété, les difficultés financières, les perturbations de la dynamique familiale et des perceptions irrationnelles de la maladie. La stratégie d'adaptation quant à elle est manifestée par la spiritualité, le sens donné à la maladie, le réseau de soutien et l'optimisme. Cependant, l'on s'interroge sur les interventions du personnel soignant auprès des parents ayant des enfants souffrant des cardiopathies congénitales.

Références bibliographiques

Barreto, T. S. M., Sakamoto, V. T. M., Magagnin, J. S., Coelho, D. F., Waterkemper, R., & Canabarro, S. T. (2016), Experience of parents of children with congenital heart disease : Feelings and obstacles. Revista Da Rede de Enfermagem Do Nordeste, 17(1), 128. https://doi.org/10.15253/2175-6783.2016000100017

Bonanno, G. (2004), Loss, trauma, and human resilience : Have we underestimated the human capacity to thrive after extremely aversive events? (Vol. 59). https://doi.org/10.1037/0003-066X.59.1.20

Chouinard, J. (2009), Résilience, spiritualité et réadaptation, Frontières, 22(1-2), 89. https://doi.org/10.7202/045032ar

Dellafiore, F., Domanico, R., Flocco, S. F., Pittella, F., Conte, G., Magon, A., Caruso, R. (2017), The life experience of parents of Congenital Heart Disease adolescents : A meta-synthesis, Archives of Nursing Practice and Care, 3 (2), 031-037.

Dictionnaire universel (n° 08). (2008). Inde : Hachette Edicef.

Doumont, D., & Libion, F. (2006), Qualité de vie et bien-être psychosocial de l'enfant cardiaque opéré et de sa famille : quels dispositifs mis en place pour « entourer » ces familles ? 28.

Duchesne, S. (2008), Soutien social et familles vulnérables : Conceptualisation, intervention et évaluation.

Fatfish, (2014), Facteurs de protection, Consulté le 9 juillet 2019, à l'adresse Mouvement Santé mentale Québec website : //www.mouvementsmq.ca/sante-mentale/facteurs-de-protection

Finley, J. P., Putherbough, C., Cook, D., Netley, C., & Rowe, R. D. (1979), Effect of congenital heart disease on the family : Divorce, separation, and stability in families of children with tetralogy of fallot, Pediatric Cardiology, 1(1), 9-13. https://doi.org/10.1007/BF02307336

Fourdain, S., Vanasse, C.-M., Poirier, N., Carmant, L., & Gallagher, A, (2016), Cardiopathies congénitales : physiopathologie, facteurs de risque et profils neuropsychologiques, Revue québécoise de psychologie, 37(2), 3. https://doi.org/10.7202/1040035ar

Lawoko, S., & Soares, J. J. F. (2003), Social support among parents of children with Congenital Heart Disease, parents of children with other diseases and parents of healthy children, Scandinavian Journal of Occupational Therapy, 10 (4), 177- 187. https://doi.org/10.1080/11038120310016779

Martin-Krumm, C. (2012), L'optimisme : Une analyse synthétique, Les Cahiers Internationaux de Psychologie Sociale, Numéro 93(1), 103-133.

Masson, E. (2009), De l'adulte jeune à l'adulte d'âge moyen, Consulté le 2 juillet 2019, à l'adresse EM-Consulte website : https://www.em-consulte.com/article/221283/de-l-adulte-jeune-a-l-adulte-d-age-moyen

Pepin, J., Ducharme, F., & Kerouac, S. (2017), La pensée infirmière (4è éd.). Canada : Chenelière Education.

Quessy, J. F. (2014), Quand la maladie d'un enfant mène à la séparation, Consulté le 19 juillet 2019, à l'adresse https://naitreetgrandir.com/blogue/2014/02/17/quand-la-maladie-dun-enfant-mene-a-la-separation/

Schneider, M. A., & Mannell, R. C. (2006), Beacon in the storm : An exploitation of the spirituality and faith of parents whose children have cancer. issue in comprehensive pediatric nursing, (29), 3- 24.

Sira, N., Desai, P. P., Sullivan, K. J., & Hannon, D. W. (2014), Coping strategies in mothers of children with heart defects : A closer look into spirituality and internet utilization, Journal of Social Service Research, 40 (5), 606- 622. https://doi.org/10.1080/01488376.2014.908808

Sjostrom-Strand, A., & Terp, K. (2019), Parents' Experiences of Having a Baby With a Congenital Heart Defect and the Child's Heart Surgery. Comprehensive

Child and Adolescent Nursing, 42 (1), 10- 23. https://doi.org/10.1080/24694193.2017.1342104

Uzark, K., & Jones, K. (2003), Parenting stress and children with heart disease, Journal of Pediatric Health Care, 17 (4), 163- 168. https://doi.org/10.1067/mph.2003.22

Van Pavenage, C., & Lambotte, I. (2016), La famille face à l'enfant gravement malade : Le point de vue du psychologue, Enfances, Familles, Générations, (24). https://doi.org/10.7202/1038108ar

Opérationnalisation des modèles de soins infirmiers à travers le processus des soins infirmiers

Boris KABA-ANDZOUANA, Nadège Carine DJUIKO MOTING, Grace TADZONG-AWASUM, Etienne KIMESSOUKIE OMOLOMO et Benjamin Alexandre NKOUM

Résumé

Le modèle des soins infirmiers représente le premier élément de compétence sur lequel l'infirmier (e) fonde sa pratique professionnelle. Sa mise en œuvre à travers le processus des soins infirmiers assure la continuité et la sécurité des soins pour le bien-être de la personne soignée, de sa famille et répondre aux besoins de soins de santé individualisés. Cependant, l'opérationnalisation des modèles de soins infirmiers semble insuffisante et difficile en milieu clinique alors que c'est l'une des normes de la pratique infirmière. Face à ces divers problèmes, il est d'intérêt d'explorer la pratique des soins infirmiers dans le but d'analyser le problème d'opérationnalisation des modèles de soins infirmiers dans les hôpitaux afin de contribuer à l'amélioration de la qualité et de la sécurité des soins infirmiers. Une revue intégrative a été réalisée pour une période allant de 2011 à 2021 dont 17122 articles ont été identifiés après plusieurs tentatives, et 29 articles ont été inclus après analyse, lecture et critique selon la grille de Prisma 2009. Les résultats de la revue de la littérature rapportent l'opérationnalisation de plusieurs modèles des soins infirmiers. Le modèle de Virginia Henderson semble le plus opérationnalisé en milieu clinique en contexte africain.

Mots clés : Modèle de soins infirmiers, Processus des soins infirmiers, Personne soignée.

Abstract

The nursing model is the first element of competence on which the nurse bases his/her professional practice. Its implementation through the nursing process ensures continuity and safety of care for the well-being of the cared-for person and family and to meet individualised health care needs. However, the operationalisation of the nursing models seems to be insufficient and difficult in clinical settings, although it is one of the standards of nursing practice. In view of these various problems, it is of interest to explore nursing practice with the aim of analysing the problem of operationalising nursing models in hospitals in order to contribute to the improvement of the quality and safety of nursing care. An integrative review was carried out for a period from 2011 to 2021 of which 17122 articles were identified after several attempts, and 29 articles were included after critical reading analysis according to the Prisma 2009 grid. The results of the literature review report the operationalisation of several models of nursing. Virginia Henderson's model appears to be the most operationalised in clinical settings in the African context.

Keywords: Nursing model, Nursing process, Care receiver.

Introduction

Le 21ème siècle est considéré comme l'ère de l'opérationnalisation des modèles et théories des soins infirmiers (Alligood, 2018). Leur mise en pratique au niveau mondial constitue une réforme dans les systèmes de santé des différents pays dans le but de maintenir la qualité et la sécurité des soins et des services infirmiers (Cara et al., 2016). Le modèle de soins infirmiers est une représentation mentale et/ou schématique des soins systématiquement construits qui aide les infirmiers et d'autres praticiens à organiser leur réflexion sur ce qu'ils font au profit de la personne, famille ou communauté et de la profession (McKenna, 2006). C'est une conception qui guide la pratique, la formation, la gestion et la recherche infirmières (Pepin et al., 2017).

Le modèle de soins infirmiers constitue le premier élément de compétence sur lequel l'infirmier fonde sa pratique professionnelle (Phaneuf & Mailloux, 1986). Il guide la pratique en décrivant comment répondre aux besoins, rehausser le bien-être et interagir avec les personnes considérées dans leur globalité et d'une manière holistique (McKenna, 2006 ; Pepin et al., 2017 ; Riopelle et al., 1984 ; White et al., 2015). Sa mise en œuvre change la façon de concevoir le soin qui passe d'une approche centrée sur la maladie à une approche centrée sur la personne soignée (Beaglehole et al., 2011 ; Brandão et al., 2019 ; Cadet et al., 2016 ; Coory et al., 2013 ; Cramer et al., 2013 ; Lecocq, Lefebvre, Néron, et al., 2017 ; Papathanasiou et al., 2013).

L'opérationnalisation du modèle de soins infirmiers en milieu clinique se fait à travers le processus des soins infirmiers communément appelé Démarche Scientifique des Soins Infirmiers afin d'assurer la continuité et la sécurité des soins pour le bien-être de la personne soignée (Gebeyehu Yazew et al., 2020 ; Tadzong-Awasum & Dufashwenayesu, 2021 ; Yousaf et al., 2021). Néanmoins, cette opérationnalisation semble insuffisante et difficile dans le monde et particulièrement en Afrique et la personne soignée/famille en situation de maladies aigües et chroniques suppose ne pas être au centre de la pratique et est accompagnée par l'infirmière.

Le processus de soins infirmiers est l'une des normes de la pratique infirmière et troisième élément sur lequel l'infirmier fonde sa pratique professionnelle (Benedet et al., 2018 ; Hagos et al., 2014 ; Phaneuf & Mailloux, 1986 ; Tadzong-Awasum & Dufashwenayesu, 2021). C'est une approche de résolution de problèmes pour répondre aux besoins en soins de santé et en soins infirmiers de la personne à différents stades de sa maladie, afin d'assurer la continuité et la sécurité des soins pour le bien-être de la personne (Akhtar et al., 2018 ; Gebeyehu Yazew et al., 2020 ; Kozier et al., 2005 ; Mutshatshi et al., 2020 ; Mutshatshi & Mothiba, 2020 ; Nettina, 2014 ; Phaneuf & Mailloux, 1986 ; Shewangizaw, 2015 ; Yousaf et al., 2021). Il dispose de cinq étapes interdépendantes : l'évaluation initiale (collecte des données), le diagnostic (analyse et interprétation), la planification, la mise en œuvre et l'évaluation, avec des modifications ultérieures utilisées comme mécanismes de rétroaction pour favoriser la résolution des diagnostics infirmiers (Akhtar et al., 2018; Baraki et al., 2017; Gebeyehu Yazew et al., 2020; Kozier et al., 2005; Molla, 2014; Mutshatshi et al., 2020; Mutshatshi & Mothiba, 2020; Nettina, 2014; Phaneuf & Mailloux, 1986; Shewangizaw, 2015; Yousaf et al., 2021). Le processus de soins infirmiers est un cycle qui ne se termine jamais, une feuille de route qui garantit de bons soins infirmiers et améliore les résultats pour la personne soignée et permet à l'équipe de soignante d'observer et d'interagir avec la personne soignée, et pas seulement de devenir la tâche qu'elle accomplit (Shewangizaw, 2015). Mais, les infirmiers éprouvent des difficultés à l'implémentation du processus de soins infirmiers afin d'opérationnaliser le modèle de soins infirmiers en milieu clinique. Face à ces divers problèmes, il est d'intérêt d'explorer la pratique des soins infirmiers dans le but d'analyser le problème d'opérationnalisation des modèles de soins infirmiers dans les hôpitaux afin de contribuer à l'amélioration de la qualité et de la sécurité des soins infirmiers.

Méthodologie

Une revue intégrative a été élaborée dans la vision d'explorer la littérature existante afin d'identifier les problèmes théorique et empirique sur l'opérationnalisation des modèles de soins infirmiers à travers le processus des soins infirmiers, selon les recommandations de Prisma 2009. Trois bases de données, temporairement, ont été consultées le long de cette revue documentaire : CINAHL, PubMed et Google Scholar. Un filtre de 10 ans (2011-2021) a été choisi afin d'avoir les travaux récents sur les articles plus contextualisés vers l'Afrique ayant au moins les concepts modèle des soins infirmiers et processus des soins infirmiers dans l'un des champs de la recherche (titre, résumé et mots clés). Les résultats stockés dans différentes collections créées dans le logiciel Zotéro ont servi de porte-folio. Les articles sélectionnés ont été évalués selon la méthode adaptée de Prisma 2009, selon quatre étapes : la première étape décrit l'importation des références dans Zotero, la seconde permet d'identifier les doublons, puis de les supprimer. La troisième porte sur l'identification des articles éligibles d'après la lecture du titre, des mots clés et du résumé et la quatrième présente l'éligibilité des articles pour leur inclusion dans la revue sur la base de la lecture entière du manuscrit (Mateo, 2020). Au total, 17122 articles ont été identifiés après plusieurs tentatives. 16772 articles ont été exclus selon la spécificité, 220 articles ont été exclus à base des critères de sélection, 109 articles ont été exclus en texte intégral après lecture critique permettant ainsi l'inclusion de 21 articles. Par effet boule de neige de références et autres, 08 articles ont été ajoutés, soit un total de 29 articles pour la revue documentaire. Les catégories des articles retenus sont : les articles empiriques, les articles de revue documentaire, les articles théories et les thèses.

	2011	**2012**	**2013**	**2014**	**2015**	**2016**	**2017**	**2018**	**2019**	**2020**	**2021**	**Total**	**%**
Article empirique	-	01	-	-	-	01	04	03	-	02	01	**12**	**41,38**
Article de revue documentaire	-	-	01	-	-	01	02	-	02	-	01	**07**	24,14
Article théorique	01	01	-	01	01	01	02	02	-	-	-	**09**	31,03
Thèse	-	-	-	-	-	-	-	-	-	-	-	**01**	3,45
Ensemble	**01**	**02**	**01**	**01**	**01**	**03**	**08**	**05**	**02**	**03**	**02**	**29**	**100**

Figure 1. Diagramme de flux de la revue de la littérature (n'indique pas de doublant)

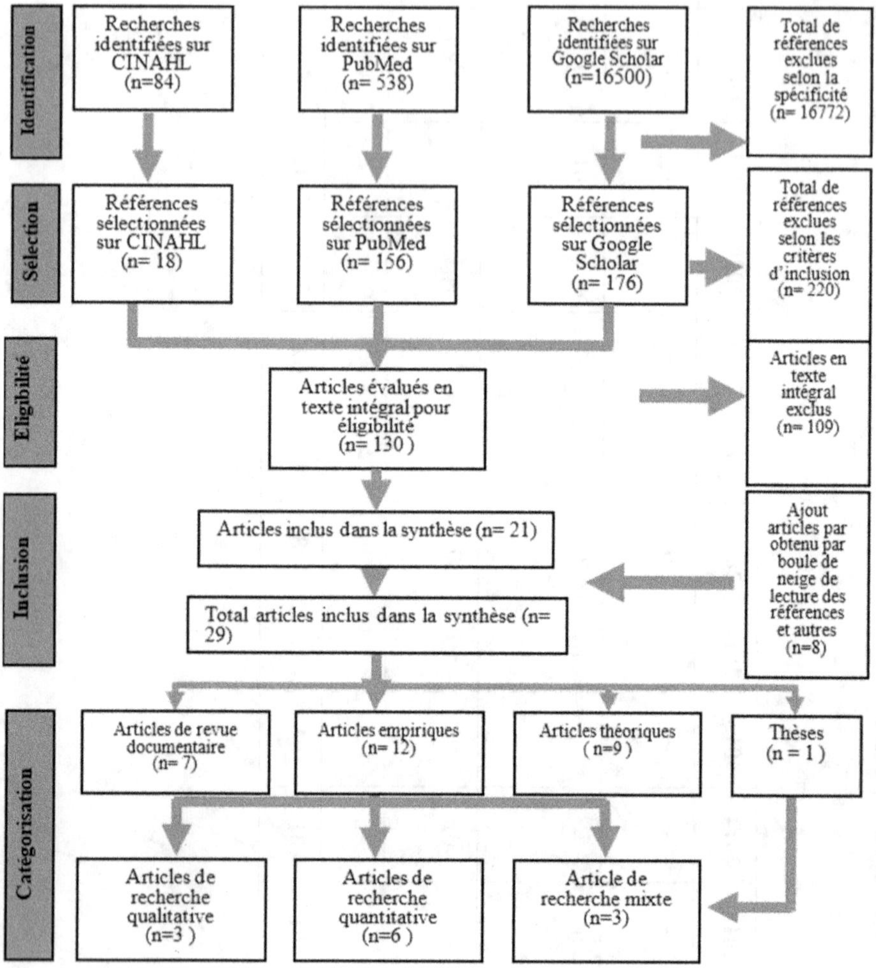

Résultats

L'analyse du rapport des résultats de la revue documentaire montre trois grandes thématiques : les modèles des soins infirmiers opérationnalisés en milieu clinique, l'impact de l'opérationnalisation des modèles de soins infirmiers et les difficultés d'opérationnalisation des modèles de soins infirmiers à travers le processus des soins infirmiers.

Thématique 1 : Modèles de soins infirmiers opérationnalisés en milieu clinique

Les résultats de la revue rapportent plusieurs modèles des soins infirmiers : le modèle intersystème, le modèle d'adaptation de Callista Roy, théories basées sur le processus d'intégration, le modèle de système de santé de Newman (Angosta et al., 2014; Jennings, 2017; Papathanasiou et al., 2013), le modèle d'Henderson, le modèle d'Orem, une combinaison des modèles d'Henderson et d'éléments inspirés du *caring,* une combinaison du modèle d'Henderson et des éléments inspirés de la théorie de Maslow(Lecocq, Lefebvre, Bachelet, et al., 2017). La littérature montre que dans les structures sanitaires, le modèle d'Henderson exclusif est le MSI le plus utilisé (29 %), suivi du modèle d'Orem (3 %) et une combinaison des modèles d'Henderson et d'éléments inspirés du *caring* (3 %) (Lecocq, Lefebvre, Bachelet, et al., 2017). Dans les structures sanitaires spécialisées, les MSI sont plus utilisés en oncologie (Cadet et al., 2016 ; Fillion et al., 2012 ; Wright & Pugnaire Gros, 2012) et la santé mentale (Holmes et al., 2018 ; Jennings, 2017 ; Teixeira et al., 2018 ; Ulbrich et al., 2017). On y trouve aussi des MSI utilisés en traumatologie (Richmond & Aitken, 2011), pour la gestion de la détresse respiratoire (Schmid-Mohler et al., 2019) et de continuité relationnelle des soins infirmière-femme en périnatalité (Daigle, 2020). Les hôpitaux publics semblent, pour leur part, n'utiliser que le MSI de Virginia Henderson. Il est intéressant de relever que certains hôpitaux qui utilisent le MSI de Watson sont des institutions psychiatriques et que celles-ci l'utilisent en combinaison avec le MSI d'Henderson (Lecocq, Lefebvre, Bachelet, et al., 2017).

Thématique 2 : Impact d'opérationnalisation des modèles de soins infirmiers

L'opérationnalisation des modèles de soins infirmiers a un impact significatif sur la discipline, chez la personne soignée et chez le personnel infirmier. Sa mise en œuvre montre une amélioration nette des résultats en matière de qualité et de sécurité soins, une amélioration de la satisfaction, du bien-être et la réduction de la durée du séjour hospitalier pour la personne soignée, l'amélioration du raisonnement, la logique et des pratiques de leadership des infirmières (Bender, 2016 ; Bender et al., 2012, 2017, 2018).

- **Discipline**

Les modèles en indiquent les fondements et la vision des soins infirmiers (Dallaire & Perry, 2010 ; Riopelle et al., 1984), et fournissent le cadre de référence qui guide la pratique, la formation, la gestion et la recherche infirmière (Bender, 2016 ; Fawcett, 2005 ; Hagerty et al., 2017 ; McEwen & Wills, 2014 ; McKenna, 2006 ; Pepin et al., 2017). Le modèle de pratique des infirmières cliniciennes leaders a fourni une riche description de la façon dont le système de santé a opérationnalisé les construits dans la pratique. Ils définissent les problèmes, élaborent les stratégies, les approches de résolution des problèmes et formulent les interventions infirmières (Angosta et al., 2014 ; Leahy-Warren et al., 2017 ; Ulbrich et al., 2017), permettent de comprendre l'être humain dans sa globalité, de donner précision et fiabilité au processus de diagnostic infirmier (Riegel et al., 2018). Ils s'appuient sur la littérature pertinente, la connaissance des priorités actuelles en matière de recherche et de formation en soins infirmiers (Richmond & Aitken, 2011) afin d'apporter la plus grande assistance possible aux personnes faisant face à des situations de fin de vie (Wright & Pugnaire Gros, 2012). La vision spécifique qu'offre les MSI, au regard des concepts centraux de la discipline infirmière et des deux concepts clés, est une perspective selon laquelle plusieurs études pourront être menées pour élaborer des théories, préciser des concepts, étudier et comprendre la signification de l'expérience vécue par les personnes soignées, les familles de même que les infirmières, mesurer les impacts d'une pratique humaniste chez les personnes soignées et les soignants, et développer des connaissances liées à l'humanisation des soins et le *caring* tout en favorisant leur intégration dans la pratique infirmière (Cara et al., 2016; Lecocq, Lefebvre, Néron, et al., 2017).

- **Personne soignée**

Chez les survivants de cancer, les modèles de soins infirmiers modifient les mécanismes de défense et favorisent l'adaptation, y compris la restauration du poids et la santé globale (Jennings, 2017). Ils apportent aussi de la satisfaction et le maintien de la santé. Ainsi, les infirmières soulignent le rôle important que les soins infirmiers peuvent jouer dans l'accompagnement des patients et des familles dans leur cheminement de fin de vie, notamment en allégeant le fardeau de la perte imminente par la fourniture d'information et de soutien (Wright & Pugnaire Gros, 2012). L'exécution efficace du processus de soins infirmiers a entraîné une amélioration de la qualité des soins, permettant un processus de guérison rapide du patient, ce qui minimise le séjour à l'hôpital du patient, améliore la satisfaction et diminue l'utilisation des services. En raison de la réduction du séjour à l'hôpital des patients, les coûts de prestation du système de santé diminuent et le temps de travail avec les patients augmente et réduit le fardeau économique (Yousaf et al., 2021).

- **Personnel infirmier**

Le MHSI-UdeM permet à l'infirmière (soignante, gestionnaire, enseignante, chercheuse) d'accompagner la personne (l'individu, la famille, la population, la communauté, l'infirmière, l'employé, l'étudiant) dans son parcours de soins (ou de travail, d'études, de recherche), afin qu'elle marche pour un mieux-être et un futur à co-construire (Cara et al., 2016). De plus, la formation sur les MSI et le processus infirmier a amélioré la capacité de l'infirmière à documenter les soins prodigués avec attention, à rendre l'attitude des infirmières positive envers la prestation des soins et à augmenter la moralité et la confiance des infirmières dont la finalité est l'amélioration de la compétence infirmière, l'acquisition d'un raisonnement logique pour effectuer des activités cliniques et leur permettre de jouer un rôle en tant que profession indépendante et distincte (Yousaf et al., 2021).

Thématique 3 : Difficultés d'opérationnalisation des modèles des soins infirmiers

Outre les apports des modèles de soins infirmiers, les résultats révèlent aussi les problèmes d'opérationnalisation des modèles de soins infirmiers. Les connaissances inadéquates, des pratiques incompétentes, la charge de travail, les salaires inéquitables, la faible récompense, les moins de reconnaissance, le mauvais comportement des superviseurs, le ratio patient/personnel élevé, l'épuisement des employés et le roulement élevé, le manque de politique de travail, le manque de structure organisée, la faible participation du patient dans le traitement, le suspense, la sortie précoce, le niveau d'abstraction élevé, la non adhésion du personnel infirmier et personne soignée (Akhtar et al., 2018; Baraki et al., 2017; Benedet et al., 2018; Cara et al., 2016; Hagos et al., 2014; Molla, 2014; Mutshatshi et al., 2020; Mutshatshi & Mothiba, 2020; Ndayi Kabamba et al., 2017; Shewangizaw, 2015; Tadzong-Awasum et al., 2022; Tadzong-Awasum & Dufashwenayesu, 2021; Yousaf et al., 2021). Tous ces facteurs affectent l'utilisation du processus de soins infirmiers en milieu clinique.

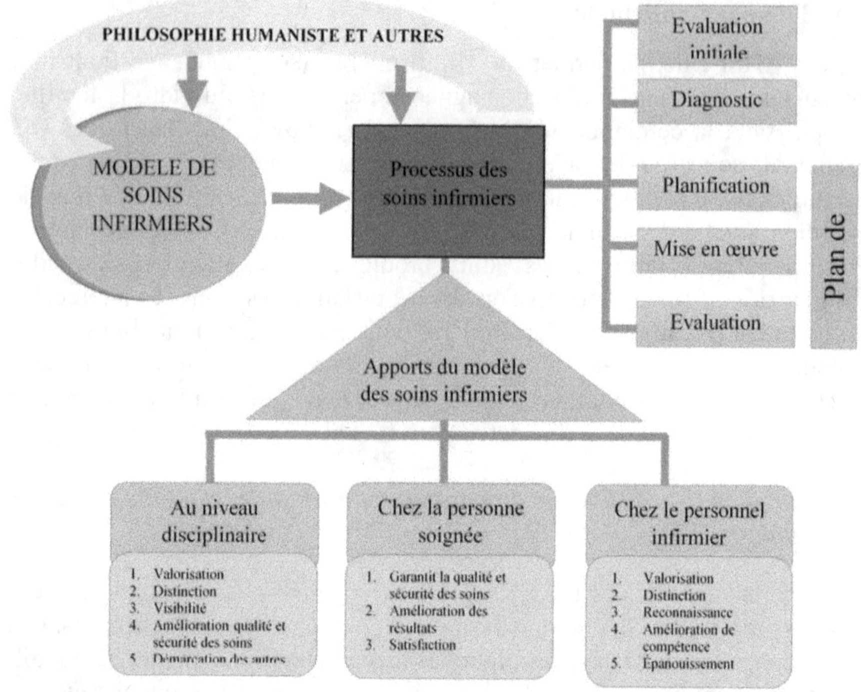

Figure 2 : *Opérationnalisation du modèle des soins infirmiers à travers le processus des soins infirmiers (Nous-mêmes)*

Discussion

L'opérationnalisation des modèles de soins infirmiers se fait à travers le processus des soins infirmiers. Ce dernier se déroule soit en milieu clinique, soit en communauté en cinq phases (étapes) qui intègrent le plan de soins infirmiers : évaluation initiale, diagnostic, planification, mise en œuvre des interventions et évaluation finale (Akhtar et al., 2018 ; Gebeyehu Yazew et al., 2020 ; Mutshatshi et al., 2020 ; Nettina, 2014 ; Phaneuf & Mailloux, 1986 ; Yousaf et al., 2021). Le modèle d'Henderson est le modèle de soins infirmiers le plus utilisé en milieu clinique en dehors de certains services de spécialité comme la santé mentale et l'oncologie qui convoquent des modèles des soins infirmiers mettant la personne soignée au centre de la pratique. La forte utilisation du modèle d'Henderson s'expliquerait par le fait que ce dernier fût le premier à être opérationnalisé dans le monde clinique et plus enseigné dans les écoles infirmières et universités.

L'opérationnalisation des modèles de soins infirmiers a un impact significatif sur la discipline, chez la personne soignée et chez le personnel infirmier. Sa mise en œuvre montre une amélioration nette des résultats en matière de qualité et de sécurité soins, une amélioration de la satisfaction, du bien-être et de la réduction de la durée de séjour hospitalier pour la personne soignée, l'amélioration du raisonnement, la logique et les pratiques de leadership des infirmières (Bender, 2016 ; Bender et al., 2012, 2017, 2018). L'impact de l'opérationnalisation des modèles de soins infirmiers à travers le processus de soins infirmiers pourrait faciliter la visibilité, la reconnaissance et la valorisation de la pratique infirmière. C'est donc une piste de démarcation de la discipline infirmière des autres.

Les problèmes d'opérationnalisation des modèles des soins infirmiers relevés dans la littérature constituent les indicateurs pour questionner la pratique des soins infirmiers fondée sur les modèles et théories en soins infirmiers. Ces problèmes s'expliqueraient par :

- Les facteurs institutionnels ne permettant pas à l'infirmier de s'exprimer selon la vision des soins adoptés dans la philosophie des soins de l'institution, car souvent recruté et utilisé à la tâche, celle d'exécuter les prescriptions médicales. De plus, le sous-effectif avec un ratio infirmier / soigné très élevé variant d'un service à un autre. Aussi, la sous-estimation de formation infirmière par le mépris à l'accès au grade supérieur et universitaire, à la catégorie supérieure et équivalente à celle des autres professionnels (médecin, administrateur, ...). Enfin, la différentiation dans le traitement de l'infirmier sur les motivations (salaire, quotes-parts, primes, indemnités, ...).
- L'influence de la médicalisation sur la profession infirmière dont la conséquence est l'expression forte avec traçabilité rigoureuse du rôle infirmier de collaboration limitée à la mise en œuvre des prescriptions médicales liées à la technicité au détriment du rôle autonome de l'infirmier qui de nos jours, est quasiment effacé, car fait de manière informelle, sans traçabilité aucune. Dans cette posture, la personne soignée est considérée comme objet de soin et sa guérison est liée à la maladie et non à la personne. Ainsi, la pratique perd son essence fondamentale, faite du relationnel et de l'humanisme.
- La contextualisation des modèles des soins infirmiers. Les modèles des soins infirmiers sont développés selon un contexte donné. Ces contextes sont variables d'un continent à un autre, d'un pays à un autre, d'un hôpital à un autre et de la forme d'expression de la maladie (phase aigüe et chronique).

Face à ces enjeux liés à l'opérationnalisation des modèles des soins infirmiers à travers le processus des soins infirmiers qui constitue une norme pour la pratique infirmière d'une part et d'autre part les éléments fondamentaux de la compétence de l'infirmière, le défi de fonder les soins infirmiers sur les modèles et théories des soins infirmiers est à relever. Il s'agira de repenser les soins infirmiers comme discipline au niveau universitaire à travers les enseignements et la recherche et comme profession en pratique hospitalière et communautaire.

Conclusion

Le XXIe siècle est considéré comme l'ère de l'opérationnalisation des modèles et théories des soins infirmiers à travers le processus des soins infirmiers. C'est une réforme sur le système de santé au niveau mondial dans le but de maintenir la qualité et la sécurité des soins et services infirmiers. L'objectif était d'explorer la pratique des soins infirmiers dans le but d'analyser le problème d'opérationnalisation des modèles de soins infirmiers dans les hôpitaux afin de contribuer à l'amélioration de la qualité et de la sécurité des soins infirmiers. Une revue intégrative a été élaborée dans la vision d'explorer la littérature existante afin d'identifier les problèmes théorique et empirique sur l'opérationnalisation des modèles de soins infirmiers à travers le processus des soins infirmiers pouvant générer de nouveaux objectifs de recherche et de contribuer à l'avancement de la recherche en sciences infirmières.

L'analyse du rapport des résultats de la revue documentaire montre trois grandes thématiques : les modèles des soins infirmiers opérationnalisés en milieu clinique, l'impact de l'opérationnalisation des modèles de soins infirmiers et les difficultés d'opérationnalisation des modèles de soins infirmiers à travers le processus des soins infirmiers. Le modèle d'Henderson est le modèle de soins infirmiers le plus utilisé en milieu clinique en dehors de certains services de spécialité comme la santé mentale et l'oncologie qui convoquent des modèles des soins infirmiers mettant la personne soignée au centre de la pratique. L'opérationnalisation des modèles de soins infirmiers a un impact significatif sur la discipline, chez la personne soignée et chez le personnel infirmier. Cet impact de l'opérationnalisation des modèles de soins infirmiers à travers le processus de soins infirmiers pourrait faciliter la visibilité, la reconnaissance et la valorisation de la pratique infirmière. C'est donc une piste de démarcation de la discipline infirmière des autres. Les problèmes d'opérationnalisation des modèles des soins infirmiers relevés dans la littérature constituent les indicateurs pour questionner la pratique des soins infirmiers fondée sur les modèles et théories en soins infirmiers.

Il est question de relever le défi de fonder la pratique des soins infirmiers sur les modèles et théories des soins infirmiers. La stratégie est de pensionner les soins infirmiers comme discipline au niveau universitaire à travers les enseignements et la recherche, et comme profession en pratique hospitalière et communautaire.

Limites de l'article

La principale limite de cette revue c'est l'insuffisance dans la littérature des modèles de soins infirmiers développés selon le contexte africain. Par contre, cette limite a été amoindrie par les articles dont l'objet porte sur le processus des soins infirmiers en Afrique.

Références bibliographiques

Akhtar, S., Hussain, M., Afzal, M., & Gilani, S. A. (2018), Barriers and Facilitators for Execution of Nursing Process among Nurses from Medical and Surgical Wards in a Public Hospital Lahore. *International Journal of Social Sciences and Management*, *5*(3), 170-186. https://doi.org/10.3126/ijssm.v5i3.20608

Alligood, M. R. (2018), *Nursing theorists and their work-e-book*, Elsevier Health Sciences.

Angosta, A. D., Ceria-Ulep, C. D., & Tse, A. M. (2014), Care delivery for Filipino Americans using the neuman systems model, *Nursing science quarterly*, *27*(2), 142-148. https://doi.org/10.1177/0894318414522605

Baraki, Z., Girmay, F., Kidanu, K., Gerensea, H., Gezehgne, D., & Teklay, H. (2017), A cross sectional study on nursing process implementation and associated factors among nurses working in selected hospitals of Central and Northwest zones, Tigray Region, Ethiopia. *BMC Nursing*, *16*, 54. https://doi.org/10.1186/s12912-017-0248-9

Beaglehole, R., Bonita, R., Horton, R., Adams, C., Alleyne, G., Asaria, P., Baugh, V., Bekedam, H., Billo, N., Casswell, S., Cecchini, M., Colagiuri, R., Colagiuri, S., Collins, T., Ebrahim, S., Engelgau, M., Galea, G., Gaziano, T., Geneau, R., … Watt, J. (2011), Priority actions for the non-communicable disease crisis. *The Lancet*, *377*(9775), 1438-1447. https://doi.org/10.1016/S0140-6736(11)60393-0

Bender, M. (2016), Clinical nurse leader integration into practice : Developing theory to guide best practice, *Journal of Professional Nursing*, *32*(1), 32-40. https://doi.org/10.1016/j.profnurs.2015.06.007

Bender, M., Connelly, C. D., Glaser, D., & Brown, C. (2012). Clinical Nurse Leader Impact on Microsystem Care Quality. *Nursing Research*, *61*(5), 326-332. https://doi.org/10.1097/NNR.0b013e318265a5b6

Bender, M., Spiva, L., Su, W., & Hites, L. (2018), Organising nursing practice into care models that catalyse quality : A clinical nurse leader case study, *Journal of Nursing Management*, *26*(6), 653-662. https://doi.org/10.1111/jonm.12596

Bender, M., Williams, M., Su, W., & Hites, L. (2017), Refining and validating a conceptual model of Clinical Nurse Leader integrated care delivery, *Journal of advanced nursing*, *73*(2), 448-464. https://doi.org/10.1111/jan.13113

Benedet, S. A., Padilha, M. I., Gelbke, F. L., & Bellaguarda, M. L. dos R. (2018), The model professionalism in the implementation of the Nursing Process (1979-2004). *Revista Brasileira de Enfermagem*, *71*, 1907-1914. https://doi.org/10.1590/0034-7167-2017-0226

Brandão, M. A. G., Barros, A. L. B. L. de, Primo, C. C., & Bispo, G. S. (2019), Nursing theories in the conceptual expansion of good practices in nursing, *Revista Brasileira de Enfermagem*, *72*(2), 577-581. https://doi.org/10.1590/0034-7167-2018-0395

Cadet, T., Davis, C., Elks, J., & Wilson, P. (2016), A holistic model of care to support those living with and beyond cancer, *Healthcare*, *4*(4), 88. https://doi.org/10.3390/healthcare4040088

Cara, C., Gauvin-Lepage, J., Lefebvre, H., Létourneau, D., Alderson, M., Larue, C., Beauchamp, J., Gagnon, L., Casimir, M., & Girard, F. (2016), Le modèle humaniste des soins infirmiers—UdeM : perspective novatrice et pragmatique, *Recherche en soins infirmiers*, *2*(125), 20-31. https://doi.org/10.3917/rsi.125.0020

Coory, M. D., Ho, T., & Jordan, S. J. (2013), Australia is continuing to make progress against cancer, but the regional and remote disadvantage remains, *Medical journal of Australia*, *199*(9), 605-608. https://doi.org/10.5694/mja13.10055

Cramer, H., Cohen, L., Dobos, G., & Witt, C. M. (2013), Integrative oncology : Best of both worlds—Theoretical, practical, and research issues, *Evidence-Based Complementary and Alternative Medicine*, *2013*, 1-6. https://doi.org/10.1155/2013/383142

Daigle, K. (2020), *Co-construire un modèle de continuité relationnelle des soins infirmière-femme en périnatalité.*

Dallaire, C., & Perry, A. G. (2010), Se familiariser avec les fondements théoriques des soins infirmiers, in *soins infirmiers, Fondements généraux,* (3e édition, p. 576), Chenelière éducation.

Fawcett, J. (2005), *Contemporary nursing knowledge : Analysis and evaluation of nursing models and theories* (2nd ed). F.A. Davis Co.

Fillion, L., Cook, S., Veillette, A.-M., de Serres, M., Aubin, M., Rainville, F., Fitch, M. I., & Doll, R. (2012), La navigation professionnelle : Une étude comparative de deux modèles canadiens. *Canadian oncology nursing journal/Revue canadienne de soins infirmiers en oncologie*, *22*(4), 267-277. https://doi.org/doi:10.5737/1181912x224267277

Gebeyehu Yazew, K., Azagew, A. W., & Yohanes, Y. B. (2020), Determinants of the nursing process implementation in Ethiopia : A systematic review and meta-analysis, 2019, *International Journal of Africa Nursing Sciences*, *13*, 100219. https://doi.org/10.1016/j.ijans.2020.100219

Hagerty, T. A., Samuels, W., Norcini-Pala, A., & Gigliotti, E. (2017), Peplau's theory of interpersonal relations : An alternate factor structure for patient experience data? *Nursing Science Quarterly*, *30*(2), 160-167. https://doi.org/10.1177/0894318417693286

Hagos, F., Alemseged, F., Balcha, F., Berhe, S., & Aregay, A. (2014), Application of nursing process and its affecting factors among nurses working in Mekelle Zone Hospitals, Northern Ethiopia, *Nursing Research and Practice*, *2014*, 675212. https://doi.org/10.1155/2014/675212

Holmes, D., Perron, A., Jacob, J. D., Paradis-Gagné, É., & Gratton, S.-M. (2018), Pratique en milieu de psychiatrie légale : Proposition d'un modèle interdisciplinaire, *Recherche en soins infirmiers*, *3*, 33-43.

Jennings, K. M. (2017), The roy adaptation model : A theoretical framework for nurses providing care to individuals with anorexia nervosa, *ANS. Advances in Nursing Science*, *40*(4), 370-383. https://doi.org/10.1097/ANS.0000000000000175

Kozier, B. B., Longpré, S., & Cloutier, L. (2005), *Soins infirmiers : Théorie et pratique* (Vol. 1-2). ERPI.

Leahy-Warren, P., Mulcahy, H., Benefield, L., & Bradley, C. (2017), Conceptualising a model to guide nursing and midwifery in the community guided by an evidence review, *BMC nursing*, *16*(1). https://doi.org/10.1186/s12912-017-0225-3

Lecocq, D., Lefebvre, H., Bachelet, L., Berrabah, O., Dyikpanu, D., Martin, D., Siddu, D., Mengal, Y., & Pirson, M. (2017), [Panorama of the nursing models used by Chief Nursing Officers in bilingual and French speaking Belgian hospitals.]. *Recherche en soins infirmiers*, *129*, 27-51. https://doi.org/10.3917/rsi.129.0027

Lecocq, D., Lefebvre, H., Néron, A., Van Cutsem, C., Bustillo, A., & Laloux, M. (2017), Le modèle de partenariat humaniste en santé, *Soins*, *816*, 17-23.

Mateo, S. (2020), *Une procédure pour conduire avec succès une revue de littérature selon la méthode PRISMA*, https://pdf.sciencedirectassets.com/277807/1-s2.0-S1779012320X0009X/1-s2.0-S177901232030200X/am.pdf?X-Amz-Security- McEwen, M., & Wills, E. M. (2014). *Theoretical basis for nursing* (Fourth edition). Wolters Kluwer Health/Lippincott Williams & Wilkins.

McKenna, H. (2006), *Nursing Theories and Models.* http://public.ebookcentral.proquest.com/choice/publicfullrecord.aspx?p=165600

Molla, M. (2014), Assessment of factors affecting implementation of nursing process among nurses in selected governmental hospitals, Addis Ababa, Ethiopia; Cross sectional study, *Journal of Nursing & Care*, *03*(03). https://doi.org/10.4172/2167-1168.1000170

Mutshatshi, T. E., & Mothiba, T. M. (2020), Nurses' practices during implementation of the nursing process at a Selected Public Hospital of Limpopo Province, South Africa : A qualitative pilot study analysis, *The open public health Journal*, *13*(1), 309-315. https://doi.org/10.2174/1874944502013010309

Mutshatshi, T. E., Mothiba, T. M., & Mamogobo, P. M. (2020), Exploring professional nurses' use of the nursing process at Selected Public Hospitals in Limpopo, South Africa, *Africa Journal of Nursing and Midwifery*, *22*(2), 14 pages. https://doi.org/10.25159/2520-5293/7182

Ndayi Kabamba, J., Ilunga Kandolo, S., Matungulu Matungulu, C., Kabange Umba, I., Abdulu, M., Narcisse, M., Tshamba, H., Claire, O., & Francoise, M. (2017), Factors associated with the implementation of the nursing process in the public hospitals of Lubumbashi in the Democratic Republic of Congo : A Cross-sectional descriptive study, *OALib*, *04*, 1-9. https://doi.org/10.4236/oalib.1104054

Nettina, S. M. (Éd.). (2014), *Lippincott manual of nursing practice* (10th ed), Wolters Kluwer Health/Lippincott Williams & Wilkins.

Papathanasiou, I., Sklavou, M., & Kourkouta, L. (2013), Holistic nursing care : Theories and perspectives, *American Journal of Nursing Science*, *2*(1), 1-5, https://doi.org/10.11648/j.ajns.20130201.11

Pepin, J., Ducharme, F., & Kérouac, S. (2017), *La pensée infirmière* (4ème édition). La Chenelière.

Phaneuf, M., & Mailloux, M. (1986), *Soins infirmiers : La démarche scientifique : orientation vers le diagnostic infirmier*. McGraw-Hill.

Richmond, T. S., & Aitken, L. M. (2011). A model to advance nursing science in trauma practice and injury outcomes research : Model to advance nursing science. *Journal of Advanced Nursing*, *67*(12), 2741-2753. https://doi.org/10.1111/j.1365-2648.2011.05749.x

Riegel, F., Crossetti, M. da G. O., & Siqueira, D. S. (2018), Contributions of Jean Watson's theory to holistic critical thinking of nurses, *Revista Brasileira de Enfermagem*, *71*(4), 2072-2076. https://doi.org/10.1590/0034-7167-2017-0065

Riopelle, L., Grondin, L., Phaneuf, M., & Proulx, P. (1984), *Soins infirmiers : Un modèle centré sur les besoins de la personne*. McGraw-Hill.

Schmid-Mohler, G., Caress, A.-L., Spirig, R., & Yorke, J. (2019), Introducing a model for emotional distress in respiratory disease : A systematic review and synthesis of symptom management models, *Journal of advanced nursing*, *75*(9), 1854-1867. https://doi.org/10.1111/jan.13968

Shewangizaw, Z. (2015), Determinants towards implementation of nursing process. *American Journal of Nursing Science*, *4*(3), 45. https://doi.org/10.11648/j.ajns.20150403.11

Tadzong-Awasum, G., & Dufashwenayesu, A. (2021), Implementation of the nursing process in Sub-Saharan Africa : An integrative review of literature, *International Journal of Africa Nursing Sciences*, *14*, 100283. https://doi.org/10.1016/j.ijans.2021.100283

Tadzong-Awasum, G., Mbene, M. G., Dufashwenayesu, A., Kaba Andzouana, B., & Menyene Ndongo, C. S. (2022), Nurses' experiences with the adoption and use of the nursing process in four urban hospitals, *International Journal of Africa Nursing Sciences*, *16*, 100411. https://doi.org/10.1016/j.ijans.2022.100411

Teixeira, L. A., Monteiro, A. R. M., Guedes, M. V. C., Silva, L. de F. da, & Freitas, M. C. de. (2018), The Tidal Model : Analysis based on Meleis's perspective, *Revista Brasileira de Enfermagem*, *71*(2), 457-462. https://doi.org/10.1590/0034-7167-2016-0394

Ulbrich, E. M., Mattei, Â. T., de Fátima Mantovani, M., Bittencourt Madureira, A., & Puchalski Kalinke, L. (2017), Care models for people with chronic diseases : Integrative review, *Investigacion Y Educacion En Enfermeria*, *35*(1), 8-16. https://doi.org/10.17533/udea.iee.v35n1a02

White, R. O., Eden, S., Wallston, K. A., Kripalani, S., Barto, S., Shintani, A., & Rothman, R. L. (2015), Health communication, self-care, and treatment satisfaction among low-income diabetes patients in a public health setting. *Patient Education and Counseling*, *98*(2), 144-149. https://doi.org/10.1016/j.pec.2014.10.019

Wright, D. K., & Pugnaire Gros, C. (2012), Pratique basée sur la théorie des soins de fin de vie aux patients cancéreux : Une exploration du modèle de soins infirmiers McGill. *Canadian Oncology Nursing Journal*, *22*(3), 182-189. https://doi.org/10.5737/1181912x223182189

Yousaf, S., Parveen, K., Hussain, M., & Afzal, M. (2021), *Determinants of implementation of nursing process by nurses of private sector hospital*. *10*, 21.

[illegible] A., [illegible] (Thomas), [illegible] C. [illegible] [illegible] (2022) [illegible] expériences [illegible] [illegible] [illegible] [illegible] 2022 [illegible]

[illegible] Mathieu [illegible] [illegible] [illegible] [illegible]

[illegible] Marie A. [illegible] [illegible]

[illegible] [illegible] [illegible] [illegible] [illegible]

[illegible] [illegible] [illegible] [illegible]

[illegible] [illegible] [illegible] [illegible]

Validité écologique des modèles de soins infirmiers

Boris KABA-ANDZOUANA, Grace TADZONG-AWASUM, Etienne KIMESSOUKIE OMOLOMO, et Benjamin Alexandre NKOUM

Résumé

Le modèle de soins infirmiers est une conception qui guide la pratique, la formation, la gestion et la recherche infirmières. Sa mise en pratique au niveau mondial constitue une réforme dans les systèmes de santé dans la vision de maintenir la qualité et la sécurité des soins et de changer la façon de concevoir le soin. Son opérationnalisation à travers le processus des soins infirmiers est rare, voire mal adaptée selon les contextes. Cette revue vise à analyser le problème d'opérationnalisation des modèles de soins infirmiers dans les hôpitaux. Une revue intégrative a été utilisée. Les bases de données CINAHL, Pubmed et Google Scholar ont été consultées sur une période de 2011 à 2021 à travers Hinari. 17122 articles ont été identifiés, 17101 articles ont été exclus à base des critères de sélection permettant ainsi l'inclusion de 21 articles. Par effet boule de neige de références après lecture critique en texte intégral, 08 articles ont été ajoutés, soit un total de 29 articles pour la revue documentaire. L'analyse du rapport des résultats de la revue documentaire a permis un regroupement thématique en deux grands thèmes : conceptualisation des modèles des soins infirmiers et opérationnalisation du modèle des soins infirmiers. Le modèle d'Henderson est le modèle de soins infirmiers le plus adopté dans différents hôpitaux. Mais, les infirmières éprouvent des difficultés d'en opérationnaliser malgré les stratégies mises en œuvre par les institutions, surtout en Afrique et particulièrement en République du Congo. Il ressort de l'analyse une inadaptation contextuelle des modèles de soins infirmiers selon l'écologie africaine, particulièrement en République du Congo.

Mot clé : Modèle des soins infirmiers, personne soignée, qualité de soin, satisfaction.

Abstract

The model of nursing care is a concept that guides nursing practice, education, management and research. Its implementation worldwide constitutes a reform in health systems with the vision of maintaining quality and safety of care and changing the way care is conceived. Its operationalisation through the nursing process is rare or even ill-adapted depending on the context. This review aims to analyse the problem of operationalising nursing models in hospitals. An integrative review was used. The CINAHL, Pubmed and Google Scholar databases were searched over a period from 2011 to 2021 through Hinari. 17122 articles were identified, 17101 articles were excluded, based on the selection criteria allowing the inclusion of 21 articles. Through a snowball effect of references after full-text critical reading, 08 articles were added, making a total of 29 articles for the literature review. The analysis of the report of the results of the literature review allowed a thematic grouping into two main themes: conceptualisation of nursing models and operationalisation of the nursing model. Henderson's model is the most widely adopted nursing model in different hospitals. However, nurses have difficulties in operationalising it despite the strategies implemented by institutions, especially in Africa and particularly in the Republic of Congo. The analysis reveals a contextual maladjustment of nursing models according to the African ecology, particularly in the Republic of Congo.

Keyword: Nursing model, cured person, quality of care, satisfaction.

Introduction

Le modèle de soins infirmiers est une représentation mentale et schématique des soins construite qui aide les infirmiers et autres praticiens à organiser leur réflexion sur ce qu'ils font au profit de la personne, de la famille et/ou de la communauté. Il constitue le premier élément de compétence sur lequel l'infirmier fonde sa pratique professionnelle (Phaneuf & Mailloux, 1986) et guide la pratique en décrivant comment répondre aux besoins, rehausser le bien-être et interagir avec les personnes considérées dans leur globalité et d'une manière holistique (McKenna, 2006 ; Pepin et al., 2017 ; White et al., 2015). Il donne une vision globale de la profession et place la personne/famille au centre de la pratique, prenant ainsi en considération ses particularités, ses valeurs et son vécu (Cara et al., 2016 ; Filej & Kaučič, 2013 ; Lecocq, 2019 ; Lecocq, Lefebvre, Bachelet, et al., 2017 ; Lecocq, Lefebvre, Néron, et al., 2017). Son opérationnalisation en milieu clinique se fait à travers le processus des soins infirmiers, une méthode scientifique et de planification des soins infirmiers pour chaque personne soignée à différents stades de sa maladie, afin d'assurer la continuité et la sécurité des soins pour le bien-être de la personne soignée (Gebeyehu Yazew et al., 2020 ; Kozier et al., 2005 ; Nettina, 2014 ; Tadzong-Awasum & Dufashwenayesu, 2021).

Le 21e siècle est considéré comme l'ère de l'opérationnalisation des modèles et des théories des soins infirmiers à travers le processus des soins infirmiers (Alligood, 2018). Leur mise en pratique au niveau mondial constitue une réforme dans les systèmes de santé des différents pays dans le but de maintenir la qualité et la sécurité des soins et des services (Cara et al., 2016). Selon le contexte de maladie aigüe ou chronique, plusieurs modèles de soins infirmiers ont été développés dans le monde. Leur mise en œuvre change la façon de concevoir le soin qui passe d'une approche centrée sur la maladie à une approche centrée sur la personne soignée (Beaglehole et al., 2011 ; Brandão et al., 2019 ; Cadet et al., 2016 ; Coory et al., 2013 ; Cramer et al., 2013 ; Lecocq, Lefebvre, Néron, et al., 2017 ; Papathanasiou et al., 2013). Mais l'on constate une rareté de leur utilisation, voire la mal adaptation dans différents hôpitaux des pays, même de renommée du monde, dans la pratique infirmière ; car trop philosophique, complexe et peu ancrée dans la pratique infirmière et d'orientation « trop générale et abstraite » (Cara et al., 2016 ; Holmes et al., 2018).

En Afrique, plusieurs pays ont adopté l'opérationnalisation des modèles de soins infirmiers à travers le processus des soins infirmiers par adaptation du modèle d'indépendance dans la satisfaction des besoins de Virginia Henderson. Certes l'accent n'est pas encore mis sur son implémentation par les institutions sanitaires de certains pays (Gebeyehu Yazew et al., 2020 ; Tadzong-Awasum & Dufashwenayesu, 2021), mais les infirmiers y éprouvent des difficultés d'en opérationnaliser malgré les stratégies élaborées par différentes institutions et pays (Tadzong-Awasum et al., 2022). Face à ces divers problèmes, il est d'intérêt d'explorer la pratique des soins infirmiers dans le but d'analyser le problème d'opérationnalisation des modèles de soins infirmiers dans les hôpitaux selon le contexte africain en général et congolais en particulier, afin de contribuer à l'amélioration de la qualité des soins infirmiers.

Méthodologie

Une revue documentaire intégrative a été élaborée dans la vision d'explorer la littérature existante afin d'identifier les problèmes théorique et empirique sur l'opérationnalisation des modèles de soins infirmiers (Hopia et al., 2016). Cette lacune est d'une importance capitale dans la mesure de générer de nouveaux objectifs de recherche et de contribuer à l'avancement de la recherche en sciences infirmières. Une recherche documentaire systématique des bases de données Cinahl, Pubmed et Google scholar ont été consultée à travers la plateforme Hinari avec les concepts clés (Mesh-Term ou thésaurus) en langue anglaise obtenus par PICO, en formant des équations diverses. Diverses combinaisons des termes ont facilité la réalisation de la recherche documentaire. Un filtre de 10 ans a été choisi afin d'avoir les travaux récents sur les articles ayant au moins le concept modèle des soins infirmiers dans l'un des champs de la recherche (titre, résumé et mots clés) dont la particularité est l'inscription exclusive dans le champ de la discipline infirmière. Les résultats sont stockés dans la bibliothèque et différentes collections créées dans le logiciel Zotéro ont servi de porte-folio. Les articles sélectionnés ont été évalués selon la méthode adaptée de Prisma 2009, selon quatre étapes : la première étape décrit l'importation des références dans Zotero, la seconde permet d'identifier les doublons, puis de les supprimer. La troisième porte sur l'identification des articles éligibles d'après la lecture du titre, des mots clés et du résumé et la quatrième présente l'éligibilité des articles pour leur inclusion dans la revue sur la base de la lecture entière du manuscrit (Mateo, 2020). Au total, 17122 articles ont été identifiés après plusieurs tentatives, 16772 articles ont été exclus selon les doublons et la spécificité, 220 articles ont été exclus à base des critères de sélection, 109 articles ont été exclus en texte intégral après lecture critique permettant ainsi l'inclusion de 21 articles. Par effet boule de neige de références et autres, 08 articles ont été ajoutés, soit un total de 29 articles pour la revue documentaire. Les catégories des articles retenus sont : les articles empiriques, les articles de revue documentaire, les articles théoriques et les thèses.

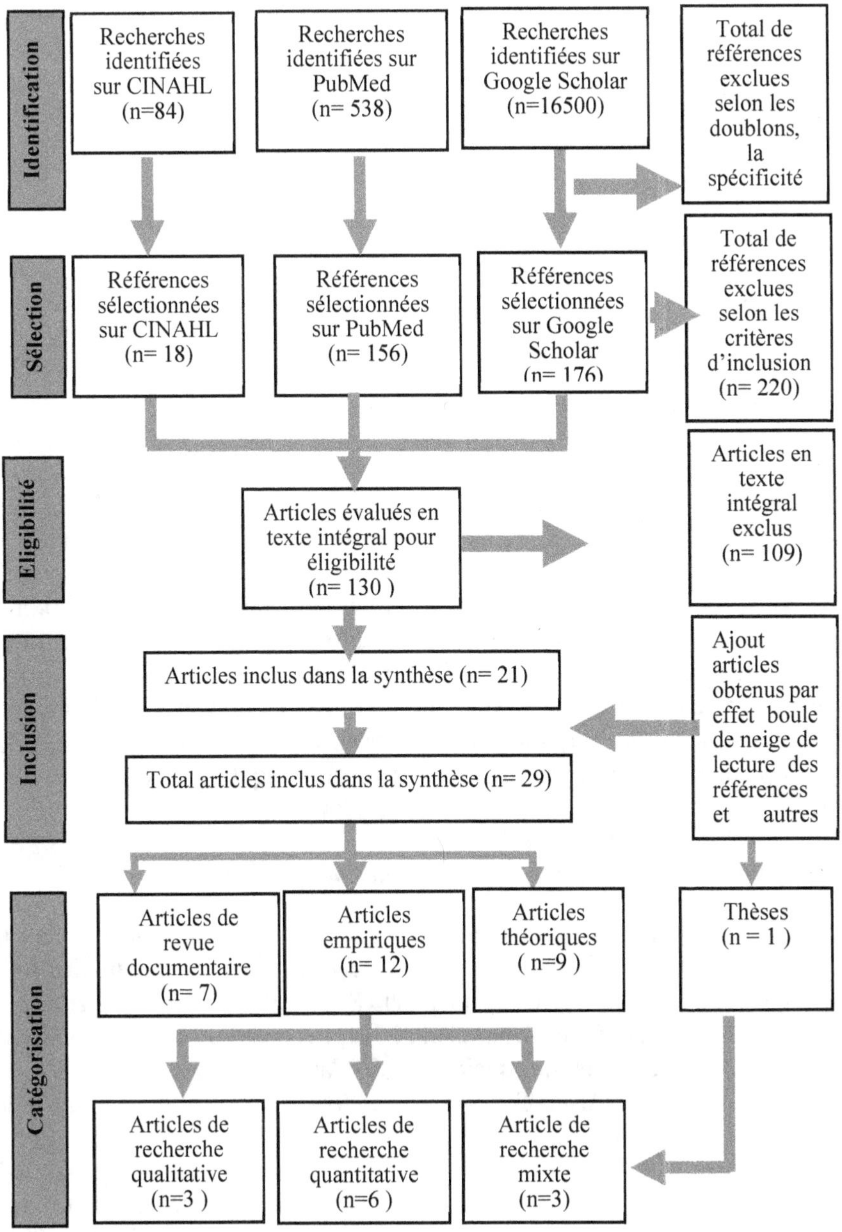

Figure 1 : Diagramme de flux de la revue de la littérature (n'indique pas de doublon)

Résultats

L'analyse du rapport des résultats de la revue documentaire permet un regroupement thématique en trois grands thèmes : les fondements épistémologiques des modèles de soins infirmiers, le contexte de développement des modèles de soins infirmiers et opérationnalisation du modèle des soins infirmiers.

Les fondements épistémologiques des modèles de soins infirmiers

Les modèles des soins infirmiers sont influencés par des philosophies empruntées et spécifiques à la discipline infirmière. Plusieurs modèles de soins infirmiers sont inspirés des travaux de la philosophie humaniste, tels que ceux de Martin Buber et de Carl Rogers pour le MHSI-UdeM et le modèle d'adaptation, qui reconnaissent l'importance de l'aspect relationnel entre les personnes (Cara et al., 2016; Papathanasiou et al., 2013). Certains puisent également leur inspiration dans des courants de pensée transdisciplinaires et d'autres enseignements dont, particulièrement, le modèle de l'écologie systémique d'Urie Bronfenbrenner, la psychologie positive et le modèle de partenariat patient de l'université de Montréal. D'autres modèles de soins infirmiers prennent ancrage dans la discipline infirmière par la définition de certains concepts centraux empruntés des autres modèles des soins infirmiers partant du modèle de Florence Nightingale au MHSI-UdeM sans oublier quelques auteurs en sciences infirmières qui ont aussi inspiré ce modèle, particulièrement Alaf Ibrahim Meleis et sa théorie des transitions, et Michel Nadot et son modèle d'intermédiaire culturel (Lecocq, Lefebvre, Néron, et al., 2017).

Contexte de développement des modèles de soins infirmiers

Plusieurs auteurs ont développé les modèles de soins infirmiers selon un contexte précis. L'analyse des résultats révèle le contexte pratique des soins infirmiers (communautaire et hospitalier) (Bell, 2013; Cara et al., 2016; De Rosis et al., 2021; Huitzi-Egilegor et al., 2014; Lecocq, Lefebvre, Néron, et al., 2017) ; le contexte écologique socioculturel (Cara et al., 2016; De Rosis et al., 2021; Holmes et al., 2018a; Teixeira et al., 2018) ; le contexte écologique des hôpitaux (hôpital spécialisé et hôpital non spécialisé)(Cadet et al., 2016; Castner, 2019; Chouinard et al., 2015; Holmes et al., 2018a; Jennings, 2017; Teixeira et al., 2018; Wright & Pugnaire Gros, 2012) ; le contexte évolutif de la maladie (maladie aigüe et maladie chronique) (Cadet et al., 2016; Castner, 2019; Chouinard et al., 2015; De Rosis et al., 2021; Jennings, 2017; Lecocq, Lefebvre, Néron, et al., 2017; Schmid-Mohler et al., 2019; Teixeira et al., 2018; Wright & Pugnaire Gros, 2012) et le contexte d'apprentissage des soins (Lavoie et al., 2021; Wright & Pugnaire Gros, 2012). La construction du modèle de soins infirmiers prend en compte le contexte de la pratique des soins infirmiers cliniques et communautaires. Le modèle de soins infirmiers élaboré en contexte communautaire place au centre de la pratique la personne, la famille, la population et la communauté dans son environnement de vie, pour une prise en soin holistique et humaniste (Cara et al., 2016 ; De Rosis et al., 2021 ; Lecocq, Lefebvre, Néron, et al., 2017 ; Wright & Pugnaire Gros, 2012). Les modèles de soins infirmiers élaborés en contexte clinique répondent à la philosophie de l'hôpital et du service de spécialité. Ils sont holistiques et prônent de l'humanisme, place la personne au centre de la pratique (Bender, 2016 ; Bender et al., 2012, 2017, 2018 ; Cara et al., 2016 ; Chouinard et al., 2015 ; Lecocq, Lefebvre, Bachelet, et al., 2017 ; Meleis, 2010).

Les modèles de soins infirmiers sont développés selon le contexte socioculturel se rapportant au milieu de vie de la personne, famille/communauté. La conception de ce contexte tient compte de la civilisation et de la culture de la population dans le but de respecter les valeurs humanistes (le respect, la dignité humaine, la croyance au potentiel de développement de la personne, la liberté de choix et d'agir, la rigueur et l'intégrité) (Cara et al., 2015, 2016) et culturelles de ladite société. Plusieurs modèles ont été développés dans le contexte américain, canadien, belge et autres (Cara et al., 2016 ; De Rosis et al., 2021 ; Lecocq, Lefebvre, Néron, et al., 2017). La littérature ne révèle pas encore un modèle de soins infirmiers développés selon le contexte africain. Pour la prise en soin des personnes, les infirmiers africains, particulièrement ceux de la République du Congo, convoquent et adaptent à son contexte les modèles des soins infirmiers existants. Mais, l'opérationnalisation demeure difficile malgré les stratégies mises en place.

Les hôpitaux sont actuellement classés en deux (02) groupes selon la vision de productions des soins. Certains hôpitaux ont une vision générale des soins (dispensaire, Centre de Santé Intégré) et d'autres ont une vision spécifique des soins (hôpitaux spécialisés). Face à cette évolution, les modèles de soins infirmiers répondent aussi à cette exigence de l'évolution scientifique. Nos résultats rapportent des modèles de soins infirmiers en santé mentale (Castner, 2019 ; Holmes et al., 2018a ; Jennings, 2017 ; Teixeira et al., 2018), en oncologie (Cadet et al., 2016 ; Chouinard et al., 2015 ; Wright & Pugnaire Gros, 2012), en traumatologie (Richmond & Aitken, 2011), en soins obstétricaux (Leahy-Warren et al., 2017) et modèles de soins infirmiers mère et enfants (Meleis, 2010).

Les modèles de soins infirmiers sont développés selon les formes évolutives de la maladie. Les résultats relèvent des modèles de soins infirmiers développés selon le contexte aigu de la maladie (cas des modèles classiques des soins infirmiers et spécifiques) (Leahy-Warren et al., 2017; Richmond & Aitken, 2011) et des modèles de soins infirmiers développés selon le contexte chronique de la maladie (c'est le cas des modèles de soins infirmiers en oncologie et santé mentale) (Cadet et al., 2016; Castner, 2019; Chouinard et al., 2015; Holmes et al., 2018a; Jennings, 2017; Teixeira et al., 2018; Wright & Pugnaire Gros, 2012).

Enfin, le contexte d'apprentissage se rapporte à la promotion de la santé. Ce contexte du développement de modèle de soins infirmiers est au carrefour entre le contexte pratique clinique des soins infirmiers en milieu hospitalier fondé sur les soins éducationnels (éducation en santé, éducation pour la santé) et le contexte pratique des soins infirmiers en communauté fondé sur la promotion des soins au sein desquels les infirmières, les patients et leurs familles/population/communauté se rassemblent pour un but commun afin d'apprendre, de comprendre et de se mobiliser pour l'amélioration des situations de santé et de la vie quotidienne (Gottlieb & Gottlieb, 2014; Wright & Pugnaire Gros, 2012).

Opérationnalisation des modèles de soins infirmiers

Les modèles des soins infirmiers sont opérationnalisés à travers le processus des soins infirmiers. L'implémentation de celui-ci constitue sa mise en œuvre sur le plan de soins infirmiers (Yousaf et al., 2021). Plus récemment, le processus est défini comme un moyen systématique, organisé et dynamique utilisé par les infirmières pour répondre aux besoins de soins de santé individualisés de la personne soignée à travers cinq étapes interdépendantes : évaluation initiale (collecte des données), diagnostic (analyse et interprétation), planification, mise en œuvre et évaluation (Akhtar et al., 2018 ; Mutshatshi et al., 2020 ; Phaneuf & Mailloux, 1986 ; Yousaf et al., 2021). Cette thématique présente les différents modèles de soins infirmiers opérationnalisés en milieu clinique ainsi que leurs conséquences.

La littérature rapporte plusieurs modèles des soins infirmiers : le modèle intersystème, le modèle d'adaptation de Callista Roy, théories basées sur le processus d'intégration, le modèle de système de santé de Newman (Angosta et al., 2014; Jennings, 2017; Papathanasiou et al., 2013), le modèle d'Henderson, le modèle d'Orem, une combinaison des modèles d'Henderson et d'éléments inspirés du *caring,* une combinaison du modèle d'Henderson et des éléments inspirés de la théorie de Maslow (Lecocq, Lefebvre, Bachelet, et al., 2017), (Lecocq, Lefebvre, Bachelet, et al., 2017), les modèles de soins en milieu psycho-légal (Holmes et al., 2018), le Modèle de Partenariat Humaniste en Santé (MPHS)(Lecocq, Lefebvre, Néron, et al., 2017), le Modèle Humaniste des Soins Infirmiers de l'Université de Montréal (MHSI-UdeM) (Cara et al., 2016), le modèle de soins infirmiers McGill(Wright & Pugnaire Gros, 2012) et bien d'autres, dont le modèle des soins infirmiers en traumatologie (Richmond & Aitken, 2011), le modèle conceptuel des soins de la maladie de détresse émotionnelle associée au contexte de la gestion des symptômes dans les maladies respiratoires chroniques (Schmid-Mohler et al.,

2019). Les résultats révèlent que dans les structures sanitaires, le modèle d'Henderson exclusif est le modèle de soins infirmiers le plus utilisé (29 %), suivi du modèle d'Orem (3 %) et une combinaison des modèles d'Henderson et d'éléments inspirés du *caring* (3 %), une combinaison du modèle d'Henderson et des éléments inspirés de la théorie de Maslow et une « pensée humaniste » ou le « paradigme de transformation » (4 %) ont été évoqués (Lecocq, Lefebvre, Bachelet, et al., 2017). Dans les structures sanitaires spécialisées, les MSI sont plus utilisés en oncologie (Cadet et al., 2016 ; Fillion et al., 2012 ; Wright & Pugnaire Gros, 2012) et la santé mentale (Holmes et al., 2018 ; Jennings, 2017 ; Teixeira et al., 2018 ; Ulbrich et al., 2017). On y trouve aussi des MSI utilisés en traumatologie (Richmond & Aitken, 2011), pour la gestion de la détresse respiratoire (Schmid-Mohler et al., 2019) et de continuité relationnelle des soins infirmière-femme en périnatalité (Daigle, 2020). Par ailleurs, les infirmiers de la pratique avancée utilisent le Clinical Nurse Leader (LNC) qui, affiné et clarifié, présente cinq domaines : Préparation (Préparation à la prestation de soins intégrés aux LNC), Structurer (Structurer la prestation de soins intégrés aux LNC), Pratique des CNL (leadership clinique continu), Résultats (Résultats de la prestation de soins intégrés aux LNC) et le domaine d'intégration administrative/sociale au niveau macro-micro (Bender et al., 2012, 2017, 2018). Les MSI opérationnalisés en santé mentale sont: *Integrated Practice Model, Model of Nursing Interaction, Healthy Living Program, Hodges' Health Career Model, Risk-Need-Responsivity Model, Good Lives Model, Holistic Model,* Modèle de rétablissement en santé mentale *(Recovery Model)* (Holmes et al., 2018).

L'opérationnalisation des modèles de soins infirmiers a des conséquences significatives sur la discipline, chez la personne soignée et chez le personnel infirmier. Sa mise en œuvre montre une croissante amélioration des résultats en matière de qualité et de sécurité des patients et une amélioration de la satisfaction, du roulement et des pratiques de leadership des infirmières (Bender, 2016 ; Bender et al., 2012, 2017, 2018).

- **Discipline**

Les modèles de soins infirmiers permettent d'avancer la pratique infirmière (Bender, 2016 ; Hagerty et al., 2017). Le modèle de pratique des infirmières cliniciennes leaders ont fourni une riche description de la façon dont le système de santé a opérationnalisé les construits dans la pratique. Ils définissent les problèmes, élaborent les stratégies, les approches de résolution des problèmes et formulent les interventions infirmières (Angosta et al., 2014 ; Leahy-Warren et al., 2017 ; Ulbrich et al., 2017), permettent de comprendre l'être humain dans sa globalité, de donner précision et fiabilité au processus de diagnostic infirmier (Riegel et al., 2018). Ils s'appuient sur la littérature pertinente, la connaissance des priorités actuelles en matière de recherche et de formation en soins infirmiers (Richmond & Aitken, 2011) afin d'apporter la plus grande assistance possible aux personnes faisant face à des situations de fin de vie (Wright & Pugnaire Gros, 2012). La vision spécifique qu'offrent les MSI, au regard des concepts centraux de la discipline infirmière et des deux concepts clés, offre une perspective selon laquelle plusieurs études pourront être menées pour élaborer des théories, préciser des concepts, étudier et comprendre la signification de l'expérience vécue par les personnes soignées, les familles de même que les infirmières, mesurer les impacts d'une pratique humaniste chez les personnes soignées et les soignants, et développer des connaissances liées à l'humanisation des soins et le *caring ;* tout en favorisant leur intégration dans la pratique infirmière (Cara et al., 2016; Lecocq, Lefebvre, Néron, et al., 2017).

- **Personne soignée**

Chez les survivants de cancer, les modèles de soins infirmiers modifient les mécanismes de défense et favorise l'adaptation, y compris la restauration du poids et la santé globale (Jennings, 2017). Ils apportent aussi de la satisfaction et le maintien de la santé. Ainsi, les infirmières soulignent le rôle important que les soins infirmiers peuvent jouer dans l'accompagnement des patients et des familles dans leur cheminement de fin de vie, notamment en allégeant le fardeau de la perte imminente par la fourniture d'information et de soutien (Wright & Pugnaire Gros, 2012). L'exécution efficace du processus de soins infirmiers a entraîné une amélioration de la qualité des soins, favorisant un processus de guérison rapide du patient, ce qui minimise le séjour à l'hôpital du patient, améliore la satisfaction et diminue l'utilisation des services. En raison de la réduction du séjour à l'hôpital des patients, les coûts de prestation du système de santé diminuent et le temps de travail avec les patients augmente et réduit le fardeau économique (Yousaf et al., 2021).

- **Personnel infirmier**

Le MHSI-UdeM permet à l'infirmière (soignante, gestionnaire, enseignante, chercheuse) d'accompagner la Personne (l'individu, la famille, la population, la communauté, l'infirmière, l'employé, l'étudiant) dans son parcours de soins (ou de travail, d'études, de recherche), afin qu'elle marche pour un mieux-être et un futur à co-construire ensemble (Cara et al., 2016). De plus, la formation sur les MSI et le processus infirmier a amélioré la capacité de l'infirmière à documenter les soins prodigués avec attention, à rendre l'attitude des infirmières positive envers la prestation des soins et à augmenter la moralité et la confiance des infirmières dont la finalité est l'amélioration de la compétence infirmière, l'acquisition d'un raisonnement logique pour effectuer des activités cliniques et leur permettre de jouer un rôle en tant que profession indépendante et distincte (Yousaf et al., 2021).

Outre les apports des modèles de soins infirmiers, les résultats révèlent aussi les problèmes d'opérationnalisation des modèles de soins infirmiers. Les connaissances inadéquates, les pratiques incompétentes, la charge de travail, les salaires inéquitables, la faible récompense, les moins de reconnaissance, le mauvais comportement des superviseurs, le ratio patient/personnel élevé, l'épuisement des employés et le roulement élevé, le manque de politiques de travail, le manque de structure organisée, la faible participation du patient dans le traitement, le suspense, la sortie précoce, le niveau d'abstraction élevé, la non adhésion du personnel infirmier et des personnes soignées. Tous ces facteurs affectent l'utilisation du processus de soins infirmiers en milieu clinique (Akhtar et al., 2018 ; Benedet et al., 2018 ; Cara et al., 2016 ; Mutshatshi et al., 2020 ; Tadzong-Awasum & Dufashwenayesu, 2021 ; Yousaf et al., 2021).

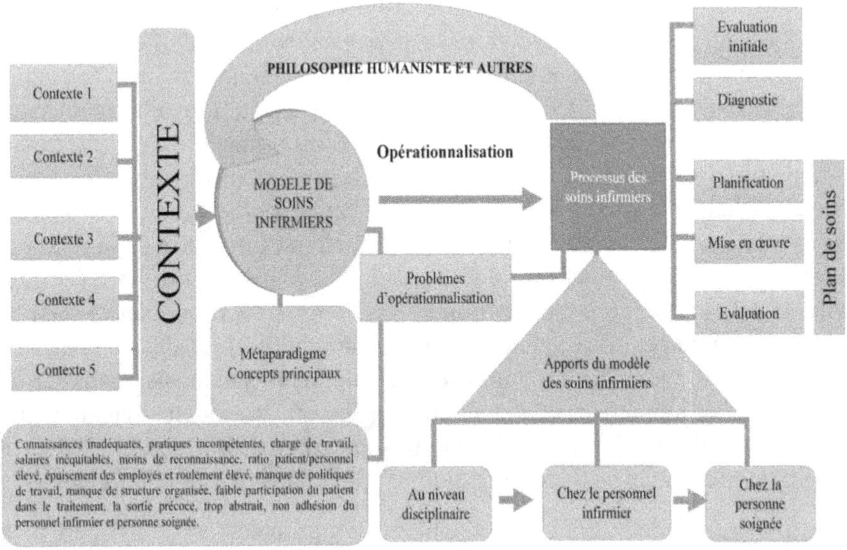

Figure 1 : Modélisation de la validité écologique des modèles

Discussion

Il ressort des résultats de la revue trois thématiques : les fondements épistémologiques des modèles des soins infirmiers, le contexte du développement des modèles des soins infirmiers et l'opérationnalisation des modèles des soins infirmiers.

Les fondements épistémologiques des modèles de soins infirmiers

L'analyse de cette thématique relève des philosophies ayant influencé la vision des modèles de soins infirmiers. La philosophie humaniste a grandement influencé la pratique infirmière dans la conceptualisation des modèles de soins infirmiers telle que ceux de Martin Buber et de Carl R. Rogers, qui reconnaissent l'importance de l'aspect relationnel comme souligne Pepin et al. (2017). C'est la vision même qui fait l'essence du soin et des soins infirmiers. Par contre, certains modèles de soins infirmiers n'ont pas bénéficié de l'influence humaniste. C'est le cas des modèles de l'école des besoins. Ils ont été influencés par la théorie de motivation de Maslow et la théorie du développement en stade d'Erikson. Le modèle d'Henderson a été aussi influencé par les visions biophysiologistes du physiologiste Stackpole et du psychosocioculturelle du psychologue Thorndike (Alligood, 2018 ; Pepin et al., 2017). Par contre, le modèle d'Henderson, certes relationnel et holistique, ne place pas au centre la personne soignée et ne prône pas l'humanisme. L'infirmière n'accompagne pas la personne en santé ou non, mais l'aide dans la réalisation des activités qu'elle ne peut faire elle-même par insuffisance de force, de détermination ou de connaissances, afin d'entretenir ou de restituer son autonomie. Par ailleurs, la production des soins selon le modèle d'Henderson semble emprunter une philosophie humaniste ancrée dans le relationnel. Parce que dans ce modèle, Henderson parle de la relation qui est mise en œuvre sous forme de la relation d'aide par les infirmières. Cette forme de relation exige pour l'infirmière de l'empathie, de la bienveillance, du respect, du respect des valeurs, de la considération, bref des éléments et postures qui suscitent de la confiance. Ces éléments sont constitutifs de la philosophie de l'humanisme. Ce qui revient à dire que le modèle d'Henderson, bien qu'il ne soit pas influencé par la philosophie humaniste, semble avoir en son sein un humanisme naturel de l'humain, développé par le relationnel.

La divergence de visions philosophiques empruntées est d'une part une richesse disciplinaire de par la diversité des approches de soins. Mais, elle semble d'autre part être aussi un frein dans la mise en œuvre des modèles de soins infirmiers. Car, ces visions apparaissent plus abstraites et théoriques comme soulignent Cara et al. (2016). Les infirmières sont supposées adopter une vision selon la philosophie de l'institution dominée par la vision biomédicale dont les conséquences sont la considération de la personne soignée comme objet des soins, la promotion du rôle infirmier de collaboration et l'effacement du rôle autonome de l'infirmier.

Contexte de développement de modèle de soins infirmiers

Le développement d'un modèle de soins infirmiers est contextualisé. L'analyse révèle que chaque modèle est développé dans un contexte précis. Les résultats révèlent le contexte pratique des soins infirmiers (communautaire et hospitalier) (Bell, 2013; Cara et al., 2016; De Rosis et al., 2021; Huitzi-Egilegor et al., 2014; Lecocq, Lefebvre, Néron, et al., 2017) ; le contexte écologique socioculturel (Cara et al., 2016; De Rosis et al., 2021; Holmes et al., 2018a; Teixeira et al., 2018) ; le contexte écologique des hôpitaux (hôpital spécialisé et hôpital non spécialisé)(Cadet et al., 2016; Castner, 2019; Chouinard et al., 2015; Holmes et al., 2018a; Jennings, 2017; Teixeira et al., 2018; Wright & Pugnaire Gros, 2012) ; le contexte évolutif de la maladie (maladie aigüe et maladie chronique) (Cadet et al., 2016; Castner, 2019; Chouinard et al., 2015; De Rosis et al., 2021; Jennings, 2017; Lecocq, Lefebvre, Néron, et al., 2017; Schmid-Mohler et al., 2019; Teixeira et al., 2018; Wright & Pugnaire Gros, 2012) et le contexte d'apprentissage des soins (Lavoie et al., 2021; Wright & Pugnaire Gros, 2012). Les résultats montrent que la majorité des modèles de soins infirmiers a été construite dans le contexte occidental. L'adaptation d'un contexte au contexte africain a montré des limites par des difficultés d'opérationnalisation des modèles de soins infirmiers malgré les stratégies élaborées pour leur mise en œuvre à travers le processus des soins infirmiers (Akhtar et al., 2018 ; Benedet et al., 2018 ; Mutshatshi et al., 2020 ; Tadzong-Awasum & Dufashwenayesu, 2021 ; Yousaf et al., 2021). C'est le cas de l'adaptation du modèle d'Henderson en Afrique, particulièrement en République du Congo. La non adhésion à l'opérationnalisation des modèles de soins infirmiers pourrait s'expliquer soit par l'échec de l'approche déductive utilisée par les décideurs pour l'implantation du modèle, soit par l'incompatibilité culturelle du contexte du développement du modèle et le contexte d'implémentation ou encore soit par la non prise en compte des valeurs civilisationnelles du contexte.

Opérationnalisation des modèles de soins infirmiers

L'opérationnalisation des modèles de soins infirmiers se fait à travers le processus des soins infirmiers (Kozier et al., 2005 ; Nettina, 2014 ; Riopelle et al., 1984) et a des conséquences significatives sur l'évolution de la discipline infirmière, chez la personne soignée et chez le personnel infirmier. Il ressort de la littérature plusieurs modèles opérationnalisés en milieu clinique. Le modèle d'Henderson est le modèle le plus utilisé dans les hôpitaux en dehors de certains services de spécialité qui ne prônent pas l'autonomie physique comme philosophie des soins. L'utilisation abusive du modèle d'Henderson s'expliquerait par le fait qu'il soit le premier à être opérationnalisé dans le monde clinique et plus enseigné dans les écoles infirmières et universités à l'échelle mondiale (Parker, 2006). Les difficultés de son opérationnalisation en contexte africain et particulièrement congolais reposeraient soit sur le contexte du développement du modèle qui est autre que celui du Congo, soit par la procédure déductive d'implantation du modèle ou soit par le non-respect de l'écologie organisationnelle et structurelle de l'hôpital d'implantation du modèle d'Henderson en République du Congo.

Conclusion

Au terme de la présente étude, il convient de rappeler que notre travail consistait à explorer la pratique des soins infirmiers dans le but d'analyser le problème d'opérationnalisation des modèles de soins infirmiers dans les hôpitaux afin de contribuer à l'amélioration de la qualité et de la sécurité des soins infirmiers. Une revue documentaire intégrative a été élaborée dans la vision d'explorer la littérature existante afin d'identifier les problèmes théorique et empirique sur l'opérationnalisation des modèles de soins infirmiers. Les articles sélectionnés ont été évalués selon la méthode adaptée de la grille de résumé et de lecture critique d'un article scientifique selon la grille de Prisma 2009.

L'analyse du rapport des résultats de la revue documentaire a permis un regroupement thématique en trois grands thèmes : conceptualisation des modèles des soins infirmiers, opérationnalisation du modèle des soins infirmiers et contexte du développement des modèles de soins infirmiers. Le modèle d'Henderson est le modèle des soins infirmiers le plus utilisé en milieu clinique. Il ressort le problème de son opérationnalisation probablement lié au contexte écologique africain, précisément en République du Congo malgré les stratégies élaborées pour sa mise en œuvre ; alors que l'opérationnalisation du modèle de soins infirmiers à travers le processus des soins infirmiers représente une activité fondamentale du rôle autonome de l'infirmier qui met la personne au centre de la pratique par l'adoption d'une approche globale et holistique des soins. Et, assure la visibilité, la reconnaissance et la valorisation du travail de l'infirmier d'une part, et de l'infirmier lui-même d'autre part. Ainsi, il est question de développer des modèles répondant au contexte africain afin de mettre au centre de la pratique la personne pour une prise en soins globale et holistique.

Limites de l'article

La principale limite de cette revue c'est l'absence dans la littérature des modèles de soins infirmiers développés selon le contexte africain. Par contre, cette limite a été amoindrie par les articles dont l'objet porte sur le processus des soins infirmiers en Afrique.

Références bibliographiques

Akhtar, S., Hussain, M., Afzal, M., & Gilani, S. A. (2018), Barriers and facilitators for execution of nursing process among nurses from medical and surgical wards in a Public Hospital Lahore, *International Journal of Social Sciences and Management*, *5*(3), 170-186. https://doi.org/10.3126/ijssm.v5i3.20608

Alligood, M. R. (2018), *Nursing theorists and their work-e-book*, Elsevier Health Sciences.

Angosta, A. D., Ceria-Ulep, C. D., & Tse, A. M. (2014), Care delivery for filipino Americans using the neuman systems model, *Nursing science quarterly*, *27*(2), 142-148. https://doi.org/10.1177/0894318414522605

Beaglehole, R., Bonita, R., Horton, R., Adams, C., Alleyne, G., Asaria, P., Baugh, V., Bekedam, H., Billo, N., Casswell, S., Cecchini, M., Colagiuri, R., Colagiuri, S., Collins, T., Ebrahim, S., Engelgau, M., Galea, G., Gaziano, T., Geneau, R., … Watt, J. (2011), Priority actions for the non-communicable disease crisis. *The Lancet*, *377*(9775), 1438-1447. https://doi.org/10.1016/S0140-6736(11)60393-0

Bell, J. M. (2013), Family nursing is more than family centered care, *Journal of Family Nursing*, *19*(4), 411-417. https://doi.org/10.1177/1074840713512750

Bender, M. (2016), Clinical nurse leader integration into practice : Developing theory to guide best practice, *Journal of Professional Nursing*, *32*(1), 32-40. https://doi.org/10.1016/j.profnurs.2015.06.007

Bender, M., Connelly, C. D., Glaser, D., & Brown, C. (2012), Clinical nurse leader impact on microsystem care quality, *Nursing research*, *61*(5), 326-332. https://doi.org/10.1097/NNR.0b013e318265a5b6

Bender, M., Spiva, L., Su, W., & Hites, L. (2018), Organising nursing practice into care models that catalyse quality : A clinical nurse leader case study. *Journal of Nursing Management*, *26*(6), 653-662. https://doi.org/10.1111/jonm.12596

Bender, M., Williams, M., Su, W., & Hites, L. (2017), Refining and validating a conceptual model of Clinical Nurse Leader integrated care delivery, *Journal of advanced nursing*, *73*(2), 448-464. https://doi.org/10.1111/jan.13113

Benedet, S. A., Padilha, M. I., Gelbke, F. L., & Bellaguarda, M. L. dos R. (2018), The model professionalism in the implementation of the Nursing Process (1979-2004), *Revista Brasileira de Enfermagem*, *71*, 1907-1914. https://doi.org/10.1590/0034-7167-2017-0226

Brandão, M. A. G., Barros, A. L. B. L. de, Primo, C. C., & Bispo, G. S. (2019), Nursing theories in the conceptual expansion of good practices in nursing. *Revista Brasileira de Enfermagem*, *72*(2), 577-581. https://doi.org/10.1590/0034-7167-2018-0395

Cadet, T., Davis, C., Elks, J., & Wilson, P. (2016), A holistic model of care to support those living with and beyond Cancer, *Healthcare*, *4*(4), 88. https://doi.org/10.3390/healthcare4040088

Cara, C., Gauvin-Lepage, J., Lefebvre, H., Létourneau, D., Alderson, M., Larue, C., Beauchamp, J., Gagnon, L., Casimir, M., & Girard, F. (2016), Le Modèle humaniste des soins infirmiers—UdeM : perspective novatrice et pragmatique, *Recherche en soins infirmiers*, *2*(125), 20-31. https://doi.org/10.3917/rsi.125.0020

Cara, C., Roy, M., Thibault, L., Alderson, M., Beauchamp, J., Casimir, M., & Robinette, L. (2015), Modèle humaniste des soins infirmiers—UdeM, Synopsis du Modèle pour son opérationnalisation, *U. d. M. Faculté des sciences infirmières (dir.), Bibliothèque et Archives nationales du Québec*, 1-9.

Castner, J. (2019), The symptom of science Model : A Shared mental model to advance the next generation of knowledge in the emergency nursing specialty, *Journal of Emergency Nursing*, *45*(4), 349-351. https://doi.org/10.1016/j.jen.2019.05.008

Chouinard, M.-C., Lavoie, M., Gagnon, C., Leclerc, N., Larouche, A., Bouchard, N., & Lafleur, G. (2015), Un modèle en clinique de maladies neuromusculaires, *Perspective infirmière*, *12*(5), 51-56.

Coory, M. D., Ho, T., & Jordan, S. J. (2013), Australia is continuing to make progress against cancer, but the regional and remote disadvantage remains, *Medical Journal of Australia*, *199*(9), 605-608. https://doi.org/10.5694/mja13.10055

Cramer, H., Cohen, L., Dobos, G., & Witt, C. M. (2013), Integrative oncology : Best of both worlds—Theoretical, practical, and research issues, *Evidence-based complementary and alternative medicine*, *2013*, 1-6. https://doi.org/10.1155/2013/383142

Daigle, K. (2020), *Co-construire un modèle de continuité relationnelle des soins infirmière-femme en périnatalité*.

De Rosis, S., Barchielli, C., Vainieri, M., & Bellé, N. (2021), The relationship between healthcare service provision models and patient experience, *Journal of Health Organization and Management*, *36*(9), 1-24. https://doi.org/10.1108/JHOM-06-2021-0242

Filej, B., & Kaučič, B. M. (2013), *Holistic nursing practice*. *3*(1), 7.

Fillion, L., Cook, S., Veillette, A.-M., de Serres, M., Aubin, M., Rainville, F., Fitch, M. I., & Doll, R. (2012), La navigation professionnelle : Une étude comparative de deux modèles canadiens, *Canadian Oncology Nursing Journal/Revue canadienne de soins infirmiers en oncologie*, *22*(4), 267-277. https://doi.org/doi:10.5737/1181912x224267277

Gebeyehu Yazew, K., Azagew, A. W., & Yohanes, Y. B. (2020), Determinants of the nursing process implementation in Ethiopia : A systematic review and meta-analysis, 2019, *International Journal of Africa Nursing Sciences*, *13*, 100219. https://doi.org/10.1016/j.ijans.2020.100219

Gottlieb, L. N., & Gottlieb, B. (2014), *Les soins infirmiers fondés sur les forces : La santé et la guérison de la personne et de la famille*, De Boeck.

Hagerty, T. A., Samuels, W., Norcini-Pala, A., & Gigliotti, E. (2017), Peplau's theory of interpersonal relations: An alternate factor structure for patient experience data? *Nursing Science Quarterly*, *30*(2), 160-167. https://doi.org/10.1177/0894318417693286

Holmes, D., Perron, A., Jacob, J. D., Paradis-Gagné, É., & Gratton, S.-M. (2018a), Pratique en milieu de psychiatrie légale : Proposition d'un modèle interdisciplinaire, *Recherche en soins infirmiers*, *3*, 33-43.

Holmes, D., Perron, A., Jacob, J. D., Paradis-Gagné, E., & Gratton, S.-M. (2018b), Pratique en milieu de psychiatrie légale : Proposition d'un modèle interdisciplinaire, *Recherche en soins infirmiers*, *134*, 33-43.

Hopia, H., Latvala, E., & Liimatainen, L. (2016), Reviewing the methodology of an integrative review, *Scandinavian Journal of Caring Sciences*, *30*(4), 662-669, https://doi.org/10.1111/scs.12327

Huitzi-Egilegor, J. X., Elorza-Puyadena, M. I., Urkia-Etxabe, J. M., & Asurabarrena-Iraola, C. (2014), Implementation of the nursing process in a health area : Models and assessment structures used, *Revista Latino-Americana De Enfermagem*, *22*(5), 772-777. https://doi.org/10.1590/0104-1169.3612.2479

Jennings, K. M. (2017), The Roy adaptation model : A theoretical framework for nurses providing care to individuals with anorexia nervosa, *ANS. Advances in Nursing Science*, *40*(4), 370-383. https://doi.org/10.1097/ANS.0000000000000175

Kozier, B. B., Longpré, S., & Cloutier, L. (2005), *Soins infirmiers : Théorie et pratique* (Vol. 1-2). ERPI.

Lavoie, P., Deschênes, M.-F., Richard, V., Pepin, J. I., Tanner, C. A., & Lasater, K. (2021), Traduction et adaptation d'un modèle du jugement clinique infirmier pour la recherche et la formation infirmière en contexte francophone, *Quality Advancement in Nursing Education-Avancées en formation infirmière*, *7*(2), 4.

Leahy-Warren, P., Mulcahy, H., Benefield, L., & Bradley, C. (2017), Conceptualising a model to guide nursing and midwifery in the community guided by an evidence review, *BMC nursing*, *16*(1). https://doi.org/10.1186/s12912-017-0225-3

Lecocq, D. (2019), *Le modèle de partenariat humaniste en santé : Tensions entre vision personnelle des soins et réalité de la pratique.*

Lecocq, D., Lefebvre, H., Bachelet, L., Berrabah, O., Dyikpanu, D., Martin, D., Siddu, D., Mengal, Y., & Pirson, M. (2017), Panorama des modèles de soins infirmiers utilisés par les chefs de département infirmier dans les hôpitaux belges francophones et bilingues, *Recherche en soins infirmiers*, *2*, 27-51.

Lecocq, D., Lefebvre, H., Néron, A., Van Cutsem, C., Bustillo, A., & Laloux, M. (2017), Le modèle de partenariat humaniste en santé, *Soins*, *816*, 17-23.

Mateo, S. (2020), *Une procédure pour conduire avec succès une revue de littérature selon la méthode PRISMA*, https://pdf.sciencedirectassets.com/277807/1-s2.0-S1779012320X0009X/1-s2.0-S177901232030200X/am.pdf?X-Amz-Security- McKenna, H. (2006). *Nursing Theories and Models.* http://public.ebookcentral.proquest.com/choice/publicfullrecord.aspx?p=165600

Meleis, A. I. (2010), *Transitions theory : Middle-range and situation-specific theories in nursing research and practice*, Springer Pub. Co. http://site.ebrary.com/id/10373338

Mutshatshi, T. E., Mothiba, T. M., & Mamogobo, P. M. (2020), Exploring professional nurses' use of the nursing process at Selected Public Hospitals in Limpopo, South Africa, *Africa Journal of Nursing and Midwifery*, *22*(2), 14 pages, https://doi.org/10.25159/2520-5293/7182

Nettina, S. M. (Éd.). (2014), *Lippincott manual of nursing practice* (10th ed), Wolters Kluwer Health/Lippincott Williams & Wilkins.

Papathanasiou, I., Sklavou, M., & Kourkouta, L. (2013), Holistic nursing care : Theories and perspectives, *American Journal of Nursing Science*, *2*(1), 1-5. https://doi.org/10.11648/j.ajns.20130201.11

Parker, M. E. (2006), *Nursing theories & nursing practice*, F.A. Davis.

Pepin, J., Ducharme, F., & Kérouac, S. (2017), *La pensée infirmière* (4ème édition), La Chenelière.

Phaneuf, M., & Mailloux, M. (1986), *Soins infirmiers : La démarche scientifique : orientation vers le diagnostic infirmier*, McGraw-Hill.

Richmond, T. S., & Aitken, L. M. (2011), A model to advance nursing science in trauma practice and injury outcomes research : Model to advance nursing science, *Journal of Advanced Nursing*, *67*(12), 2741-2753. https://doi.org/10.1111/j.1365-2648.2011.05749.x

Riegel, F., Crossetti, M. da G. O., & Siqueira, D. S. (2018), Contributions of Jean Watson's theory to holistic critical thinking of nurses, *Revista Brasileira de Enfermagem*, *71*(4), 2072-2076. https://doi.org/10.1590/0034-7167-2017-0065

Riopelle, L., Grondin, L., Phaneuf, M., & Proulx, P. (1984), *Soins infirmiers : Un modèle centré sur les besoins de la personne*. McGraw-Hill.

Schmid-Mohler, G., Caress, A.-L., Spirig, R., & Yorke, J. (2019), Introducing a model for emotional distress in respiratory disease : A systematic review and synthesis of symptom management models, *Journal of advanced nursing*, *75*(9), 1854-1867. https://doi.org/10.1111/jan.13968

Tadzong-Awasum, G., & Dufashwenayesu, A. (2021), Implementation of the nursing process in Sub-Saharan Africa : An integrative review of literature. *International Journal of Africa Nursing Sciences*, *14*, 100283. https://doi.org/10.1016/j.ijans.2021.100283

Tadzong-Awasum, G., Mbene, M. G., Dufashwenayesu, A., Kaba Andzouana, B., & Menyene Ndongo, C. S. (2022), Nurses' experiences with the adoption and use of the nursing process in four urban hospitals, *International Journal of Africa Nursing Sciences*, *16*, 100411. https://doi.org/10.1016/j.ijans.2022.100411

Teixeira, L. A., Monteiro, A. R. M., Guedes, M. V. C., Silva, L. de F. da, & Freitas, M. C. de. (2018), The Tidal model : Analysis based on Meleis's perspective, *Revista Brasileira de Enfermagem*, *71*(2), 457-462. https://doi.org/10.1590/0034-7167-2016-0394

Ulbrich, E. M., Mattei, Â. T., de Fátima Mantovani, M., Bittencourt Madureira, A., & Puchalski Kalinke, L. (2017), Care models for people with chronic diseases : Integrative review, *Investigacion Y Educacion En Enfermeria*, *35*(1), 8-16. https://doi.org/10.17533/udea.iee.v35n1a02

White, R. O., Eden, S., Wallston, K. A., Kripalani, S., Barto, S., Shintani, A., & Rothman, R. L. (2015), Health communication, self-care, and treatment satisfaction among low-income diabetes patients in a public health setting, *Patient Education and Counseling*, *98*(2), 144-149. https://doi.org/10.1016/j.pec.2014.10.019

Wright, D. K., & Pugnaire Gros, C. (2012), Pratique basée sur la théorie des soins de fin de vie aux patients cancéreux : Une exploration du modèle de soins infirmiers McGill, *Canadian oncology nursing Journal*, *22*(3), 182-189. https://doi.org/10.5737/1181912x223182189

Yousaf, S., Parveen, K., Hussain, M., & Afzal, M. (2021), *Determinants of implementation of nursing process by nurses of private sector hospital. 10*, 21.

Vécu de la transition ménopausique par les femmes de 45 à 55 ans

Jeannine GUEMKAM FOTO et Monique AMOR NDJABO

Résumé

La transition ménopausique est une période de développement physiologique chez la femme, associée à une fluctuation des taux d'hormones et à l'apparition de symptômes physiologiques et psychologiques qui varient d'une femme à l'autre en termes de fréquence, de sévérité et de durée. Cette période est source de nombreux bouleversements biopsychosociaux qui interfèrent avec la qualité de vie de celle qui la traverse. Les symptômes qui la caractérisent demandent très souvent aux femmes d'ajuster leur mode de vie personnel, familial et professionnel. Suite aux situations rencontrées, nous voulons décrire le quotidien des femmes en période de transition ménopausique. Cette étude est qualitative de type phénoménologique à visée interprétative. Les entretiens auprès de 9 femmes âgées de 45 à 55 ans et de 4 personnels de santé au Centre Médical Monseigneur Jean Zoa permettent de rendre compte des modifications liées à la transition ménopausique et des interventions infirmières y afférentes. Il ressort de cette étude que les modifications observées chez les femmes en période de transition ménopausique sont les modifications biologiques et les perturbations de la dynamique familiale, des relations du couple, de la vie sexuelle et de l'état émotionnel. Les conditions facilitant une transition saine sont, d'une part, personnelles en termes de capacité d'adaptation, de préparation anticipée, de sens donné aux évènements, du statut socio-économique et d'autre part, communautaires en termes de réseau de soutien. Les modèles de réponses identifiés sont la comparaison d'avant et d'après, l'adoption d'une alimentation saine, le développement de la confiance, la maîtrise des évènements et la reconstruction de l'identité. Les interventions infirmières sont marquées par une implication des professionnels de santé, une prise en charge pluridisciplinaire.

Mots clés : transition ménopausique, femme âgée de 45 à 55 ans, vécu de la transition ménopausique.

Abstract

The menopausal transition is a period of physiological development in women, associated with fluctuating hormone levels and the onset of physiological and psychological symptoms that vary from woman to woman in terms of frequency, severity and duration. This period is the source of many biopsychosocial upheavals that interfere with the quality of life of the woman going through it. The symptoms that characterize it very often require women to adjust their personal, family and professional lifestyle. Based on the situations encountered, we want to describe the daily life of women in the menopausal transition period. This is a qualitative, phenomenological study with an interpretative aim. Interviews with 9 women aged 45 to 55 and 4 health workers at the Monseigneur Jean Zoa Medical Centre allow us to report on the changes linked to the menopausal transition and the nursing interventions related to it. The study shows that the changes observed in women undergoing the menopausal transition are biological changes and disturbances in family dynamics, couple relationships, sexual life and emotional state. The conditions facilitating a healthy transition are on the one hand personal in terms of adaptability, anticipatory preparation, meaning given to events, socio-economic status and on the other hand community in terms of support network. The patterns of response identified were before and after comparison, adoption of healthy eating, development of confidence, mastery of events and reconstruction of identity. The nursing interventions are marked by the involvement of health professionals and a multidisciplinary approach.

Keywords: menopausal transition, women aged 45-55, menopausal transition experience.

Introduction

La transition ménopausique commence généralement en moyenne 4 ans avant la fin définitive des menstruations. Trois périodes la caractérisent : la pré-ménopause, avec une fertilité réduite chez les femmes ayant des cycles menstruels réguliers ; la péri ménopause, qui commence deux ans avant le dernier cycle menstruel et s'étend jusqu'à un an après, caractérisée par des cycles menstruels irréguliers et des changements endocriniens ; et la post-ménopause, qui commence un an après le dernier cycle menstruel. La transition ménopausique encore appelée péri ménopause c'est une période qui entoure les dernières années de la vie reproductive d'une femme. Elle est selon l'OMS (1996), la période qui débute lorsqu'apparaissent les premiers signes cliniques et/ou biologiques qui annoncent la survenue de la ménopause, et qui se termine une année au moins après les dernières règles. Caractérisée par la fatigue, les douleurs musculaires et articulaires, la tension nerveuse, les problèmes de concentration, la dépression, les troubles du sommeil, les maux de tête, la sensation de fourmis sur la peau, la perte d'intérêt pour le sexe, l'incontinence urinaire à l'effort, les bouffées de chaleur et les sueurs nocturnes, etc., cette période est très souvent vécue de manière individuelle et /ou avec quelques similitudes, sous l'influence des facteurs biologiques, psychologiques et socio-culturels propres à chaque femme, avec des conséquences aux proportions variées sur la famille et sur le mode de vie de ces dernières.

La période de transition ménopausique laisse voir les changements perceptibles qui amènent la femme à vivre une expérience bouleversante, marquée par des irrégularités émotionnelles, physiques et biologiques qui suscitent des interrogations et quelquefois, une profonde quête de sens qui conduirait à développer des comportements d'adaptation, afin de mieux aborder et vivre cette expérience de transition. Meleis (1997) déclare que les transitions sont introduites par les changements déclenchant une période de déséquilibres et de bouleversements, une variation dans la santé ou dans les rôles joués dans la famille et dans la société. Au vu de ceci, il est important de s'interroger ou de se questionner sur le vécu de cette période de transition par les femmes de 40 à 55 ans. Quelles sont les difficultés dont elles font face au quotidien et comment parviennent-elles à poursuivre le cours de cette nouvelle vie ? Nous présentons les modifications observées chez les femmes en période de transition ménopausique, les conditions facilitant une transition saine, les modèles de réponses identifiés et les interventions infirmières.

La période ménopausique correspond à la période pendant laquelle apparaissent les signes biologiques et/ou cliniques annonçant l'approche de la ménopause et se poursuivant au moins l'année qui fait suite aux dernières règles. Elle comprend la péri ménopause qui correspond aux quelques années précédentes et à la 1ère année suivant les dernières règles. C'est généralement la phase la plus symptomatique parce que les hormones sont fluctuantes (Pinkerton, 2019). La ménopause est une étape physiologique de la vie de la femme qui correspond à l'arrêt permanent des menstruations, résultant d'une perte de l'activité folliculaire ovarienne et est déterminée après 12 mois d'aménorrhée (Béliard, 2015). La post ménopause quant à elle, correspond au déficit en œstrogènes, car le développement folliculaire au niveau des ovaires s'arrête parce que les follicules sont de plus en plus rares jusqu'à la disparition complète 5 ans après la ménopause (Abbara, 2021).

La période de transition ménopausique ou péri ménopause est une période qui débute au moment où s'installe la réduction de l'activité ovarienne et se termine 12 mois après les dernières règles. Débutant généralement après 40 ans, sa durée est très variable selon les femmes. La pré ménopause inclut la période de déclin de la fonction ovulatoire, mais prend fin avec les dernières menstruations. La péri ménopause s'accompagne de signes fonctionnels et de manifestations cliniques altérant de façon plus ou moins importante la qualité de vie. C'est aussi à ce moment-là, vers 45-50 ans, que doivent être pris en compte les risques vasculaires, oncologiques et ostéoporotiques. Cette période se caractérise par une première phase appelée phase folliculaire courte qui s'installe vers l'âge de 41 à 43 ans. Avec pour premier signe clinique, le raccourcissement de la durée des cycles au détriment de la phase folliculaire dont la durée peut n'être que de 9 à 10 jours, avec ovulation précoce et phase lutéale encore normale. Puis s'ensuit la deuxième phase dite phase de « corps jaune inadéquat » caractérisée par l'appauvrissement progressif du capital folliculaire en nombre et en qualité, et par l'inefficacité croissante de la FSH. Enfin la troisième phase, qui se traduit par une anovulation. Elle est témoin de l'épuisement folliculaire.

La femme de 45 à 55 ans en transition ménopausique est une personne dont le corps vit un véritable bouleversement hormonal avec des répercussions physiques et psychologiques profondes. Elle fait l'expérience de nombreux troubles du fait des fluctuations hormonales, notamment les irrégularités du cycle, les bouffées de chaleur, les douleurs articulaires, la fatigue, les insomnies, les troubles urinaires et la perte de la libido. Par ailleurs, elle est confrontée à l'anxiété, la dépression, les troubles de l'humeur et chez certaines femmes une baisse de l'estime de soi. Elle connait des moments de rupture dans sa personnalité ; ou certains clichés sociaux et culturels peuvent entrainer des stigmas, de l'abandon du fait de la perte de sa fonction reproductive.

Durant cette période de transition, certaines d'entre elles, voire toutes, font des réajustements dans leur habitude de vie. Elles ont un besoin de se réinventer, parce qu'à cet âge, elles n'ont personne à qui s'identifier, explique la sociologue Théry (2008), dans une enquête pour l'École des Hautes Études en Sciences Sociales (EHESS). Ce sont des femmes qui désormais s'inquiètent de la prise de poids, luttent pour la bonne humeur et combattent le relâchement. Cette attitude traduit une transition positive, celle au cours de laquelle les femmes de 45 à 55 ans ont suivi avec succès le processus de transition, elles ont repris confiance en elles et s'y sont adaptées.

Le vécu de la transition ménopausique par les femmes est l'ensemble des expériences, des évènements de la vie auxquels elles font face. Biologiquement, la femme en situation de transition ménopausique fait face dans la vie quotidienne à de nombreuses difficultés liées aux changements hormonaux qui entrainent des modifications physiques par l'altération de la mobilité du fait des douleurs articulaires et biologiques par les troubles liés au cycle menstruel et à la fatigue. De ce fait, ces modifications sont parfois un frein à l'activité professionnelle et familiale. Les symptômes découlant de la période de transition vers la ménopause sont nombreux et liés à sa physiologie. Nous pouvons citer : un véritable bouleversement pour tout le corps, la diminution du nombre d'ovocytes dans les ovaires, un impact sur les taux d'œstrogènes et de progestérone, les irrégularités du cycle menstruel, les bouffées de chaleur, la transpiration, les troubles du sommeil, les changements d'humeur et l'anxiété, les migraines, les pertes de mémoire fréquentes, les troubles sexuels, la sécheresse et l'irritation vaginale, la baisse de la fertilité/infécondité ainsi que l'augmentation de la graisse abdominale. Cette transition engendre les changements physiques qui nécessitent une surveillance sur le long terme, à savoir, la perte de la densité osseuse, la sécheresse vaginale, les changements au niveau de la fonction urinaire et de la fonction sexuelle.

Méthodologie

Les données exploitées dans cet article ont été collectées dans le cadre de notre mémoire de master en santé de la reproduction. L'instrument utilisé est un guide d'entretien semi-directif dans le but de recueillir auprès des femmes en transition ménopausique des informations précises sur leur vécu, et auprès du personnel infirmier des informations sur les interventions infirmières menées chez ces dernières. L'enquête de terrain a été conduite pendant la période allant du 04 au 18 décembre 2021 au Centre Médical Monseigneur Jean Zoa. La population d'étude est constituée de 9 femmes âgées de 45 à 55 ans et de 4 personnels infirmiers recrutés dans les services de maternité. La caractéristique commune à notre population est celle d'être une femme de 45 à 55 ans. Ce travail s'inscrit dans une démarche qualitative avec une approche clinique qui nous a permis de nous intéresser aux discours singuliers des femmes en période de transition vers la ménopause et de faire émerger les significations à partir de ces discours.

Après avoir relevé le profil sociologique de la femme, nous avons recueilli les informations sur le vécu de cette phase de vie tout d'abord par la nature des transitions vécues, les conditions facilitant une transition saine, les modèles de réponses pendant la transition vers la ménopause et les interventions infirmières reçues. Procédant par enregistrement audio d'une durée moyenne de 30 minutes, les données collectées ont été intégralement transcrites de manière à respecter les mots et expressions employés par les femmes dans leur ordre. Nous avons complété certaines informations à l'aide du journal de terrain. Ensuite, nous avons procédé par analyse de contenus pour une catégorisation thématique qui a permis d'explorer le vécu de la transition vers la ménopause des femmes de 45 à 55 ans.

Résultats et discussion

Nous présentons les caractéristiques sociodémographiques des femmes, les modifications observées chez les femmes en période de transition ménopausique, les conditions facilitant une transition saine, les modèles de réponses identifiés et les interventions infirmières.

Les données sociodémographiques des femmes en période de transition ménopausique révèlent une moyenne d'âge à 45 ans et un maximum à 54 ans. Le statut social est varié (célibataires, mariées et veuves). Ces éléments sociodémographiques permettent d'apprécier l'expérience de la transition à différentes étapes de la vie d'une femme. On note chez certaines femmes, un grand besoin de maternité chez celles qui n'ont connu aucune maternité. À l'opposé, celles qui ont eu une maternité favorable vivent l'arrêt des règles comme un grand soulagement.

Les modifications observées pendant la période de transition ménopausique

Les modifications que vivent les femmes de 45 à 55 ans induisent des évènements dans leur vie, notamment, l'altération de leur état de santé et de bien-être, de leur relation de couple et du contrôle émotionnel.

Altération de l'état de santé et de bien-être. L'altération de l'état de santé et de bien-être renvoie à un ensemble de signes révélateurs de maladies organiques sous-jacentes qui nécessitent un examen clinique complet. En effet, les modifications biologiques et physiques durant la période de transition ne sont pas sans conséquence sur l'état de santé des femmes. C'est à cette phase de vie que la majorité des femmes sont prédisposées à développer certaines maladies qui peuvent devenir chroniques, telles que le diabète, l'hypertension artérielle, etc. Hannah (51 ans) parle à propos d'une élévation des chiffres tensionnels : *« Je consomme moins de sel et d'huile raffinée. L'alcool même, j'en prends occasionnellement. Une modération pour la consommation du sucre. Le contrôle de ma tension de façon régulière. Jusqu'à la découverte lors d'un de mes checks up des valeurs tensionnelles* *élevées, m'avait confirmé l'infirmière* ». La carence progressive en œstrogènes est à l'origine d'un épaississement de la paroi artérielle et d'une augmentation du tonus des fibres musculaires, entrainant la rigidité des artères, ce qui favorise le développement de l'hypertension artérielle. Par ailleurs, la phase de transition vers la ménopause expose certaines femmes à de nombreuses souffrances telles que les raideurs, les gonflements des membres et les douleurs articulaires. Marie (58 ans) l'illustre dans son discours lorsqu'elle dit : « *...j'ai eu mal aux nerfs et aux articulations, plus de force pour travailler ...* ».

Altération de la relation de couple. La relation conjugale est marquée par des propos dévalorisants et humiliants infligés par le conjoint et une perturbation de la vie sexuelle du fait des difficultés pendant les rapports sexuels. Les données font état de la douleur pendant les rapports sexuels, situation créée par la diminution de la lubrification. Selon Blumel et al. (2000), les femmes sont victimes de 3,2 fois plus de troubles sexuels pendant cette transition. Certaines femmes sont abandonnées par leur partenaire. C'est le cas d'Esther (54 ans) : *« L'homme m'avait presque fui à cause de ces changements... Puisque je ne pouvais plus lui faire d'enfant, il m'a renvoyée de chez lui et j'ai beaucoup souffert de cette situation...* ». Blumel et al., soulignent à cet effet que les femmes en transition ménopausique ont un risque 5,7 fois plus élevé de troubles physiques. Le couple connait des moments de tensions à l'exemple des sauts d'humeurs qui rendent la cohabitation difficile, créant ainsi une atmosphère peu favorable à une relation de couple saine. Le dénigrement que subit la femme crée des tensions et des souffrances internes qui, très souvent, ne sont pas extériorisées par manque de courage ou par manque de soutien. Ces comportements du conjoint peuvent justifier les attitudes de peur, de rejet et de repli sur soi qui caractérisent certaines femmes pendant la phase de transition ménopausique. C'est ce qui transparait dans les propos de Michelle : « *C'était difficile tout ce qu'il me faisait vivre, ce n'était pas du tout facile à digérer. Il me disait : « Tu es là, mais à quoi me sers-tu ?* ».

Contrôle émotionnel. Les relations humaines sont empreintes de différends, générant ainsi des émotions de différentes natures. Toutefois, il appartient à chaque femme en fonction de ses capacités de les gérer afin de mieux vivre la transition et de ne pas tomber dans un état émotionnel pendant la période de transition ménopausique. Du fait de la diminution de la production d'hormones ainsi que de nombreux autres changements, certaines femmes très vulnérables développent des troubles psychiques, notamment la tristesse, l'irritabilité, la nervosité et parfois, la dépression. Ces états émotionnels fluctuants et non maîtrisés affectent la qualité de vie. Cécile (55 ans) déclare : « *Je suis devenue hystérique, donc nerveuse. Un rien m'énerve, j'en fais des montagnes, pour peu. Je suis devenue très irritable, les choses /erreurs que je laissais passer, aujourd'hui, ont de l'ampleur. Je* *m'attarde sur les petites choses désormais* ». Blumel et al. (2000) soutiennent que les femmes en période de transition ménopausique ont un risque 3,5 fois plus élevé de troubles psychosociaux et 5,7 fois plus de troubles physiques. Le vécu de la transition ménopausique est caractérisé par une instabilité émotionnelle à l'origine des variations en lien avec l'humeur, le stress et la dépression. Le comportement des femmes subit des modifications du manque de contrôle des émotions. Vincent (2003) explique que la stabilité émotionnelle et la régulation des émotions sont fortement liées au bien-être des femmes ainsi qu'à leur santé mentale en péri ménopause.

Conditions facilitant une transition saine de la ménopause

Les conditions personnelles, communautaires et sociétales facilitent le processus de changement, notamment la capacité personnelle à l'adaptation, le sens à donner à l'évènement et la préparation anticipée aux évènements de transition.

Les dispositions de la femme à avoir une transition saine dépendent fortement de sa perception de la transition. La femme doit opérer un choix, se positionner par rapport au vécu comme le soulignent Schumacher et Meleis (1994). Allant dans le même sens, la théorie de Meleis et al. (2000) explique qu'une transition saine intègre les conditions personnelles et facilite le processus de transition. La position sociale et économique des femmes pendant la transition ménopausique peut être un obstacle à la réalisation d'une action quelconque. En effet, la difficulté dans la gestion de soi et des ressentis, en lien avec les finances du fait de l'altération de l'état de santé occasionne des dépenses supplémentaires. Les difficultés financières entravent l'accès aux soins. C'est le cas de Hannah (51 ans) : « *J'ai eu beaucoup de problèmes avec ces modifications, cela m'avait tellement affecté, stressé, ce n'était déjà pas facile de gérer ma situation et de vivre ces évènements. N'ayant pas de moyens, le corps n'a pas supporté toutes ces situations. J'ai déprimé.* » La transition vers la ménopause impose alors des ajustements en termes de finance.

La préparation préalable aux évènements de transition permet de gérer les incertitudes qui font naître le besoin d'acquérir des connaissances nouvelles afin de développer certaines habiletés pour une transition saine. C'est dire que l'absence d'information est un frein à l'appréciation des différentes possibilités pour une meilleure prise de décision. De plus, les croyances personnelles et les attitudes culturelles constituent des conditions facilitant la transition, ce qui contraste avec le point de vue de Meleis et al. (2000) qui pense que les croyances et les attitudes constituent des conditions pouvant entraver la réussite d'une transition saine.

Le réseau de soutien constitué des professionnels de santé est une condition communautaire qui favorise une transition saine. C'est ce que Hannah (51 ans) explique dans ses propos : « *Les personnes qui m'ont aidée, c'est le corps médical, puisque je vais vers eux de temps à autre pour m'expliquer ce qui se passe et cela me réconforte. Moralement, leurs conseils m'ont beaucoup aidé* ». La transition se fait à travers les conseils des professionnels de la santé sans lesquels les femmes auraient développé des sentiments de frustration, d'impuissance, de conflits et de confusions au cours de la transition (Valentin, 2011). Une bonne interaction sociale facilite la transition du fait de savoir que l'entourage est concerné par les difficultés que vivent ces femmes. Par ailleurs, une absence de communication avec la famille telle que décrite par les femmes pourrait constituer une entrave au processus de transition. Le soutien social venant d'un membre de la famille ou d'un ami est perçu comme une bénédiction ou de la générosité de leur part (Schumacher & Meleis, 1994).

Modèles de réponses identifiés pendant la phase de transition

Au cours de la transition, les femmes adoptent des attitudes qui font partie du processus de la quête de stabilité. Le recours aux professionnels de santé est un processus permettant le passage à la transition. La décision de partager avec les siens et de bénéficier de leur solidarité explique le sentiment d'être. L'intégration des siens dans le soin est considérée comme un geste de soutien (Meleis et al., 2000).

La phase de transition est à l'origine des perturbations au sein du couple et pour y faire face, certaines femmes développent des attitudes en faveur de la reconstruction des rapports harmonieux dans leur couple à travers des sorties entre conjoints et l'adoption des comportements en vue de séduire de nouveau leur partenaire. Le sentiment de perdre l'être aimé motive certaines femmes soucieuses d'une stabilité conjugale à se surpasser, mieux, à modifier le comportement induit par les changements (Doumont et al., 2006). D'autres femmes, ayant traversé le stade de changement, développent un sentiment de confiance et d'assurance de soi. Le sentiment de confiance en ses capacités à faire face à une transition influence positivement la femme. Les femmes essaient d'être fortes pendant leurs transitions ménopausiques tout en s'occupant d'autres questions familiales importantes (Doumont et al.). L'expérience d'une transition saine caractérisée par la reformulation de l'identité (Meleis et al., 2000). Les femmes, par ce processus développemental, acquièrent de l'expérience et peuvent ainsi être des références, des personnes-ressources pour l'accompagnement des autres.

Sentiment d'être en lien avec les siens et les professionnels. Ce modèle de réponses implique que les femmes en période de transition développent un rapprochement avec leurs proches et le personnel soignant. Elles peuvent dès lors entrer dans le processus de transition, savoir qu'elles ne sont pas seules dans ce processus, ce qui favorise une transition saine. Il s'agit : du partage de la situation avec l'autre, du conseil de l'entourage, du soutien spirituel, du recours au personnel de santé, du soutien du psychologue.

Concernant le partage de la situation avec l'autre, le récit de Hannah est édifiant : « J'ai rencontré un ami avec qui nous avons discuté de ma situation. Il m'a rassuré et réconforté et a promis de prendre soin de moi, donc il a accepté de m'aider. Il subvient un peu à mes besoins ». Pour Sarah, le soutien de son entourage était salutaire pour vivre tous ses changements : « Les commentaires autour de moi m'ont aidée à traverser cette étape. Déjà on en parlait beaucoup dans mon entourage ».

Esther affirme avoir eu recours au spécialiste pour mieux vivre cette période de transition : « Le psychologue m'a beaucoup aidée. Il me donnait de petits devoirs et on discutait fréquemment. Il me conseillait de me remettre avec un homme, de penser à mes premiers jours. Puis un moine avec qui je collaborais beaucoup, il me donnait beaucoup de travail spirituel, j'étais régulièrement en contact avec les livres de prière, qui m'ont beaucoup aidée à gérer ma nervosité que rien ne justifiait, tout me rendait nerveuse ». Hannah reconnait avoir été soutenue par le corps médical : « Le corps médical a été d'une aide précieuse, je vais à leur rencontre de temps à autre pour expliquer ce qui se passe et cela me réconforte. Moralement, leurs conseils m'ont beaucoup aidé ».

Processus de reconstruction de la relation de couple. La période de transition constitue une période trouble dans la relation de couple chez les femmes mariées ou en couple. Plusieurs ont connu une altération de leur relation du fait des changements liés à la période de transition. Il a été question par exemple pour Esther de développer des stratégies de séduction pour la reconquête de son partenaire: « *Je me suis appuyée sur la lecture, celle des versets bibliques beaucoup plus. Puis, j'ai opté pour des sorties, ensemble, avec mon partenaire. Je l'invitais sortir prendre une bière, j'essayais de le séduire de nouveau en me rendant belle et même si cela impliquait que je supporte seule les dépenses et au retour, je me sentais plus disposée aux rapports sexuels. Nous nous sommes un peu rapprochés.* »

Pour le cas de Cécile (55 ans), il a fallu reconstruire l'image qu'elle avait d'elle-même. Et c'est ce qu'elle explique dans ses propos : « *Je crois d'abord qu'il faut miser sur l'alimentation, les exercices physiques, puis la construction de l'estime de soi, en étant bien soigné physiquement et psychologiquement.* » C'est pourquoi, Menzin et al. (2015) soulignent que les symptômes de la ménopause sont courants, mais, en raison d'un manque de sensibilisation, les femmes ne consultaient pas de médecin. L'intégration des siens dans leur soin est considérée selon Meleis et al. (2000) comme un geste de soutien.

On note également des perturbations au sein du couple et pour y faire face, certaines femmes ont développé des attitudes en faveur de la reconstruction des rapports harmonieux avec leur partenaire, notamment des sorties entre conjoints et l'adoption des comportements en vue de séduire davantage le partenaire. Le sentiment de perdre l'être aimé motive les femmes soucieuses d'une stabilité conjugale à se surpasser, mieux, à modifier le comportement induit par les changements (Doumont et al., 2006).

Sentiment de confiance en soi et d'assurance. Au cours du processus de transition, certaines femmes développent un sentiment de confiance en soi : ce qui leur procure une certaine assurance et améliore leur vie sociale et celle du couple. Le cas de Esther (54 ans), l'illustre bien : « *Aujourd'hui, ma vie est meilleure par rapport à celle d'hier où s'installaient tous ces bouleversements. Je ne suis plus jalouse, je suis plus confiante par rapport à mon couple et je vis mieux les différents changements qui se sont s'installés. Je considère avoir réussi cette étape de ma vie* ». Hannah (51 ans), estime également avoir réussi la transition grâce au sentiment de confiance en soi et d'assurance : « *Avant, c'était difficile. Trop de difficultés même. Maintenant, je gère la situation sans problème, parce que j'ai accepté que la nature est faite ainsi* ». Il apparait alors capital dans ce processus de transition de reconnaitre une croissance en maturité comme le souligne Sarah (55 ans) : « *Je ne sais comment expliquer. Lorsque tu traverses cette étape, cela voudrait dire que tu as atteint une maturité. Ça veut dire que tu prends de l'âge, donc la maturité* ».

Interventions infirmières pendant la période de transition vers la ménopause.

Les interventions infirmières offertes aux femmes dans la période de transition vers la ménopause regroupent l'activité de sensibilisation, l'évaluation du niveau de connaissance et le suivi des femmes. Les soignants dans leur pratique révèlent que les soins apportés aux femmes en situation de ménopause consistent à les écouter, à déterminer leurs besoins, leurs inquiétudes et à apporter des soins adaptés. Une attitude professionnelle qui se révèle souvent incomplète dans la majorité des cas, car selon les femmes, les plaintes ne sont pas toutes prises en compte. Pourtant, Meleis et al. (2000) soulignent que les prestataires des soins de santé devraient développer un mécanisme pour transmettre les connaissances nécessaires sur les symptômes de la ménopause et les stratégies de gestion aux femmes dans le cadre de leurs pratiques de soins de santé. Les femmes manifestent le besoin d'avoir des connaissances sur les pré-requis de transition vers la ménopause afin de planifier les interventions objectives. Selon Meleis et al., l'évaluation du niveau de connaissances de la personne consiste à déterminer les interventions à faire ou à prolonger.

Conclusion

La période de transition ménopausique est caractérisée par l'apparition des signes fonctionnels et des manifestations cliniques altérant de façon plus ou moins importante la qualité de vie des femmes. La femme de 45 à 55 ans en transition ménopausique vit un bouleversement hormonal avec des répercussions physiques et psychologiques profondes. Elle fait l'expérience de nombreux troubles dus à des fluctuations hormonales, notamment les irrégularités du cycle, les bouffées de chaleur, les douleurs articulaires, la fatigue, les insomnies, les troubles urinaires et la perte de la libido. La femme pendant la période de transition fait face à l'anxiété, aux troubles de l'humeur et à une baisse de l'estime de soi. Certaines connaissent des moments de rupture de la personnalité avec le regard d'autrui qui peut entrainer l'abandon du conjoint. Le présent article a montré que la période de transition ménopausique est marquée par des modifications, notamment l'altération de l'état de santé et du bien-être, de la relation de couple et du contrôle émotionnel. Par ailleurs, la capacité personnelle à l'adaptation, le sens donné à l'évènement et la préparation anticipée aux évènements de transition facilitent le processus de changement. Les interventions infirmières se résument à l'activité de sensibilisation, à l'évaluation du niveau de connaissance et au suivi des femmes.

Références bibliographiques

Abbara, A. (2021), *Ménopause*, https://www.aly-abbara.com/livre_gyn_obs/termes/menopause.html

Béliard, A. (2015), De la périménopause à la ménopause, quel intérêt d'un examen biologique ? *La Revue de la Médecine Générale, 324*, 6-9.

Blumel, J. E., Castelo-Branco, C., Binfa, L., Gramegna, G., Tacla, X., Aracena, B., Cumsille, M. A., & Sanjuan, A. (2000), *Quality of life after the menopause: a population study, Maturitas, 34*(1), 17–23. https://doi.org/10.1016/s0378-5122(99)00081-x

Doumont, D., Libion, F., & Houeto, D. (2006), *Comment préserver, voire restaurer une qualité de vie durant la ménopause?* UCL-RESO. https://sites.uclouvain.be/reso/opac_css/doc_num.php?explnum_id=9823

Meleis, A. I. (1997). On transitions and knowledge development. Nursing beyond art and science: Annnotate edition. *Japan Academy of Nursing Science, 10*(2).

Meleis, A. I., Sawyer, L. M., Im, E. O., Hilfinger Messias, D. K., & Schumacher, K. (2000), Experiencing transitions : An emerging middle-range theory, *Advances in Nursing Science, 23*(1), 12-28. https://doi.org/10.1097/00012272-200009000-00006

Menzin, J., & Louie, M. (2015), Prevalence of menopausal symptoms among mid-life women : Findings from electronic medical records, *BMC Women's Health, 15*(1), 58. https://doi.org/10.1186/s12905-015-0217-y

Organisation mondiale de la santé (OMS), (1996), *Recherche sur la ménopause : bilan de la décennie 90* [Série de rapports techniques]. www.who.int/iris/handle/10665/42021

Pinkerton, J. V. (2019), Menopause, in, *Le Manuel MSD: version grand public. https://www.msdmanuals.com/fr/accueil/problèmes-de-santé-de-la-femme/ménopause/ménopause*

Schumacher, K., & Meleis, A.I. (1994), Transitions: A Central concept in nursing, *Journal of Nursing Scholarship, 26*(2), 119-127. https://doi.org/10.1111/j.1547-5069.1994.tb00929.x

Théry, I. (2008), Pour une anthropologie comparative de la distinction de sexe, Dans I. Théry & P. Bennemère (dir.), *Ce que le genre fait aux personnes* (p. 15-43). Éditions de l'École des hautes études en sciences sociales.

Valentin, C. (2011), *Analyse de l'information donnée aux femmes à travers la presse magazine sur la ménopause en 2009-2010* [thèse d'exercice de médecine, Université Henry Poincaré, Nancy]. https://hal.univ-lorraine.fr/hal-01733140

Vincent, J.-F. (2003), La ménopause, chemin de la liberté selon les femmes béti du Sud-Cameroun. *Journal des Africanistes, 73*(2), 121-136. https://doi.org/10.3406/jafr.2003.1345

Pratique clinique des soins obstétricaux et néonatals d'urgence : une revue intégrative de la littérature

Thérèse Marlyse MESSE NGUEGANG, Robinson MBU ENOW et Etienne KIMESSOUKIE OMOLOMO

Résumé

Toute femme et/ou son fœtus peut souffrir de complications durant la grossesse et/ou l'accouchement nécessitant des soins obstétricaux et néonatals d'urgence (SONU). Son implémentation produit des résultats souvent peu satisfaisants et variables d'une formation sanitaire à une autre. Le but de cette recherche documentaire est de faire l'état des connaissances théoriques sur les interventions existantes, les obstacles et les facteurs favorables à la pratique des SONU. Les données ont été extraites des bases bibliographiques HINARI, PubMed, Cairn Info, EMBASE, CINHAL, Cochrane, Google schoolar et Google publiées de 2011 à 2021. Après analyse de contenu, 26 articles ont été retenus, dont cinq retrouvés par effet boule de neige et deux dans la littérature grise. L'opérationnalisation du concept pratique des SONU se regroupe en trois dimensions : les interventions d'amélioration de la qualité, les obstacles/barrières et les facilitateurs de la qualité des SONU. Trois groupes d'interventions ont été identifiés : le mentorat clinique, le renforcement des connaissances et des compétences des cliniciens ainsi que l'amélioration du système de la référence obstétricale. Les obstacles relevés étaient liés au 3ème retard, à l'implémentation des directives/protocoles cliniques et à la présence des facteurs évitables de décès maternels. L'obstacle le plus cité était l'insuffisance de compétences des professionnels contribuant pour deux tiers des facteurs évitables de décès maternels. Pour ce qui est des facilitateurs, le plus relevé était la motivation intrinsèque du personnel. Un regard jeté vers la formation continue des prestataires des soins de santé maternelle et néonatale serait une voie de pérennisation de l'efficacité des interventions obstétricales. En revanche, aucune intervention n'a été centrée sur le mentorat clinique au Cameroun. Adapter un modèle de mentorat qui soit scientifiquement et culturellement acceptable serait un moyen vers l'amélioration de la qualité des SONU, contribuant à la réduction des complications obstétricales et des décès maternels et néonatals.

Mots clés : femme enceinte, nouveau-né, soin obstétrical et néonatal d'urgence, intervention, obstacle, barrière, mentorat clinique, qualité de soins.

Abstract

Any woman and/or her fetus can suffer from complications during pregnancy and/or childbirth requiring emergency obstetric and neonatal care (EmONC). Its implementation often produces unsatisfactory results and varies from one health facility to another. The purpose of this literature review is to assess the theoretical knowledge on existing interventions, barriers and facilitating factors to the practice of EmONC. Data were retrieved from HINARI, PubMed, Cairn Info, EMBASE, CINHAL, Cochrane, Google schoolar and Google bibliographic databases published from 2011 to 2021. After content analysis, 26 were retained, including 3 retrieved by snowball effect and 4 from grey literature. The majority of studies focused on barriers/obstacles to EmONC practice in hospitals. The operationalization of the concept of EmONC practice is grouped into three dimensions: quality improvement interventions, barriers/barriers, and barriers and facilitators to quality EmONC. Four interventions were identified: clinical mentoring, enhancing knowledge and competency of clinical workers, enhancing the use of clinical guidelines and improvement of the obstetric referral system. In addition to these interventions, we also noted some obstacles. These were related to shortcomings in availability, accessibility, delays, and clinical guidelines/protocols. However, the most noted barrier was insufficient professional skills contributing to two-thirds of the preventable factors of maternal death. In terms of facilitators, the most noted was intrinsic staff motivation. A look toward continuing education for maternal and newborn health care providers would be a pathway to sustaining the effectiveness of obstetric interventions. In contrast, no intervention focused on clinical mentorship has been done in Cameroon. To adapt a model of mentorship, which is scientifically and culturally acceptable, would be a way to improve the quality of EmONC and contribute to the reduction of obstetrical complications and maternal and neonatal deaths.

Keywords: pregnant woman, neonate, emergency obstetric and neonatal care, intervention, barrier, clinical mentorship, quality of care.

Introduction

La mortalité maternelle est depuis longtemps une préoccupation majeure des pouvoirs publics. Le nombre de décès maternels dans le monde est de 216 décès pour 100 000 naissances vivantes (UNFPA et al., 2015). Les pays en développement continuent de porter le lourd fardeau de la mortalité maternelle. Au Cameroun, bien qu'il y'ait une réduction de près de 40%, elle est loin d'atteindre les ODD 3.1 et 3.2 fixant à 70 décès maternels pour 100 000 naissances vivantes et à 12 décès néonatals pour 1000 naissances vivantes d'ici 2030. Le ratio de la mortalité maternelle est estimé à 406 décès maternels pour 100 000 naissances vivantes (EDS V, 2018). La politique nationale a fait de la disponibilité des SONU un des piliers majeurs de la réduction de la mortalité maternelle et néonatale (MINSANTE, INS et UNFPA, 2016). Toute femme et/ou son fœtus peut souffrir de complications durant la grossesse. Ces complications représentent environ 15% des grossesses et c'est parmi celles-ci que l'on comptera les décès maternels (MINSANTE, ACMS, UNFPA, 2018). Cependant, pratiquement toutes les complications obstétricales peuvent être traitées par le biais des SONU. Le modèle des « trois retards » s'est avéré utile dans la conception des programmes visant à gérer les complications obstétricales (MINSANTE, ACMS, UNFPA, 2018). Ces trois retards sont : premièrement le retard d'identification des signes de danger et de décision pour consulter les services de santé, deuxièmement le retard pris pour arriver à l'établissement de santé, et troisièmement le retard pris pour recevoir un traitement adéquat à l'établissement de santé. Les SONU permettent de réduire le 3ème retard (MINSANTE, ACMS, UNFPA, 2018).

L'enquête exploratoire menée au district de santé de Dschang révèle que le taux de létalité était de 5,07% sur la période de 28 mois, allant de janvier 2019 à avril 2020 (DHIS 2, 2021). Au cours de la même période, on a enregistré 46,26% des décès maternels dus au travail prolongé/dystocie contre 8% au plan mondial. La pré-éclampsie et l'éclampsie ont contribué pour 34,32% de décès maternels contre 12% au plan mondial. Les hémorragies quant à elles, ont occasionné 13,43% des décès maternels dans le district de santé de Dschang (DHIS 2, 2021) contre 22.3% au plan national (Fan et al., 2017) et 24% au plan mondial (Paxton et al., 2005). Nous avons eu accès à douze rapports de revue de décès maternels survenus pendant la même période. Ils font état de trois cas d'éclampsie, sept cas d'hémorragies du postpartum, un cas d'embolie pulmonaire et un cas d'erreur anesthésique. L'analyse de ces rapports montre que parmi ces décès, un seul cas était de pronostic réservé (éclampsie sévère), la pathologie étant suffisamment grave. Les onze autres cas étaient tous des décès évitables, moyennant des connaissances suffisantes sur le diagnostic de la situation et la gestion appropriée des cas, une référence à temps, une communication adéquate entre le personnel et la hiérarchie, entre les centres référents et les centres de référence, entre les médecins de différentes structures et enfin une formation continue (archives du district de santé de Dschang, 2021). L'ensemble de ces informations nous amène à questionner la pratique des SONU dans les hôpitaux. D'où la question centrale de recherche suivante : Quels sont les facteurs attribuables aux écarts observés dans la pratique SONU existant dans la littérature ? L'objectif de cette revue documentaire est de recenser dans la littérature les facteurs attribuables aux écarts observés dans la pratique SONU au niveau des hôpitaux. Plus spécifiquement, il sera question : i) d'identifier dans la littérature les interventions d'amélioration de la qualité des SONU, puis de ii) ressortir les obstacles/barrières à la pratique des SONU de qualité et enfin de iii) répertorier les facteurs favorables à la pratique des SONU de qualité.

Méthodologie

Nous avons procédé à une revue intégrative de la littérature en utilisant la méthode PICO pour l'identification des concepts clés, puis ayant procédé à la recherche des descripteurs et leurs synonymes, nous avons déduit l'équation de la recherche.

Tableau 1 : Descripteurs et synonymes

Désignation	Concept	Synonyme en français	Synonyme en anglais
Central	Soins obstétricaux et néonatals d'urgence	Soins obstétricaux et néonatals d'urgence	Emergency obstétrics and neonatals care
Secondaire	Facteurs	Déterminant	- Factor - Determinant - Component - Aspect - Determining factor

Équation de recherche

((Foctor OR determinant OR contributor OR determinative OR contributing factor OR component Or aspect) AND (emergency obstetric and néonatal care)).

La sélection des articles retenus dans ce travail s'est faite suivant les critères d'inclusion et d'exclusion ci-après :

Critères d'inclusion. Article publié entre 2011 et 2021 et disponible en langue française ou anglaise, disponible en ligne et en texte intégral ; étude portant sur une intervention, mais qui à la base, ressort les facteurs responsables des lacunes dans la pratique des SONU et qui comble les écarts observés ; toute étude qui présente les facteurs responsables des 2ème et 3ème retard à l'offre des soins.

Critères d'exclusion. Article publié entre 2011 et 2021, mais dans une autre langue que le français ou l'anglais ; articles payants ; toute étude portant sur le premier retard.

Stratégie de recherche

La stratégie a constitué d'abord en l'identification des mots clés dans la question de départ. Puis, nous nous sommes servis de Hetop pour identifier les synonymes Mesh et le logiciel de traduction Linguee pour la traduction en anglais. La recherche s'est faite de manière à identifier la quasi-totalité des études disponibles se rapportant à notre question de départ et répondant aux critères d'inclusion à travers les bases de données HINARI, CINAHL, PubMed, CAIRN INFO, Embase, Google schoolar, Cochrane, Google. La visite des bases de données s'est faite entre avril et octobre 2021. Les articles retenus étaient publiés entre 2013 et 2021, soit moins de 10 ans d'âge. En plus, trois articles ont été retrouvés dans PubMed par effet boule de neige à partir des références bibliographiques des articles consultés. Par la recherche manuelle dans les archives de la Direction de la Santé Familiale du Ministère de la Santé publique, nous avons obtenu le rapport d'évaluation rapide des besoins SONU (2016) et celui des protocoles et algorithmes en SR/PF au Cameroun (2018), Normes et standards en SR/PF au Cameroun (2018). Tout ceci a constitué notre littérature grise. La figure suivante présente le processus de sélection de ces articles.

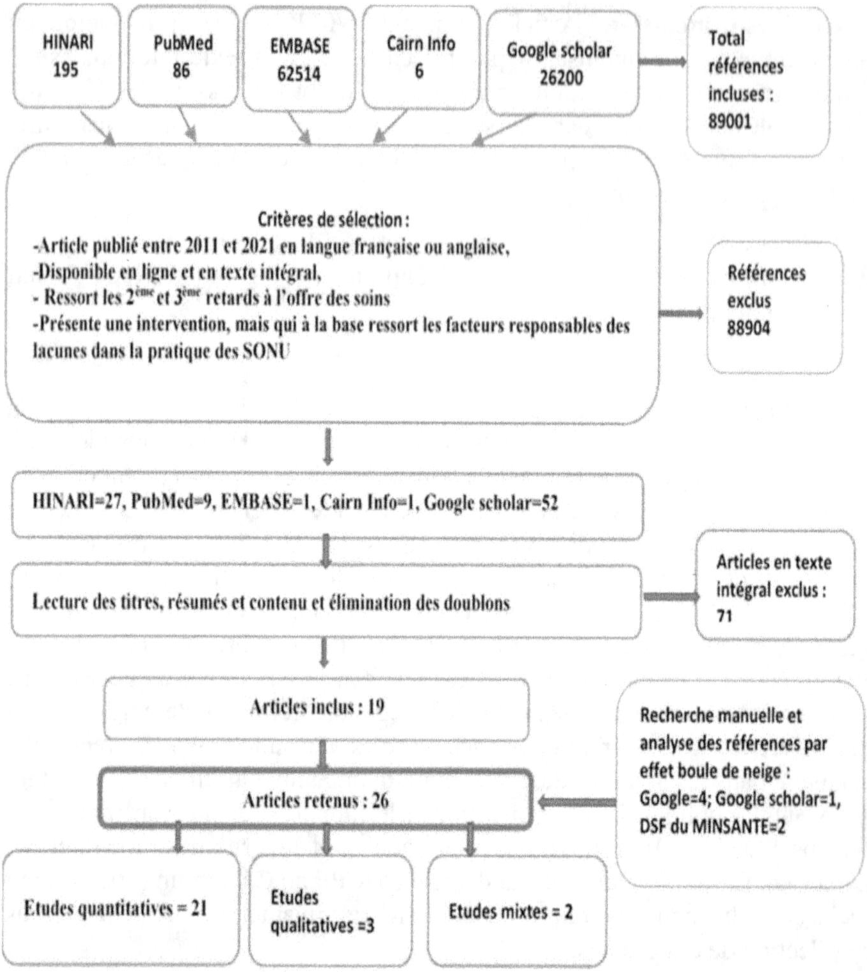

Figure 1: Diagramme de flux de la recherche documentaire

Résultats

Après organisation des articles par type et année de publication, la typologie suivante est mise en évidence : articles empiriques, revues systématiques, thèse de doctorat, les normes et standards en santé de la reproduction (SR), le document sur les protocoles et algorithmes en SR et le rapport de l'enquête rapide d'évaluation des besoins SONU. Toutes ces études ont été menées dans les pays à ressources limitées (Afrique, Asie). En plus, 78.57% sont publiés entre 2016 et 2021, voir tableau 2.

Tableau 2: Représentation statistique des types d'articles selon l'année de publication

	2011	2012	2013	2014	2015	2016	2017	2018	2019	2020	2021	Total	(%)
Article empirique	-	-	02	-	-	01	02	03	07	02	02	19	67.85
Revue systématique	-	-	-	01	-	01	-	-	01	-	-	03	10.71
Article théorique	-	-	-	-	-	-	-	-	01	-	-	01	3.57
Thèse	-	-	-	01	-	-	-	-	-	-	-	01	3.57
Normes	-	-	-	-	-	-	-	01	-	-	-	01	3.57
Plan stratégique	-	-	-	01	-	-	-	-	-	-	-	01	3.57
Algorithme/ protocole	-	-	-	-	-	-	-	01	-	-	-	01	3.57
Rapport	-	-	-	-	01	-	-	-	-	-	-	01	3.57
Total	-	-	02	03	01	02	02	05	09	02	02	28	100

À travers l'approche qualitative et se servant de la grille d'analyse de Fortin et Gagnon (2016) pour développer le cadre d'extraction des données, nous avons identifié trois thèmes selon les auteurs. Les **interventions** visant à améliorer la qualité des soins offerts aux femmes et à leurs nouveau-nés, les **obstacles/barrières et les facilitateurs** de l'offre des soins SONU. Les résultats seront organisés autour de ces thématiques.

Les interventions d'amélioration de la qualité des soins responsables des variations observées dans la pratique des SONU

Il ressort de notre recherche documentaire trois grands groupes d'interventions d'amélioration de la qualité : i) le mentorat clinique, ii) le renforcement des connaissances et des compétences des cliniciens, et iii) l'amélioration du système de la référence obstétricale. Toutes ces études d'interventions se sont faites en quatre phases : l'évaluation initiale (pour identifier et situer la nature des lacunes, clarifier les raisons à l'origine des décès suite à une complication obstétricale), l'intervention (sur les modules à couvrir) et l'évaluation post interventionnelle (pour mesurer les progrès accomplis) et le suivi. Le mentorat est un processus complet d'enseignement / apprentissage dans lequel les travailleurs de la santé les plus expérimentés (mentors) apportaient un soutien personnalisé aux jeunes (mentorés), en fonction des besoins de ces derniers afin de renforcer leur capacité à fournir des soins de santé de qualité (Xiong et *al* en 2019). Trois auteurs ont abordé le mentorat clinique : (Bradley et al., 2017 ; Ellard, Shemdoe, et al., 2016 ; Goyet et al., 2020). Les résultats (tableau 3) montrent une efficacité sur les connaissances allant d'un niveau très faible chez tous les types de participants à 86.1% à la fin de l'intervention, une efficacité sur la performance clinique 62.7% et une efficacité sur la performance individuelle supérieure à 90% (Goyet et al., 2020). Pour ce qui est du renforcement de compétences des cliniciens, nous en avons recensé quatre études : (Cavallin et al., 2019 ; Manandhar et al., 2019 ; Mbola Mbassi, 2014 ; Walker et al., 2015). Les résultats (tableau 4) montrent une baisse du taux de létalité (Cavallin et al., 2019) et une augmentation du taux de complications diagnostiquées (Mbola Mbassi, 2014). S'agissant de l'amélioration du transfert obstétrical, deux études ont été recensées (Mbola Mbassi, 2014 ; Tayler-Smith et al., 2013). Les résultats (tableau 5) montrent qu'un temps de référence de 3h et plus était associé à un risque élevé de mortalité néonatale (121/137 (15%) vs. 75/858 (9%) (Tayler-Smith et al., 2013).

Les obstacles/facteurs évitables/barrières à la pratique des SONU

Trois types d'obstacles à la pratique des SONU ont été identifiés dans la littérature : (1) les obstacles associés au 3ème retard, (2) les facteurs évitables de décès maternels identifiables par audit et enfin (3) les barrières à l'implémentation des directives cliniques. Knight et al en 2013 ont réalisé une revue systématique sur le 3ème retard. Ils ont visité cinq bases de données électroniques de 1994 à 2010 (16 ans). Ils ont identifié **six obstacles** présentés par ordre décroissant d'importance : médicaments et équipements ; politiques et directives ; ressources humaines ; infrastructure de l'établissement, lié au patient et lié à l'orientation. S'agissant des facteurs évitables, Merali et al. (2014) ont relevé dans leur revue systématique de la littérature publiée de 1965 à novembre 2011 (46 ans) quatre catégories d'obstacles par ordre décroissant de fréquence : les facteurs liés au personnel de santé (66,7 %), les facteurs liés aux patients (14,3 %), les facteurs liés à l'administration et à l'approvisionnement (11,9 %) et les facteurs de transport/référencement (7,1 %). De ces quatre catégories, 10 principaux facteurs évitables responsables des décès maternels ont été identifiés et classés par ordre décroissant de poids contributif aux décès maternels et néonatals. Il s'agit des soins sous-standards (28.5%), retard dans la réception des soins après admission dans un centre d'accouchement (26.6%), faibles capacités à offrir une transfusion sanguine (24.9%), surveillance intrapartum inadéquate (24.3%), retard dans le transport/la référence (23.7%), retard dans l'accouchement assisté (23.1%), indisponibilité du personnel qualifié pour des interventions clés (22.4%), retard lié au patient (22.2%), évaluation initiale de la mère inadéquate (20%), consultation prénatale de faible qualité (14.3%) (Merali et al., 2014).

Parlant des barrières à l'implémentation des directives cliniques, Stokes et al. (2016) dans leur revue systématique, ont utilisé le modèle organisationnel des « étapes du changement » de Berg et Belizan pour montrer que la motivation intrinsèque des professionnels de la santé, « élevée » et « faible », s'inscrit donc en tant que facteurs favorables et obstacles, respectivement à la mise en œuvre réussie et durable de l'audit clinique et du retour d'information pour améliorer la pratique des soins obstétriques dans les pays à revenus faibles et moyens (**Stokes et al., 2016)**. Les autres obstacles identifiés étaient : les obstacles structurels (pénurie de personnel clinique et d'accoucheuses qualifiées et d'une pénurie d'équipements essentiels), la politique hospitalière, l'imposition externe d'intervention et d'amélioration de la qualité comme l'audit clinique associé à une approche « descendante » de la part de la direction peut avoir contribué au manque de motivation du personnel pour effectuer des changements (Stokes et al., 2016).

Au rang des questions politiques, on note au niveau de l'établissement individuel la mauvaise tenue des dossiers. Le système de répartition des tâches, le fait de payer la caution associée aux soins avant de recevoir les services d'accouchement ; ce qui engendre des retards liés au traitement (Knight et *al.*, 2013). L'absence d'un mécanisme de sélection claire et standardisée ainsi que la disponibilité régulière de la formation SONUC ont été les obstacles à la mise en œuvre dans l'hôpital. (Jejaw et al., 2021). L'absence de comité d'audit de décès maternels et quand bien même il en existe, on observe des connaissances erronées sur ses rôles et son fonctionnement (Hatem et al., 2018). Une culture d'entreprise caractérisée par une faible confiance et une faible motivation intrinsèque peut conduire à la réalisation d'audits dirigés par les hiérarchies traditionnelles, qui se présentent comme un « exercice de blâme » et dont les résultats ne sont pas répercutés pour améliorer la pratique de l'obstétrique (Stokes et al., 2016). De plus, l'absence de protocoles, d'un système de supervision interne, en dépit des règlements formels en la matière (ex. manque de prestataires, ignorance de sa nécessité) est une entorse à la qualité des soins maternels (Hatem et *al.*, 2018). L'incapacité répétée à donner suite aux conclusions des audits visant à prévenir les décès maternels (par exemple, la gestion factuelle des pathologies courantes, le suivi et la gestion habile du travail) a entraîné une faible motivation intrinsèque du personnel, qui s'est démoralisé (Stokes et al., 2016). Nous venons à présent aux facteurs favorables qui concourent à l'offre des soins de qualité identifiés dans la littérature.

Les facteurs favorables à la pratique des SONU

S'agissant des facteurs favorables identifiés dans la littérature, nous avons l'environnement du travail, la motivation intrinsèque du personnel, la motivation extrinsèque, l'engagement de l'organisation à la mise en œuvre des interventions, le leadership clinique, l'état de préparation des établissements de santé à l'offre des SONU (Acharya et al., 2021 ; Cavallin et al., 2019 ; Goshu et al., 2018 ; Hatem et al., 2018 ; Stokes et al., 2016). Ces résultats ont été regroupés dans le tableau 5 ci-après. Nous avons par la suite procédé à la modélisation de tous nos résultats présentés dans la figure 2.

Tableau 2 : Répartition des obstacles et facteurs favorables à l'offre des SONU recensés dans la littérature

Type de facteurs	Nature du facteur	Composantes de ces facteurs	Top des facteurs responsables des décès maternels et néonatals	Auteurs
Obstacles	3ème retard	1. Ressources humaines, 2. Médicaments/équipements, 3. Directives/politiques, 4. Infrastructures hospitalières, 5. Problèmes liés à la référence, 6. Problèmes liés aux patients.	1. Ressources humaines, 2. Médicaments/équipements, 3. Problèmes liés à la référence.	(Knight et al., 2013)
	Facteurs évitables	1. Facteurs liés aux personnels de santé, 2. Facteurs liés aux patients, 3. Facteurs liés à l'administration/ approvisionnement, 4. Facteurs liés au transport et référencement.	1. Soins sous-standards, 2. Retard dans la réception des soins après admission, 3. Faible capacité à offrir la transfusion sanguine, 4. Surveillance intrapartum inadéquate, 5. Retard dans le transport/référence, 6. Retard dans l'accouchement assisté, 7.Retard lié au patient, 8. Indisponibilité personnel qualifié, 9. Évaluation initiale inadéquate, 10. CPN de faible qualité.	Merali et al., 2014
	Mise en œuvre des directives cliniques	1. Obstacles structurels, 2. imposition externe d'intervention d'amélioration de la qualité, 3. politique hospitalière.	1. Pénurie des ressources humaines et matérielles, 3. paiement des cautions avant les soins, 3. absence de comité d'audit.	Stokes et al., 2016
Facteurs favorables	//	1. Environnement du travail, 2. La motivation intrinsèque, 3. Motivation extrinsèque, 4. Engagement de l'organisation à la mise en œuvre des interventions, 5. Le leadership clinique, 6. L'état de préparation des établissements de santé à l'offre des SONU.		(Acharya at al., 2021 ; Goshu et al., 2018 ; Stokes et al., 2016)

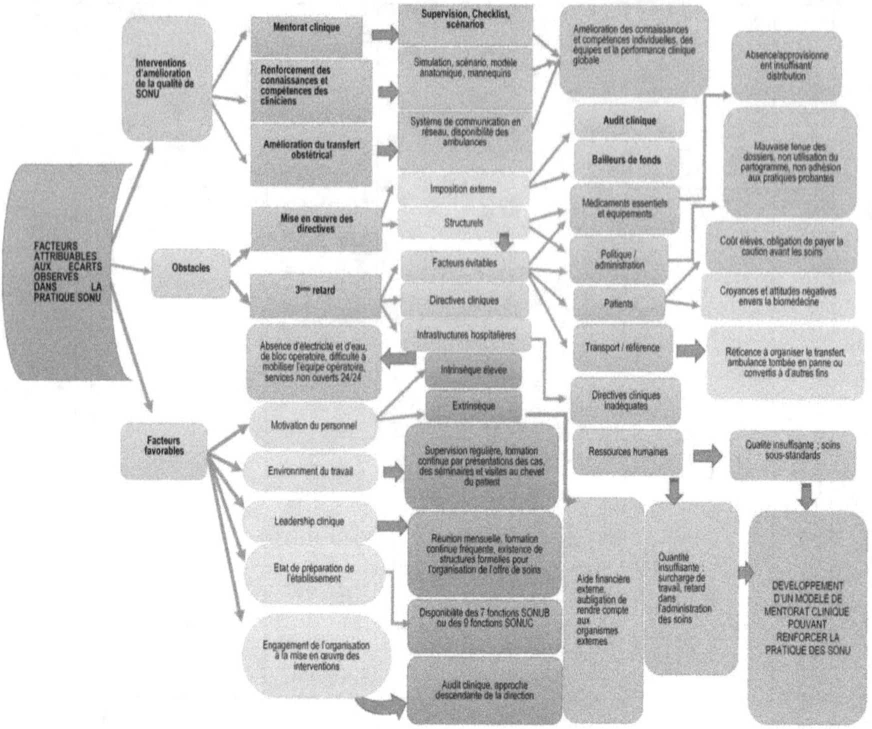

Figure 2 : Modélisation des facteurs attribuables aux écarts observés dans la pratique SONU

Discussion

À travers la revue de la littérature, une analyse de la conceptualisation de la pratique SONU permet un regroupement en trois grandes dimensions : les interventions d'amélioration de la qualité, les facteurs favorables et les facteurs évitables ou obstacles à la pratique des SONU. Ces dimensions ne s'accordent pas avec les recommandations pour la pratique clinique des soins obstétricaux et néonatals d'urgence en Afrique. Ces recommandations classent la pratique clinique en deux dimensions à savoir : les soins obstétricaux et néonatals d'urgence de base (SONUB) ayant sept composantes et les soins obstétricaux et néonatals d'urgence complets (SONUC) ayant neuf composantes (OMS, UNICEF et UNFPA, 2018). S'agissant des interventions d'amélioration de la qualité des SONU existant dans la littérature, nous avons identifié huit interventions toutes menées en quatre phases : l'évaluation initiale, la mise en œuvre de l'intervention et de l'évaluation post interventionnelle de même que le suivi. Les outils d'évaluation utilisés étaient des outils standardisés et approuvés par les organismes de la santé (OMS, JHPIEGO, etc.). Le nombre de modules couverts variait entre trois et 13 modules de formations. Certes les composantes et les stratégies utilisées étaient différentes du point de vue contextuel et conceptuel, mais elles s'harmonisaient autour d'un même processus.

Sur la plan contextuel, deux interventions ont été menées en Asie (Inde, Népal), trois en Afrique de l'Est (Éthiopie, Tanzanie, Malawi) et deux en Afrique centrale (RDC et Cameroun). Malgré la diversité des contextes, les résultats obtenus sont tous satisfaisants. L'une de ces interventions dans sa stratégie a, en plus du mentorat des équipes techniques, procédé au mentorat de l'équipe de gestion de l'hôpital (Goyet et al., 2020). Le nombre de sessions variait de deux à six par an selon l'intervention, de même que les intervalles de suivi. Nous pensons que les intervalles de suivi tous les deux mois semblent plus appropriés pour asseoir un changement efficace et durable des pratiques professionnelles. La durée des interventions variait de deux à huit ans. Les acteurs impliqués étaient diversifiés. Deux articles ont basé leur intervention sur les infirmiers et les sages-femmes, trois articles sur l'ensemble des intervenants des soins de santé maternels et néonatals et un article sur la formation des stagiaires affectés dans les sites d'intervention.

Les résultats montrent que le renforcement des connaissances et compétences des prestataires de soins de santé maternels contribue à une amélioration significative de la qualité des SONU (Bradley et al., 2017), des performances individuelles (Cavallin et al., 2019) et la performance clinique globale (Goyet et al., 2020). Dans un contexte d'insuffisance de gynécologues-obstétriciens, de médecins généralistes formés en SONU, d'insuffisances de sages-femmes, le renforcement des capacités des effectifs dans les établissements de santé par des interventions s'avère indispensable. Les auteurs soutiennent que tout projet d'accompagnement des prestataires doit être basé sur des interventions d'amélioration de la qualité (Mbola Mbassi, 2014 ; Bradley et al., 2017 ; Cavallin et al., 2019 ; Woldu Abrha et al., 2020 ; Goyet et al., 2020).

La littérature a révélé que certaines pratiques obstétricales, notamment la réanimation néonatale, sont peu répandues (Woldu Abrha et al., 2020) ; que les prestataires expriment un besoin de formation, car non seulement il n'y a pas de formation régulière en matière de services obstétricaux d'urgence complets, mais il y a également l'absence d'un processus clair et cohérent de sélection des professionnels de santé pour la formation SONUC (Jejaw et al., 2021). À ce titre, Woldu Abrha et al., (2020) suggèrent que l'incorporation d'une formation basée sur les compétences, d'un recyclage et d'un mentorat clinique permettra d'améliorer la pratique clinique. C'est ainsi que des interventions d'amélioration de la qualité des SONU ont été intégrées dans la pratique de routine dans les pays en développement et certains pays aux ressources limitées. Autrement dit, quelles sont les stratégies d'intégration d'un modèle de mentorat permettant d'améliorer la pratique clinique des SONU dans les maternités au Cameroun ?

S'agissant des obstacles à la pratique des SONU, les auteurs ont utilisé les concepts d'obstacles ou de barrières ou de facteurs évitables pour les dénommer. Knight et al. (2013) ont identifié six obstacles principaux à la pratique des SONU de qualité, tandis que Knight et al. (2013) en ont identifié quatre. On a pu constater que ces derniers englobent les six facteurs relevés par Knight. Cependant, les problèmes les plus importants sont liés, d'une manière ou d'une autre, à la formation du personnel. Il y a eu plusieurs récits de formation inadéquate ayant entraîné des accidents mortels ou des quasi-accidents (Knight et al., 2013). À travers le modèle théorique des étapes du changement de Berg et Belizan, en plus des quatre catégories d'obstacles identifiées : la motivation intrinsèque des professionnels de la santé « élevée » et « faible » s'inscrit donc en tant que facteurs favorables et obstacles, respectivement à la mise en œuvre réussie et durable de l'audit clinique et du retour d'information pour améliorer la pratique des soins obstétriques dans les pays aux revenus faibles et moyens (**Stokes et al., 2016**).

Pour ce qui est des facteurs favorables à la pratique des SONU de qualité, nous avons identifié dans la littérature 7 facteurs favorables. En revanche, nous pouvons noter qu'il existe une interchangeabilité de rôle entre les obstacles et les facteurs favorables. Un obstacle pouvant devenir un facteur favorable si les conditions s'amélioraient et vice-versa.

Forces et limites

L'utilisation d'un modèle théorique (étapes du changement) a permis d'identifier la motivation intrinsèque du personnel élevée ou faible comme facteur favorable ou obstacle à la pratique des SONU de qualité. La présence de trois revues systématiques portant sur les facteurs favorables et les obstacles à la pratique des SONU de qualité a permis de cerner le pourtour de l'ensemble des facteurs attribuables aux écarts observés dans la pratique des SONU. Cependant, certains articles présentaient des limites méthodologiques. De plus, des informations sur la pratique des SONU peuvent avoir été manquées à cause du caractère intégratif que nous avons choisi pour mener cette recherche. Un autre problème rencontré était lié à la définition des termes de recherche appropriés permettant d'identifier tous les articles relatifs à la pratique des SONU. Les articles concernant les retards dans la prestation des soins de santé maternelle dans les établissements ne font pas nécessairement référence aux écarts observés dans la pratique des SONU. Une autre terminologie peut avoir été utilisée et être inconnue de notre part. En outre, les obstacles susceptibles d'avoir un impact sur la qualité des soins obstétricaux sont si nombreux et variés qu'il n'a pas été possible de les identifier tous dans cette étude. Cependant, aucune intervention n'a impliqué le patient comme acteur d'amélioration de l'offre des SONU. Malgré ces problèmes, nous pensons que, bien qu'une vue d'ensemble des facteurs fournis dans cette revue documentaire ne soit probablement pas exhaustive de la littérature existante sur chaque facteur, elle constitue néanmoins une des catégories de facteurs qui contribuent aux écarts observés dans la pratique des SONU.

Conclusion

Une revue documentaire ayant porté sur 26 articles publiés sur ces 10 dernières années portant sur la pratique des soins obstétricaux et néonatals d'urgence a révélé que les travaux ont évalué la pratique des SONU sous trois aspects ; les interventions d'amélioration de la pratique des SONU, les facteurs favorisants et les obstacles à l'offre de soins de qualité. Les obstacles relevés peuvent se comporter comme des facteurs favorables et vice versa selon le contexte. Tous les auteurs s'accordent à dire que l'obstacle majeur est lié à la formation des ressources humaines. Malgré les prouesses de ces interventions recensées, elles n'ont pas été suffisamment expérimentées dans le contexte camerounais. La seule intervention que nous avons pu relever est le renforcement des capacités des prestataires associés à l'amélioration du système de la référence obstétricale. Outre l'institutionnalisation des kits obstétricaux et la réduction considérable des coûts d'accouchements, elle a permis la formation de l'ensemble du personnel de santé maternelle et infantile en SONEU dans tout le pays (Mbola Mbassi, 2014). Mais, cette formation n'a pas continué. La supervision trimestrielle se fait dans toutes les formations sanitaires. En revanche, cette dernière n'assure pas une supervision formative réelle. La pérennisation de bonnes pratiques pose un véritable problème. Les équipes formées se sont déjà renouvelées dans les services par le biais soit de la rotation interservices du personnel comme recommandé par le ministre de la Santé publique (MINSANTE, 2018), soit par des affectations de personnels. Les sages-femmes formées et postées dans les maternités sont en quantité insuffisantes et font preuve de capacités limitées à effectuer plusieurs procédures de sauvetage dans le cadre des soins obstétricaux et néonatals d'urgence, indépendamment de leur formation initiale. Pourtant, la pratique clinique actuelle se veut être basée sur une approche de la médecine fondée sur les preuves qui nécessitent une formation continue et intensive des professionnels de santé pour s'harmoniser avec les directives les plus récentes. Dans ce contexte, il est nécessaire d'accompagner le personnel déjà employé à améliorer leurs pratiques en SONU. Parmi toutes les interventions existantes, nous avons constaté que le mentorat clinique était celui qui offrait les résultats les plus satisfaisants. Il est souhaitable que les études futures portant sur l'amélioration de la qualité des soins SONU se penchent sur la stratégie d'intégration du mentorat dans la pratique clinique des SONU dans les contextes à ressources limitées.

Références bibliographiques

Acharya, K., Subedi, R. K., Dahal, S., & Karkee, R. (2021), Basic emergency obstetric and newborn care service availability and readiness in Nepal : Analysis of the 2015 Nepal Health Facility Survey. *PloS one*, *16*(7), e0254561.

Bradley, J., Jayanna, K., Shaw, S., Cunningham, T., Fischer, E., Mony, P., Ramesh, B. M., Moses, S., Avery, L., Crockett, M., & Blanchard, J. F. (2017), Improving the knowledge of labour and delivery nurses in India : A randomized controlled trial of mentoring and case sheets in primary care centres, *BMC Health Services Research*, *17*(1), 14. https://doi.org/10.1186/s12913-016-1933-1

Cavallin, F., Maziku, D., Mkolomi, R., & Azzimonti, G. (2019), Changes in maternal and neonatal care after a quality improvement intervention in a sub-Saharan setting, *The journal of maternal-fetal & neonatal medicine*, 1-7. https://doi.org/10.1080/14767058.2019.1594768

Ellard, D. R., Chimwaza, W., Davies, D., Simkiss, D., Kamwendo, F., Mhango, C., Quenby, S., Kandala, N., & O'Hare, J. P. (2016), Up-skilling associate clinicians in Malawi in emergency obstetric, neonatal care and clinical leadership : The ETATMBA cluster randomised controlled trial. *BMJ global health*, *1*(1), e000020.

Ellard, D. R., Shemdoe, A., Mazuguni, F., Mbaruku, G., Davies, D., Kihaile, P., Pemba, S., Bergström, S., Nyamtema, A., & Mohamed, H.-M. (2016), Can training non-physician clinicians/associate clinicians (NPCs/ACs) in emergency obstetric, neonatal care and clinical leadership make a difference to practice and help towards reductions in maternal and neonatal mortality in rural Tanzania? The ETATMBA project, *BMJ open*, *6*(2), e008999.

Goshu, M., Godefay, H., Bihonegn, F., Ayalew, F., Haileselassie, D., Kebede, A., Temam, G., & Gidey, G. (2018), Assessing the competence of midwives to provide care during labor, childbirth and the immediate postpartum period–A cross sectional study in Tigray region, Ethiopia. *PloS one*, *13*(10), e0206414.

Goyet, S., Rajbhandari, S., Alvarez, V. B., Bayou, A., Khanal, S., & Pokhrel, T. N. (2020), On-site clinical mentoring as a maternal and new-born care quality improvement method : Evidence from a nurse cohort study in Nepal, *BMC Nursing*, *19*, 3. https://doi.org/10.1186/s12912-019-0396-1

Hatem, M., Halabi-Nassif, H., & Maroun, M. (2018), Évaluation de la qualité des services de santé maternelle et néonatale en Guinée-Conakry et au Togo, *Santé publique*, *HS*(HS), 101-111.

Jejaw, M., Debie, A., Yazachew, L., & Teshale, G. (2021), *Evaluation of Comprehensive Emergency Management of Obstetric and Newborn Care Program Implementation at University of Gondar Comprehensive Specialized Hospital, Northwest Ethiopia : A Case Study Design.*

Knight, H. E., Self, A., & Kennedy, S. H. (2013), Why are women dying when they reach hospital on time? A systematic review of the 'Third Delay', *PloS one*, *8*(5). https://doi.org/10.1371/journal.pone.0063846

Manandhar, R., Saha, R., Shrestha, D., & Malla, R. (2019), Obstetric emergency drill : Does it change our knowledge and Skill? *Nepal Medical Journal*, *2*(1), 74-81.

Mbola Mbassi, S. (2014), *Soins obstétricaux d'urgence et mortalité maternelle dans les maternités de troisième niveau du Cameroun : Approche évaluative d'une intervention visant à améliorer le transfert obstétrical et la prise en charge des complications maternelles* [Thèse, Université Pierre et Marie Curie - Paris VI], https://tel.archives-ouvertes.fr/tel-01223003

Merali, H. S., Lipsitz, S., Hevelone, N., Gawande, A. A., Lashoher, A., Agrawal, P., & Spector, J. (2014), Audit-identified avoidable factors in maternal and perinatal deaths in low resource settings : A systematic review, *BMC pregnancy and childbirth*, *14*(1), 1-12.

MINSANTE, ACMS, UNFPA. (2018), *Normes et standards en SR/PF au Cameroun.*

OMS, UNICEF, UNFPA. (2018), *Recommandations pour la pratique clinique des soins obstétricaux et néonatals d'urgence en Afrique : Guide du prestataire* (Troisième édition), https://creativecommons.org/licenses/by-nc-sa/3.0/igo).

Paxton, A., Maine, D., Freedman, L., Fry, D., & Lobis, S. (2005), The evidence for emergency obstetric care, *International Journal of Gynecology & Obstetrics*, *88*(2), 181-193. https://doi.org/10.1016/j.ijgo.2004.11.026.

Stokes, T., Shaw, E. J., Camosso-Stefinovic, J., Imamura, M., Kanguru, L., & Hussein, J. (2016), Barriers and enablers to guideline implementation strategies to improve obstetric care practice in low-and middle-income countries : A systematic review of qualitative evidence, *Implementation Science*, *11*(1), 1-10.

Tayler-Smith, K., Zachariah, R., Manzi, M., Van den Boogaard, W., Nyandwi, G., Reid, T., De Plecker, E., Lambert, V., Nicolai, M., Goetghebuer, S., Christiaens, B., Ndelema, B., Kabangu, A., Manirampa, J., & Harries, A. D. (2013), An ambulance referral network improves access to emergency obstetric and neonatal care in a district of rural Burundi with high maternal mortality, *Tropical Medicine & International Health*, *18*(8), 993-1001. https://doi.org/10.1111/tmi.12121

UNFPA, UNICEF, United Nations, Weltbankgruppe, & World Health Organization (2015), *Trends in maternal mortality 1990 to 2015,* http://hdl.handle.net/10986/23550

Walker, D. M., Holme, F., Zelek, S. T., & Olvera-García, M. (2015), A process evaluation of PRONTO simulation training for obstetric and neonatal emergency response teams in Guatemala, *BMC medical education*, *15*(1), https://doi.org/10.1186/s12909-015-0401-7

Woldu Abrha, M., Gerezgiher Gebru, E., Weldemariam, S., & Gebrehiwot Weldearegay, H. (2020), Exploring factors influencing practice of neonatal resuscitation with bag and mask in Ethiopia : Analysis from 2016 National Emergency Obstetric and Newborn Care Survey, *Journal of multidisciplinary healthcare*, *13*, 471-476. https://doi.org/10.2147/JMDH.S246347

Choix de la profession infirmière comme projet de carrière par les élèves des classes de Terminale A, C, D, ESF

Marie Pascale NLAM, Etienne KIMESSOUKIE OMOLOMO et Yvan Lionnel NJINZEU NGANWOUA

Résumé

La profession infirmière est une discipline en perpétuel développement. Elle prend en soin toute la population et interpelle en particulier les futurs professionnels que sont les élèves. L'infirmier(ère) a pour mission de donner l'opportunité aux personnes, aux familles, aux groupes, aux communautés et aux populations d'atteindre une santé optimale (Association des infirmières et infirmiers du Canada, 2015). Cependant, malgré le rôle social reconnu aux infirmiers et infirmières, le choix professionnel de la discipline infirmière résulte, pour la plupart des cas, soit d'une erreur de parcours, soit d'une issue de secours, voire d'une obligation familiale. Cette étude a été motivée par le besoin de décrire la place de la profession infirmière dans les choix de carrières des élèves des classes de terminale. Pour ce faire, au travers d'un devis quantitatif, nous avons travaillé avec 118 élèves des classes de terminale A, C, D & Économie sociale et familiale (ESF) du Collège Benigna d'Etoudi (Cameroun) sur une période d'une journée. La technique d'échantillonnage est probabiliste de type aléatoire systématique. Nous avons utilisé un questionnaire pour la collecte des données et l'analyse a été faite par le test du Khi-2 sur Epi Info 7, pour décrire les raisons en lien avec le choix de la profession infirmière. Les résultats de cette recherche montrent que la profession infirmière est le quatrième choix de carrière de ces élèves (7,63%). Les facteurs associés au choix de la profession infirmière comme projet de carrière des élèves des classes de terminale étaient : l'orientation familiale (en particulier par les parents), l'orientation professionnelle, la vocation et les recommandations/inspirations de la profession infirmière. Au vu de ces résultats, nous pensons qu'il faudrait organiser des séances de promotion de la profession infirmière. Aussi, le personnel infirmier devrait toujours exercer en sachant qu'il est un modèle qui peut susciter des vocations.

Mots clés : Élèves de la Classe de Terminale, Projet de Carrière, Profession infirmière.

Abstract

The nursing profession is a discipline in perpetual development. It cares for the entire population and is particularly relevant to future professionals such as students. The nurse's mission is to provide opportunities for individuals, families, groups, communities, and populations to achieve optimal health (Canadian Nurses Association, 2015). However, despite the recognized social role of nurses, the professional choice of the nursing discipline is, for the most part, the result of either a misdirection, an emergency exit, or even a family obligation. This study was motivated by the need to describe the place of nursing in the career choices of upper sixth students. To do this, we worked with 118 students in the A, C, D and Social and Home Economics (ESF) classes of the Benigna College at Etoudi (Cameroon) over a period of one day using a quantitative design. The sampling technique was probabilistic and systematic random. We used a questionnaire for data collection and the analysis was done by the Chi-2 test on Epi Info 7, to describe the reasons related to the choice of the nursing profession. The results of this research show that nursing is the fourth career choice for these students (7.63%). Factors associated with the choice of nursing as a career project for students in the senior classes were: family orientation (especially by parents), career orientation, vocation, and nursing recommendations/inspirations. Based on these results, we believe that sessions should be held to promote the nursing profession. Also, nurses should always practice with the knowledge that they are role models who can inspire vocations.

Keywords: Upper sixth Students, Career Project, Nursing Profession.

Introduction

L'enseignement secondaire camerounais est constitué du cycle général et technique. Ces cycles se clôturent par l'examen du baccalauréat, qui s'effectue en classe de terminale. Cette classe ouvre l'accès au niveau universitaire, où la question du choix de carrière fait surface. Parmi les choix de carrière, figure la profession infirmière qui interpelle les futurs professionnels que sont les élèves. Ces élèves eux-mêmes peuvent être influencés dans leurs choix par plusieurs facteurs.

En Australie par exemple, les étudiants ont choisi cette profession parce qu'ils ont l'opportunité de travailler, d'effectuer des voyages, et cette profession est gratifiante (Tuckett, Kim, & Huh, 2017). Les observations peuvent changer d'un milieu à un autre. Pour les élèves de Singapour, les infirmières étaient moins susceptibles d'obtenir des qualifications plus élevées et d'avancer dans leur carrière (Liaw, Wu, Chow, Lim, & Tan, 2017). Toutefois, la motivation professionnelle chez les élèves en Chine était liée à leur capacité d'adaptation professionnelle et à leur optimisme (Fang, Zhang, Mei, Chai, & Fan, 2018). Par ailleurs, le fait d'être une femme était un élément favorisant le choix de la profession infirmière chez les élèves de Hong Kong (Law & Arthur, 2003). Dans certains pays européens, cette profession peut permettre de profiter plus amplement des temps de loisirs. Ainsi, les étudiants font ce choix de carrière parce qu'ils ont l'opportunité de travailler, d'effectuer des voyages, et cette profession est gratifiante (Tuckett et al., 2017). En ce qui concerne les élèves en Turquie, la recherche révélait que l'infirmière était perçue comme moins intellectuelle et son travail inférieur à celui du médecin (Glerean, Hupli, Talman, & Eriksson Haavisto, 2017). Cependant, suite à un symposium fait dans le même pays sur les carrières dans le secteur des soins infirmiers, les élèves avaient des conceptions positives de la profession comme projet de carrière : infirmières spécialisées, universitaires, et infirmières administratives (Yilmaz, Ilce, Can Cicek, Yuzden, & Yigit, 2016). Pour ce qui est de la France, selon les Systèmes d'information et d'études statistiques & le Ministère de l'Enseignement Supérieur (2021), la formation en sciences infirmières reste la plus plébiscitée pour la troisième année consécutive auprès des lycéens en classe de terminale. De cette même étude, on observe une augmentation de 13 % en un an, d'élèves qui ont choisi la profession infirmière comme projet de carrière, et qui ont adressé les vœux au personnel en exercice.

Cet exemple montre que les travaux scientifiques et les recherches sur cette profession contribuent à faciliter la compréhension du domaine des soins infirmiers et apportent des éclaircissements sur les présomptions.

La situation en Afrique varie d'un pays à un autre. En Ouganda, les élèves choisissaient cette profession parce qu'ils étaient plus susceptibles de voyager, avoir de meilleurs revenus et travailler dans les zones rurales (Nguyen et al., 2008). Par ailleurs, le choix des étudiants en Tanzanie était majoritairement influencé par le facteur économique à savoir l'absence de bourses d'études dans les formations de la santé telles que dentiste et médecine. Autres raisons : « Le salaire gagné par les infirmiers est trop bas et ils travaillent beaucoup », disent certains étudiants. En plus, une étudiante confiait qu'elle ne rejoindrait la profession infirmière que si elle avait échoué aux autres concours, notamment celui de la faculté de médecine (Kiwanuka, 2010).

La situation au Cameroun n'est pas très différente de celles des pays africains ci-dessus mentionnés. Une étude faite en 2017 sur les facteurs motivant le choix de la profession infirmière par les étudiants infirmiers des classes de LSI et IDE montrait que le choix de la profession infirmière était majoritairement influencé par le facteur économique (le besoin d'avoir un salaire). De plus, la possibilité d'emploi et la vocation n'étaient pas en reste (Kanga, 2017).

Lors du premier contact avec l'un de nos enseignants à l'École des Sciences de la Santé (ESS), le sujet d'introduction était axé sur le passé de chaque étudiant avant son arrivée à l'Université Catholique d'Afrique Centrale (UCAC). Chaque jeune étudiant devait partager avec la classe les raisons justifiant son choix académique actuel. À la fin de cette présentation, les principales réponses se résumaient ainsi : « Nous n'avons pas eu le concours de la faculté de médecine », pour les religieux : « C'est la communauté qui m'a envoyée », ou encore : « C'est la vie difficile ». Le constat faisait état de ce qu'aucune des réponses apportées n'était en faveur d'un choix vocationnel ni d'un désir profond d'exercer la profession infirmière.

Tout ceci nous a poussés à avoir un regard vers la base que sont les élèves du secondaire, car ils sont souvent perçus comme l'avenir des soins infirmiers. Ceux-ci sont doués d'une motivation professionnelle positive, d'un optimisme lié à leur capacité d'adaptation comme le démontre l'étude faite en Chine (Fang et al., 2018). Les élèves ont très certainement plusieurs projets. Mais face à ces réflexions, s'est posée la nécessité d'aborder ce sujet.

En dehors de ces précédentes justifications, il faut noter qu'en 2006, l'OMS estimait à plus de 4,3 millions de travailleurs le déficit en personnels de santé au niveau mondial. Au Québec, des statistiques montrent qu'en 2017-2018, on comptait 8,40 infirmières et infirmiers pour mille habitants. Ce rapport n'a connu que de légères fluctuations au cours de ces dernières années. On y note une régression, car il y a 10 ans, on comptait 8,52 infirmières et infirmiers pour mille habitants. Au Cameroun, en 2011, les statistiques sanitaires mondiales de l'OMS stipulaient que le pays comptait 16 infirmières et sages-femmes pour 10 000 habitants. Le chiffre comparatif pour l'Allemagne et la France est de 110.

Ce déficit au niveau mondial contribue à la dévalorisation de l'image de la profession infirmière auprès des populations (Nguyen et al., 2008), mais surtout auprès des futurs professionnels que sont les élèves du secondaire. Cette influence va entraîner des difficultés dans le choix (entre choisir et ne pas choisir) de la profession infirmière comme carrière chez les élèves du secondaire. Fort de ce constat, cette recherche s'est proposé d'étudier la place qu'occupe la profession infirmière dans les choix de carrière des élèves des classes de terminale.

Méthodologie

Cette étude s'est déroulée au Collège Benigna, institution d'enseignement secondaire catholique disposant des cycles d'enseignement général (A, C, D) et technique (ESF). Elle accueille de jeunes gens de toute origine sociale, culturelle et religieuse. Le choix de cette institution découle de ce qu'elle compte dans son programme d'enseignement des unités d'enseignements telles que la puériculture, la diététique et la gérontologie, lesquelles sont propres à la discipline infirmière. Ce Collège est classé parmi les meilleurs aux résultats du baccalauréat d'enseignement technique, en 2017, selon l'Office du Baccalauréat du Cameroun.

Cette étude quantitative, qualitative et descriptive s'est déroulée de juin 2018 à juin 2019. Dans notre travail, elle nous a permis d'aller auprès du sujet pour collecter des informations afin d'en faire une interprétation. Elle a porté sur une population essentiellement constituée d'élèves en classe de terminale du Collège Benigna d'Etoudi (CBE), des séries A, C, D et ESF. Le questionnaire de cette étude comportait des questions à réponses fermées et semi-fermées réparties en trois sections à savoir : l'identification, le projet de carrière et le choix de la profession infirmière. L'analyse des données s'est effectuée au travers du test de Khi-2 sur Epi Info 7 (CDC, 2012) et l'échantillon a été constitué via la technique d'échantillonnage non probabiliste de type aléatoire systématique (Nkoum, 2016). La population globale de l'étude était constituée de 197 élèves. Les critères d'inclusion à cette étude étaient : être inscrit au CBE, être élève en classe de terminale A, C, D ou ESF et accepter de participer à l'étude. Les critères de non-inclusion à cette étude étaient : être absent lors de l'étude, être élève en terminale au CBE, présent, et refuser de participer à l'étude.

L'enquête a été effectuée le lundi 29 avril 2019 au Collège Bénigna d'Etoudi. La sœur principale, responsable de l'établissement, nous a reçus après la séance de rassemblement de 7h15. Lors de cette rencontre, nous avons présenté la notice d'information et l'autorisation d'enquête a été accordée verbalement par la principale. Au terme de cette rencontre, elle nous a conduit vers les conseillers d'orientation et nous a accordé l'autorisation d'intégrer les salles de classe pour l'enquête.

Durant cette journée, nous avons rencontré la conseillère d'orientation à qui nous avons présenté la notice d'information, le formulaire de consentement éclairé pour élève majeur ou pour parent d'élève mineur. Sur le formulaire d'assentiment pour élève mineur, en ce qui concerne la complétion des formulaires, elle nous a alertés sur le fait que beaucoup d'élèves n'étaient plus très présents en classe. Ainsi, en cas de distribution des fiches, nous aurions peu de chances de toutes les collecter le jour suivant. Par ailleurs, relativement au questionnaire, elle n'a relevé aucune réserve. Toutefois, elle s'est interrogée sur la capacité des élèves à évaluer leur parcours. Puisque, bien que parvenus à la porte de l'examen national, nombreux manifestaient un désintérêt pour les révisions que l'établissement offrait (en fonction de la question performance académique de chacun). Selon la liste des élèves inscrits officiellement dans ce collège, on comptait 197 élèves.

Tableau 1 : Représentation du nombre d'élèves par classe

Série	Nombre d'inscrits	Élèves ayant rendu le questionnaire ?
A	94	53
C	19	11
D	49	38
ESF	35	22
Total	197	124

Source : Administration du CBE (2019)

Après avoir eu le nombre exact d'élèves présents en classe, les questionnaires ont été multipliés en 151 exemplaires, puis nous nous sommes rendus dans les salles de classe. En salle, la conseillère d'orientation s'est chargée de faire la présentation du chercheur, puis à son tour, le chercheur a pu se présenter et expliquer la recherche et le but de sa présence. Cet exercice s'est répété dans toutes les salles de classe concernées. La collecte a pris fin aux environs de 13h30 minutes. Au terme de cette collecte, la sœur principale n'étant pas disponible le jour même pour la signature de l'attestation de collecte des données, elle nous a donné rendez-vous le 29 mai 2019.

Le consentement éclairé a été obtenu de manière verbale, auprès de chaque participant. Néanmoins, les données recueillies pourront être publiées en préservant l'anonymat de tous les participants. Ces données sont disponibles pour tout participant désirant les consulter. Mais, il nous est impossible de les leur communiquer individuellement. Étant en dernière année secondaire, l'établissement ne pourrait pas rentrer en contact avec eux pour partager les résultats. De ce fait, ce travail bénéficiera principalement aux promotions à venir.

Face aux considérations éthiques, cette étude ne faisait état d'aucun lien de parenté ni de toute autre relation antérieure avec les personnes enquêtées. L'implication de la communauté n'était pas nécessaire pour cette étude et la participation à l'étude n'était pas récompensée.

Cette étude présentait un inconvénient : celui d'occuper le participant, au détriment des activités personnelles de ce dernier. Par contre, l'avantage pour les participants à faire cette recherche est d'ordre scientifique. En participant à ce travail, ils contribuaient à l'avancée des connaissances sur la profession infirmière comme choix de carrière. Leur participation contribue à la promotion de l'image de la profession infirmière en milieu scolaire.

Résultats quantitatifs

Nous avons fait un premier dépouillement avec la conseillère d'orientation. Elle nous a partagé son premier constat : certains élèves choisissent des filières universitaires incompatibles à leurs baccalauréats.

Il est à noter que sur les 151 questionnaires qui ont été distribués, 124 élèves ont rempli et rendu le questionnaire, 37 élèves n'ont pas rendu leur questionnaire et 6 élèves n'ont pas totalement rempli le questionnaire.

En ce qui concerne la question « Envisagez-vous une carrière en sciences infirmières en cas d'échec des trois premiers ? », il est à relever que parmi les élèves qui n'envisageraient pas une carrière en sciences infirmières, seules 25/62 élèves n'ont pas justifié leurs réponses, et parmi les élèves qui envisageraient une carrière en sciences infirmières, 11/39 élèves n'ont pas justifié leurs réponses. La présentation de ces résultats se fera sous deux angles : analyse univariée et analyse bivariée.

Analyse descriptive univariée

La moyenne d'âge des élèves est de 18 ans et son écart type de 16,514. L'âge minimal est de 15 ans et l'âge maximal est de 23 ans. L'intervalle de confiance est de 95 %. Il ressort de cette étude que 85 élèves (72 %) sont de sexe féminin et 33 élèves (27,97%) sont de sexe masculin sur un total de 118 élèves. La série d'étude des élèves était à 41,53 % de la série A ; à 24,66 % de la série D ; à 17,80 % de la série ESF ; à 9,32 % de la série C et 1,69 % d'élèves n'ont pas donné de réponse. Il ressort également de cette étude que le choix des soins infirmiers comme projet de carrière en premier choix intervient en

4e position (7,63%) derrière la médecine (27,12%), l'ingénierie (16,95%) et les finances (16,95%). Toutefois, parmi les professions de la santé dites médico-sanitaires, les soins infirmiers sont en tête devant le métier de diététicien (5,08%) et le métier de Sage-femme/Maïeuticien (3,39%). Les résultats montrent que 56,78 % des élèves étaient orientés par un parent ; 29,66 % des élèves n'avaient pas donné de réponse ; 7,63 % des élèves étaient orientés par un tuteur et 5,93 % des élèves étaient orientés par un(e) cousin (ne). Cette étude révèle que l'orientation professionnelle des élèves était liée à la Journée d'Orientation Scolaire (33,05%) et aux Journées portes ouvertes (JPO) pour 25,42 %. On note 41,53 % d'élèves qui n'avaient aucune réponse. Il ressort de cette étude que, pour faire le choix numéro 1, les élèves avaient comme modèle un proche (8,98%), une connaissance (9,32%) ou un(e) ami(e) (5,08%). On note 38,14 % des élèves qui n'avaient aucune réponse à cette question. Les résultats obtenus montrent que le choix numéro 1 des élèves était vocationnel à 42,37% contre 16,10 % qui n'étaient pas liés à une vocation. On note que 41,53 % d'élèves n'avaient aucune réponse à cette question.

Profession infirmière en cas d'échec des trois premiers choix (envisagez-vous, une carrière en sciences infirmières en cas d'échec des trois premiers ?)

À cette question, il en ressort que 52,54 % des élèves n'envisageraient pas une carrière en sciences infirmières en cas d'échec des trois premiers choix tandis que 33,05 % des élèves envisageraient une carrière en sciences infirmières en cas d'échec des trois premiers choix.

Connaissance sur la profession infirmière (avez-vous déjà entendu parler de la profession infirmière ?)

Il découle de cette étude que 93,22 % des élèves avaient déjà entendu parler de la profession infirmière contre 5,08 % des élèves qui n'avaient jamais entendu parler de la profession infirmière.

Canal d'information sur la profession infirmière (Si oui, par quel canal avez-vous entendu parler de la profession infirmière ?)

Ce travail révèle que les élèves avaient entendu parler de la profession infirmière en famille (44,07%), par une recherche personnelle (24,58%), à travers les médias (19,49%) et dans la rue (4,24%).

Perception de la profession infirmière par l'entourage (d'après vous, comment votre entourage perçoit-il la profession infirmière ?)

Il se dégage de cette recherche que 36,44% des élèves ne savaient pas comment leur entourage percevait la profession infirmière. L'entourage des élèves percevait la profession infirmière comme une profession noble à

32,20% ; comme une profession moindre que la médecine à 16,10% ; comme une profession porteuse à 11,86% et comme une profession d'échec à 1,69%.

Recommandation/Inspiration de la profession infirmière (La profession infirmière vous a déjà été recommandée/inspirée par quelqu'un ?)

Il ressort de cette recherche que pour 50% des élèves, la profession infirmière leur avait déjà été recommandée/inspirée par quelqu'un et pour le reste des élèves, elle n'avait jamais été recommandée/inspirée par quelqu'un.

Personne ayant recommandé/inspiré la profession infirmière (Si oui, par qui) ?

Il ressort de cette étude que la profession infirmière avait été recommandée/inspirée à ces élèves par une autre personne (50,43%), par un parent (23,08%), par un personnel infirmier (12,82%), par des amis (5,98%) et par une fiction (film) (4,27%).

Analyse bi variée

Il s'est agi ici de faire des croisements avec la variable « Envisagez-vous une carrière en sciences infirmières en cas d'échec des trois premiers ? » que nous jugeons dépendante des autres variables.

Selon les résultats sur le sexe des élèves, le niveau du chef de famille des élèves, la performance académique des élèves et la série des élèves, le test de Chi2 nous donne une P-value supérieure à 0,05. Donc, il n'y a pas de lien statistiquement significatif entre une carrière en sciences infirmières en cas d'échec des trois premiers choix et les résultats.

Relation avec le choix de la profession infirmière et les projets de carrière

D'après nos résultats, l'orientation familiale, l'orientation professionnelle et la vocation ont montré un lien statistiquement significatif avec le choix de la profession infirmière comme projet de carrière avec respectivement les p-value 0,017, 0,035 et 0,008 qui sont inférieures à 0,05.

Les résultats d'analyse bivariée montrent que la recommandation/inspiration (0,012) et la personne qui recommande (0,041) mettent en évidence un lien statistiquement significatif avec le choix de la profession infirmière comme projet de carrière, avec des *p-value* inférieures à 0.05.

Résultats qualitatifs

L'analyse de ces réponses ouvertes s'est faite à l'aide de la méthode d'analyse des contenus. Cette analyse a permis de mettre en évidence les catégories suivantes : l'enseignement, les petites et moyennes entreprises, la finance, la défense, le droit, l'administration, les transports, la culture et l'ingénierie.

Pour la question en lien avec le choix numéro 1, certains élèves ont émis d'autres propositions à savoir le sentiment d'impuissance (*Lorsque j'ai vu les miens mourir faute de soins*), d'altruisme (*Je veux prendre soin des malades*) et d'indécision (*Je ne sais pas vraiment*).

On relève 52,54 % des participants qui n'envisagent pas une carrière en sciences infirmières en cas d'échec des trois premiers. De l'analyse des justificatifs négatifs, il se dégage des raisons en rapport avec le sentiment d'incapacité, l'usure psychologique à l'altération de la personne alitée, l'élitisme des professions de la santé, l'inconfort professionnel, l'indifférence et l'indignation face à la profession infirmière, le manque d'estime et la discréditation de la profession infirmière.

On relève que 33,05% des participants envisagent une carrière en sciences infirmières en cas d'échec des trois premiers choix souhaités. De l'analyse des justificatifs positifs, il ressort les raisons en rapport avec l'humanisation de la profession, l'infirmier comme acteur central dans l'accompagnement, la profession infirmière comme second choix des élèves et l'amour que les élèves ont pour la profession infirmière.

Selon les élèves qui ont déjà entendu parler de la profession infirmière, on relève d'autres canaux à savoir le service de santé et l'école (*lors des mini-forums au collège et orientation scolaire*).

Discussion

Au regard des données ainsi collectées, le constat fait selon les trois premiers choix est le suivant. En ce qui concerne l'ensemble des métiers, on a : pour le choix numéro 1, la médecine avec 27,12% ; le second choix, l'ingénierie avec 16,95%, et le troisième choix. Parmi les métiers qui se classent au premier rang dans la santé, en choix numéro 1, vient la médecine avec 27,12% ; en choix numéro 2, le métier de diététicien avec 5,08%, et en choix numéro 3, la médecine avec 9,32%. Les résultats de notre étude corroborent avec celle de Rocher & Donné (2012) faite auprès de 50 élèves, qui montre aussi que le premier choix de carrière des élèves est la médecine avec 5 % devant le métier d'avocat.

Les résultats de cette recherche montrent que les principaux choix de carrière des élèves sont la médecine 27,12 %, l'ingénierie 16,95 % et la finance 16,95 %. La profession infirmière occupe la 4ème place parmi les choix de carrière des élèves. Une étude faite auprès de 50 pays sur les aspirations professionnelles des élèves confirme ces propos dans la mesure où les élèves gardent comme premier choix la médecine avec 5 % devant le métier d'avocat. (Rocher & Donné, 2012).

La profession infirmière a été proposée aux élèves en cas d'échec de leurs trois premiers choix. Il découle de cette étude que 62 élèves, soit 52,54%, ont répondu négativement. Certains élèves expriment un sentiment d'inefficacité par une faiblesse, une inaptitude et un sentiment d'incapacité. Un élève affirme : « Parce que je ne m'en sors pas dans les matières scientifiques. » Pour un autre : « […] Je ne voudrais pas avoir à porter sur ma conscience la mort d'une personne ». Contrairement à notre étude, d'autres travaux de recherche montrent que les élèves peuvent choisir les sciences infirmières en raison de leurs meilleures notes en matières scientifiques (Radia M, 2015).

De l'analyse des justificatifs positifs, 39 élèves soit 33,05% ont émis des réponses positives vis-à-vis de la profession infirmière. De leurs justificatifs, il se dégage les points suivants : l'humanisation de la profession, l'infirmier comme acteur central dans l'accompagnement, la profession infirmière comme second choix des élèves, et l'amour que les élèves ont pour la profession infirmière. Une étude faite à Chypre auprès des élèves qui veulent exercer cette profession relève que ceux-ci disaient aimer aider les gens et leur assurer l'entretien (Dal, Arifoğlu, & Razı, 2009).

Conclusion

Ce travail de recherche portant sur le choix de la profession infirmière comme projet de carrière a été motivé par le constat fait lors d'un premier contact avec l'un de nos professeurs à l'ESS/UCAC. Celui-ci avait souhaité aborder le passé académique et le choix de carrière de chaque étudiant. L'objectif de notre recherche était de décrire la place qu'occupe la profession infirmière dans les choix de carrière des élèves des classes de terminale. Particulièrement, il s'agissait d'identifier les principaux choix de carrière des élèves des classes de terminale et de décrire les facteurs associés au choix de la profession infirmière comme projet de carrière. Ce travail nous amène plus largement à nous interroger sur les voies et moyens par lesquels, les infirmier (ère)s pourraient davantage promouvoir leur profession afin qu'elle arrive en tête des choix de carrière des élèves en classe de terminale.

Références bibliographiques

Achilles, K. (2010), Image of nursing profession as viewed by secondary schools students in Ilala District, Dar es Salaam, *Dar Es Salaam Medical Students' Journal*, *17*(1), 12-18-18.

Association des infirmières et infirmiers du Canada (2015), *Cadre de pratique des infirmières et infirmiers au Canada* (2e éd.), Consulté à l'adresse www.cna-aiic.ca

Association française de normalisation (2011), *Le Projet*, Consulté à l'adresse http://ressources.aunege.fr/nuxeo/site/esupversions/6b35be1e-5317-4cd6-8db2-05485615219d/co/Module_gestion_projet.html

Bénédicte, G., & collectif (2017), *Dictionnaire Hachette*, France.

Breton, D. L. (2012), Les grands axes théoriques de l'interactionnisme, *Quadrige*, 45-98.

centre national de ressource textuelle et lexicale (2016), ÉLÈVE : Définition de ÉLÈVE, Consulté le 22 juillet 2019, à l'adresse https://cnrtl.fr/definition/%C3%A9l%C3%A8ve

Clevenot, D., & Pilon, M. (1996), Femmes et scolarisation des enfants, Consulté le 26 juillet 2019, à l'adresse https://www.researchgate.net/publication/32970337_Femmes_et_scolarisation_des_enfants

Correia, M., & Pottier, F. (2002), *La dynamique de la carrière professionnelle et les usages de la formation.*

Courtois, A.-C., Courtois, R., Cuminet, L., & Grandsure, A. (2005), What is the image of nurses today? Consulté le 22 juillet 2019, à l'adresse Étude sur la représentation de l'infirmière et réflexion sur le soin website: https://www.researchgate.net/publication/7407753_What_is_the_image_of_nurses_today_Quelle_est_l'image_de_l'infirmiere_aujourd'hui_Etude_sur_la_representation_de_l'infirmiere_et_reflexion_sur_le_soin

Denis, C., & Marc, P. (1996), *Femmes et scolarisation des enfants*, Consulté à l'adresse https://core.ac.uk/download/pdf/39852374.pdf

Didier, Nganawara (2016, mars), *Famille et scolarisation des enfants en âge obligatoire scolaire au Cameroun : Une analyse à partir du recensement de 2005*, Consulté à l'adresse https://www.odsef.fss.ulaval.ca/sites/odsef.fss.ulaval.ca/files/rr_odsef_scolarisation_cameroun_final.pdf

Didier, NGANAWARA (2016, mars), Famille et scolarisation des enfants en âge obligatoire scolaire au Cameroun : Une analyse à partir du recensement de 2005, Consulté le 11 juin 2019, à l'adresse https://www.odsef.fss.ulaval.ca/sites/odsef.fss.ulaval.ca/files/rr_odsef_scolarisation_cameroun_final.pdf

Elena, S. (2016), Expériences de mort imminente : Voyage aux confins de la conscience, Consulté le 22 juillet 2019, à l'adresse Sciences et Avenir website: https://www.sciencesetavenir.fr/sante/experiences-de-mort-imminente-voyage-aux-confins-de-la-conscience_107865

Elise, Z. N. (2018), Enseignements secondaires : Le nouveau visage des séries, *Cameroun Tribune*, Consulté à l'adresse https://www.cameroon-tribune.cm/article.html/20201/fr.html/Enseignements-secondaires-nouveau-visage-series.

Fan, A., Courtois, D., & Serga, P. (2018), Modèle conceptuel en soins infirmiers de Virginia Henderson, Consulté le 22 juillet 2019, à l'adresse http://www.ifsidijon.info/v2/wp-content/uploads/2017/09/Le-mod%C3%A8le-conceptuel-de-V.-Henderson.doc.pdf

Fang, W., Zhang, Y., Mei, J., Chai, X., & Fan, X. (2018), Relationships between optimism, educational environment, career adaptability and career motivation in nursing undergraduates: A cross-sectional study, *Nurse Education Today*, *68*, 33-39. https://doi.org/10.1016/j.nedt.2018.05.025

Glerean, N., Hupli, M., Talman, K., & Eriksson Haavisto, E. (2017), *Young peoples' perceptions of the nursing profession : An integrative review* (Vol. 57), https://doi.org/10.1016/j.nedt.2017.07.008

Hélène, D. (2018), Terminale : 8 résolutions pour réussir son année, Consulté le 22 juillet 2019, à l'adresse Studyrama.com website: https://www.studyrama.com/revision-examen/bac/revisions-et-jour-j-tous-les-conseils-pour-reussir-son/terminale-8-resolutions-pour-reussir-son-annee-103784

Kanga, I. R. (2017), *Facteurs motivant le choix de la profession infirmière par les étudiants infirmiers*, Consulté à l'adresse ESS/UCAC.

Law, W., & Arthur, D. (2003), What factors influence Hong Kong school students in their choice of a career in nursing? *International Journal of Nursing Studies*, *40*(1), 23-32. https://doi.org/10.1016/S0020-7489(02)00029-9

Liaw, S. Y., Wu, L. T., Chow, Y. L., Lim, S., & Tan, K. K. (2017), Career choice and perceptions of nursing among healthcare students in higher educational institutions, *Nurse Éducation Today*, *52*, 66-72. https://doi.org/10.1016/j.nedt.2017.02.008

LOI N*84-009 Décembre (1994), *Réglementation de l'exercice des professions d'infirmier, de sage-femme et de technicien médico sanitaire*, Consulté à l'adresse https://www.camerlex.com/wp-

Marie-Fabienne, F., & Johanne, G. (2017), Fondements et étapes du processus de recherche : Méthodes quantitatives et qualitatives (3e édition), *Revue des sciences de l'éducation*, *43*(1), 264-265. https://doi.org/10.7202/1042088ar

mediatico (2014), Terminale, Consulté le 22 juillet 2019, à l'adresse https://www.notrefamille.com/dictionnaire/

Neilson, G. R., & McNally, J. (2013), The negative influence of significant others on high academic achieving school pupils' choice of nursing as a career, *Nurse Education Today*, *33*(3), 205-209. https://doi.org/10.1016/j.nedt.2012.02.019

Neilson, G. R., & McNally, J. G. (2010), Not choosing nursing: Work experience and career choice of high academic achieving school leavers, *Nurse Education Today*, *30*(1), 9-14. https://doi.org/10.1016/j.nedt.2009.05.007

Nguyen, L., Ropers, S., Nderitu, E., Zuyderduin, A., Luboga, S., & Hagopian, A. (2008), Intent to migrate among nursing students in Uganda : Measures of the brain drain in the next generation of health professionals, *Human Resources for Health*, *6*(1), 5. https://doi.org/10.1186/1478-4491-6-5

Nightingale (2009), Nursing Service, Consulté le 22 juillet 2019, à l'adresse https://www.nightingaledelivery.co.uk/nursing-service/

Nkoum, B. A. (2016a), *Initiation à la recherche : Une nécessité professionnelle* (5e éd.). Yaoundé, PUCAC.

Nkoum, B. A. (2016b), *Initiation à la recherche : Une nécessité professionnelle* (5e éd.). Yaoundé, PUCAC.

Nursing Cameroun (2009), *Statuts d'aides-soignants*, Consulté à l'adresse https://clubnursingcameroun.blogspot.com/2009/

Organisation Mondiale de la Santé (2006), Travailler ensemble pour la santé, Consulté le 22 juillet 2019, à l'adresse https://www.who.int/whr/2006/whr06_fr.pdf

Perception (2017), Profession infirmière, Consulté le 21 juillet 2019, à l'adresse https://www.s-editions.com/adminis1/extraits_pdf/14.pdf

Radia M, B. (2015, mars 31), Career choice for nursing students in Kuwait, Consulté le 19 juillet 2019, à l'adresse http://gjournals.org/GJEPH/Publication/2015/March/PDF/012915023%20Bahman.pdf

Raymond, A., James, A., Jacob, E., & Lyons, J. (2018), Influence of perceptions and stereotypes of the nursing role on career choice in secondary students : A regional perspective, *Nurse Education Today*, *62*, 150-157. https://doi.org/10.1016/j.nedt.2017.12.028

Secrétariat international des infirmières et infirmiers de l'espace francophone (2013), *Accueil en milieu hospitalier*, Consulté à l'adresse http://www.sidiief.org/...PublicationsSIDIIEF/.../Manfoui=Moussavou=Presentati...

Secrétariat international des infirmières et infirmiers de l'espace francophone (2017), *la pratique infirmière avancée "Vers un consensus au sein de la francophonie*, Consulté à l'adresse https://www.sidiief.org/pratique-infirmiere-avancee/

Stéphanie, L. (2014), *Représentation de l'élève*, Consulté à l'adresse http://pedagopsy.eu/decalage_eleve.html

Tsou, E. (2007), *À la découverte de la profession infirmière*, Yaoundé, Saagraph.

Tuckett, A., Kim, H., & Huh, J. (2017), Image and message: Recruiting the right nurses for the profession, A qualitative study, *Nurse Education Today*, *55*, 77-81. https://doi.org/10.1016/j.nedt.2017.05.007

Villeret, G. (2008, juillet 23), Ratio femmes-hommes dans le monde • PopulationData.net. Consulté le 26 juillet 2019, à l'adresse PopulationData.net website: https://www.populationdata.net/2008/07/24/ratio-femmes-hommes-dans-le-monde/

Yilmaz, A. A., Ilce, A., Can Cicek, S., Yuzden, G. E., & Yigit, U. (2016), The effect of a career activity on the students' perception of the nursing profession and their career plan : A single-group experimental study, *Nurse Education Today*, *39*, 176-180. https://doi.org/10.1016/j.nedt.2016.02.001

Défis et enjeux de la profession infirmière en Afrique. Revue de littérature

Albertine NGO TONYE[10]

Résumé

Cet article pose le problème des lacunes dans la profession infirmière en Afrique. Cette problématique est préoccupante à cause de l'impact négatif sur la qualité des services de santé, dans la mesure où ils compromettent grandement la couverture sanitaire universelle. L'objectif de cette étude est de faire un état des lieux des connaissances actuelles sur les défis et les enjeux de la profession infirmière en Afrique, afin d'envisager des solutions futures. Pour cela, nous avons réalisé une revue de littérature scientifique en interrogeant les bases de données Pub Med, Google et Medline avec les équations de recherche : (nursing profession) and (challenges) and (Africa) / (nursing profession) and (stakes) and (Africa). Un total de 34 références bibliographiques a été retenu.

L'analyse de la littérature ressort plusieurs défis tant au niveau de la pénurie du personnel, de la demande sanitaire en mouvement, de la formation et de la pratique, de fonds pour engager ou soutenir des projets de collaboration importante, de l'initiation des projets de collaboration, du financement des études limité. La plupart de ces challenges proviennent des politiques de santé qui n'ont pas été efficaces au niveau de la planification, de la gestion des effectifs et même au niveau de la formation du personnel.

Ainsi les enjeux de la profession infirmière face à tous ces défis sanitaires ne sont autres que : la formation universitaire dans la discipline infirmière, les avancées scientifiques, la qualité des soins et la sécurité des patients, le leadership et la gouvernance des soins

Comme perspectives, nos résultats suggèrent que la profession infirmière doit s'investir dans les soins infirmiers, notamment dans la pratique infirmière avancée pour relever les défis sanitaires mondiaux.

Mots clés : défis, enjeux, profession infirmière, Afrique.

---

[10] Infirmière Msc Doctorante ESS/UCAC

Abstract

This article raises the problem of gaps in the nursing profession in Africa. This issue is of concern because of the negative impact on the quality of health services, insofar as they greatly compromise universal health coverage. The objective of this study is to take stock of current knowledge on the challenges and issues of the nursing profession in Africa, in order to consider future solutions. For this, we carried out a review of the scientific literature by querying the Pub Med, Google and Medline databases with the search equations: (nursing profession) and (challenges) and (Africa) / (nursing profession) and (stakes) and (Africa). A total of 34 bibliographical references were retained.

The analysis of the literature reveals several challenges in terms of the shortage of personnel, the changing health demand, training and practice, funds to initiate or support major collaborative projects, the initiation of collaborative projects, limited study funding. Most of these challenges stem from health policies that have not been effective in terms of planning, workforce management and even staff training.

Thus the stakes of the nursing profession in the face of all these health challenges are none other than: university training in the nursing discipline, scientific advances, quality of care and patient safety, leadership and governance of care

As perspectives, our results suggest that the nursing profession must invest in nursing, especially in advanced nursing practice, to meet global health challenges.

Keywords: challenges, stakes, nursing profession, Africa.

Introduction

Le terme *professionnel* indique un rapport social constitutif de l'identité de la personne. C'est-à-dire un état (la profession du père et de la mère pour un enfant, par exemple). Mais c'est aussi une activité rémunérée pour gagner sa vie, un métier qui vient désigner une position sociale (la profession des infirmiers), tout comme l'ensemble des personnes exerçant le même métier (la profession infirmière) (Pesqueux, 2020).

La référence à la notion de profession donne lieu aujourd'hui au développement d'une sociologie des professions, qui tient compte d'une forme de mélange entre une logique professionnelle (qui se noue autour de la notion de « compétence ») et une logique institutionnelle (qui valide l'origine, la diffusion et la transformation des compétences dont il est question dans les logiques professionnelles) (*Ibid*).

Le regroupement professionnel est aussi un facteur d'identification d'un individu à un groupe avec l'idée de la construction d'une « appartenance professionnelle ». Si la référence à la profession contient l'idée d'identification, c'est donc qu'il se joue aussi quelque chose entre « profession » (un état) et professionnalisation (un processus de socialisation, d'identification où le « désir » et la « motivation » ont une importance) (*Op .cit*).

La profession est considérée comme un groupe de praticiens appliquant une technique fondée sur un savoir particulier. Les six composantes des professions retenues par T. Parsons sont les suivantes :

- la réalisation de l'activité à temps plein : le professionnel doit vivre de sa profession, ce qui implique une forme sociale d'organisation du travail spécifique ;
- cette activité doit être régie par des règles d'activité : il s'agit du rôle central des institutions professionnelles. Le professionnel doit respecter les règles d'organisation de la profession ;
- l'existence d'un processus de formation et des écoles spécialisées, et d'une sélection pour occuper un rôle de professionnel, compte tenu d'une expertise technique, d'une éthique et des savoirs spécifiques à la profession. Ce processus de formation s'appuie sur un système de diplômes spécialisés (Parsons, 1951) ;
- l'existence d'organisations professionnelles, système de représentativité de la profession qui lui permet de se constituer comme entité capable de négocier avec l'État, les autres professions et groupes sociaux en présence, dans le but d'obtenir et de préserver son autonomie ;

- une protection légale de son monopole : la fermeture à ceux qui n'y sont pas formés ;
- cette activité doit avoir établi un code de déontologie (valeurs et croyances collectives reconnues comme légitimes et institutionnalisées devant guider les pratiques) (*Ibid*).

S'agissant de la profession infirmière, elle a pris en main progressivement sa formation et a développé son identité sous l'impulsion de quelques pionnières, dont Florence Nightingale et Léonie Chaptal. Depuis, cette profession n'a cessé d'évoluer vers une plus grande professionnalisation (Warnet, 2007).

Cependant, son évolution connait certains manquements, surtout en Afrique à cause de la faiblesse de ses effectifs, des incohérences au niveau de la formation, de l'approche d'enseignement utilisée dans cette formation et dans la pratique. Outre cela, la demande sanitaire est en mouvement et complexe. Tous les aspects cités constituent les défis pour cette profession et qui ont lieu dans un contexte de lourde charge de morbidité, du fait de la faiblesse des systèmes de santé dans ce continent.

Malgré cela, la question est de savoir quels sont les enjeux de la profession infirmière face aux défis auxquels elle est confrontée en Afrique. Pour donner un début de réponse à cette question, nous allons aborder la problématique, la méthodologie, les résultats, la discussion et enfin la conclusion.

Problématique de la profession infirmière en Afrique

L'Afrique est actuellement le deuxième continent le plus peuplé du monde, avec une population estimée à plus d'un milliard d'habitants et qui abritera plus du tiers de la population du monde d'ici la fin du siècle. Cette croissance démographique combinée à une économie en croissance, a augmenté l'urbanisation et les attentes en termes de meilleurs avantages sociaux et de bien-être amélioré (OMS, 2015). Ensuite les pandémies comme la Covid-19 se sont ajoutées aux problèmes déjà existants.

Malgré cela, le continent africain est confronté à de nombreuses adversités dans le développement de la santé de sa population et qui seraient des défis réels pour l'égalité d'accès aux structures de soins. À cela s'ajoute une faible résilience de ses systèmes de santé qui ne sont pas renforcés. L'une des composantes essentielles et efficaces de ces systèmes de santé, qui est l'infirmier se trouve face à de nombreux défis qui risquent de fragiliser encore cette résilience. Ainsi, les systèmes de santé en Afrique comptent beaucoup sur les infirmiers et les sages-femmes, car ils représentent 59 % des personnels de santé (Gerdo, Lengui & Habjouqa, 2020) et fournissent jusqu'à 90 % des services dans certains pays (OMS, 2007).

Les infirmiers mènent des actions d'évaluations et de surveillances cliniques, appliquent les plans de soins infirmiers et médicaux, assurent le suivi des patients. Ces actions sont d'une importance majeure (Côté, Tanguay & Michaud, 2014). Mais, compte tenu de la lourdeur de la tâche de soins et des nouvelles responsabilités qui leur incombent, certains font allusion à différentes raisons qui font en sorte qu'ils ne se sentent pas suffisamment outillés pour intervenir dans certaines situations cliniques (Shin, Jung & Eom, 2010).

Selon Audétat Voirol, Chapados et Laurin (2014), des lacunes au niveau du raisonnement clinique infirmier pourraient être la cause. Car certains infirmiers ont la difficulté à adapter leurs interventions dans des circonstances différentes que celles apprises en formation. En plus, ils dénoncent le fait que les formations continues théoriques et cliniques reçues sont accélérées et ne semblent pas refléter la réalité à laquelle ils sont confrontés (Al-Dossary, Kitsantas & Maddox, 2014). Ceci découlerait du fait que la formation initiale des soins infirmiers s'est faite par l'approche par objectifs, surtout en Afrique.

Bien que l'approche par objectifs permette la réalisation d'apprentissages, l'usage d'objectifs d'apprentissage présente des inconvénients. Dans cette démarche, la transmission des connaissances est structurée selon le jugement de l'enseignant et l'apprenant doit être capable de reproduire fidèlement le modèle qui lui est enseigné. Donc, il n'est pas au centre de son apprentissage (Nguyen & Blais, 2007). De plus, l'approche par objectifs tient peu compte des apprentissages en lien avec la créativité, l'expression, la découverte, dont les résultats sont peu prévisibles. Dès lors, elle induit une fragmentation des connaissances qui entrave à la signifiance des apprentissages à réaliser (Deronne, 2012).

Or, le domaine de la santé est influencé par de nouvelles réalités que sont les avancées de la science et de la technologie, l'émergence de nouveaux champs de pratique et les besoins complexifiés de la population en matière de santé (INSPQ, 2011). Devant une telle évolution de la société, la transformation des rôles des professionnels de la santé s'avère plus que nécessaire afin d'ajuster leurs pratiques aux changements en cours, pour répondre aux besoins de la clientèle (*Ibid*). Ces différents aspects contraignent les professionnels de la santé à manager des situations de plus en plus complexes et à être à la fine pointe de la technologie (Dubois, D'Amour & Brault, 2013).

Toutefois, il est primordial que, tout au long de leur parcours professionnel, les infirmiers puissent avoir des formations pertinentes et réalistes pouvant leur donner un aperçu des situations complexes auxquelles ils seront confrontés. Ces formations devraient leur permettre de développer des compétences d'interventions efficaces au niveau de la gestion du patient, de sa famille ainsi que de l'équipe de soins, en plus de pouvoir les transférer efficacement dans leur pratique quotidienne. L'approche par compétences (APC) permet au travers de ses différentes activités pédagogiques, l'intégration multidisciplinaire de connaissances de façon optimale et la capacité à l'apprenant de donner un sens à ses apprentissages (Tardif, 2003). À la suite de ce constat, le rapport de l'INSPQ recommande l'utilisation de l'approche par compétences en milieu clinique comme approche de formation des professionnels de la santé, et ce, à l'image de certains milieux académiques (INSPQ, 2011). Ainsi, l'approche par compétences, qui a pour fondement le cognitivisme, le constructivisme et le socioconstructivisme, semble être pertinente pour le développement des compétences. En effet, elle permet d'assurer l'amélioration constante des pratiques au sein du système de santé étant donné la complexité grandissante des situations, le changement organisationnel et l'essor des nouvelles technologies de l'information et de la communication (*Ibid*).

Cependant, l'approche par compétences propose de considérer l'apprentissage comme un processus actif et contextualisé, qui apprête les apprenants à agir en situation réelle. Donc, le formateur développe des activités basées sur des méthodes d'enseignement et d'apprentissage actives qui placeront l'étudiant au cœur de son apprentissage grâce à des situations authentiques et signifiantes. Ce qui stimule sa motivation et construit ses apprentissages en collaboration avec ses pairs (Charette, 2018). L'objectif est que l'apprenant soit préparé aux défis et aux situations qu'il rencontrera dans sa pratique. Ainsi, selon Goudreau, Boyer et Létourneau, 2014), l'approche par compétences peut favoriser non seulement le développement de compétences individuelles des professionnels de la santé, mais aussi collectives, particulièrement dans ce contexte de soins de grande complexité. Dès lors, dans un souci de garantir la sécurité des patients et la qualité des soins, tout en assurant une formation continue pertinente à tous les niveaux (p. ex., orientation), plusieurs auteurs concluent qu'il est primordial de changer l'approche pédagogique de formation continue des professionnels de la santé (Goudreau et *al*., 2009 ; INSPQ, 2011 ; Cusack, Gilbert & Fereday, 2013). Ainsi, force est de constater que les infirmiers ont besoin de formation professionnelle continue afin de faire face aux défis qu'impose l'exercice de la profession (Milhomme & Gagnon, 2010) particulièrement au niveau du développement de la compétence du raisonnement clinique infirmier, mais aussi à celle du leadership clinique infirmier.

Par ailleurs, l'autonomie représente aujourd'hui un enjeu majeur pour les infirmiers. L'autonomie infirmière est reliée au processus de professionnalisation et constitue son aboutissement. « *La recherche de l'autonomie professionnelle a pris de plus en plus d'importance pour les infirmiers ces dernières années ...la reconnaissance de l'autonomie, l'attribut le plus inestimable et le plus stratégique d'une profession, constitue l'aboutissement normal du mouvement de professionnalisation de la pratique infirmière ...* » (Goulet, 1999, p.135). Le terme de professionnalisation qui est décrit comme un processus, renvoie à plusieurs aspects pour lequel il est utilisé : l'activité elle-même, le groupe qui exerce cette activité, les savoirs liés à cette activité, l'individu exerçant l'activité et la formation à l'activité. Or, parmi l'ensemble de ces aspects, le savoir joue un rôle central dans la compréhension des professions (Bourdoncle, 2000). Ce savoir concerne la nature des soins infirmiers qui renvoie à la prévention, au maintien et à la promotion de la vie. Ces éléments sont reconnus comme étant spécifiques de la pratique infirmière.

Nonobstant, dans ces pays aux prises avec de graves pénuries d'effectifs en infirmiers, on note un accroissement des soins de santé primaires, une faible couverture vaccinale, une réduction de la survie des enfants et des mères, ainsi qu'une issue plus dramatique des affections et de différents problèmes de santé. Devant ces conséquences, l'OMS craint que la pénurie empêche l'atteinte des Objectifs du Développent Durable (OMS, 2006)

Ainsi, l'évaluation entre la norme et la situation actuelle de la profession infirmière dépend des écarts constatés, qui impliquent un ensemble de défis et d'enjeux à la fois individuels, politiques, sociaux et aussi contextuels.

Méthodologie

L'objectif de cette étude est de faire un état des lieux des connaissances actuelles sur les défis et les enjeux de la profession infirmière en Afrique, afin d'envisager des solutions futures. Pour cela, nous avons réalisé une revue de littérature scientifique en interrogeant les bases de données Pub Med, Google et Medline avec les équations de recherche : (nursing profession) and (challenges) and (Africa) / (nursing profession) and (stakes) and (Africa). La période d'étude incluait les articles de 1951 à 2021. Ainsi, après avoir lu les titres et les contenus, 40 références bibliographiques ont été retenues, y compris celles de la littérature grise.

Toutefois, les résultats montrent que la profession infirmière fait face à de nombreuses adversités dans le développement de la santé de sa population et qui seraient des challenges et des enjeux pour des soins de qualité.

Résultats

La suite de cette analyse ressort :

- les défis au niveau de la pénurie du personnel ;
- les défis par rapport à une demande sanitaire en mouvement ;
- les défis au niveau de la formation et la pratique
- des défis par rapport aux fonds pour engager ou soutenir des projets de collaboration importante ;
- les défis par rapport à l'initiation des projets de collaboration ;

- les défis par rapport au financement des études qui est limité.

Par rapport à ces défis, les enjeux sont :

- la formation universitaire dans la discipline infirmière ;
- les avancées scientifiques ;
- la qualité des soins et la sécurité des patients ;
- le leadership et la gouvernance des soins.

La partie suivante se propose de discuter les résultats.

Discussion

Dès lors, quels sont les défis et les enjeux auxquels la profession infirmière fait face en Afrique ?

- ***les défis au niveau de la pénurie du personnel***

L'origine et l'impact de cette pénurie sont les changements démographiques qui entraînent les changements de modes de vie et une recrudescence des maladies chroniques.

Moins de professionnels de la santé signifie limiter l'offre de services et de soins et oblige à prioriser les urgences. Les professionnels de la santé travaillent alors davantage en mode réactif qu'en mode préventif. Dans les pays les plus pauvres, en raison du manque de professionnels, la santé de la population tend à se détériorer (OMS, 2006).

- ***les défis par rapport à une demande sanitaire en mouvement***

L'OMS a émis des recommandations concernant les nouvelles formations infirmières, sur la base du constat généralisé de la complexification des soins. Cette dernière relève de plusieurs facteurs : la prise en compte de la culture, qui joue un rôle déterminant, notamment dans l'adhésion thérapeutique des patients. Cela a plus d'influence en Afrique où les représentations sociales dominent dans les soins et la guérison des maladies chroniques (Desclaux, 2003) ; les modes et lieux de prises en charge de patients ou de groupes ayant des comportements dits à risques se diversifient ; les progrès technologiques sont constants et il n'est plus possible d'ignorer les problèmes que les recherches épidémiologiques et démographiques mettent en évidence : toxicomanie et Sida, vieillissement de la population ; problèmes de l'adolescence ; importances des maladies cardio-vasculaires (Piguet, 2008).

- ***les défis au niveau des incohérences dans la formation et la pratique***

Les évaluations des programmes de formation des infirmiers et des sages-femmes menées par l'OMS et d'autres partenaires entre 2008 et 2013, ont révélé que d'importants écarts existaient entre les pays, et en particulier parmi les pays africains francophones, anglophones et lusophones en matière d'orientations des programmes. Des préoccupations ont été exprimées à l'égard des programmes de formation des infirmiers et des sages-femmes parmi lesquelles figurent des incohérences dans la qualité des programmes d'enseignement ; la nature fragmentée des cursus ; des cursus axés sur le contenu plutôt que fondés sur les compétences ; des cursus principalement orientés vers le milieu hospitalier qui ne correspondent pas aux besoins du système de santé ; des conditions d'admission différentes et la mauvaise qualité des enseignants qui mettent en œuvre les cursus (OMS, 2011 ; OMS, 2012 ; Frenk et *al.*, 2010).

Par conséquent, les apprentissages acquis lors de la formation ne sont pas intégrés en milieu clinique : non utilisation du partogramme lors des accouchements, la non utilisation du plan de soins chez les malades en clinique. Sans oublier les problèmes liés aux stages de formation avec l'absentéisme durant les stages ; le manque d'encadrement durant les stages ; la faiblesse de l'utilisation de l'outil informatique en formation initiale. À ce sujet, des études sélectionnées ont indiqué que les étudiants en sciences infirmières utilisaient plusieurs outils des technologies de l'information et de la communication principalement à des fins académiques et rarement pour la pratique clinique (Harerimana, Wicking & Yates, 2021). Ainsi, en Afrique, les défis de l'enseignement de l'informatique dans l'enseignement infirmier comprenaient : des compétences limitées en technologies de l'information et de la communication parmi les professeurs et les étudiants ; mauvaises stratégies d'enseignement ; et un manque de normalisation des compétences en informatique infirmière (*Ibid)*.

- ***les défis par rapport au manque de fonds pour engager ou soutenir des projets de collaboration importante***

L'accès au financement des bailleurs de fonds ou fondations pour les projets multi-pays est pesant. Leur financement est entièrement basé sur les pays individuellement. Ces restrictions constituent des obstacles à la collaboration Sud-Sud (Mzobanzi & Mboya Leana, 2012).

- ***les défis par rapport au manque d'initiation des projets de collaboration***

Les universités du Sud n'ont pas la tradition d'initier des projets de collaboration. Le plus souvent, les établissements d'enseignement supérieur (EES) africains attendent d'autres parties (généralement provenant du Nord) pour initier et mener de tels projets (Mzobanzi & Mboya Leana, 2012).

- ***les défis par rapport au financement des études limité***

Puisque le financement est limité, de nombreux infirmiers ne peuvent pas procéder à des études supplémentaires. Leur développement et les opportunités professionnelles possibles en sont étouffés ((Mzobanzi & Mboya Leana, 2012).

Dans de nombreux pays, les salaires sont liés à des qualifications. Avec les possibilités d'éducation limitées offertes aux infirmiers et sages-femmes, ils n'ont pas la possibilité de développer leur potentiel de revenu (Dovlo, 2002).

Par rapport à ces défis, les enjeux sont :

- ***la formation universitaire dans la discipline infirmière***

La formation universitaire des infirmières et infirmiers est une réponse aux défis des systèmes de santé. Elle représente la valeur ajoutée de la discipline et a des impacts positifs sur les pratiques de soins dans les systèmes de santé (Berger, 2018).

Toutefois, certains facteurs influencent l'accès et la persévérance aux études universitaires, avec entre autres, des inégalités d'accès selon le milieu socioéconomique. L'origine sociale d'un individu joue le plus souvent, un rôle dans les possibilités qui vont s'offrir à lui au cours de son cheminement scolaire et influence son accessibilité à la formation universitaire.

Ainsi, il faut comprendre la reproduction sociale comme un « *mécanisme selon lequel les inégalités sociales provenant des caractéristiques socioéconomiques et culturelles familiales se transforment en inégalités scolaires pour ensuite se concrétiser en inégalités sociales lorsque l'individu s'insère sur le marché du travail. En somme, l'individu conserve le même rang social que celui de ses parents au fil de son parcours de vie scolaire et professionnel* » (Magnan & Vidal, 2015, p. 217). Autrement dit, les inégalités sociales se transforment en inégalités scolaires qui, à leur tour, limitent les occasions professionnelles. Cette tendance semble s'accentuer pour l'accès aux études universitaires (Chenard et Doray, 2013a).

Dès lors, le manque d'études supérieures en soins infirmiers laisse la profession sans infirmiers chercheurs pour augmenter les connaissances en sciences infirmières dans ces pays. Par conséquent, de nombreux problèmes en matière de soins infirmiers et de la santé ne sont toujours pas résolus, et il n'y a aucune connaissance nouvelle au sujet de ces problèmes (Mzobanzi & Mboya Leana, 2012).

- ***Les avancées scientifiques***

Les connaissances générées par la recherche en sciences infirmières présentent des retombées utiles à la pratique clinique (Berger, 2018). Ce domaine de recherche se propose de trouver des solutions par rapport aux problèmes rencontrés dans la pratique auprès des personnes et qui pourraient améliorer la pratique des soins.

Dans tous les pays, on valorise l'innovation clinique pour soutenir des gains d'efficacité, de qualité et d'efficience. Ainsi, la recherche issue de la discipline professionnelle infirmière a contribué à la production ou à la consolidation de savoirs qui ont été à la base de changement de pratiques. Pourtant, sa contribution demeure insuffisamment reconnue et mise à profit pour soutenir de manière optimale l'évolution des soins et des pratiques (Berger, 2018).

Les recherches sur les problèmes de santé des pays africains sont souvent faites par des chercheurs des pays développés. Par conséquent, les experts sur les problèmes africains ne sont pas des Africains. Une telle situation laisse l'Afrique dépendante de l'expertise externe. Partant, cette situation malheureuse oblige les pays africains à s'appuyer essentiellement sur des analyses scientifiques et les résultats trouvés par les pays développés, alors que les données ont été recueillies en Afrique (Mzobanzi & Mboya Leana, 2012).

- ***la qualité des soins et la sécurité des patients***

La profession infirmière face aux défis de performance : la pénurie d'infirmières et d'infirmiers, les méthodes de dotation inappropriées, les effectifs insuffisants posent une menace importante à la sécurité des patients (Berger, 2018). La profession de tous les pays dénonce les décisions prises relativement aux ressources infirmières de la part des administrations, qui ne tiennent pas toujours compte des résultats de soins dans la recherche d'efficience. Pourtant, la littérature internationale démontre les impacts économiques positifs d'une pratique infirmière de qualité : réduction des complications, des temps de séjours, des réadmissions, des erreurs et des incidents évitables ont un bénéfice économique (*Ibid*).

- ***le leadership et la gouvernance des soins***

L'innovation est nécessaire pour gérer la complexité : la gouvernance des établissements de santé s'inspire de plus en plus des grandes tendances de gestion dominées par la recherche d'efficience et d'efficacité. L'organisation des services cliniques constitue une composante centrale de la gestion des milieux de soins (Berger, 2018).

Notamment, la prestation des soins infirmiers s'avère être un défi dans cette recherche d'efficience dominée par les contraintes budgétaires. Les directions de soins prennent des décisions ayant un impact important sur la qualité des soins et la sécurité des patients. Cependant, il n'existe pas de telles normes de pratique par rapport auxquelles la qualité de la prise de décision clinique par les infirmières peut être évaluée (Arries, 2006). La dotation sécuritaire de personnel infirmier, le rehaussement des compétences cliniques, le soutien à l'interdisciplinarité, l'évolution des pratiques cliniques et l'implantation des résultats de recherche sont autant de facteurs qui doivent guider les directeurs de soins (Berger, 2018).

Pourtant, la pratique infirmière avancée nuance et détermine l'ensemble des six compétences clés de son rôle. Ces six compétences sont le coaching, la consultation, la pratique basée sur des données probantes, le leadership, la collaboration et la prise de décision éthique ((Hamric, Hanson & O'Grady, 2014).

Néanmoins, la gestion des soins a besoin d'un leadership. Aussi, le leadership est un processus par lequel un individu influence un groupe d'individus pour réaliser un but commun (Northouse, 2016). Ce type de management présente un intérêt dans l'approche par compétences parce qu'il améliore l'effet des soins auprès des patients (Laschinger & Fida, 2013) ; il développe les systèmes de soins (Tomey, 2009 ; Manochlovich, 2005) et fait progresser la profession infirmière (Hamric, Hanson & O'Grady, 2014).

Ainsi, Mathieu, Bell & Morin (2016) proposent dans la figure suivante, un modèle de développement pour la formation et la pratique clinique, concernant les compétences de leadership pour la pratique infirmière avancée.

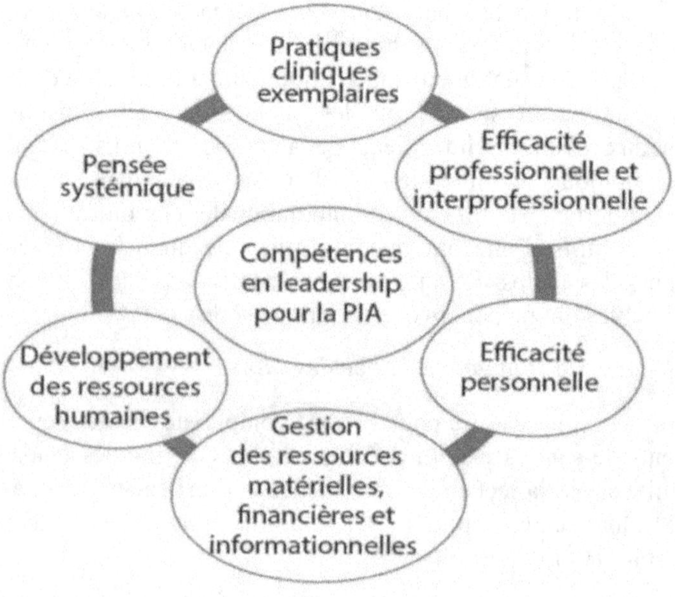

Figure 2. **Modèle adapté de Sherman et al. [3,4] pour le développement des compétences en leadership infirmier pour la PIA.**

Source : Mathieu, Bell & Morin (2016)

À l'issue de ce modèle, les compétences proposées sont : (1) les pratiques cliniques exemplaires ; (2) l'efficacité professionnelle et interprofessionnelle ; (3) l'efficacité personnelle ; (4) la gestion des ressources matérielles, financières et informationnelles ; (5) le développement des ressources humaines ; (6) la pensée systémique. Des comportements clés accompagnent chacune de ces compétences.

Conclusion

Au terme de cette recherche, nous avons constaté que la profession infirmière doit faire face à plusieurs défis tant au niveau de la pénurie du personnel ; de la demande sanitaire en mouvement, la formation et de la pratique ; de fonds pour engager ou soutenir des projets de collaboration importante, de l'initiation des projets de collaboration, du financement des études limité. La plupart de ces challenges proviennent des politiques de santé qui n'ont pas été efficaces au niveau de la planification, de la gestion des effectifs ; même au niveau de la formation du personnel et de la pratique.

Ainsi les enjeux de la profession infirmière face à tous ces défis sanitaires ne sont autres que : la formation universitaire dans la discipline infirmière, les avancées scientifiques, la qualité des soins et la sécurité des patients, le leadership et la gouvernance des soins.

Sans la profession infirmière, des millions de personnes à travers le monde n'auront pas la possibilité d'accéder à des services de santé de qualité, sûrs et abordables. Dans la mesure où c'est le groupe le plus important des effectifs de santé et qui assure la majeure partie des soins, notamment dans le cadre des soins de santé primaires.

Toutefois, pour accompagner l'évolution des besoins de la population mondiale et répondre aux attentes des usagers, les systèmes de santé à travers le monde devraient changer et se restructurer. À mesure que les systèmes s'adaptent et réorientent les politiques sur les exigences diverses en matière de services de soins de santé, des perspectives s'ouvrent pour les infirmiers, en particulier pour les infirmiers en pratique avancée, en vue de combler ces impératifs et les besoins non satisfaits (Carryer, Wilkinson & Gardner, 2018). Pour bénéficier des soins de qualité, certains mécanismes doivent être mis en place pour assurer l'efficacité des normes et de la réglementation pour la formation, la pratique et la gestion des effectifs des infirmiers. Cette formation et cette pratique devraient se faire selon une approche par compétences, pour pouvoir administrer des soins de qualité et sécuriser les patients.

Comme perspectives, nos résultats suggèrent que la profession infirmière doit s'investir dans les soins infirmiers, notamment dans la pratique infirmière avancée, pour relever les défis sanitaires mondiaux.

Références bibliographiques

Al-Dossary, R., Kitsantas, P., & Maddox, T.J. (2014). The impact of residency programs on new nurse graduates' clinical decision-making and leadership skills: A systematic review. *Nurse Educator Today, 34 (6)*, 1024–1028. Doi: 10.1016/j.nedt.2013.10.006.

Audetat Voirol, M.-C., Chapados, C., & Laurin, S. (2014). Le raisonnement clinique de l'infirmière. *Perspectives infirmières, 11 (1),* 37-40. https://archiveouverte.unige.ch/unige:88607,

Berger, V. (2018). La profession infirmière engagée vers l'avenir : chercher, innover, soigner. *7è Congrès mondial des infirmières et infirmiers francophones*. Congrès mondial des infirmiers et infirmières. SIDIEF. Bordeaux.

Bourdoncle, R. (2000). Autour des mots "Professionnalisation, Formes et dispositifs". *Recherche et Formation,* Vol. 35, p. 117-132

Carryer, J., Wilkinson, J., & Gardner, G. (2018). Delineating Advanced Practice Nursing in New Zealand: A national survey. *International Nursing Review*, n° 65(1), p. 24-32

Charette, M. (2018). *Compétences d'infirmiers nouvellement diplômés d'un programme de baccalauréat basé sur l'approche par compétences : une ethnographie ciblée d'un milieu de soins aigus* (thèse de doctorat, Université de Montréal, Papyrus). Repéré à https://papyrus.bib.umontreal.ca/xmlui/bitstream/handle/1866/21204/Charette_Martin_2018_these.pdf?sequence=4&isAllowed=y)

Chenard, P., & Doray, P. (2013a). « L'accessibilité aux études postsecondaires au Québec : quelles démocratisations? », dans Pierre Chenard, Pierre Doray, Edmond-Louis Dussault et Martin Ringuette (dir.), *L'accessibilité aux études postsecondaires : un projet inachevé*, Québec, Presses de l'Université du Québec, p. 49-67

Côté, S., Tanguay, A., & Michaud, C. (2014). Élaboration et validation d'un test de concordance de script pour évaluer le raisonnement clinique des infirmières en contexte de détérioration de la condition clinique. *Pédagogie Médicale 15 (1*), 7-20. DOI : https://doi.org/10.1051/pmed/2014004

Cusack, L., Gilbert, S., & Fereday, J. (2013). Flexibility in competency-based workplace transition programs: An exploratory study of community child and family health nursing. *Journal of Continuing Education in Nursing, 44 (3)*, 129–136.).

Deronne, M. (2012). *L'approche par les compétences dans l'enseignement des mathématiques*. Mémoire de master en sciences mathématiques. Université du Mons, France.

Desclaux, A. (2003). Les antirétroviraux en Afrique: De la culture dans une économie mondialisée. *Anthropol Sociétés*. 2003; 27(2):41.

Dovlo, D.Y. (2002). Rétention et affectation des agents et des professionnels de la santé en Afrique. Document technique présenté à la réunion mondiale de l'OMS et à la réunion consultative de la Banque Mondiale. *Bâtir des partenariats stratégiques dans l'éducation et la santé en Afrique.* Addis Ababa, Éthiopie, 29 janvier au 1er février 2002

Dubois, C.-A., D'Amour, D., & Brault, I. (2013). Conceptualizing performance of nursing care as a prerequisite for better measurement: A systematic and interpretive review. *BMC nursing. 12*, 7. Doi:10.1186/1472-6955-12-7.).

Frenk, J., Chen, L., Bhutta, Z. A., Cohen, J., Crisp, N., Evans, T., & *al.* (2010). Health professionals for a new century: transforming education to strengthen health systems in an interdependent world. *Lancet* . 2010 Dec 4;376(9756):1923-58. doi: 10.1016/S0140-6736(10)61854-5. Epub 2010 Nov 26. PMID: 21112623

Gerdo, V., Lengui, I.R., & Habjouqa, T. (2020). Situation du personnel infirmier dans le monde. Investir dans la formation, l'emploi et le leadership. ISBN 978-92-4-000335-4 (version électronique). ISBN 978-92-4-000336-1 (version imprimée) © Organisation mondiale de la Santé 2020.

Goudreau, J., Boyer, L., & Létourneau, D. (2014). Clinical Nursing Reasoning in Nursing Practice: A Cognitive Learning Model based on a Think Aloud Methodology, *Quality Advancement in Nursing Education - Avancées en formation infirmière* : *1 (4)*. DOI : https://doi.org/10.17483/2368-6669.1009

Goulet, O. (1999). L'autonomie professionnelle et la pratique infirmière. In Goulet, O., Dallaire, C. (dir.). *Soins infirmiers et société.* Paris: Gaëtan Morin, p. 135.

Hamric A. B., Hanson C. M., &O'Grady E. T. (2014). Advanced Practice Nursing: An Integrative Approach. (5e ed.) Elsevier Health Science

Harerimana, A., Wicking, K., & Yates, K. (2021). Integrating nursing informatics into undergraduate nursing education in Africa: A scoping review. *Int Nurs Rev* . 2021 Sep;68(3):420-433. doi: 10.1111/inr.12618. Epub 2020 Sep 6. PMID: 32893345. PMCID: PMC8519132

Institut National de Santé Publique du Québec (INSPQ). (2011). *L'approche par compétences : Un levier de changement des pratiques en santé publique au Québec.* 5-48. Repéré à https://www.inspq.qc.ca/sites/default/files/publications/1228_approchecompetences.pdf.

Laschinger, H.K.S., & Fida, R. (2013). A time lagged analysis of the effect of authentic leadership on workplace bullying, burn out and occupations turnover intentions. *Eur J Work Organ Psychol* 2013: 1-15

Magnan, M-O., & Marjorie, V. (2015). « Le tri social et ses conséquences sur le parcours scolaire des élèves », dans Stéphanie Demers, David Lefrançois et Marc-André Éthier (dir.), *Les fondements de l'éducation : perspectives critiques*, Montréal, Éditions Multimondes, p. 209-261.

Manochlovich, M. (2005). The effect of nursing leadership on hospital nurses professional practice behaviors. *J Nurse Admin* 2005 ; 35 (7-8) : 366-74

Mathieu, L., Bell, L., & Morin D. (2016). Les compétences de leadership pour la pratique infirmière avancée : proposition d'un modèle de développement pour la formation et la pratique clinique. *Revue Francophone Internationale de Recherche Infirmière*. juin 2016;2(2):105-13. http://dx.doi.org/101016/j.refiri.2016.04.003

Milhomme, D., & Gagnon, J. (2010). Étude descriptive des facteurs facilitant et contraignant le développement de la compétence des infirmières en soins critiques. *Recherche en soins infirmiers, 103, (4),* 78-91. doi:10.3917/rsi.103.0078

Mzobanzi, M., & Mboya Leana, R. UYS. (2012).Soins infirmiers et obstétricaux en Afrique. Un programme d'études supérieures. *Série de recherches sur le développement en Afrique.*

Nguyen, D.Q., & Blais, J-G. (2007). Approche par objectifs ou approche par compétences ? Repères conceptuels et implications pour les activités d'enseignement, d'apprentissage et d'évaluation au cours de la formation clinique. *Pédagogie médicale*, 8 (4), 232-251.http://doi.org/10.1051/ pmed : 200706

Northouse PG.(2016. *Theory and practice*.7th ed. Thousands Oaks. California:Sage;p.6

OMS. (2006). *Travailler ensemble pour la santé*, Rapport sur la santé dans le monde 2006.

OMS. (2011). Santé sexuelle et reproductive : compétences de base en soins primaires, Genève : Organisation mondiale de la Santé.

OMS. (2012). Arrivés trop tôt : *Rapport des efforts mondiaux*

OMS. (2015). Statistiques sanitaires mondiales Genève; 2015

Parsons, (T. (1951). *The Social System*, Free Press, New-York, 1951 (traduction francaise, Dunod, Paris, 1993)

Pesqueux, Y. (2020). *Praticien, professionnel et expert*. Doctorat. France. 2020. halshs-02543829. HAL Id: halshs-02543829. https://halshs.archives-ouvertes.fr/halshs-02543829. Submitted on 15 Apr 2020

Piguet, C. (2008). *Autonomie dans les pratiques infirmières hospitalières, contribution à une théorie agentique du développement professionnel. Education.* Université de Nanterre – Paris. France. X, 2008.Français. tel-00331476HAL Id: tel-00331476. https://tel.archives-ouvertes.fr/tel-00331476

Shin, K. R., Jung, D. et Kim, M. W. (2010). Clinical supervisors' satisfaction with the clinical competence of newly employed nurses in Korea, *Nursing Outlook, 58 (3),* 129–134

Tardif, J. (2003). Développer un programme par compétences : de l'intention à la mise en œuvre. *Pédagogie collégiale,* 16 (3), 36-44.

Tomey, A.N.N. (2009). Nursing leadership and management effects work environments. *J nurse Manage* 2009; 17 (1) 15-25

Tremblay, M. (2008). Analyse des impacts de la mondialisation sur la santé au Québec *Rapport 5 — Enjeux et défis de la pénurie des professionnels de la santé.* Avril 2008. Laboratoire d'études sur les politiques publiques et la mondialisation.

Warnet, S. (2007). La profession d'infirmière d'hier à aujourd'hui. *Revue de l'infirmière.* N° 134, 2007/10, pages 15-43

WHO. (2007). Taking stock: task-shifting to tackle health worker shortages, Geneva: World Health Organization

Parcours de vie des personnes vivant avec l'épilepsie

Marie-Thérèse NGA et Monique AMOR NDJABO

Résumé

L'épilepsie est une maladie chronique qui impacte fortement la vie des personnes touchées dans les dimensions biopsychosociales, culturelles et spirituelles. La personne vivant avec l'épilepsie est confrontée à de nombreuses difficultés dans son parcours de vie. Les conséquences de l´épilepsie représentent un lourd fardeau pour les personnes qui en sont atteintes ainsi que leur famille. L'objectif de cette étude consiste à décrire le parcours de vie des personnes vivant avec l'épilepsie. Nous nous sommes intéressés aux difficultés rencontrées par les personnes vivant avec l'épilepsie ainsi qu'aux ressources qu'elles mobilisent dans leur parcours de vie. Cette étude qualitative, phénoménologique et descriptive a été réalisée auprès de huit personnes vivant avec l'épilepsie, suivies au Centre de Santé Mentale Benoit Menni d'Efoulan. En nous référant à la méthode clinique, l'étude s'intéresse au discours singulier des personnes. Un guide d'entretien nous a servi d'outil de collecte des données. La théorie invoquée dans l'étude est celle du parcours de vie de Montigny. Les résultats obtenus par l'analyse de contenu révèlent que le parcours de vie des personnes vivant avec l'épilepsie est caractérisé par les difficultés rencontrées, liées à la détérioration de l'état de santé et de la relation sociale, aux crises à répétition, aux coûts élevés du traitement, à la perturbation de l'activité scolaire et professionnelle. Pour faire face à cette maladie, les personnes mobilisent des ressources, notamment, le soutien social assuré par la famille, la prière et l'insertion sociale.

Mots Clés : Épilepsie, Personne souffrant d'épilepsie, Parcours de Vie.

Abstract

Epilepsy is a chronic disease that strongly impacts the life of those affected from the biopsychosocial, cultural and spiritual dimensions. The person living with epilepsy faced many difficulties in his daily life. The consequences of epilepsy represent a heavy burden for people who suffer from it together with their families. The objective of this study was to describe the life course of people living with epilepsy. We were interested in the difficulties encountered by people living with epilepsy as well as the resources they mobilize in their life course. This qualitative, descriptive and phenomenological study was carried out with eight people living with epilepsy that consulted at the Benoit Menni Mental Health Center at Efoulan. By referring to the clinical method, the study focused on the singular discourse of people. An interview guide served as a data collection tool. The theory invoked in the study is that of Montigny's life course. The results obtained by the content analysis revealed that the life course of people living with epilepsy was characterized by the difficulties encountered related to the deterioration of the state of health and the social relationship, repeated seizures, high costs treatment, disruption of school and work. To cope with this disease, people mobilized resources, in particular, social support provided by the family, prayer, as well as social integration.

Keywords: Epilepsy, Person suffering from epilepsy, Life course.

Introduction

L'épilepsie est une maladie neurologique chronique caractérisée par la répétition spontanée de crises provoquées par l'hyperactivité d'un groupe de neurones dans le cerveau. Elle constitue un problème de santé publique de par sa récurrence dans le monde, sa sévérité et son impact sur le parcours de vie des personnes souffrant d'épilepsie. Cette pathologie présente des conséquences graves qui se manifestent par des invalidités, des incapacités ayant des répercussions sur les dimensions : biopsychosociale, culturelle et spirituelle. Le plus souvent victimes de stigmatisation et de discrimination, ces personnes vivent des situations difficiles en matière d´éducation, d´emploi, de mariage ou de santé reproductrice. Selon l'OMS (2019), près de 80% des personnes souffrant d'épilepsie vivent dans les pays à revenu faible ou intermédiaire. Ce travail retrace le parcours de vie des personnes vivant avec l'épilepsie, en mettant l'accent sur la survenue de l'épilepsie, les répercussions de l'épilepsie sur la vie des personnes vivant avec l'épilepsie et les intentionnalités de la personne vivant avec l'épilepsie.

L'épilepsie est une maladie neurologique chronique qui est caractérisée par la récurrence des crises épileptiques. Les étiologies sont multiples. L'une des étiologies est relative aux dysfonctionnements neurologiques, responsables des crises récurrentes, se manifestant par de brefs épisodes de tremblements involontaires touchant une partie ou l'ensemble du corps. Ces crises sont des décharges électriques excessives dans un groupe de cellules cérébrales qui s'accompagnent parfois d'une perte de conscience et du relâchement des sphincters vésicaux et anaux. En Afrique sub-saharienne, l'épilepsie reste un problème majeur de santé publique avec des conséquences sociales dévastatrices (Albakaye et al., 2012). La qualité de vie des personnes vivant avec l'épilepsie est négativement impactée par l'étiologie et les comorbidités. Au Cameroun, Kuate et al. (2013), relèvent que la prévalence est plus élevée que dans les pays développés où elle varie entre 40 et 70 cas d'épilepsie/100 000 habitants par an. Aux manifestations cliniques de la maladie, s'ajoutent les représentations sociales et culturelles qui, selon Pilard et al. (1992), se manifestent par le rejet, la peur et la marginalisation.

Notre travail s'intéresse au parcours de vie des personnes vivant avec l'épilepsie et met l'accent sur le développement des individus, de la conception à la mort. Il cherche à saisir les logiques qui structurent les trajectoires diverses, mais permet également d'appréhender les interactions qui lient les unes aux autres, tout en précisant leur ancrage dans des contextes sociaux particuliers (Dubreuil et al., 2020). Il explore les trajectoires et les transitions en insistant sur le fait que la succession des expériences de vie a des conséquences sur la santé ou le bien-vieillir. L'avancement en âge n'est plus alors vu comme un processus immuable, basé principalement sur des repères biologiques, mais plutôt comme une réalité expérientielle impliquant des interactions continuelles entre le corps, la psyché et le monde social. Au cœur de cette théorie, se trouve un modèle du comportement humain qui analyse les effets des expériences et le changement personnel sur les conditions de vie et le rapport à la santé. Des trajectoires de la personne vivant avec l'épilepsie, se démarquent des perturbations qui ont trait à la carrière, à la vie familiale ou à l'exposition à des conditions incommodantes, autrement dit, des perturbations biopsychosociales, touchant toutes les sphères de la vie de la personne.

Méthodologie

Notre étude s'est déroulée au Centre de Santé Mentale Benoît Menni d'Efoulan, dans la ville de Yaoundé. Les données exploitées dans cet article ont été collectées dans le cadre de notre mémoire de Master en Sciences Infirmières. L'enquête de terrain a été réalisée pendant la période du 25 septembre au 25 octobre 2021. La population d'étude est constituée de huit personnes vivant avec l'épilepsie. Se référant à la méthode clinique, l'étude s'intéresse au discours singulier des personnes afin de faire émerger les significations.

Ce travail s'inscrit dans une démarche qualitative qui vise à comprendre un objet social en profondeur et nous permet de rendre compte des parcours de vie des personnes vivant avec l'épilepsie. Nous avons utilisé le guide d'entretien basé sur les entretiens approfondis de type semi-directifs, basés sur les récits de vie. Selon Blanchet et Gotman (2015), l'entretien s'impose à chaque fois que l'on ignore le monde de référence. Il procure une information biographique à la demande du chercheur sur l'interviewé et soumet ainsi le questionnement à la rencontre. Cette approche nous a permis de mieux appréhender le parcours de vie des personnes vivant avec l'épilepsie. Les récits de vie de ces personnes sont structurés autour d'une succession temporelle d'évènements, de situations, de projets et des actions dans la durée qui en résulte. Dans l'élaboration du guide d'entretien, nos intérêts ont été centrés sur l'historique et la temporalité des évènements survenus dans la vie de la personne vivant avec l'épilepsie, la description des répercussions des différents évènements apparus dans la vie de la personne ainsi que l'intentionnalité de la personne face à l'épilepsie.

Résultats et discussion

Les résultats ont été obtenus après transcription des discours et analyse de contenu des verbatim. Nous présentons la survenue de l'épilepsie, les répercussions de l'épilepsie sur la vie des personnes vivant avec l'épilepsie et les intentionnalités de la personne vivant avec l'épilepsie.

Survenue de l'épilepsie

L'épilepsie est une maladie de survenue brutale, imprévisible et violente. Les crises épileptiques surviennent d'une manière inopinée. Deville (2019), explique que la maladie apparait toujours lorsque la personne s'attend le moins. Ce qui suscite un questionnement, une quête permanente du sens sur la nature de la maladie. Les personnes rencontrées pensent que l'épilepsie est une maladie mystique, un mauvais sort ou une sorcellerie. Ce qui rejoint Pilard et al. (1992) pour qui l'épilepsie est rapportée à une attaque par un djinn, esprit qui se manifeste souvent sous la forme d'un tourbillon de vent. Kuate et al. (2013) rapportent que l'épilepsie reste pour la population locale une maladie mystérieuse, provoquée par le contact avec une plante ou par la sorcellerie. Le sens accordé à la maladie est une construction, une production sociale révélatrice de la conception des comportements hors du commun des différentes sociétés.

Répercussions de l'épilepsie sur les parcours de vie

L'épilepsie engendre de multiples répercussions. L'on note la détérioration de l'état de santé et de la relation sociale, la perturbation de la scolarité et de l'activité professionnelle.

Détérioration de l'état de santé. Elle est la dégradation de l'état général de la santé d'une personne. L'épilepsie entraine des dommages collatéraux, des conséquences pouvant se révéler tragiques. Quelquefois, c'est par un douloureux mal de tête que la personne après la chute, débute son choc post-épileptique, souvent amnésique de sa crise. Cette crise peut entrainer les blessures corporelles graves. Joël déclare : *« Quand je tombe, je ne connais pas, je me retrouve souvent avec des blessures ou avec des bosses sur mon visage et parfois j'urine même sur-moi ».* Stéphane déclare *: « J'ai tout le temps mal à la tête, parfois j'ai les fuites de mémoire. Je me suis mordu la langue, ça me fait mal ».* Par ailleurs, Paul raconte aussi ses difficultés de la façon suivante : *« Quand je tombe, j'ai souvent des blessures, parfois j'ai des pertes de connaissances ».* Ces crises ont des effets sur le comportement, caractérisé par la peur, le stress et l'angoisse. Stéphane explique : *« Quelquefois quand je tombe, je me blesse, j'ai parfois envie de fuir parce que j'ai honte. Parfois, j'ai les pertes de mémoire, ça peut durer 4-5mn ».*

Détérioration de la relation sociale. Elle est la dégradation des rapports sociaux qui inscrivent les humains dans une trajectoire de vie à travers des interactions et des liens d'interdépendance. La maladie chronique détériore le lien social, c'est la vie de la personne malade qui est en péril. La personne atteinte d'épilepsie n'est pas consciente de sa crise, elle n'en a pas le souvenir. C'est l'entourage qui l'apprécie et la garde en mémoire. La personne malade se sent honteuse d'être prise à son insu dans le regard de l'autre, mais aussi également par les effets produits sur l'autre. Les préjugés sociaux autour de cette maladie sont nombreux, mais aussi les interdits induits par les crises limitent l'insertion sociale et professionnelle des personnes atteintes d'épilepsie. Ce qui s'illustre à travers les propos de Jacques : « *La vraie maladie qu'est l'épilepsie est le regard des autres, le mal de l'épilepsie rend ton être petit. Vous êtes assis avec vos camarades, dès que vous convulsez, toute la salle de classe sort, tu es surpris que tes camarades avec qui tu causais t'ont fui. C'est là le mal de l'épilepsie* ». Stéphane déclare : « *Je suis tombé, mes camarades m'ont fui, je me suis retrouvé au sol* ». La réaction de la famille engendre parfois la perte de l'estime de soi. C'est le cas d'Éric dans la relation avec sa famille : « *Ma famille avait tendance à me dénigrer* ». Albakaye et al (2012) relèvent que la personne malade est marginalisée et n'a plus de rôle dans la société. Ainsi, de nombreuses personnes atteintes d'épilepsie vivent cachées dans l'ombre à cause du poids social véhiculé par leur maladie (Pilard et al., 1992).

Perturbation de la scolarité. L'enfant peut être mal accepté en milieu scolaire et se heurter au refus d'inscription ou à l'exclusion en cas de survenue des crises. Paul commence à être malade à l'âge de 7 ans. Il faisait le cours moyen première année et s'est vu arrêter sa scolarité à cause de la fréquence des crises et de nombreuses absences à l'école. Les enfants en âge scolaire sont victimes de la stigmatisation et de la discrimination. Ces attitudes constituent un frein à leur scolarisation qui reste largement inférieure à celle de la population générale. Certains parents s'opposent à la scolarisation pour protéger l'enfant contre la survenue des crises en public (Chomba et al., 2008 ; Sharkawy et al., 2006). Ce qui justifie que la formation loin du cadre familial est peu envisageable, car l'enfant épileptique est moins bien accepté hors de son milieu (Mushi et al., 2011).

Perturbation de l'activité professionnelle. L'activité professionnelle est toute activité liée à l'exercice d'un métier ou d'une profession. La fréquence des crises est un réel frein pour la personne vivant avec l'épilepsie. L'activité professionnelle est perturbée par de nombreuses absences au lieu de service. Jacques déclare la difficulté à vaquer à ses occupations : « *Je voudrais aussi être comme les autres, vaquer normalement à mes occupations.* » Stéphane après de nombreuses crises se sent obligé de rester à la maison : « *Je suis technicien frigoriste, j'ai un atelier. Il m'arrive le plus souvent de rester à la maison après la chute* ». Mbelesso et al. (2009) soulignent que dans le domaine de l'emploi, la survenue des crises représente le motif de licenciement de 40 % des patients. Ceux-ci sont parfois obligés de suspendre ou de surseoir leurs activités à cause de la récurrence des crises. Il est difficile pour ces personnes d'obtenir ou de conserver un emploi comme le souligne Queneuille (2014) et auprès de qui, le taux de chômage semble être plus élevé que dans la population générale.

Ressources mobilisées par les personnes atteintes de l'épilepsie

Elles sont caractérisées par le soutien social de la famille, le soutien spirituel et l'insertion sociale.

Soutien social de la famille. La famille apporte un soutien inconditionnel aux personnes atteintes d'épilepsie sur les plans : moral, financier et matériel ; et les accompagne dans leur processus d'adaptation comme le soulignent les propos de Paul : « *Ma famille m'aide, tous les membres de ma famille savent que je suis malade* ». Pour Éric, sa femme l'accompagne au quotidien : « *Mon épouse n'a pas de choix, les gens lui demandent de ne pas faire que je m'énerve* ». Le soutien de la famille a une importance capitale dans la prise en charge de l'épilepsie. Gennart et al. (2001) précisent que la famille entière est « touchée » par la maladie et contrainte de faire face à la perturbation qu'elle constitue.

Soutien spirituel. Les personnes atteintes d'épilepsie trouvent un réconfort dans la prière. La prière est l'élévation de l'âme vers Dieu pour lui exprimer son adoration ou sa vénération, ses remerciements ou actions de grâces ou ses faveurs. Elle constitue pour les personnes, une force, une arme et une protection divine. Le soutien spirituel aide la personne malade et la réconforte dans sa maladie (Actes du Saint Siège, 2013). Boris dit : « *Un jour j'ai fait une crise, j'ai failli tomber dans une fosse, ce jour-là, c'est Dieu qui m'a protégé.* » Catherine affirme : *« C'est Dieu qui nous protège, je ne m'amuse pas avec la prière ».* Le Pape François (2020) déclare que la soif du bonheur profondément enracinée au cœur de l'homme, a toujours été accompagnée du désir d'obtenir la libération de la maladie et d'en saisir le sens quand on en fait l'expérience. Il s'agit là d'un phénomène humain qui, d'une façon ou d'une autre, concerne chacun et trouve une résonance particulière dans l'Église. La maladie, comme les autres souffrances humaines, constitue un moment privilégié de prière.

L'insertion sociale de la personne vivant avec l'épilepsie

L'insertion sociale est une action visant à faire évoluer un individu isolé ou marginalisé vers une situation caractérisée par des échanges satisfaisants avec son environnement. De par son côté encore incompris, l'épilepsie a un impact sur la vie sociale des personnes. Les tabous, les mythes et les préjugés contribuent à rendre l'intégration sociale des personnes vivant avec l'épilepsie difficile. Les personnes arrivent à surmonter ces difficultés à travers leur insertion professionnelle et leur participation dans les groupes sociaux, notamment les chorales et les associations. C'est le cas de Sébastien : « *Je suis dans une association des garagistes, je suis aussi dans les tontines. Ça me permet d'être avec les autres. Moi je suis très relationnel* ».

Conclusion

L'épilepsie est une maladie, un évènement de santé qui bouleverse le quotidien de la personne qui en souffre. Les modifications de l'état de santé et des relations sociales ne sont pas négligeables et engendrent des conséquences graves avec des répercussions multiples qui nécessitent d'importants moyens pour y faire face. Les personnes doivent pouvoir à la fois gérer les crises, le regard de l'autre ; mais aussi réussir à s'insérer dans la société. Le présent article a montré que le parcours de vie de la personne atteinte d'épilepsie est marqué par la détérioration de l'état de santé et de la relation sociale, la perturbation de l'activité scolaire et professionnelle. Ce qui a nécessité la mobilisation des ressources pour faire face à la maladie : le soutien par la famille, la prière et l'insertion sociale.

Références bibliographiques

Actes du Saint Siège. (2013), *Instruction sur les prières de guérison*, https://www.la-croix.com/Urbi-et-Orbi/Archives/Documentation-catholique-n-2238/Instruction-sur- les-prieres-de-guerison-2013-04-10-937722

Albakaye, M., Maiga, Y., Kanikomo, D., & Djibo, D. (2012), La dimension socioculturelle de l'épilepsie au Mali, *African & Middle East Epilepsy Journal*, *1*(1), Article 1. https://revues.imist.ma/index.php/AMEEJ/article/view/3572

Blanchet, A., & Gotman, A. (2015), *L'Enquête et ses méthodes : l'entretien* (2e éd.), Nathan.

Chomba, E., Haworth, A., Atadzhanov, M., Mbewe, E., & Birbeck, G. L. (2008), The socioeconomic status of children with epilepsy in Zambia: Implications for long-term health and well-being, *Epilepsy & behavior, 13*(4), 620-3. 10.1016/j.yebeh.2008.06.008.

Deville, C. (2019), *Le non-recours aux services de santé exemptés de paiement pour les plus pauvres au Bénin et au Sénégal* [communication écrite], European summer school Anthropology of Development and social dynamics, Liège, 15-16-17 mai 2019. https://orbi.uliege.be/bitstream/2268/239961/1/Communication%20Summer%20School%20C%c3%a9line%20Deville.pdf

Dubreuil, A., Vallée, J., Shareck, M., & Frohlich, K. L. (2020), L'évolution des espaces d'activités lors de la transition vers l'âge adulte (Montréal, Canada), *Revue Jeunes et Société*, *5*(1), 71-98. https://doi.org/10.7202/1070526ar

Gennart, M., Vannotti, M., & Zellweger, J.-P. (2001), La maladie chronique : une atteinte à l'histoire des familles, *Thérapie Familiale*, *22*(3), 231-250.

Kuate, C., Tchaleu, B., Motah, M., Nguefack, S., & Doumbe, J. (2013), Situation de l'épilepsie au Cameroun, *North African & Middle East Epilepsy Journal*, *2*(3), 4-7.

Mbelesso, P., Tabo, A., Aliamus, V., Kamayengue-Guembo, F., Yangatimbi, E., Preux, P. M., & Abeye, J. (2009), Représentations socioculturelles de l'épilepsie en milieu scolaire à Bangui en République centrafricaine, *Epilepsies*, *21*(3), 307-312. https://doi.org/10.1684/epi.2009.0248

Mushi, D., Hunter, E., Mtuya, C., Mshana, G., Aris, E., & Walker, R. (2011), Social–cultural aspects of epilepsy in Kilimanjaro Region, Tanzania: Knowledge and experience among patients and carers. *Epilepsy Behav, 20*, 338–43.

Organisation Mondiale de la Santé (OMS) (2019), *Agir contre l'épilepsie : Un impératif de santé publique*, OMS.

Queneuille, J.-P. (2014), *Épilepsie et travail : impact de l'épilepsie sur l'emploi et l'insertion professionnelle au Bénin* [thèse de docteur d'État en médecine, Université de Limoges]. http://www.aurore.unilim.fr

Sharkawy, G. E., Newton, C., & Hartley, S. (2006), Attitudes and practices of families and health care personnel toward children with epilepsy in Kilifi, Kenya. *Epilepsy Behav, 8*, 201–12.

Revue narrative du développement d'un programme de résilience assistée pour les personnes vivant avec le VIH/SIDA

Viviane GOUM, Etienne KIMESSOUKIE OMOLOMO et Colette JOURDAN-IONESCU

Résumé

Le VIH demeure un problème mondial majeur de santé publique. Les symptômes de la maladie, les limitations physiques et la prise régulière de médicaments produisent parfois une dégradation de la qualité de vie. De plus, des difficultés spécifiques telles que les difficultés d'insertion sociale, professionnelle ainsi que les difficultés face aux représentations de la maladie sont des problématiques qui nuisent à la qualité de vie des PVVS. L'objectif de cette récession est de dresser l'état des connaissances théoriques sur les programmes de résilience assistée pour les PVVS. Les données sont recueillies dans la base de données PubMed, HINARI, Google scholar incluant trente-deux études parmi lesquelles trois programmes de résilience et trois interventions pour les PVVS. La majorité des études se sont focalisées sur les ressources de résilience au niveau individuel et la gestion médicale du VIH /SIDA. En outre, ces programmes n'identifient pas certains problèmes auxquels les PVVS doivent faire face dans le contexte centrafricain. Aucune de ces études n'a ressorti le programme de résilience assistée. Compte tenu de l'absence de programme de résilience assistée pour les PVVS, la mise en place d'un programme de résilience assistée ainsi que son implémentation pourraient servir de référence dans le suivi des PVVS.

Mots clés : Développement d'un programme, résilience assistée, VIH, personne vivant avec le VIH/SIDA.

Abstract

HIV remains a major global public health problem. Symptoms of the disease, physical limitations, and regular medication sometimes lead to a deterioration in quality of life. In addition, specific difficulties such as the difficulties of social and professional integration as well as the difficulties facing the representations of the disease are problems which harm the quality of life of the PLWHA. The objective of this recession is to draw up the state of theoretical knowledge on assisted resilience programs for PLWHA. The data are collected in the PubMed, HINARI, Google scholar database including thirty-two studies among which three resilience programs and three interventions for PLWHA. The majority of studies have focused on resilience resources at the individual level and medical management of HIV / AIDS. In addition, these programs do not identify some of the problems that PLWHAs face in the Central African context. None of these studies emerged from the Assisted Resilience Program. Given the lack of an assisted resilience program for PLWHA, the establishment of an assisted resilience program as well as its implementation could serve as a benchmark in monitoring PLWHA.

Keywords: Program development, assisted resilience, HIV, people living with HIV / AIDS.

Introduction

L'infection par le VIH demeure un problème de santé publique mondial. Elle touche les pays nantis tout comme les pays à faible revenu. Selon le rapport de l'ONUSIDA, en fin 2018, on estimait à environ 37 900 000 le nombre de personnes vivant avec le VIH à l'échelle mondiale. En 2018, près de 770 000 000 de personnes sont décédées de causes liées au VIH /SIDA sur le plan mondial. Environ 17 000 000 de nouvelles infections et 233 000 000 de personnes vivant avec le VIH bénéficiaient du traitement antirétroviral contre 18,2 en 2016 (OMS, 2016 ; ONUSIDA, 2019). L'Afrique Sub-saharienne reste la région la plus touchée par l'épidémie avec 25,7 millions des PVVS. En 2016, la République Centrafricaine (RCA) a enregistré 8700 nouvelles infections à VIH et 7300 décès liés au SIDA(MSF,2016). En raison des services lacunaires contre le VIH, on a compté 690 000 décès en 2019 liés au virus et 17 000 000 de nouvelles infections (OMS, 2019). Malgré les efforts consentis par le Gouvernement dans la lutte contre le VIH, il est encore largement admis que la prévalence du VIH /SIDA ne fait qu'accroître en RCA.

Les observations faites sur le terrain indiquent que la crise militaro-politique qu'a connue la RCA a eu un impact négatif sur la réponse au VIH et au SIDA. Environ 43% des structures de soins qui offraient les services de prévention du VIH, de soins et de prise en charge médicale ont été détruites (ONUSIDA, 2016). Beaucoup des PVVS doivent faire de longs trajets afin de trouver une clinique assurant les services adéquats. Le rapport final du projet de recherche active des PVVS sous ARV perdues de vue en 2016 indique que la file active des PVVS sous ARV dans la capitale Bangui avant la crise était numériquement la plus importante sur le plan national. Au lendemain de la crise, l'enquête rapide « post conflit » a estimé à plus de 1 500 000 PVVIH sous ARV perdues de vue dans la ville de Bangui et ses environs (ONUSIDA, 2016). Selon le résultat de l'enquête menée par le réseau centrafricain des PVVS (ONUSIDA, 2018), la stigmatisation et la discrimination font également partie des principaux obstacles que rencontrent les PVVS en RCA. La vulnérabilité alimentaire et la pauvreté ont des conséquences immédiates sur les conditions de vie des PVVS en Centrafrique.

Cette recherche documentaire est sous-tendue par la question de départ à savoir « Quels programmes de résilience assistée permettraient d'apporter une réponse aux adversités vécues par les PVVS ? ». Elle a pour objectif général d'identifier les programmes de résilience assistée qui permettraient d'apporter une réponse aux adversités vécues par les PVVS dans la littérature. Plus spécifiquement, il s'agit de décrire les adversités auxquelles sont confrontées les PVVS, d'identifier les programmes de résilience assistée adressés aux PVVS (composantes, fondements théoriques, résultats) et analyser la transférabilité de ces programmes au contexte Centrafricain.

Méthodologie

Pour ce travail, il s'agit d'une revue narrative d'articles. Cette section présente les sources des données, les critères de sélection des références, les équations de recherche et la stratégie de recherche documentaire.

La sélection des articles s'est faite dans les bases de données PubMed, HINARI et google scholar. Cette revue documentaire est soutenue par plusieurs critères. En effet, sont inclus dans cette revue les études portant sur le programme de résilience pour les PVVS, les interventions de prévention du VIH, les articles portant sur tout sujet humain ainsi que les articles publiés en français ou en anglais, datant de moins de 10 ans. Sont exclus de cette revue, les articles publiés en d'autres langues ainsi que les articles non scientifiques. Le tableau 1 ci-dessous résume les descripteurs synonymes.

Tableau 3 : Descripteurs et synonymes

Descripteurs en français	Descripteurs en anglais
Résilience	Adaptation OR resistance Coping OR adjustment
Résilience assistée	Assisted coping OR assisted adjustment Assisted resistance OR assisted adaptation
VIH/SIDA	HIV OR AIDS Seropositive OR Immunodepression
Programme	Program OR Intervention OR project

Stratégie de recherche

Une revue narrative de la littérature a été menée sur des travaux publiés entre 2011 et 2020 dans les principales bases de données que sont : PubMed, HINARI et le moteur de recherche Google Scholar. Ces recherches ont été effectuées de septembre 2020 à décembre 2020 selon le diagramme PRISMA. A priori, à la recherche documentaire sur les bases de données, l'acronyme PICOS a été utilisé afin de spécifier les concepts majeurs contenus dans la question de recherche et orienter plus précisément la stratégie de recherche. Les descripteurs suivants ont été utilisés pour faire des recherches dans la base de données mentionnées ci-haut : « Résilience », « Coping », « Adaptation », « Résistance », « VIH», « HIV », « AIDS», « Immunodepression », « Séropositive », « programme », « program », « Intervention », « Project », « Résilience assistée », « Help resilience ». Les opérateurs booléens AND et OR ont été combinés avec les mots clés et descripteurs dans différentes équations de recherches pour extraire les études.

Équations de recherche

(Title Combined: (Resilience OR coping OR adaptation OR resistance OR ajustement)) AND (TitleCombined: (HIV OR Immunodepression OR seropositive OR AIDS)) AND (Title Combined: (program OR intervention OR project)) AND (help resilience)). La même équation a été utilisée dans les bases de données PubMed, HINARI et le moteur de recherche Google Scholar.

Les articles étaient choisis sur leurs abstracts et titres. La gestion bibliographique des résultats obtenus s'est faite à l'aide du logiciel Zotero. Ces résultats ont été ensuite relus, pour éliminer les doublons. La procédure de sélection des documents est résumée dans la figure 1.

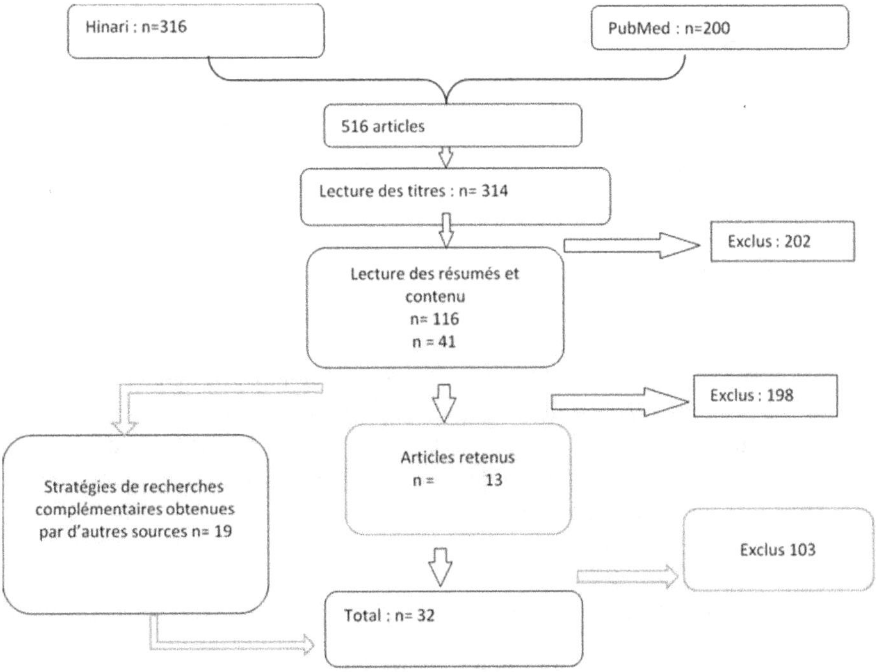

Figure 2: Diagramme PRISMA

Résultats

De cette recherche documentaire basée sur les mots clés identifiés grâce au PICOS, il a été retenu trente-deux (32) études. La typologie suivante est mise en évidence : articles empiriques, thèses et livres. La majorité des articles sont issus de recherches empiriques (29). Parmi ces trente-deux (32) études, nous avons dix (10) études qualitatives, quinze (15) études quantitatives et quatre

(04) études mixtes. La revue systématique, le méta analyse, les mémoires ainsi que la littérature grise ne sont pas représentés. Une répartition des articles par types et années de parution est faite dans le tableau ci-après :

Tableau 4 : Répartition des articles par types et année de publication

Répartition des articles par types et années de publication

Années Types d'études	2011	2012	2013	2014	2015	2016	2017	2018	2019	2020
Articles empiriques		00	02	02	01	01	06	09	05	03
Thèses						01				
Livres	01						01			
Total	32									

Conceptualisation de résilience assistée

Ionescu (2004- 2011) a conceptualisé une forme d'intervention sous le nom de résilience assistée. La résilience assistée est basée sur les connaissances issues de l'étude de la résilience assistée qui se construit, elle, sans l'intervention des professionnels de la santé mentale, dans les interactions de la personne qui vit de l'adversité ou un traumatisme avec son environnement. C'est la connaissance des processus sous-jacents à la résilience naturelle qui a permis de passer à une nouvelle étape, celle de la construction de la résilience. Le processus se déroulant cette fois-ci avec l'accompagnement des professionnels de la santé.

Description des adversités vécues par les PVVS

L'adversité représente une situation difficile à laquelle la personne malade doit nécessairement faire face pour enfin rétablir sa santé. Les différents écrits ont présenté plusieurs types d'adversités auxquelles sont confrontées les PVVS à savoir : la dépression, l'anxiété, la non-observance , les émotions négatives, la violence domestique, les faibles niveaux de soutien social, les effets négatifs sur les relations, le recours à la pharmacopée traditionnelle, la difficulté à rester dans la cohorte de soins, le manque du soutien du partenaire et de la famille, l'exclusion, la stigmatisation, la discrimination, et l'accessibilité aux soins pour le VIH/SIDA. D'après Patel et *al* (2018), les PVVS présentent un risque accru de développer des troubles de la santé mentale pouvant entraver un comportement de recherche de soins, réduire l'observance du traitement (Mayston & al., 2012) et induire un taux de mortalité plus élevé (Sudfeld & *al.*, 2017 ; Toddy et *al.*, 2017). Jackson-Best et Edwards (2018) révèlent que la discrimination qui résulte de la stigmatisation stratifiée peut entraver l'accès aux soutiens sociaux et structurels ainsi qu'aux soins de santé de qualité. La stigmatisation, la discrimination et l'exclusion sociales associées au VIH peuvent également entraver la fourniture et la recherche de soins pour d'autres maladies, y compris les maladies non transmissibles (Jackson-Best et Edwards (2018).

Description des programmes de résilience et interventions pour les PVVS

En effet, les programmes de résilience assistée pour les PVVS sont quasi absents dans la littérature. Cependant, nos lectures nous ont permis de découvrir trois programmes de résilience et trois interventions pour les PVVS. Ces programmes et interventions sont entre autres:

- Le programme d'intervention « Healthy Relationships » qui est une adaptation au Mexique par Flores-palacios et Nayelli Torres-salas en 2017.
- Le programme de prévention du VIH utilisant un cadre de résilience chez les travailleuses du sexe qui a été développé par Wong et al (2019) en Chine.
- Le programme Balekane EARTH qui a été développé en Afrique subsaharienne par Katisi et *al (2019*).
- Le programme familial VUKA qui est une adaptation en Afrique du Sud par Bhana et al (2013).
- L'intervention à base communautaire sur le VIH et les résultats nutritionnels chez des femmes vivant avec le VIH / SIDA qui ont été mis en place en Inde par N'amati al *(*2019**).**
- Le Projet GOLD : Une nouvelle intervention de prévention du VIH / IST psychoéducative pour les jeunes noirs hétérosexuels actifs qui a été élaboré aux États-Unis par Bridgette *al* (2018).

Les composantes des programmes de résilience et interventions pour les PVVS décrits dans ces études

- Les composantes des programmes et interventions retenus dans ce travail varient de deux à trois.
- Le programme d'intervention « Healthy relationships » développé par **Flores-**palocias et Nayelli-Torres-salas en 2017, présente deux composantes : Révéler leur état à la famille, aux amis et partenaires sexuels puis construire des relations sexuelles plus sûres ;

- Le programme de prévention du VIH utilisant un cadre de résilience chez les travailleuses du sexe par Wong et ses collaborateurs en 2019 est composé de quatre composantes qui sont entre autres : **la** détresse psychologique, l'auto-efficacité, l'estime de soi et l'adaptation ;
- Le programme Balekane EARTH développé par Katisi et *al* (2019) est constitué de trois composantes à savoir : le niveau de résilience, le problème lié au deuil et les aspirations pour l'avenir ;
- Le programme familial VUKA qui est une adaptation en Afrique du Sud par Bhana et ses collaborateurs en 2013**,** comporte trois composantes : les connaissances sur le traitement anti-VIH, l'observance du TAR et la communication soignant - l'enfant ;
- L'intervention à base communautaire sur le VIH et les résultats nutritionnels chez des femmes vivant avec le VIH / SIDA développés par Nyamathi & *al (*2019**)**, présentent trois composantes : **l'**éducation nutritionnelle, le supplément nutritionnel et l'observance du TAR.
- Le Projet GOLD : élaboré par Bridgette et al *(*2018) à trois composantes qui sont entre autres : **la** détresse psychologique, la régulation des émotions et les comportements sexuels à risques.

Les fondements théoriques des programmes de résilience des PVVS

Il en ressort que de tous les programmes et interventions retenus dans cette étude, trois seulement ont précisé leur fondement théorique. Il s'agit de la théorie cognitive sociale de Bandura et la théorie des représentations sociales de Moscovici (Flores-Palacio et Nyelli-Torres-salas,2017), les théories du comportement en matière de santé, telles que le Health Belief Model de Rosenstock (Wong & *al.*, 2019) et la théorie du comportement planifié d'Ajzeu (Bridgette & *al.*, 2018 ; Wong & *al.*,2019).

Les principaux résultats obtenus par chaque programme

Il ressort de l'étude de Forres-Placio et Nayelli-Torres-salas, un grand poids de stigmatisation et de discrimination. L'étude de Wong et al *(2019*) a montré une baisse de la détresse psychologique, score plus élevé d'auto-efficacité, l'amélioration dans l'utilisation du préservatif, de l'estime de soi et l'adaptation plus adaptative. Les résultats de l'étude de Katisi et al (2019) ont montré le niveau élevé de la résilience, de faibles niveaux de deuil et des aspirations futures élevées. Il ressort de l'étude de Nyamathi et *al* (2019), une amélioration dans l'observance du TAR, dans l'éducation nutritionnelle et dans la supplémentation nutritionnelle. Les résultats de l'étude de Bhana et *al* (2013) révèlent un changement dans le confort de communication avec leurs enfants sur des sujets sensibles, une amélioration dans leurs connaissances sur le TAR et le niveau d'observance élevé. Les résultats de l'étude menée par

Bridgette et *al* (2018) révèlent que le diagnostic courant était la dépression et la toxicomanie, la régulation des émotions et les comportements sexuels à risques. Les tableaux récapitulatifs dans les pages suivantes permettent d'avoir une vue d'ensemble sur ces différents programmes ainsi que la catégorisation des résultats.

Analyse de la transférabilité de ces programmes au contexte centrafricain

Le fait de ne se concentrer que sur les compétences personnelles et la gestion médicale du VIH sans pour autant faire appel à d'autres facteurs de résilience comme l'environnement et la famille où vit la personne malade limite la transférabilité dans notre contexte. Ces programmes ont été développés dans un contexte spécifique. Dès lors, ils ne sauraient répondre totalement aux besoins exprimés par les PVVS en RCA. Troisièmement, le manque de ressources économiques, le manque d'accès aux services sociaux et la dépendance à la famille pour les soutiens financiers constituent des obstacles à la transférabilité de ces programmes dans notre contexte.

Discussion

À travers la revue de la littérature, quelques analyses peuvent être faites sur les adversités vécues par les PVVS, les programmes de résilience assistée (fondements théoriques, composantes, résultats) et la transférabilité de ces programmes au contexte centrafricain.

Parlant des adversités vécues par les PVVS, il en ressort que le vécu avec le VIH/SIDA est une expérience très difficile de par son caractère durable et évolutif. Il est indispensable que le malade s'y familiarise malgré sa maladie. Ainsi, il apparait que les PVVS présentent un risque accru de développer des troubles de la santé mentale qui sont entre autres : la dépression, l'anxiété, le stress, les émotions négatives pouvant entraver le processus développemental ainsi qu'un comportement de recherche de soins. Noltemeyer et Busch (2013), précisent que l'adversité est le vécu expérientiel, le ressenti pénible, la souffrance ou les difficultés éprouvées par une personne, une famille, une organisation ou une communauté face à des évènements traumatisants, à des facteurs qui menacent le processus développemental, l'intégrité psychique ou l'homéostasie biopsychosociale. Elle représente une situation difficile à laquelle la personne malade doit nécessairement faire face pour enfin rétablir sa santé. La stigmatisation et la discrimination sont associées à de plus mauvais résultats en termes de santé, à des disparités relatives à la santé, et à la qualité de vie des personnes vivant avec le VIH. En commun accord avec Jackson-Best et Edwards (2018) qui estiment que la discrimination et la stigmatisation peuvent entraver l'accès aux soutiens sociaux et structurels ainsi qu'aux soins de santé de qualité.

S'agissant des programmes de résilience assistée, les études incluses dans ce travail n'ont pas montré les programmes de résilience assistée pour les PVVS. Il en ressort que les programmes décrits dans cette étude ne sont pas identiques. Cette différence se situe aussi bien au niveau contextuel, au niveau populationnel qu'au niveau organisationnel. Il est possible de constater qu'un seul programme a fait l'état des lieux. Or, l'identification des besoins de la population cible constitue la première étape de la mise sur pied d'un programme. Car de tels besoins peuvent être des composantes de ce programme. Certains programmes ne précisent pas la durée du programme. Le grade des acteurs n'est pas clairement défini, l'administration de la majorité des programmes a lieu en milieu hospitalier. En ce qui concerne les fondements théoriques, trois études ont apporté des précisions sur leurs fondements théoriques. Par contre, d'autres n'apportent pas de précision quant à leurs fondements théoriques. Pourtant, le choix de fondement théorique dans un travail scientifique et empirique a une grande importance, car elle permet d'expliquer les phénomènes, de le décrire et de prédire le résultat. Un mode de travail pédagogique est une démarche qui vise l'acquisition du savoir. Cependant, l'absence de théorie dans un travail comme celui-ci peut rendre les résultats non fiables parce que c'est la théorie qui rend intelligibles les actions et les pratiques professionnelles (Nkoum, 2017).

Pour ce qui est des composantes, la majorité des composantes se sont focalisées sur les qualités individuelles et la gestion médicale du VIH/SIDA. Pourtant, la résilience suppose la combinaison de facteurs de protection au niveau individuel, familial et environnemental. En effet, l'accent écrasant mis sur les ressources de résilience au niveau individuel dans les études menées auprès des PVVS manque des opportunités pour comprendre pleinement la gamme des ressources de résilience au niveau interpersonnel et de la communauté qui peut être essentielle pour donner aux PVVS les moyens de s'adapter positivement et de lutter face aux adversités. Il faudrait cependant, mettre l'accent sur l'interaction entre la personne infectée et son environnement (famille, pairs, institution, PVVS) (Earnshaw et *al.*, 2013 ; Herrick et *al.*, 2014 ; Shaw, McLean, Taylor, Swartout, & Querna, 2016). Harper et *al* (2014) révèlent que les interventions de réduction des risques au niveau individuel et les améliorations des services de santé ne suffiront pas à elles seules à favoriser la résilience chez les PVVS.

La plupart des études incluses dans ce travail ont montré des améliorations significatives dans plusieurs domaines. Par contre, l'on constate qu'au Mexique, l'intervention n'a pas résolu les problèmes de stigmatisation et de discrimination auxquels sont confrontés les HSH.

Quant à la transférabilité de ces programmes au contexte centrafricain, la plupart des programmes ont été développés dans des pays nantis ayant des ressources de qualité. Or, compte tenu de la dégradation du système sanitaire en RCA suite aux crises multiples que le pays a connues ainsi que le manque de ressources, il y a une limitation de la transférabilité de ces programmes dans notre contexte.

Conclusion

Tout au long de ce travail, il était question d'identifier les programmes de résilience assistée pour les PVVS. Au final, les recherches documentaires faites dans les bases de données n'ont pas montré le programme de résilience assistée pour les PVVS. Par contre, trois programmes de résilience et trois interventions pour les PVVS ont été développés. Compte tenu des limites observées dans la littérature et l'absence constatée de programme de résilience assistée des personnes vivant avec le VIH/SIDA, la mise en place d'un programme de résilience assistée ainsi que son implémentation pourraient servir de références dans le suivi des PVVS en Centrafrique. Au terme de cette recension d'écrits, la question de recherche a été établie : « Quelles seraient à partir du savoir expérientiel des patients, les composantes d'un programme de résilience assistée pour les PVVS ? ».

Références bibliographiques

Agence de l'Organisation des Nations Unies spécialisée dans la condition des enfants (2016), *Situation épidémiologique du VIH en Centrafrique.*

Bhana, A., Claude, A., Mellins, I. Petersen, Stacey, A., Nonhlahla, M., Helga, H. Abrams, E., Sally, J., Meera, C., Danielle, F., Nestadt, & Mary, McKay (2013) *The VUKA family program: Piloting a family-based psychosocial intervention to promote health and mental health among HIV infected early adolescents in South Africa, AIDS* Care, 26:1, 1-11, DOI: 10.1080/09540121.2013.806770

DiFulvio, G.T. (2011), *Sexual minority youth, social connection and resilience: From personal struggle to collective identity, Social Science & Medicine (1982), 72(10), 16111617.* doi:10.1016/

Earnshaw, V. A., Bogart, L. M., Dovidio, J. F., et Williams, D. R. (2013), *Stigma and racial/ethnic HIV disparities: Moving toward resilience, American Psychologist, 68(4), 225*–236.

Flores-Palacios, F., & Torres-Salas, N. (2017), *Improving health and coping of gay men who live with HIV: A case study of the "Healthy Relationships" program in Mexico.* Cogent Psychology, 4(1). https://doi.org/10.1080/23311908.2017.1387952

Jackson-Best F, Edwards N. (2018), Stigma and intersectionality: a systematic review of systematic reviews across HIV/AIDS, mental illness, and physical disability, BMC Public Health, 18(1):919. 70. Stockton

Katisi, M., Brisson, J., Dikolobe, O. *(2019), Fostering resilience in children who have been orphaned: Preliminary results from the Botswana Balekane EARTH*

Program | SpringerLink. (s. d.). Consulté 3 octobre 2020, à l'adresse https://link.springer.com/article/10.1007%2Fs10566-019-09497-6

Mayston R, Kinyanda E, Chishinga N, Prince M, Patel V. (2012), Mental disorder and the outcome of HIV/AIDS in low-income and middle-income countries: a systematic review, Aids. 26 Suppl 2: S117-35. 76.

Nkoum, B. A. (2017), *Fondements pédagogiques dans la formation en santé, Yaoundé, Cameroun, Presses de l'UCAC.*

Noltemeyer, A, L., & Bush, K. R. (2013), *Adversity and resilience: A synthesis of international research, School Psychology International*, 34(5), 474-487.

Nyamathi, A., Heravian, A., Zolt-Gilburne, J., Sinha, S., Ganguly, K., Liu, E., & *al.* (2011), *Corrélats de la dépression chez les femmes rurales vivant avec le sida dans le sud de l'Inde,* Issues Ment Health Nurs 32: 385–391.

Patel P, Rose CE, Collins PY, Nuche-Berenguer B, Sahasrabuddhe VV, Peprah E, & *al.* (2018*), Non communicable diseases among HIV-infected persons in low-income and middle-income countries: a systematic review and meta-analysis. Aids. 32 Suppl 1 : S5-s20.*

Programme commun de Nation Unies sur le VIH/SID (2018), *Réseau centrafricain des Personnes Vivant avec le VIH, Rue d'Uzès, Bangui, République Mail* : recapevca@yahoo.fr

Programme commun des Nations Unies sur le VIH/SIDA (2016), *Rapport final du projet de recherche active des personnes vivant avec le VIH sous ARV perdues de vue* (expertise France).

Programme commun des Nations Unies sur le VIH / SIDA. *(2018), Données épistémologiques du VIH/SIDA en Centrafrique https://www.unaids.org/en/resources/documents/2018/unaids-data-*

Programme commun des Nations Unies sur le VIH/SIDA *(2019), statistiques du VIH/SIDA en Centrafrique.*

Sudfeld CR, Kaaya S, Gunaratna NS, Mugusi F, Fawzi WW, Aboud S, & *al.* (2017), *Depression at antiretroviral therapy initiation and clinical outcomes among a cohort of Tanzanian women living with HIV. Aids. 31(2):263-71. 55.*

Todd JV, Cole SR, Pence BW, Lesko CR, Bacchetti P, Cohen MH, & *al.*(2017), *Effects of Antiretroviral therapy and depressive symptoms on All-Cause mortality among HIV-Infected women, American journal of epidemiology, 2017:1-10.*

Wong, W. C.W. Yuen, W. W.Y., Tang, C. S.-K., Holroyd, E., & Fong, D. Y.T. (2019), *Evaluation and mechanism analysis of HIV prevention programme using resilience framework among female sex workers: A randomised controlled trial.* Preventive Medicine Reports, 13, 229-237. https://doi.org/10.1016/j.pmedr.2018.12.007

Modèles de continuité des soins des personnes vivant avec une comorbidité diabète, hypertension artérielle : une revue narrative de la littérature

KIMALA KOUMBO MABILO, Etienne KIMESSOUKIE OMOLOMO et Édouard Adrien MVESSOMBA

Résumé

Les soins aux personnes souffrant d'une comorbidité diabète/hypertension artérielle (HTA) nécessitent une organisation adaptée, le transfert des soins des centres spécialisés vers la communauté. Pour obtenir des soins optimaux répondant aux besoins de ces personnes, il faut mettre en œuvre un modèle de continuité de soins basé sur les ressources disponibles. Le but de cette recension est de faire un état des lieux sur la continuité des soins et les modèles existants. Les données recueillies dans la base des données HINARI, PubMed, Google Scholar ont permis de retenir 30 articles. Plusieurs modèles de soins des maladies chroniques ont été identifiés et les résultats de leur implémentation ont permis de conclure que l'obtention des soins basés sur les attentes et aspirations des patients souffrant de maladies chroniques nécessite une restructuration du système de soins, la mise en place d'un système de financement, d'un réseau d'information et de communication et l'organisation de soins basée sur le modèle interprofessionnel.

Mots-clés : Modèles de soins chroniques, continuité de soins, comorbidité, diabète, Hypertension artérielle.

Abstract

The care of people with diabetes/arterial hypertension (AH) comorbidity requires an adapted organization, transferring care from specialized centers to the community. To obtain optimal care that meets the needs of these individuals, a continuity of care model must be implemented based on available resources. The purpose of this review is to provide an overview of the current state of continuity of care and existing models. Data collected from the HINARI database, PubMed, and Google Scholar were used to select 30 articles. Several models of chronic disease care were identified and the results of their implementation led to the conclusion that obtaining care based on the expectations and aspirations of patients with chronic diseases requires a restructuring of the care system, the establishment of a financing system, an information and communication network and the organization of care based on the interprofessional model.

Keywords: Chronic care model, continuity of care, diabetes, hypertension, co-morbidity.

Introduction

Les personnes vivant avec une maladie chronique comme le diabète sont de plus en plus en situation de comorbidité avec l'hypertension artérielle. La comorbidité est reconnue comme la présence d'au moins deux maladies chroniques simultanément chez une même personne (Belche et al., 2015). D'après Aynaou et Latrech, (2014), la fréquence de l'association entre ces deux maladies est de 55%. Elle est de 62% à l'issue d'une étude menée dans 16 pays africains comptant 2403 patients diabétiques de type 2 (Mbanya et al., 2019). Au Tchad, la prévalence de l'hyperglycémie chez les adultes de 18 ans et plus est de 8.8% parmi lesquels 31.9% d'hypertension artérielle (Ministère de la Santé publique du Tchad et Organisation Mondiale de la Santé, 2017). Cette population sans cesse croissante est exposée à plusieurs risques d'altération de la santé qui font diminuer conséquemment leur espérance de vie.

En effet, la vie avec une maladie chronique comme le diabète équivaut à plusieurs visites médicales, des examens et plusieurs médicaments à prendre sur une longue période (Juo et al., 2019). Elle devient plus complexe lorsqu'il y a une comorbidité, car cela nécessite l'intervention de plusieurs spécialistes. D'après les données empiriques, la plupart des systèmes de santé et les directives de prise en charge sont systématiquement centrés sur des maladies uniques (Belche et al., 2015 ; Moffat & Mercer, 2015 ; Oni et al., 2014). Ce système ne facilite pas les soins dans les maladies chroniques et surtout la comorbidité, car les différents intervenants travaillent isolément sans un système d'interaction (Belche et al., 2015).

De même, les observations faites sur le terrain montrent que les personnes en situation de comorbidité diabète/hypertension artérielle parcourent de longues distances et attendent des jours, voire des semaines, pour rencontrer les différents spécialistes du fait de leur rareté et de leur concentration dans les villes et les hôpitaux de référence. Cependant, en cas de non-amélioration de l'état de santé, ces personnes reparcourent la même distance avec le risque de faire face à un autre spécialiste avec un traitement différent. Le temps d'attente, en jour, entre les soins de santé primaire et les soins dans le cas de maladie chronique comme l'hypertension artérielle est estimé à 39 jours (Jaakkimainen et al., 2014). Pourtant, la base des soins primaires est que les médecins généralistes gèrent tous les problèmes de santé qui se produisent couramment dans la population en identifiant et en référant les problèmes nécessitant des soins spécialisés et en coordonnant les soins pour les patients ayant des problèmes de santé complexes (Salisbury et al., 2011).

Tous ces manquements viennent du fait qu'il n'y a pas la transmission d'informations entre les différents intervenants dans les hôpitaux à travers un système de référence et contre référence efficace et l'absence d'une structure de suivi de proximité capable d'assurer les soins ambulatoires requis pour le patient (Kimessoukié, 2015). Comme le révèlent les patients dans l'étude de William (2004), les infirmiers et autres professionnels n'ont pas toutes les informations sur la comorbidité, car certains documents sont restés dans le bureau des médecins. Pourtant, tous les professionnels doivent être au courant des informations pour participer aux prestations.

Du fait d'une centralisation des soins dans les hôpitaux et d'une faible continuité des soins, les personnes souffrant de maladies chroniques font habituellement face à une inadaptation aux soins et une fréquente altération de la santé. D'après Weir et al. (2016), l'un des facteurs associés aux mauvais résultats des personnes vivant avec une comorbidité est la fragmentation des soins. En effet, les personnes ayant une bonne continuité de soins sont moins susceptibles de subir une hospitalisation (2,5% contre 18,1%) que celles dont les fournisseurs sont moins stables. Dans les travaux de Stock et al. (2014), il se trouve que la continuité de soins est associée à une réduction du risque de décès ou d'hospitalisation de 29% et à une diminution des frais de soins.

Face aux difficultés rencontrées par les personnes souffrant de maladies chroniques, l'État tchadien a adopté le système décentralisé en déployant les médecins généralistes à tous les niveaux de soins et crée un programme de lutte et contrôle des maladies chroniques et plus précisément, un plan multisectoriel en exécution depuis 2017. Malheureusement, la situation reste sans amélioration. Cependant, aucune étude n'a été effectuée sur le terrain portant sur la continuité des soins en contexte de maladie chronique non transmissible en générale et sur la comorbidité diabète/ hypertension artérielle en particulier.

Cette recension est guidée par la question générale qui est de savoir : comment assure-t-on la continuité des soins dans les différents systèmes de santé ? Son objectif général est de décrire la conceptualisation de la continuité des soins par les auteurs et plus spécifiquement :

- Ressortir les acteurs impliqués dans la continuité des soins dans les différents systèmes de santé,
- Décrire les interactions entre les acteurs impliqués dans la continuité des soins dans les différents systèmes de santé,
- Étudier la transférabilité des différents modèles de soins chroniques.
- Ce travail est structuré en deux grandes parties. La première aborde la méthode de recueil et d'analyse des données et la seconde porte sur les résultats.

Méthodologie

Il s'agit d'une revue narrative de la littérature traitant de la question de la continuité des soins dans le contexte de comorbidité diabète/hypertension artérielle. Cette revue s'appuie sur la recherche documentaire d'articles présents dans le moteur de recherche Hinari et Pubmed, google scholar ainsi que les rapports. La procédure du recueil des articles est présentée dans la partie qui suit.

Le tri des documents s'est fait dans les bases de données HINARI et PubMed en utilisant les concepts avec les synonymes et leur traduction en anglais, reliés par les opérateurs booléens AND pour les concepts différents et OR en cas de traduction en anglais ou en français. Ce qui a permis d'obtenir l'équation de recherche suivante :

("Continuité de soins" OR "continuity of care" OR "care coordination" OR "case management" OR "transitional care") AND (Comorbidité OR comorbidity OR multimorbidity) AND ("Modèle de soins chroniques" OR "chronic care model" OR "integrative care model")) AND (Diabète OR diabetes) AND (Hypertension OR High blood pressure).

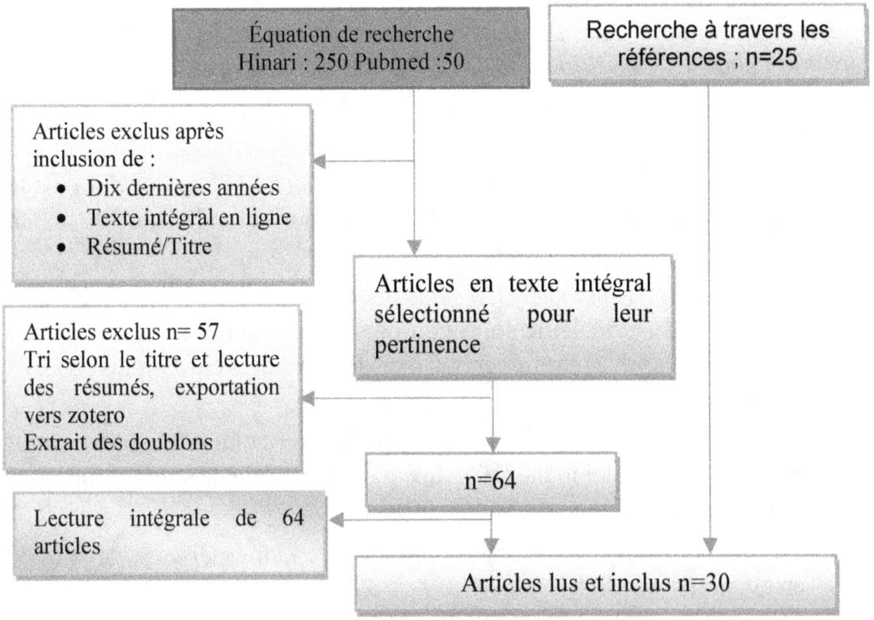

Figure 3 : Schéma d'extraction des articles

Résultats

Après extractions, 30 articles ont été lus intégralement. Parmi ces articles, il y a aussi bien des revues systématiques, des articles empiriques, des rapports de mémoire ou thèse. L'ensemble des documents obtenus sont gérés avec le logiciel Zotero. Une répartition des articles par type et année de parution est faite dans le tableau ci-après.

Les modèles de soins chroniques

L'initiative de la mise en place des modèles de soins pour les maladies chroniques est partie du fait de la recrudescence des maladies chroniques dans le monde et surtout du problème de gestion de ces maladies. De nombreuses personnes souffrant de maladies chroniques ne reçoivent pas les soins appropriés (Wagner et al., 2001). Pour répondre aux contraintes de ces maladies, un nouveau modèle de soins différent du modèle existant basé sur les soins aigus devrait être élaboré. C'est ainsi que le premier modèle a été élaboré par Wagner (1990). Cependant, dans la littérature, plusieurs autres modèles de soins chroniques ont été développés à partir du premier qui est celui de Wagner. Ces modèles sont entre autres :

The International adaptation of the chronic care Model: the innovative, care for chronic condition (ICCC) *framework* qui est une adaptation internationale du modèle de Wagner par l'Organisation Mondiale de la Santé (2004) ;

- *The Conceptual modification of the WHO ICCC Framework* qui est la version révisée du modèle de l'Organisation Mondiale de la Santé (2014) en l'Afrique du Sud ;
- *The eHealth Enhanced Chronic Care Model* qui est aussi une adaptation du modèle de soins chroniques de Wagner mettant l'accent sur les moyens de communication dans les maladies chroniques en 2015 aux États unis ;
- The Integrated, evidence based chronic non-communicable disease management model in the Dikgale qui est le modèle de soins chroniques développé en Afrique du Sud en 2018 ;
- The Model of care for diabetes and chronic kidney disease développé en Australie en 2018.

Ces différents modèles seront abordés selon leur spécificité, les environnements où ils ont été implémentés, leurs points de convergences et divergences. Un tableau récapitule ces différents modèles à la fin de cette section.

Caractéristiques des modèles de soins chroniques. La plupart des modèles sont les dérivés du premier modèle « The Chronic Care Model » de Wagner. Tout comme ce dernier, ces modèles fondés sur les preuves mettent l'accent sur les modifications du système de santé, surtout dans les soins primaires, l'amélioration des soins aux patients, le développement des compétences des patients et des équipes de soins de santé (Ameh et al., 2017). Ils disposent de six composantes principales à savoir le soutien à la gestion autonome, la conception du système de livraison ou de prestation, l'aide à la décision clinique, le système d'information clinique, l'organisation du système de santé et les ressources communautaires. Ces composantes sont reparties dans certains modèles en trois groupes (niveau micro, niveau méso et niveau macro).

L'implémentation des modèles de soins chroniques et surtout le respect de toutes les composantes contribuent fortement à l'obtention des soins de haute qualité centrés sur le patient, la réduction du coût de santé en fournissant des soins coordonnés et continus (Stock et al., 2014). Pour ces auteurs, peu importe le contexte ou les caractéristiques environnementaux, l'application d'un modèle de soins chroniques conduit toujours à l'amélioration des résultats de soins. Cependant, les composantes peuvent être implémentées intégralement ou individuellement. Pour qu'un modèle donne un résultat satisfaisant, il faut nécessairement que certaines conditions soient réunies (Turner et al., 2018). Ces conditions sont entre autres la restructuration des systèmes, la couverture santé ou le système de financement, les réseaux et outils de communication.

Restructuration des systèmes de santé. Premièrement, il revient au système de santé et aux décideurs l'évaluation des capacités et des besoins organisationnels avant et après l'implémentation pour une mobilisation suffisante des ressources. Il lui revient aussi de définir les rôles des prestataires de soins de santé et perspective organisationnelle (Kadu & Stolee, 2015). Chaque intervenant en commençant par les structures hospitalières jusqu'au pharmacien et les agents de santé communautaire, doivent connaitre et appliquer leur rôle.

Couverture santé. La seconde condition est la couverture santé ou un système de financement de soins pour tous les patients. D'après les résultats des travaux de Puspitasari, Aslani, et Krass (2015), les patients couverts par un régime d'assurance maladie sont plus susceptibles de consulter leur médecin et de récupérer leurs médicaments régulièrement, contrairement aux patients qui ne sont pas assurés. Ces derniers ne consultent pas leur médecin pour le suivi, se procurent leurs médicaments habituels sans ordonnance. Il faut donc nécessairement un système mettant l'accent sur les finances, c'est-à-dire une couverture santé qui permettra de réduire le coût direct de soins au malade et favoriser leur observance des traitements (Garabedian et al., 2012).

Les réseaux et outils de communication. Ils constituent un élément essentiel mentionné par chaque modèle, car leur utilisation permet de réduire significativement des coûts liés aux hospitalisations imprévues, aux visites chez le spécialiste ambulatoire, ceci à travers les rendez-vous planifiés, les suivis individuels et permanents (Robusto et al., 2018). Ces outils qui peuvent être la télémédecine, l'internet ou le téléphone mobile. Cependant, les interventions technologiques de la santé doivent contenir une boucle de rétroaction fermée ou complète comprenant : la transmission de données sur l'état de santé du consommateur ; l'interprétation des données à l'aide des connaissances préalablement établies et l'utilisation de normes fondées sur des preuves ; un retour d'information rapide au consommateur répondant à ses besoins, et une répétition régulière de la boucle de rétroaction (Anderson & Emmerton, 2016).

Les modèles de soins chroniques sont mobilisés dans les systèmes de santé préconçus répondant à un certain nombre de critères. L'analyse des modèles a également permis d'identifier les modèles de prestation et les systèmes de financement. Le modèle de prestation le plus rencontré dans le suivi des maladies chroniques est l'approche multiprofessionnelle.

Les approches multi professionnelles comme modèle de continuité de soins

Ce modèle repose sur des mécanismes d'ajustement mutuels où les professionnels s'adaptent aux contingences structurelles et aux caractéristiques des patients pour déterminer les modalités de soins (Contandriopoulos et al., 2018). Pour une meilleure intégration des soins, les médecins spécialistes sont soit directement intégrés dans ces groupes où ils sont des vacataires, soit l'interaction entre les différents intervenants est assurée par l'infirmière de coordination des parcours complexes (Bourgueil et al., 2009b).

L'opérationnalisation de ce modèle est reconnue sous différents noms dans divers pays. Il y a les cabinets de groupes, les centres de santé et les polycliniques (Bourgueil et al., 2009a) dans les pays européens. Au Québec, ils sont reconnus sous le vocable de groupes des médecins de famille, les cliniques réseaux et réseau de santé famille à Ontario (Da Silva et al., 2015) et sont basés sur *The chronic care model de Wagner*. Au Kenya, on rencontre trois modèles comprenant les centres de santé, les cliniques de passage et les cliniques de weekend, basés sur le modèle innovant des soins pour les maladies chroniques de l'Organisation Mondiale de la Santé (Kuria et al., 2018). Ils ont donc été mis en œuvre pour faire spécifiquement face aux exigences des maladies chroniques.

Comme exemple, le groupe des médecins de famille a été mis en œuvre pour résoudre le problème d'accessibilité, de continuité et d'intégration des soins et les cliniques réseaux pour maximiser l'accessibilité en favorisant la prestation des services sans rendez-vous, l'accès aux supports de radiologie et de laboratoire ainsi qu'aux spécialistes (Breton et al., 2011). Dans ce modèle, les professionnels définissent les modalités de leur pratique de groupe en précisant le partage des tâches et des responsabilités pour assurer le suivi des patients. Les équipes travaillent étroitement selon un modèle de prise en charge conjointe (Breton et al., 2011). La collaboration entre les groupes de médecins et les infirmiers est favorisée par l'utilisation des protocoles de soins, l'établissement d'ordonnance collective, le service de santé-information (ligne téléphonique). Dans ce modèle, le financement est assuré par les subventions des ministères de la santé et des services sociaux, que ce soit au Canada ou au Kenya, en échange d'une offre minimale de service (Breton et al., 2011 ; Kuria et al., 2018).

Comparées aux autres modèles, les infirmières de ce modèle ont une activité complémentaire à celle du médecin et ont un rôle élargi et novateur au sein des équipes. Après une période d'adaptation, elles sont devenues beaucoup plus autonomes, effectuant un travail à la fois diversifié et complexe, qualifié de non traditionnel (Contandriopoulos et al., 2018). Aussi, l'implémentation de ces modèles a-t-elle permis d'améliorer la continuité de soins et les résultats des patients.

Discussion

L'analyse des articles recensés a permis de faire un état des lieux sur la continuité des soins dans les maladies chroniques non transmissibles. Il en ressort que la continuité des soins est un terme complexe, très utilisé dans les soins primaires. Sa définition dépend des domaines (médecine familiale, santé mentale, soins infirmiers, gestion des cas) et son opérationnalisation est comprise entre trois et six dimensions. Pour assurer des soins optimaux aux personnes souffrant des maladies chroniques, il faut nécessairement mettre en œuvre un modèle de soins chroniques (Maimela et al., 2018) dans lequel les intervenants qui sont les spécialistes, les médecins généralistes, les agents sociaux et les infirmiers interagissent efficacement avec les consommateurs sans duplication et interruption de soins. Certains comme le Chronic care Model de Wagner, le modèle innové de l'Organisation Mondiale de la Santé ont été implémentés et ont montré leurs preuves sur le terrain malgré quelques limites. Mais la plupart de ces modèles exigent l'application de toutes les composantes pour l'obtention des résultats optimaux. En effet, la majorité des modèles mettent l'accent sur la restructuration du système des soins et sont basés sur le paiement à l'acte à travers le développement des systèmes d'assurance sociale et la capitation pour faciliter l'accès financier aux soins.

Aussi, le modèle de prestation ayant fourni le bon résultat sur le terrain est-il le modèle multi professionnel qui met l'accent sur la collaboration entre les groupes de médecins et les infirmiers à travers l'utilisation des protocoles de soins, l'établissement d'ordonnance collective, l'utilisation des lignes téléphoniques entre les prestataires et les patients (Breton et al., 2011) et surtout les soins en milieux communautaires ? Malheureusement pour les maladies chroniques, le modèle qui prévaut dans la structuration des soins de santé en Afrique Centrale est le modèle professionnel hiérarchisé ayant pour pivot le médecin spécialiste qui exerce uniquement dans les hôpitaux centraux ou de référence. C'est ainsi que tous les patients sont obligés de se déplacer sur de longues distances pour aller obtenir les soins. Ceci pose la problématique d'accessibilité tant au niveau financier, géographique qu'au niveau de l'observance thérapeutique sur le long terme (Kimessoukié, 2015). Il faudrait penser à la mise en place des centres ambulatoires dans lesquels les spécialistes passeront périodiquement à la rencontre des patients au lieu du contraire, car le centre de soins des maladies chroniques n'est pas à l'hôpital.

Le système de soins tchadiens ne dispose pas non plus d'un système de gestion de dossier médical informatisé ni d'un dossier commun partagé par les professionnels. Chaque structure dispose d'un dossier qui n'est pas transmis au malade lors de son transfert d'une structure à une autre. Chaque consultation dans une nouvelle structure équivaut à l'ouverture d'un nouveau dossier de soins. La mise en œuvre d'une stratégie permettant un transfert efficace de soins et d'informations entre les structures, les prestataires et les patients s'avère donc nécessaire, surtout pour les personnes vivant avec une comorbidité.

Références bibliographiques

Ameh, S., Gómez-Olivé, F. X., Kahn, K., Tollman, S. M., Klipstein-Grobusch, K., Medicinska fakulteten, Institutionen för folkhälsa och klinisk medicin, Epidemiologi och global hälsa, & Umeå universitet. (2017), Relationships between structure, process and outcome to assess quality of integrated chronic disease management in a rural South African setting : Applying a structural equation model, *BMC Health Services Research*, *17*(1), 229. https://doi.org/10.1186/s12913-017-2177-4

Anderson, K., & Emmerton, L. M. (2016), Contribution of mobile health applications to self-management by consumers : Review of published evidence, *Australian health review : a publication of the Australian Hospital Association*, *40*(5), 591. https://doi.org/10.1071/AH15162

Aynaou, H., & Latrech, H. (2014), *Comorbidité cardiovasculaire chez le patient diabétique type 2 hypertendu*. *75*, 5-6. https://doi.org/10.1016/j.ando.2014.07.352

Baptista, D. R., Wiens, A., Pontarolo, R., Regis, L., Reis, W. C. T., & Correr, C. J. (2016), The chronic care model for type 2 diabetes : A systematic review, *Diabetology & metabolic syndrome*, *8*(8), 7. https://doi.org/10.1186/s13098-015-0119-z

Belche, J.-L., Berrewaerts, M.-A., Ketterer, F., Henrard, G., Vanmeerbeek, M., & Giet, D. (2015), [From chronic disease to multimorbidity : Which impact on organization of health care], *Presse Medicale (Paris, France: 1983)*, *44*(11), 1146-1154. https://doi.org/10.1016/j.lpm.2015.05.016

Bourgueil, Y. (2010), Systèmes de soins primaires : Contenus et enjeux, *Revue française des affaires sociales*, *3*, 11-20.

Bourgueil, Y., Marek, A., & Mousquès, J. (2009a), La pratique collective en soins primaires dans six pays européens, en Ontario et au Québec : État des lieux et perspectives dans le contexte français, *Santé publique*, *21*(hs1), 27–38.

Breton, M., Levesque, J.-F., Pineault, R., & Hogg, W. (2011), L'implantation du modèle des groupes de médecine de famille au Québec : Potentiel et limites pour l'accroissement de la performance des soins de santé primaires, *Pratiques et Organisation des soins*, *42*(2), 101–109.

Contandriopoulos, D., Perroux, M., Cockenpot, A., Duhoux, A., & Jean, E. (2018), Analytical typology of multiprofessional primary care models, *BMC Family Practice*, *19*(1), 44. https://doi.org/10.1186/s12875-018-0731-8

Da Silva, R. B., Provost, S., Fournier, M., & Prud'homme, A. (2015), Les nouvelles formes d'organisations de soins de santé primaires (OSSP) sont-elles associées à une meilleure expérience de soins chez les patients atteints de maladies chroniques au Québec ? *Santé publique*, *1*(HS), 119–128.

Garabedian, L. F., Ross-Degnan, D., Ratanawijitrasin, S., Stephens, P., & Wagner, A. K. (2012), Impact of universal health insurance coverage in Thailand on sales and market share of medicines for non-communicable diseases : An interrupted time series study. *BMJ Open*, *2*(6), e001686. https://doi.org/10.1136/bmjopen-2012-001686

Haute Autorité de Santé (2014), *Note méthodologique de synthèse documentaire « coordination des parcours. Comment organiser l'appui aux professionnels de soins primaires ?»*. Haute Autorité de Santé.

Jaakkimainen, L., Glazier, R., Barnsley, J., Salkeld, E., Lu, H., & Tu, K. (2014), Waiting to see the specialist : Patient and provider characteristics of wait times from primary to specialty care, *BMC Family Practice*, *15*, 16. https://doi.org/10.1186/1471-2296-15-16

Juo, Y.-Y., Sanaiha, Y., Khrucharoen, U., Tillou, A., Dutson, E., & Benharash, P. (2019), Complete impact of care fragmentation on readmissions following urgent abdominal operations, *Journal of Gastrointestinal Surgery: Official Journal of the Society for Surgery of the Alimentary Tract*, *23*(8), 1643-1651. https://doi.org/10.1007/s11605-018-4033-1

Kadu, M. K., & Stolee, P. (2015), Facilitators and barriers of implementing the chronic care model in primary care : A systematic review, *BMC family practice*, *16*(1), 12-12. https://doi.org/10.1186/s12875-014-0219-0

Kimessoukié, E. (2015), Continuité de soins chez les personnes souffrant de maladies chroniques non transmissibles. *La démarche qualité dans les soins de santé : un défi en Afrique*, 177-192.

Kuria, N., Reid, A., Owiti, P., Tweya, H., Kibet, C. K., Mbau, L., Manzi, M., Murunga, V., Namusonge, T., & Kibachio, J. (2018), Compliance with follow-up and adherence to medication in hypertensive patients in an urban informal settlement in Kenya : Comparison of three models of care, *Tropical Medicine & International Health: TM & IH*, *23*(7), 785-794. https://doi.org/10.1111/tmi.13078

Maimela, E., Alberts, M., Bastiaens, H., Fraeyman, J., Meulemans, H., Wens, J., & Van Geertruyden, J. P. (2018), Interventions for improving management of chronic non-communicable diseases in Dikgale, a rural area in Limpopo Province, South Africa, *BMC health services research*, *18*(1), 331-339. https://doi.org/10.1186/s12913-018-3085-y

Mbanya, J. C., Ilkouva, H., Gagliardino, P. A., Lavalle, F., Ramachandran, A., Shestakova, M., Chantelot, J.-M., & Chung-Ngor, J. (2019). *The Pan Africain Medical Journal : Proceeding of the 4th Africa Dabetes congres Yaoundé, Cameroun 3rd-5th April 2019, Diabetes and Digital Health*. 9-10.

Ministère de la Santé publique du Tchad, & Organisation Mondiale de la Santé, (2017), *Plan multisectoriel de lutte et de contrôle des maladies non transmissibles, 2017-2021*.

Moffat, K., & Mercer, S. W. (2015), Challenges of managing people with multimorbidity in today's healthcare systems, *BMC Family Practice*, *16*, 129. https://doi.org/10.1186/s12875-015-0344-4

Oni, T., McGrath, N., BeLue, R., Roderick, P., Colagiuri, S., May, C. R., & Levitt, N. S. (2014a), Chronic diseases and multi-morbidity—A conceptual modification to the WHO ICCC model for countries in health transition, *BMC public health*, *14*(1), 575-575. https://doi.org/10.1186/1471-2458-14-575

Puspitasari, H. P., Aslani, P., & Krass, I. (2015), Challenges in the management of chronic noncommunicable diseases by Indonesian community pharmacists, *Pharmacy Practice*, *13*(3), 578-578. https://doi.org/10.18549/PharmPract.2015.03.578

Robusto, F., Bisceglia, L., Petrarolo, V., Avolio, F., Graps, E., Attolini, E., Nacchiero, E., & Lepore, V. (2018), The effects of the introduction of a chronic care model-based program on utilization of healthcare resources : The results of the Puglia care program, *BMC health services research*, *18*(1), 377-378. https://doi.org/10.1186/s12913-018-3075-0

shiSalisbury, C., Johnson, L., Purdy, S., Valderas, J. M., & Montgomery, A. A. (2011), Epidemiology and impact of multimorbidity in primary care : A retrospective cohort study, *The British Journal of General Practice: The*

Journal of the Royal College of General Practitioners, *61*(582), e12-21. https://doi.org/10.3399/bjgp11X548929

Stock, S., Pitcavage, J. M., Simic, D., Altin, S., Graf, C., Feng, W., & Graf, T. R. (2014), Chronic care model strategies in The United States And Germany deliver patient-centered, High-quality diabetes care, *Health Affairs*, *33*(9), 1540-1548. https://doi.org/10.1377/hlthaff.2014.0428

Turner, B. J., Parish-Johnson, J. A., Liang, Y., Jeffers, T., Arismendez, S. V., & Poursani, R. (2018), Implementation of the chronic care model to reduce disparities in hypertension control : Benefits take time, *Journal of General Internal Medicine*, *33*(9), 1498-1503. https://doi.org/10.1007/s11606-018-4526-3

Wagner, E. H., Austin, B. T., Davis, C., Hindmarsh, M., Schaefer, J., & Bonomi, A. (2001). Improving Chronic Illness Care : Translating Evidence Into Action. *Health Affairs*, *20*(6), 64-78. https://doi.org/10.1377/hlthaff.20.6.64

Weir, D. L., McAlister, F. A., Majumdar, S. R., & Eurich, D. T. (2016), The interplay between continuity of care, multimorbidity, and adverse events in patients with diabetes, *Medical Care*, *54*(4), 386-393. https://doi.org/10.1097/MLR.0000000000000493

Williams, A. (2004), Patients with comorbidities : Perceptions of acute care services, *Journal of Advanced Nursing*, *46*(1), 13-22. https://doi.org/10.1111/j.1365-2648.2003.02961.x

Modélisation des soins et stratégie d'intervention existante chez les patients polytraumatisés

Gabriel Archange MODJO, Benjamin Alexandre NKOUM et Philomène Marie MISSI

Résumé

La modélisation est la construction d'un modèle théorique. Le modèle désigne généralement une certaine formalisation des structures d'un phénomène donné ou d'une pratique sociale (Nkoum, 2011). Le polytraumatisé est un blessé porteur de deux lésions traumatiques ou plus dont une au moins met en jeu le pronostic vital (Éditions Scientifiques et Médicales, 2002). La plupart des patients reçus dans les services des urgences sont des patients polytraumatisés. Cette recherche documentaire avait pour but de faire l'état des lieux sur la modélisation des soins en contexte d'urgence chez les patients polytraumatisés. La sélection des articles s'est faite à partir des banques de données informatisées Pub Med, Hinari et google scholar. Les critères d'inclusion ont été les articles rédigés dans les langues française ou anglaise et contenant l'un des concepts clés de notre thématique. Les résultats montrent que la plupart des études se sont focalisées sur la prise en charge des patients polytraumatisés et le modèle d'intervention s'articule autour de l'évaluation de la gravité des patients polytraumatisés et des stratégies d'interventions.

Mots-clés : modèle d'intervention, patient polytraumatisé, urgences, modélisation des soins.

Abstract

Modelling is the construction of a theoretical model. The model generally refers to a certain formalisation of the structures of a given phenomenon or social practice (Nkoum, 2011). A polytrauma patient is an injured person with two or more traumatic injuries, at least one of which is life-threatening (Editions Scientifiques et Médicales, 2002). Most of the patients seen in emergency departments are polytrauma patients. The aim of this literature search was to review the current state of emergency care modelling for polytrauma patients. The selection of articles was based on the computerised databases Pub Med, Hinari and google scholar. The inclusion criteria were articles written in French or English and containing one of the key concepts of our theme. The results show that most of the studies focused on the management of polytrauma patients and the intervention model is based on the assessment of the severity of polytrauma patients and intervention strategies.

Keywords: intervention model, polytrauma patient, emergency department, care modelling.

Introduction

La modélisation est la construction d'un modèle théorique. Le modèle désigne généralement une certaine formalisation des structures d'un phénomène donné ou d'une pratique sociale (Nkoum, 2011). Le modèle dans le structuralisme peut s'entendre comme l'affichage d'une structure qui produit une fonction réalisant une transformation donnée (Bonniol & Vial, 1997). Le modèle se trouve ainsi donc assimilé à un ensemble de principes, d'axiomes et de postulats facilitant la lecture des discours et des pratiques qui en découlent (Billon, 2000, cité par Nkoum, 2011). La prise en soins d'un patient polytraumatisé semblerait ne pas s'échapper de cette structuration. Le polytraumatisme est actuellement devenu un problème majeur de santé publique puisqu'il représente la 1ère cause de mortalité du sujet jeune et une source considérable de handicap et de souffrance pour les victimes, leur famille et la société. Il s'agit d'une urgence très fréquente touchant essentiellement la population jeune et active et entraînant chaque année dans le monde plus de 5 millions de décès avec près de 1,2 million de personnes décédées à la suite des traumatismes dus à des accidents de circulation et des millions de personnes survivantes gardent des séquelles (OMS, 2002). En effet, la mise en condition d'un polytraumatisé s'intègre dans une véritable stratégie de prise en charge. En dehors de la gravité des lésions, leur pronostic dépend également du délai d'intervention et de la précocité de la correction des désordres pouvant influer sur les fonctions vitales. Plus de la moitié des décès post-traumatiques pourtant évitables est liée à des erreurs dans la stratégie de prise en charge par un défaut d'organisation ou à l'inexpérience de la structure d'accueil initiale. C'est en effet un malade rapidement évolutif pour lequel le facteur temps est l'une des composantes péjoratives de sa prise en charge (Stoccheti, Evidence of in-hospital preventable, 1994). Voilà pourquoi optimiser la qualité de soins des victimes du polytraumatisme en contexte d'urgence constitue une nécessité indéniable pour cette clientèle. Cela repose donc sur une organisation stricte des interventions et des activités de soins efficaces et efficientes. D'où la nécessité d'une modélisation des soins dans un pays comme le Cameroun où le système des soins d'urgence est encore embryonnaire pour améliorer la qualité des soins des polytraumatisés aux urgences, étant donné que le délai d'intervention reste un indicateur de performance non négligeable chez ces patients à pronostic vital précaire.

Ce travail portant sur l'état des lieux de la modélisation des soins en contexte d'urgence chez les patients polytraumatisés s'inscrit dans la dynamique d'une recension des écrits qui visent à identifier les connaissances disponibles sur les outils de triage et d'évaluation de gravité utilisés en contexte d'urgence chez les patients polytraumatisés. L'article vise aussi à analyser les connaissances disponibles sur les déterminants des délais d'intervention sur les patients polytraumatisés aux urgences. Enfin, l'article veut identifier les stratégies d'intervention existantes chez les patients polytraumatisés aux urgences.

Méthodologie

Pour obtenir les articles, les revues et documents exploités, nous avons procédé par étapes. Tout d'abord, nous avons repéré les concepts clés de notre thématique (modélisation des soins, patients polytraumatisés, urgences). Puis nous avons procédé à la sélection des articles, en fonction de leur pertinence. Enfin, nous avons regroupé les articles par affinité thématique, devis sur le nombre d'articles et par type. La sélection s'est faite à partir des banques de données informatisées Pubmed, Hinari et googlescholar. Pour le concept **Intervention model,** les descripteurs utilisés sont : *care models of, types of care, care conceptualization.* Le concept **Urgences** a eu pour descripteur : *Emergency context, emergency care, emergency situation, emergency* **medicine- patient polytraumatisé :** *polytraumatised patients*. Les opérateurs booléens AND et *OR* ont été combinés avec les mots clés et les descripteurs dans différentes équations de recherche pour extraire tous les articles. Signalons que les concepts en anglais ont été utilisés pour maximiser la sélection des articles du fait de la rareté des articles en français. Les critères d'inclusion ont été les articles rédigés dans les langues française ou anglaise. Les critères d'exclusion suivants ont été adoptés : les articles ne contenant pas les concepts clés énumérés, les articles dont le contenu n'avait pas trait à la modélisation ni au patient polytraumatisé. La recension s'est faite indépendamment des pays ou des continents. Au total, 150 articles ont été trouvés. Les écrits recensés ont fait l'objet d'un tri. Dans un premier temps, les titres ont été analysés, excluant 50 articles. 17 des 100 articles restants ont été retenus après une lecture approfondie des titres. Par la suite, la lecture des résumés a permis d'éliminer 10 articles. Toutefois, d'autres recherches nous ont permis d'avoir d'autres articles. Ainsi, nous n'avons retenu que 25 articles pour notre étude.

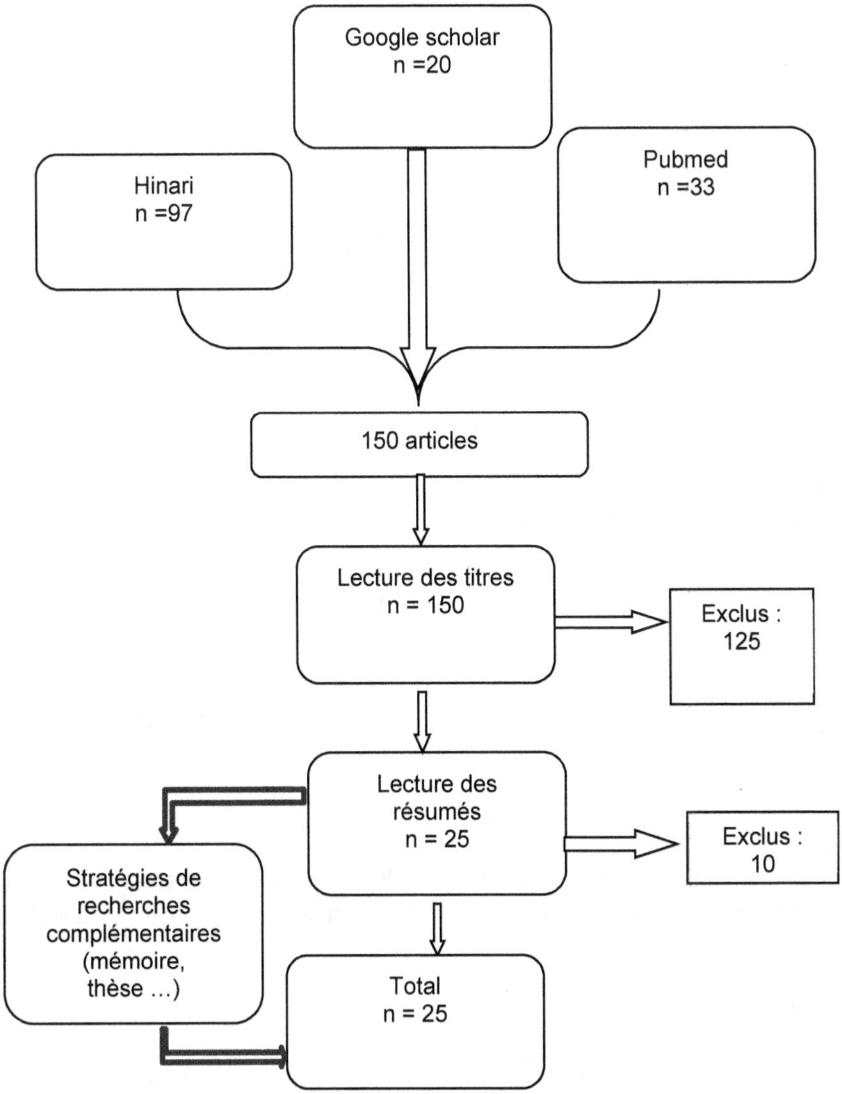
Google scholar
n =20
Hinari
n =97
Pubmed
n =33
150 articles
Lecture des titres
n = 150
Exclus :
125
Lecture des
résumés
n = 25
Exclus :
10
Stratégies de
recherches
complémentaires
(mémoire,
thèse ...)
Total
n = 25

Résultat

Modélisation des soins

La modélisation est la construction d'un modèle théorique. Le modèle désigne généralement une certaine formalisation des structures d'un phénomène donné ou d'une pratique sociale (Nkoum, 2011). Le modèle dans le structuralisme peut s'entendre comme l'affichage d'une structure qui produit une fonction réalisant une transformation donnée (Bonniol & Vial, 1997). Le modèle se trouve assimilé à un ensemble de principes, d'axiomes et de postulats facilitant la lecture des discours et des pratiques qui en découlent (Billon, 2000, cité par Nkoum, 2011). Un modèle de santé est un paradigme, une façon de se représenter les phénomènes : un ensemble de convictions, de croyances, de pratiques et de postulats partagés par un ensemble de praticiens (Meurant, 2018). Dans un modèle de santé, trois composantes peuvent être identifiées (Deccache & Lavendhomme, 1992) :

- L'axe idéologique relève d'une définition des valeurs et de la représentation du monde voulue par le modèle : la forme des relations sociales, les problèmes sociaux légitimes à résoudre, le rôle de l'État et le contenu des politiques de santé cadrant l'action thérapeutique ;
- L'axe théorique relève d'une définition des causes expliquant les situations considérées comme problématiques ;
- L'axe méthodologique définit comment agir sur ces situations une fois qu'elles ont été définies et analysées.

Dans les soins de santé, trois grands modèles théoriques sont identifiables : le modèle biomédical, le modèle biopsychosocial ou global et le modèle complexe de santé (Nkoum op.cit.)

Le modèle bio médical

Ce modèle est fondé sur l'idée d'une cause biologique à toute maladie. Le corps y est vu comme une machine, la santé comme une absence de maladie, la maladie comme un dysfonctionnement, et la solution comme une ingénierie exécutée par un expert selon une logique diagnostic-traitement (Engel cité par Murant, 2018). Le modèle biomédical est d'essence positiviste et déterministe (Bury, 1988). Très efficace pour traiter les pathologies aigües, ce modèle a montré ses limites en termes de prise en charge des douleurs chroniques (Lindo, Leumann, Levinson, & Waite, 2003) ou d'actions sur des indicateurs de santé de la population (espérance de vie, inégalités de santé ou taux de mortalité (Wilkinson & Pickett, 2013) .

Comme le fait remarquer Engel, le modèle biomédical est défini par ses critiques plutôt que dans un programme explicite. Il se déduit des discours et pratiques les plus généraux dans les milieux professionnels, par exemple dans les institutions académiques et le milieu hospitalier (Murant, 2018).

- Axe idéologique : Le médecin est un ingénieur du corps et possède une connaissance supérieure à celle d'un patient en carence, qu'il doit éduquer et informer. Le diagnostic est perçu comme le produit d'une objectivité scientifique indépendante de la relation thérapeutique ou du contexte social. C'est le marché qui régule les échanges et le rôle de l'État se limite à structurer les conditions du marché autorégulateur.
- Axe théorique : Le modèle puise dans la biologie, la physiologie et la pathologie.
- Axe méthodologique : Informé par la recherche, le médecin identifie les symptômes, en déduit objectivement un diagnostic, et prescrit le traitement adéquat. La prévention s'envisage sous la forme de l'information face à un patient en carence.

La conception des soins dans le modèle biomédical met l'accent sur la guérison à tout prix, donc sur le curatif. La maladie étant considérée comme un accident qui viendrait perturber le processus de la vie dans le temps ou dans son potentiel (Nkoum, 2011). Ici, la finalité est de soigner objectivement les individus avec compétence et intégrité. L'analyse implicite repose sur la dimension biologique du phénomène : nuque bloquée, douleurs chroniques, etc. Le modèle biomédical peine généralement à traiter les douleurs aux origines non localisables (Good, 1998). Le constat biomédical s'arrête à l'augmentation de la demande pour ces douleurs. La pluridisciplinarité se réduit à la référence d'une profession à l'autre, découpant de fait l'expérience du patient en une multiplicité de prises en charge sans liens organiques (Murant, 2018). La conception « négative de la santé a été remise en question lorsqu'il a fallu prendre en compte tous les facteurs en jeux dans la dynamique de la santé. L'approche complexe de ces facteurs a amené à réviser cette conception linéaire (Ibid.). Dès lors, il n'est pas évident de trouver une définition satisfaisante pour tous, car le concept de santé est une entité complexe, mouvante et polymorphe (Monnier et al. 1980, cité par Nkoum, 2011).

Modèle global de santé ou biopsychosocial

Le modèle bio-psycho-social, en médecine, est une approche théorique et pratique proposée par le médecin psychiatre Engel qui veut prendre en compte des facteurs : psychologique, social et biologique des pathologies. Elle s'oppose à une lecture exclusive à travers un modèle biomédical et psychologique. Elle n'exclut pas a priori ces trois approches, bien que ces aspects aient des pertinences différentes en fonction des symptômes. Le modèle de partenariat humaniste en santé (Lecocq, et al., 2017) qui est un développement particulier du modèle biopsychosocial énonce explicitement le contenu des trois axes.

- Axe idéologique : Respect de l'humain dans son environnement, autonomie de la personne, égalité dans la relation, croyance dans le potentiel de chacun, fidélité et responsabilité de ses actes. Le patient est vu comme un expert de son expérience à consulter au même titre que les autres professions de l'équipe pluridisciplinaire. On peut y ajouter l'idée d'une articulation entre politiques sociales et de santé centrées sur les déterminants sociaux de la santé.
- Axe théorique : Le modèle de partenariat humaniste s'inscrit dans la perspective écosystémique de Bronfenbrenner. Celle-ci définit le patient et le praticien comme pris dans plusieurs systèmes (corps, lieu de travail, habitat, milieu hospitalier, scolaire et familial, maison médicale, etc.) ayant leurs propres normes et/ou chacun a un rôle différent. (Bronfenbrenner, 1986). Cette analyse évalue comment les personnes évoluent à des rythmes différents dans ces systèmes, comment les problèmes de santé affectent ces rôles et ces normes, et les interactions entre tous ces éléments. L'équipe et le patient cherchent à identifier les freins et les opportunités au sein de ces systèmes afin d'améliorer le fonctionnement du patient dans son environnement.
- Axe méthodologique: Le soignant cherche à comprendre comment le patient définit sa situation et son problème dans ses différents contextes, propose sa propre interprétation, et cherche un terrain commun d'analyse. Il conçoit la planification et l'évaluation de l'intervention avec l'équipe et le patient.

Chaque action est posée en cohérence avec la méthode d'analyse du problème et les valeurs du modèle. Ce modèle analyse les interactions entre les aspects sociaux, psychologiques et biologiques dans de multiples contextes en visant à prioriser ce qui pose problème et orienter l'action. D'autres théories pourraient être invoquées pour analyser les causes des problèmes de santé. Ce qui importe, c'est la cohérence entre le quoi (axe théorique), le comment (axe méthodologique) et le pourquoi (axe idéologique).

Dans un modèle biopsychosocial inscrit dans une politique de promotion de la santé (OMS,1978) la première étape d'analyse est l'élaboration d'un consensus sur la situation problématique qui équilibre les points de vue des différents professionnels et des patients. Souvent, l'étude des profils de patients concernés révèle une situation psychosociale difficile. Le problème ne dépend plus exclusivement de la biologie individuelle, mais s'inscrit dans l'environnement de la population locale. La définition du problème peut varier en fonction des points de vue.

Comme l'a fait remarquer Murant en 2018, le modèle de santé global s'intéresse aux aspects psychologiques, sociaux et biologiques de la santé sans les hiérarchiser a priori, et demande une participation de l'ensemble des professions de l'équipe et du patient dans l'analyse et l'intervention. Selon lui, le modèle global de santé est un modèle intégré, car pour lui, un modèle intégré cherche à agir aux trois niveaux. L'équipe et les acteurs locaux repèrent les points d'intervention où chaque intervenant peut agir dans une stratégie coordonnée. L'intégration, c'est la mise en relation entre les activités autour d'un objectif commun.

Approche complexe de santé

Développée par Nkoum en 2010, l'approche complexe de santé propose une posture dans l'entre-deux des modèles biomédical et global de la santé. Dans cette perspective, il s'agit d'articuler les deux modèles de la santé, en considérant en même temps les expériences personnelles du professionnel et le vécu du patient, d'un point de vue psychologique, familial et sociétal. C'est le lieu de reconnaître à l'individu la liberté de choix en rapport avec sa santé (Illich, 1975). Il est fondamental de prendre en compte le fait que la santé est aussi l'existence d'un sujet autonome ouvert sur le monde (Eymard, 2004). Appréhendée sous cet angle, la santé est perçue comme une expérience de vie individuelle ou collective, expérience qui intègre autant la réalité de la maladie que celle de la mort (Nkoum, 2011). L'effort ici porte désormais sur la promotion de l'ouverture et l'adaptation des soins de santé au contexte selon les opportunités, les valeurs et les expériences vécues mutuellement par le soignant et le soigné.

L'approche complexe de santé suggère de prendre en compte cohérence et pertinence par rapport au contexte social dans lequel évolue le personnel de santé (NKOUM, 2010, P.55). Dans cette approche, le patient est considéré comme un partenaire actif, auteur et décideur par rapport aux orientations concernant sa santé (Ibid.).

Stratégies d'intervention chez les patients polytraumatisés aux urgences

Les soins d'urgence sont une plateforme intégrée permettant de fournir des services de soins de santé urgents en cas de maladie ou de traumatisme aigus à toutes les étapes de la vie. Le système de soins d'urgence qui fournit ces services va des soins sur place jusqu'aux soins dispensés par le service des urgences en passant par le transport, et il assure, au besoin, l'accès rapide à des soins chirurgicaux et intensifs. De nombreuses interventions sanitaires qui ont fait leurs preuves sont fortement tributaires du temps – elles sauvent des vies, mais à condition qu'elles soient réalisées à temps. En assurant le dépistage précoce des affections aigües et l'accès rapide aux soins nécessaires, les systèmes organisés de soins d'urgence sauvent des vies et amplifient l'impact de nombreuses autres composantes du système de santé (OMS, 2019).

Selon Yeguiayan, et *al.(* 2011), la prise en charge des polytraumatisés est un véritable enjeu de santé publique car la traumatologie grave est source de décès précoce et d'handicap lourd. Pour ces auteurs, il existe une réelle marge d'optimisation de la morbi-mortalité grâce à une amélioration des filières de soins et du circuit de prise en charge (Yeguiayan, et al., 2011). La précocité de la prise en charge est un point essentiel, qui débute dès la prise de l'appel jusqu'à l'orientation et la prise en charge par une équipe multidisciplinaire organisée et rodée à cette prise en charge, dans une structure de soins possédant l'ensemble du plateau technique adapté à l'état du patient (SFMU, 2010). C'est dans cet ordre d'idée que Stoccheti affirme que plus de la moitié des décès post-traumatiques évitables est liée à des erreurs dans la stratégie de prise en charge, au défaut d'organisation ou à l'inexpérience de la structure d'accueil initiale (Stoccheti, 1994).

Villacèque, Cibien, & Gout dans leurs stratégies d'intervention chez les patients polytraumatisés proposent une intervention en deux temps : le temps préhospitalier et le temps hospitalier au Service d'Accueil des Urgences (SAU)

Le temps pré hospitalier

La stratégie générale de prise en charge est un processus constitué de deux méthodes qui s'opposent, notamment le scoop and run anglo-saxon et la médicalisation pré hospitalière.

- Le scoop and run anglo-saxon préconise une évacuation rapide après une mise en condition minimale (selon des protocoles stéréotypés) par les « paramedics » formés à l'advanced trauma life support (ATLS). Le but est de limiter le temps préhospitalier qui est considéré comme perdu (Ibid.).
- La médicalisation pré hospitalière européenne permet de réaliser une mise en condition de qualité et d'élaborer une stratégie thérapeutique. Les objectifs des équipes médicales sont d'identifier les détresses vitales, et de réaliser les gestes adaptés, d'effectuer un bilan lésionnel « de la tête aux pieds » et d'instaurer les thérapeutiques complémentaires pour lutter contre les facteurs aggravants (douleur, hypothermie...), d'évacuer le blessé vers un service d'accueil des urgences au plateau technique approprié, et mise en alerte par la régulation du SAMU, de surveiller le blessé et de poursuivre les soins pendant le transport (Ammirati, 2000).

La régulation. Le premier déterminant de la morbidité et de la mortalité est la gravité des lésions. Le second est le délai avec lequel ces lésions sont traitées (Dontigny, 1999). Les délais entre l'alerte et l'arrivée sur les lieux des équipes médicales ont bénéficié du développement de la téléphonie mobile. Les moyens de transport appropriés doivent être adaptés au contexte. Le SAMU et le SMUR doivent pouvoir réguler le transport et les interventions. La recherche d'un site d'accueil disposant d'un plateau technique adapté au tableau clinique est alors entreprise dès la transmission du premier bilan. L'orientation pourra éventuellement être modifiée en fonction de l'évolution du tableau clinique.

Mécanismes lésionnels. Connaître le mécanisme lésionnel permet d'orienter la démarche diagnostique vers la recherche de lésions qui ne s'expriment pas cliniquement de façon évidente. Parmi ces mécanismes, on note : les traumatismes directs, les traumatismes indirects, la décélération, l'onde de choc de l'effet de souffle (blast) et l'hyperflexion-extension brutale du rachis cervical.

Prise en charge. La relève du polytraumatisé se pratique toujours en présence de l'équipe médicale. En l'absence de médecin, seul le risque de sur-accident impose une manœuvre de mobilisation précoce, réalisée par les secouristes professionnels. Après un bilan rapide, les premiers gestes secouristes consistent à assurer la liberté des voies aériennes et l'oxygénothérapie, mettre en place un collier cervical et arrêter une hémorragie externe. Le bilan clinique définit une stratégie de prise en charge avec une hiérarchie des gestes thérapeutiques et diagnostiques. Deux objectifs sont complémentaires et indissociables à savoir stabiliser les fonctions vitales, ce qui constitue une urgence thérapeutique ; établir un bilan lésionnel qui est une urgence diagnostique.

Le transport. Il est réalisé dès la stabilisation du patient et doit être parfaitement organisé. Les manœuvres de réanimation, poursuivies tout au long du déplacement avec un minimum de deux accès veineux distincts, nécessitent la présence permanente de l'équipe médicale (médecin, infirmier). Celle-ci doit disposer du matériel permettant la prise en charge d'une détresse respiratoire, circulatoire et neurologique (Pierre & Teylion, 2015). La réanimation et la surveillance entreprises sur les lieux vont se poursuivre pendant l'évacuation.

Temps intra hospitalier

La prise en charge du blessé aux urgences se fait dans la continuité avec celle du SMUR : elle est multidisciplinaire, mais coordonnée par un médecin expérimenté. La compétence de l'équipe est très liée à l'activité qu'elle assure avec une notion de masse critique (Lenfant, 1998).L'arrivée d'un polytraumatisé exige une prise en charge immédiate et une identification rapide des conditions mettant en péril la vie du patient (Lapierre et al., 2017). Dès son arrivée, l'évaluation primaire est initiée. Selon l'Advanced **Trauma Life** Support (ATLS), le processus se divise en quatre phases : 1) l'évaluation primaire composée de cinq points : ABCDE et la réanimation, si nécessaire ; 2) la réévaluation ; 3) l'évaluation secondaire composée de quatre points : FGHI; et 4) le transfert au centre dédié ou au service respectif lorsque possible (Urden, Stacy, & Lough, 2010).

Tableau 1: L'ABCDE-FGHI : L'évaluation primaire et secondaire en traumatologie selon l'Emergency Nurses Association

Acronyme	Termes utilisés en anglais	Traduction libre
Évaluation primaire		
A	*Airway maintenance with cervical spine protection*	Le dégagement des voies respiratoires et l'immobilisation cervicale
B	*Breathing and ventilation*	L'évaluation de la respiratoire et de la ventilation
C	*Circulation and control of hemorrhage*	L'évaluation de la circulation et le contrôle des hémorragies
D	*Disability (neurologic status)*	L'évaluation de l'état neurologique
E	*Exposure and environnement control*	Exposition du patient et contrôle de l'environnement
Évaluation secondaire		
F	*Full set of vital signs and family presence*	Signes vitaux complets et la présence de la famille
G	*Get resuscitation adjuncts (LMNOP) :* *L : Laboratory* *M : Monitor cardiac rate and rythm* *N : Naso or orogastric tube consideration* *O : Oxygenation and ventilation assessment* *P : Pain assessment and mangement*	Gestion des procédures associées (LMNOP) : L : Laboratoires M : Moniteur cardiaque N : Naso ou oro (tube gastrique) (considération) O : Oxygène et évaluation de la ventilation (saturation/capnographie) P : PRN (gestion de la douleur)
H	*History and head-to-toe assessment*	Histoire et évaluation de la tête aux pieds
I	*Inspect posterior surfaces*	Inspection de la face postérieure

source (Lapierre et al., 2017)

Discussion

Plus de la moitié des décès post-traumatiques évitables est liée à des erreurs dans la stratégie de prise en charge, au défaut d'organisation ou à l'inexpérience de la structure d'accueil initiale (Stoccheti, 1994). Ce travail de recension des écrits sur la modélisation des soins chez les patients polytraumatisés nous a permis d'exploiter 25 articles. L'exploitation de ces articles nous a permis de constater que la plupart des auteurs appréhendent le polytraumatisé comme une personne porteuse de plusieurs lésions traumatiques (blessures) dont l'une au moins peut engager le pronostic vital du patient dans un délai relativement court. En faisant une projection sur le terrain, cette approche définitionnelle suppose au préalable un travail de fond des experts de la bio médecine. Un médecin compétent doit avoir au préalable établi un bilan lésionnel. En absence d'une expertise médicale spécialisée, ce concept ne pourrait être évoqué. Dans cet ordre d'idée, certains experts de la biomédecine font remarquer que cette définition est peu utilisable à la phase pré hospitalière et laisse progressivement sa place à celle du traumatisé grave (Savry et al., s. d.). Les lésions évoquées ici sont des lésions purement organiques. N'existe-t-il pas de lésions psychosociales dans un polytraumatisme ?

Plusieurs outils d'évaluation de gravité utilisés chez les patients polytraumatisés aux urgences sont regroupés en score anatomique et physiologique. Une fois de plus, les documents que nous avons exploités se sont limités aux répercussions biologiques physiologiques. Ne Pouvons-nous pas évaluer les répercussions psychosociales en cas d'un traumatisme ?

Les stratégies d'intervention chez les patients polytraumatisés aux urgences reposent sur l'intervention pré hospitalière et hospitalière dans une perspective de la sécurisation du corps biologique. L'utilisation du concept « prise en charge » est omniprésente dans les différents protocoles d'intervention. L'agir du soignant ici s'inscrit dans le paradigme de « faire sur », ce qui dicte une conception organiste du polytraumatisme et oriente la vision du polytraumatisé. Cette vision oriente les interventions des soins vers un modèle de santé qui sauve les vies en situation des lésions organiques graves : le modèle biomédical ; modèle qui impose l'hégémonie de la biomédecine sur les autres sciences de la santé. En dehors des médecins, les autres acteurs deviennent « paramédicaux », une sorte d'exécutant des consignes et des protocoles médicaux.

Conclusion

Au terme de ce travail de recension des écrits sur la modélisation des soins chez les patients polytraumatisés, nous avons exploité 25 articles. L'exploitation de ces articles nous a permis de constater que la plupart des auteurs appréhendent le polytraumatisé comme une personne porteuse de plusieurs lésions traumatiques (blessures) dont l'une au moins peut engager le pronostic vital du patient dans un délai relativement court. Plusieurs outils d'évaluation de gravité utilisés chez les patients polytraumatisés aux urgences sont regroupés en score anatomique et physiologique. Les stratégies d'intervention chez les patients polytraumatisés aux urgences reposent sur l'intervention préhospitalière et hospitalière.

Une modélisation des soins en contexte d'urgence chez les patients polytraumatisés passe forcément par une réforme de la prise en charge préhospitalière, une organisation des interventions hospitalières dans les services d'accueil des urgences, un renforcement des ressources (ressources humaines bien formées et ressources matérielles adaptées). Cependant, les différentes interventions chez ces patients ne semblent prendre en compte que la dimension biologique de la personne dans une perspective organiste fermée. Chez les patients polytraumatisés, nous constatons que la dimension psychologique et la dimension sociale ne semblent pas préoccuper les intervenants. Notre travail vise à développer un modèle de soins moins réductionniste et plus humaniste chez les patients polytraumatisés. D'où notre question de départ : « Quelles stratégies d'interventions doit-on adopter dans les services d'urgences pour une prise en soins humanisée des patients polytraumatisés ? »

Références bibliographiques

Ammirati, C. (2000), Stratégie de prise en charge extrahospitalière d'un polytraumatisé, *SFAR, Conférences d'actualisation - 42e congrès d'anesthésie-réanimation* (pp. 389-408.), Paris, Elsevier .

ATLS. (2016), *American College of surgeons, Committee on Trauma, Advances in trauma life support*, 21-46.

Balique, H. (2003), Rapport d'étape de la consultation d'appui à la réforme hospitalière au Cameroun, *Organisation Mondiale de la Santé, Ministère de la Santé publique du Cameroun*, Yaoundé, Cameroun.

Binam, F. (2002), La carte sanitaire au Cameroun est-elle compatible avec une prise en charge rationnelle des urgences ? 251-255.

Bonniol, J. J., & Vial, M. (1997), *Les modèles d'évaluation, textes fondateurs et commentaires,* Bruxelle, De Broeck Université.

Boulanger, B., McLellan, B., Brenneman, F., Ochoa, J., & Klirkpaptrick (2013), Prospective evidence of superiority of a sonography-based algorithm in the assessmen of blunt abdominial injury, 36-39.

Braun, M., Cordoliani, & Dosch, J. (2015), Traumatismes cranioencéphaliques, Place de l'imagerie, *Ann Anesthésie-Réanimation*, 19-25.

Bronfenbrenner, U. (1986), Ecology of the family as a context for human development, *developmental psychology*, pp. 723–742.

Bury, J. A. (1988), *Éducation pour la santé, concepts, enjeux, planification ;* Bruxelles, De Boeck Université.

Carli, P. (2017), *Conduite à tenir préhospitalière devant un polytraumatisé à la suite d'un accident de la voie pubique.*

Carli, P., & Telion, C. (2000), Prise en charge préhospitalière des traumatismes graves, Dans *Traumatismes graves* (pp. 47-57), Paris, Arnette .

Champion, H., Copes, W., Sacco, W., Lawnick, M., Keast, S., & Bain, L. (2015), The major trauma outcome study: establishing national norms for trauma care, *J. Trauma*, 36-40.

Chaumoitre , K., Potier, F., Petit, P., Merrot, T., & Guillon, P. (2014), Tomodensitométrie des lésions pelviennes du polytraumatisé, 120.

Clevenger, F., Yarbrought, D., & Reines (2017), Resuscitative thoracotomy: the effect of field time on oucome, *J. Trauma*, 40.

Codjia, A. (2016), facteurs pronostiques du polytraumatisé pris en charge à la clinique universitaire d'accueil des urgences du CNHU-HKM de Cotonou, *thèse de médecine*, Cotonou, Benin.

Dabadie, F., & Sztark, T. P.-E. (2016), Polytraumatisé: Nouveautés en phase préhospitalière, *les urgences à Bordeaux*, 25-27.

D'Alise, M., Benzel, E., & Hart, B. (2016), Magnetic resonance imaging evaluation of cervical spine in the comatose or obtunded trauma patient, 9-11.

Deccache, A., & Lavendhomme, E. (1992), *Information et éducation du patient, Des fondements aux méthodes,* De Boeck.

Delage, B., Tulasne, P., & Kempf (2010), Polytraumatisés, *Encyclopédie Medecine CHirurgie*, 15.

Demetriades, D., Murray, J., Sinz, B., Myles, Chan, & Sathyaragiswaran (2013), Epidemiology of major trauma and trauma deaths in Los Angeles, *coll surgery*, 83.

Diarra, B. (2003), Osmothérapie au mannitol chez les traumatisés admis au S.U.C.de l'hôpital Gabriel, *thèse de médecine*, Bamako.

Diraison, Y., Gullyche, L., Perez, J.-P., Briquin, & Bonsignour, e. (2013), Prise en charge hospitalière du traumatisme thoracique grave, *Revue SAMU*, 55-60.

Dontigny, L. (1999, Mars 13), Communication à la 1ère Journée Caraïbe de Médecine d'Urgence;. Fort-de-France.

Édouard, A. (2014), *Aspect hémodynamique des polytraumatisés,* Paris.

Emergency Nurses Association (2014), *Trauma Nursing Core Course* (éd. 7e). (E. N. Association, Éd.) Des Plaines.

Escolar, G., Garrido, M., Mazzara, R., Castillo, R., & Ordinas, A. (2016), Experimental basis for the use of red cell transfusion in the management of anemic thrombocytopenic patients, 406-411.

Eymard, C. (2004), *Essai de modélisation des liens entre éducation et santé, question vive; éducation à la santé et pour la santé?* Université de Provence, Departement des Sciences de l'Éducation, Aix-Marseille.

Ferjani, M., Lamine, Jebali, A., Labene, I., Hmida, J., A., B., & M., D. (n.d). Stratégie de la réanimation préhospitalière des polytraumatisés, Consulté le 28 juillet 2021, sur https://sofia.medicalistes.fr/spip/IMG/pdf/Strategie_de_la_reanimation_prehospitaliere_des_polytraumatises_hopital_militaire_de_Tunis_.pdf: https://sofia.medicalistes.fr

Good, V. (1998), *Comment faire de l'anthropologie médicale?Médecine, rationalité et vécu,* Empêcheurs de penser en rond.

Göran, D. (2001), Payer les soins de sa poche : un déterminant majeur de la pauvreté, *The Medical Poverty Trap*, 123-137.

Guillou, M., Moingeon, M., & Latin, D. (2000), *Dictionnaire universel.*

Haberer, J. (2000), Biomécanique des traumatismes fermés 7, *Traumatismes graves.*, 27-3, (Arnette, Éd.) Paris.

Haberer, J. P. (2016), Biomécanique des traumatismes fermés, Dans L. Beydon, & P. e. Carli, *Traumatismes graves* (pp. 27-37), paris: Arnette.

Habiba, G. (2011), Étude exploratoire du recours aux soins et de la perception de la qualité des services aux urgences des hôpitaux de Yaoundé, *Mémoire de santé publique*, Yaoundé.

Habiba, G., & Ongolo-Zogo, P. (2013), Améliorer l'accueil et la prise en charge des urgences dans les hôpitaux nationaux et régionaux au Cameroun, Yaoundé, Cameroun.

Hamdi- Chérif, W., Belkasmi, H., & Aboura, F. (2017, Octobre), Étude épidémiologique des polytraumatisés admis au service de réanimation du CHU de Tlemcen, *Mémoire de fin d'étude*, Tlemcen, Algérie.

Heckbert, S., Vedder, N., Hoffman, W., Winn, R., Hudson, L., Jurkovich, G., & Al. (1998). Outcome after hemorrhagic shock. *trauma patients. J Trauma* , 45 .

Ilef, D., Isnard, H., Capek, I., & Junod, B. (2016), Évaluation à la réponse à l'urgence grave: l'analyse du délai de la prise en charge, *Revue SAMU*, 33-35.

Illich, Y. (1975), *Néménis médicale: expropriation de la santé,* Paris: Éditions du Seuil.

Jennet, B. (2016), Epidemiology of head injury, *Neurology, neurosurgery, Psychiatry*, 42-44.

Kauvar, D., & Wade, C. (2015), The epidemiology and modern management of traumatic hemorrhage: US and international perspectives, *Crit Care*, 1.

Keita, K. (2006), Évaluation des délais de prise en charge des urgences au service des urgences chirurgicales de l'hôpital Gabriel Toure, *Thèse de médecine* . Mali.

Khun, T. (2008), *La structure des révolutions scientifiques,* Flammarion.

Kourouma, F. (2017), *Évaluation du délai d'attente avant consultation au niveau du service des urgences,* Rabah: École Nationale de Santé publique.

Lecocq, D., Lefebvre, H., Neron, A., Bustillo vasquez, A., Van Cutsem, C., & Laloux, m. (2017, JUILLET 1), Le modèle de partenariat humaniste en santé, *Soins*(816), pp. 17-23.

Lenfant, F. (1998), Stratégie des examens du polytraumatisé, *SFAR, Conférences d'actualisation - 40e Congrès d'Anesthésie-Réanimation* (pp. 597-613), Paris, Elsevier.

Lida, H., Tachibana, S., Kitahara, T., Horike, S., Ohwada, & Fujii, K. (2016), Association of head trauma with cervical spine injury, spinal cord injury, or both. 45-46.

Lindo, S. T., Leumann, E. O., Levinson, W., & Waite, L. (2003), *Syntesis of scientific discipline in pursuit of health, The interactive biopsychosocial model,* . Perspect Biol Med.

Maria-Isabel, Farfan-Porter, Cécile, D., Patriek, M., Audrey, C., Stordeur, & Koen, V. D. (2017), *Vers un système intégré de prise en charge des traumatismes graves,* Bruxelles: Health Services Research.

McAnema , O., Moore , E., & Marx, J. (2016), Initial evaluation of the patient with blunt abdominal trauma, 495-515.

Meurant, G. (2018, Décembre 6), Clarifier son modèle de santé, *Santé conjuguée*(85), pp. 29-31.

Minsanté. (2019), *Politique de santé,* Consulté le 15 Avril 2019, sur Site Web Minsanté: https://fr.wikipedia.org

Nagy, K., Fabian, T., Rodman, G., Fulda, G., Rodriguez, A., & Mirvis, S. (2015), Guidelines for the diagnosis and management of blunt aortic injury: an EAST pratice management guidelines workgroup. 43.

Nathens, A., Jurkovich, G., Maier, R., Grossman, D., Mac-Kenzie, E., Moore, M., & al., e. (2001), *Relationship between trauma center volume and outcomes,* Jama.

Nkoum, B. A. (2011), *De l'évaluation scolaire à l'évaluation des pratiques professionnelles en santé,* Paris, L'Harmattan.

OMS. (2019, Avril 08), *Soixante-douzième assemblée mondiale de la santé* (OMS, Éditeur) Consulté le 17 août 2020, sur https://apps.who.int/gb/ebwha/pdf_files/WHA72/A72_31-fr.pdf.

Pate, Fabian, & Walker. (2015), Acute traumatic rupture of the aortic isthmus: repair with cardiopulmonary bypass, 9-15.

Pierre, C., & Teylion, C. (2015), le polytraumatisé, Dans D. Bernard, *Manuel d'anesthésie , de réanimation et d'urgence* (p. 1763), Paris, Arnette.

Ricard-Hibon, A., Hamada, S., & Gauss, T. (2013), *Le patient polytraumatisé : les défis de l'accueil hospitalier,* Paris, SFMU.

Riou, B., Landais, P., Vivien, B., Stell, P., Labbene, L., & Carli, P. (2014), Distribution of the probability of survival in a strategic issue for randomized trials critically ill patients, *Anesthesiology*, 20-25.

Scalea, T., Rodriguez, A., Chiu, W., Brenneman, F., Fallon, W., & Kato, K. (2014), Focused assessment with songraphy for trauma: Results from an international consensus conference, *International consensus conference*, (p. 52).

SFMU.(2010), *Urgences vitales traumatiques, Journées thématiques de la SFMU,* Clermont-Ferrand.

Shorr, R., Crittenden, Indeck, Hartunian, & Rodriguez. (6-12), Blunt thoracic trauma, Anlaysis of 515 patients, 2015.

Spalte, D., Criss, A., Valenzuela, T., & Meislin, H. (2015), Prehospital advanced life support for major trauma: Critical need for clinical trial, *Ann Emerg Med*, 80-89.

Stoccheti (1994), Trauma care in Italy : evidence of in-hospital preventable death, *J Trauma* , 36.

Tanabe, P., Gimbel, R., Yarnold, P., & Adams, J. (2004), *The Emergency Severity Index (version 3) 5-level triage system scores predict ED ressource consumption,* J Emerg Nurs. Consulté le 2 février 2004.

Toua, C. N. (Mai 2019), *Déterminants des délais d'intervention chez les patients polytraumatisés du centre des urgences de Yaoundé,* mémoire d'infirmiers spécialisés, École des infirmiers spécialisés, anesthésie/réanimation, Yaoundé.

Urden, L. D., Stacy, K. M., & Lough, M. E. (2010), *Critical care nursing : diagnosis and treatment* (éd. 6e), (Saint-Louis, Éd.) Elsevier.

Villacèque, E., Cibien, J. F., & Gout, L. (2009), stratégie de prise en charge du polytraumatisé.

Wankio, T. G. (2020), *Prise en charge initiale du polytraumatisé au CURY,* Mémoire de master, Université Catholique d'Afrique Centrale, Département d'Anesthésie-Réanimation, Yaoundé.

WHO (2006), Working together for health.

Wilkinson, R., & Pickett, K. (2013), *Pourquoi l'égalité est meilleure pour tous,* Les petits matins.

Yeguiayan, J., Garrigue, D., Binquet, C., Jacquot, C., Duranteau, J., Martin, C., & al., e. (2011), French intensive care recorded, *severe blunt trauma: a prospective epidemiological study, Crit Care*, 15.

Ziegler, D., & Agarwal, N. (2014), The morbidity and mortality of rib fractures, 37.

Stratégies de prise de décision clinique infirmière au Burkina Faso

Illiassa SAWADOGO, Swanfani André THIOMBIANO, Philomène Marie MISSI, Patrick MARTIN et MÉDA ZC

Résumé

Introduction : L'utilisation des résultats probants dans la pratique infirmière est méconnue pour la prise de décision clinique lors des soins. L'objectif est d'étudier les stratégies de prise de décision clinique mobilisées par les infirmiers au Centre Hospitalier Universitaire de Tingandogo (CHU-T). **Matériels et méthodes** : Il s'est agi d'une étude de cas unique exploratoire réalisée du 19 novembre au 11 décembre 2019. L'entretien individuel semi-structuré, l'observation et une revue documentaire ont été les méthodes de collecte auprès de 18 infirmiers. **Résultats :** Les infirmiers se référaient à des sources autres que les données probantes pour la prise de décision clinique. Les préférences des patients n'ont pas été intégrées par certains participants dans les soins. Le raisonnement clinique analytique a été leur mode de raisonnement préféré. Enfin, certains participants ont pris en compte le contexte hospitalier dans leur prise de décision. **Conclusion** : La démarche de la pratique basée sur les résultats probants aide les infirmières dans leurs prises de décisions cliniques en réduisant l'incertitude sur les interventions de soins.

Mots clés : gestion, management en santé, pratique en santé, infirmier, Burkina Faso.

Abstract

Introduction: The use of evidence in nursing practice is not well known for clinical decision-making during care. The objective is to study the clinical decision-making strategy used by nurses at the University Hospital of Tingandogo (CHU-T). Materials and methods: This was a single exploratory case study conducted from November 19 to December 11, 2019. Semi-structured individual interview, observation and a literature review were methods of collection from 18 nurses. Results: Nurses referred to sources other than evidence for clinical decision making. Patient preferences were not incorporated by some participants into care. Analytical clinical reasoning was their preferred mode of reasoning. Finally, some participants considered the hospital setting in their decision making. Conclusion: The evidence-based practice approach can assist nurses in their clinical decision making by reducing uncertainty in care interventions.

Keywords: management, health management, health practice, nurse, Burkina Faso.

Introduction

Les incidents de soins, les problèmes iatrogéniques, l'incidence de complications et l'émergence d'infections nosocomiales sont devenus des préoccupations incontournables et universelles liées à la sécurité des patients (Seferdjeli & Terraneo, 2015). Fonder son jugement clinique sur des résultats probants de la recherche scientifique participe à l'amélioration de la qualité des soins (McKenna et al., 2004; Gagnon et al., 2009). Du fait de l'implication de plus en plus croissante des infirmières dans la prise de décision clinique (PDC), il devient important pour elles d'utiliser les meilleurs résultats probants pour prendre des décisions efficaces et justifiables (Majid et al., 2011). Une PDC basée sur des résultats probants permet aux infirmiers de prodiguer les meilleurs soins possibles dans un environnement aux ressources limitées (2013). Cet article exploratoire visait à étudier la stratégie de prise de décision clinique mobilisée par les infirmiers au Centre Hospitalier Universitaire de Tingandogo (CHU-T).

Matériels et Méthode

Type et période d'étude. Il s'est agi d'une étude qualitative de type étude de cas unique exploratoire à un seul niveau d'analyse. Le niveau d'analyse était la stratégie de PDC dans les pratiques de soins. Il était décliné en quatre composantes : les données probantes, la prise en compte des préférences du patient, le raisonnement clinique infirmier et le contexte hospitalier de soins. Les données ont été collectées du 19 novembre au 11 décembre 2019 au CHU-T.

Population d'étude. Elle est constituée des infirmiers de l'hôpital exerçant dans le domaine des soins. Les infirmiers intervenaient dans dix services cliniques. Étaient inclus dans cette étude, tous les infirmiers pratiquant les activités des soins au moment de l'étude ; ayant une ancienneté d'au moins deux ans dans le corps des infirmiers ; ayant une ancienneté d'au moins un an au sein de la structure et enfin ayant accepté de participer à l'étude. Les infirmiers exerçant dans les structures médico-techniques et administratives étaient exclus. Nous avons recouru à un échantillonnage volontaire en mobilisant les connaissances que nous avions des acteurs (Polit & Beck, 2010, p. 312). Notre échantillon théorique était constitué de 20 infirmiers, soit deux par unité de soins et répondant aux critères d'inclusion. L'échantillon est constitué de manière à obtenir une plus grande diversité des participants. Nous avons procédé à une diversification interne et externe de notre échantillon.

Techniques et outils de collecte des données. L'entretien individuel, l'observation et la revue documentaire ont été les techniques de collecte des données. Une triangulation de ces trois techniques a été faite.

Procédure d'analyse des données. Les entretiens ont fait l'objet d'une analyse thématique de contenu en six étapes selon le modèle de Braun et Clarke (2006):1) la familiarisation avec les données récoltées ; 2) la mise des données sous forme de codes (codification); 3) la recherche des thèmes par le regroupement des codes en sous-thèmes puis en thèmes généraux ; 4) la révision des thèmes en rapport avec les codes et avec l'ensemble des données ; 5) la définition et la nomination des thèmes émergents et 6) la présentation des résultats issus de l'analyse finale et de la mise en contexte avec les écrits empiriques et théoriques pour une triangulation.

Considérations éthiques. Selon Martineau, trois principes d'éthique sont indispensables à la conduite d'une étude (Martineau, 2007) : le consentement libre et éclairé, le respect de la dignité, et le respect de la vie et de la confidentialité. Pour garantir l'anonymat, une codification d'identification unique était attribuée à chacun des répondants dans le but de dissimuler leur identité. Ce protocole a été approuvé par les autorités compétentes de l'hôpital.

Résultats

Données sociodémographiques. Dix-huit (18) participants travaillaient dans dix unités de soins et se répartissaient comme suit : trois attachés de santé (infirmiers spécialisés), dix infirmiers d'État et cinq infirmiers brevetés, dont treize (13) femmes et cinq hommes. Dix-sept (17) participants avaient plus de six ans d'expérience professionnelle dans le corps des soins infirmiers et tous avaient une ancienneté au sein de la structure supérieure à deux (02) ans.

La prise en compte des données probantes dans la stratégie de PDC. Tous les participants avaient affirmé ne pas se référer aux données probantes dans leur stratégie de PDC quel que soit le problème ou son processus de résolution. Toutefois, les participants reconnaissaient la nécessité d'actualiser leurs connaissances en raison des avancées scientifiques et technologiques dans le domaine des soins. En témoignaient les propos de l'Inf_14 :« La science évolue,il faut dire que les données actuelles que tu dois prendre doivent être actualisées. » Certains participants déclaraient que les staffs cliniques organisés dans les services étaient des instances d'échanges de connaissances sur les soins et de partage d'informations sur les pratiques, des espaces de formation continue. Néanmoins, ces infirmiers déploraient leur implication à ce cadre d'échange. Le staff clinique était organisé à des périodicités définies par le service. L'Inf_3 déclarait : « […] avant, il faisait le staff, comme quoi on choisit un thème et puis vous débâtez par mois. Ça nous aidait. Depuis lors, ça ne se fait plus ».

La prise en compte du raisonnement clinique infirmier. L'évaluation de l'état de santé d'un client nécessitait un processus d'analyse qui était à la base de toutes les décisions et interventions de l'infirmier. Pour la stratégie de PDC, l'infirmier devait user de certaines postures psychologiques qui lui garantissaient le succès de son intervention auprès du patient. Certains participants déclaraient s'appuyer sur les différentes étapes enseignées sans faire cas de leur expérience acquise sur le terrain. Un participant livrait son discours en ces termes : « par exemple, si on est expérimenté et ne respectant pas souvent le plan de soins, on risque de passer à côté » Inf_11. L'Inf_12 déclarait combiner ses deux méthodes pour ses prises de décision clinique. Pour lui, l'expérience acquise durant des années d'exercice devrait servir à l'infirmière dans sa prise de décision. Mais, il ne devrait aucunement délaisser les méthodes enseignées pour se fier à son expérience qui pouvait être source d'erreurs.

La prise en compte des préférences du patient. Dans le management de la qualité, le respect du choix du patient était capital pour son adhésion à sa prise en charge. En plus de la prise en compte des préférences du patient par la structure sanitaire, d'autres participants ont déclaré les prendre en compte dans leurs décisions de soins quotidiennement. La prise en compte du confort du patient dans le service était un élément important dans la PDC infirmière. L'Inf_2 affirmait que les plaintes et les angoisses des patients étaient à considérer afin de prendre une bonne décision de soins : « […] *Ce que disent les patients sont de vraies plaintes. En matière de soins infirmiers, nous devons les intégrer. Lors de la visite médicale, ils ont peur de s'exprimer, mais avec les infirmiers, ils ont de la confiance, donc ils s'expriment* ».

Les préférences alimentaires du patient au sein de la structure devraient être respectées aussi bien dans les prises de décision que dans l'exécution des soins. Cela permettrait une bonne intégration du patient dans la structure hospitalière et participerait à sa guérison : « […] et puis il y a des patients qui ne veulent pas la nourriture servie ici. On demande aux accompagnants de faire un plat pour eux. […] ou qui décident de donner à manger à leur patient » Inf_7.

Les préférences du patient n'étaient souvent pas compatibles avec les soins. Le discours de l'Inf_1 attestait bien cet état de fait : « On essaie de lui expliquer et le prendre en charge et tout rentre en ordre ». Contrairement aux participants qui prenaient en compte les préférences des patients, certains n'étaient pas du tout d'avis de son inclusion dans leur stratégie de PDC de soins. Le discours de l'Inf_4 évoquait ses propres préférences que celles du patient : « Vous trouverez souvent que la personne va dire qu'à la maison, j'ai l'habitude de faire ça. C'est l'hôpital ! C'est notre préférence qui compte ». L'Inf_8 pensait que certains patients étaient ignorants et devraient s'en tenir aux soins qu'on leur prodiguait : « Nous avons des connaissances qu'eux ils n'ont pas. C'est nous qui avons fait la formation et ce n'est pas lui ». Enfin, certains pensaient qu'il fallait user de la violence pour des prises de décision dans les soins. Le discours de l'Inf_6 attestait bien cet état d'esprit : « Il y a des moments où on pose l'acte parce que le malade n'est pas conscient de la gravité de la situation. Si l'on peut l'obliger à faire les soins, à accepter ce qu'on doit faire parce que nous savons le risque qu'il en court s'il n'a pas accès aux soins en urgences ». Les soins de qualité devraient être centrés sur le patient. Le discours de l'Inf_12 l'illustrait assez bien : « Le malade, c'est un tout. Comme dit quelqu'un, qui travaille pour moi sans moi, est contre moi. ». Le discours de l'Inf_10 démontrait une fois de plus la nécessité de collaborer avec le patient afin de prendre les décisions les meilleures : « Alors, si l'on intègre un malade conscient qui jouit de toutes ses facultés, pour les soins, il faut sa collaboration. Si le malade ne collabore pas, tu ne peux pas avoir un bon résultat ».

La prise en compte du contexte hospitalier. L'appréciation du système ou du cadre de travail par l'infirmier était très importante pour la poursuite de ses activités. L'hôpital a mis en place des mécanismes qui ont favorisé une bonne prise en charge du patient dès son admission dans les structures cliniques. La transmission infirmière étant fonctionnelle permettait aux structures d'hospitalisation d'être préparées à accueillir les patients pour la continuité des soins. L'Inf_8 l'illustrait bien dans ses propos : « Quand on nous dit seulement qu'un patient doit être transféré dans le service, nous préparons le matériel nécessaire pour l'attendre pour que dès son arrivée, la prise en charge soit rapide ». En revanche, d'autres déclaraient que le contexte interne de l'hôpital ne leur permettait pas de pratiquer les soins infirmiers, à plus forte raison une bonne stratégie de prise des décisions. À ce sujet, les propos de l'Inf_13 étaient sans équivoque : « *La stratégie de l'hôpital n'est pas favorable à la prise de décision clinique pour l'infirmière. Le système est de telle sorte que l'infirmière subit surtout et n'a pas la possibilité de prendre une décision proprement dite en matière de soins infirmiers* ». Pour d'autres, les soins infirmiers ont été influencés par les soins médicaux. D'autres participants exprimaient des avis contraires. Pour ces infirmiers, il existait une bonne collaboration entre les différents acteurs de soins. Ce qui était un facteur facilitant une bonne PDC, partant d'une bonne prise en charge des patients. Les propos de l'Inf_2 étayaient bien cet état des faits : « Pour la prise en charge des patients, il y avait une certaine cohésion entre le corps médical et le corps soignant » et il rajoutait aussi : «Il y a une collaboration franche entre les infirmiers et les médecins, même lors des visites ou lors des débats, […] le patient est au centre de notre intérêt ». Malgré un environnement favorable à des prestations de soins infirmiers pour une PDC, la charge de travail était élevée. Celle-ci était perçue comme un frein dans l'accomplissement de leur mission. L'Inf_10 soulignait dans ses propos : « Maintenant, notre seul souci est la charge du travail élevée. […]». Enfin, les participants relevaient l'insuffisance de ressources matérielles comme un élément handicapant l'exécution des activités de soins malgré une bonne PDC. L'Inf_11 soulignait dans ses propos :

« M'bon ! La prise de décisions ne pose pas de problème, mais peut-être dans la mise en œuvre du plan de soins que nous pouvons avoir du manque de matériel pour les soins. [...]. Il y a des moments du manque de linge, de talc pour prévenir les escarres ou des kits pour faire les toilettes des patients ».

Contrairement aux infirmiers qui trouvaient que l'organisation et le fonctionnement de l'hôpital étaient meilleurs, deux participants déclaraient qu'ils ne leur permettaient pas une bonne PDC. Un autre participant pensait que cela entrainait de la démotivation. Au regard de l'irrégularité des formations continues, l'autoformation des infirmiers était une alternative pour renouveler et maintenir ses connaissances et ses compétences à jour. Cependant, aucun des participants ne s'y adonnait. La bibliothèque hospitalière était l'endroit où les infirmiers pouvaient acquérir des connaissances sur leur pratique. Mais, elle n'est pas fréquentée par les acteurs. Pour cette raison, l'Inf_4 déclarait : « Je ne rentre pas à la bibliothèque ». Les infirmiers justifiaient leur absence à la bibliothèque de l'hôpital par la charge du travail qui ne leur permettait pas de s'auto former. Ces propos attestés par l'Inf_14 : « Le temps nous manque, on est trop bousculé. La charge du travail qui fait qu'on n'a pas le temps pour faire des recherches ».

Limites de l'étude

Bien que des précautions aient été prises pour réduire les biais dans cette étude, certains restaient possibles. L'homogénéité des participants n'a pas permis de cerner tous les aspects entrant dans la stratégie de PDC en soins infirmiers. Aussi, les répondants certes ont tous travaillé comme infirmier, mais les niveaux et les grades diffèrent, ce qui a pu occasionner une différence d'appréciation. Le recrutement des participants s'est fait de manière volontaire, ce qui expose l'étude à un biais de sélection.

Discussion

La stratégie de PDC doit répondre à quatre critères afin d'être perçue comme pertinente. Ces critères sont : le recours aux données probantes, la prise en compte du raisonnement clinique infirmier, la prise en compte des préférences du patient et enfin la prise en compte du contexte hospitalier.

La prise en compte des données probantes dans la stratégie de PDC infirmière. Comme l'ont indiqué les résultats, aucun des infirmiers ne s'est référé aux données probantes dans sa stratégie de PDC. Ce constat est retrouvé dans les écrits d'Estabrooks (2003),de Pravikoff et al (2005), Gagnon et al (2009), de Majid et al (2011) et de Krifa et al (2014). Les recommandations de l'OMS (2000) soulignent que les soins infirmiers devraient être fondés sur la recherche. C'est pour cette raison que l'OMS a plaidé pour que la pratique infirmière soit élaborée sur des connaissances fondées sur les résultats probants. Aussi, l'OOAS (2016) encourage-t-elle les décideurs en santé, de baser leurs décisions sur des données probantes, car elles optimiseraient les chances de réussite des projets. Les autorités en charge de la santé ont considéré un programme de santé comme meilleur quand toutes les évidences du moment aussi bien techniques, pratiques et opérationnelles sont utilisées pour permettre son amélioration (DCPM/Santé, 2019). La PDC est reconnue comme une clé de l'efficacité managériale (Meda et al., 2019). Ces commentaires ont fait apparaitre pour les infirmiers la nécessité de comprendre concrètement en quoi les données probantes dont ils disposaient pourraient les aider à réfléchir sur la qualité et la crédibilité de leur stratégie de PDC quotidienne. L'innovation dans les soins devrait être l'apanage de la pratique des infirmiers. C'est la recherche et le recours à des résultats de recherche dans la pratique des soins qui représentent l'innovation.

Enfin, il est ressorti des résultats de notre étude que les infirmiers ont déploré la non-tenue des staffs cliniques dans les services, perçus comme un cadre de concertation, de renforcement de compétences et d'actualisation des connaissances. Pour se faire, les staffs cliniques devraient être tenus avec une démarche participative. Cette démarche participative des équipes de soins devrait être reposée sur l'organisation de staffs pluriprofessionnels. Ils seraient indispensables pour une approche globale du patient, à même de favoriser le partage et la délivrance d'une information adaptée facilitant le questionnement éthique. Pour Bauchetet et al. (2014, p. 259) : « Les staffs cliniques pluriprofessionnels sont des réunions interdisciplinaires de discussion de cas de malades. C'est l'objectif prioritaire à atteindre dans la mise en place d'une démarche participative. Ces staffs d'échanges entre soignants devraient être mis en place dans toutes les unités de soins. Ces staffs hospitaliers affichaient un objectif associé de formation des participants.

La prise en compte du raisonnement clinique infirmier. Le raisonnement clinique analytique était évoqué par la majorité des infirmiers comme étant l'unique raisonnement dans leur stratégie de PDC. Des études rencontrées étaient en désaccord avec ce mode de raisonnement clinique. Ainsi, Melnyk et Fineout-Overholt (2011) trouvaient qu'un bon raisonnement clinique exigeait que le prestataire discerne le bon dans une situation donnée. En adoptant un raisonnement clinique analytique, l'infirmier mettait en exergue sa formation de base, mais ne capitalisait pas le temps et les années d'expériences acquises auprès des patients. Cette situation serait dommageable, car ne mettant pas en œuvre les expériences acquises au fil des années d'exercices. L'un des rôles de l'hôpital qui est la prise en charge urgente des patients référés serait trahi à cet effet. Une minorité adoptait le raisonnement clinique automatique. Les infirmiers pensaient que leur solide expérience à travers de nombreuses années d'exercices professionnels était suffisante pour prendre des décisions cliniques. L'ancienneté pourrait être source d'expérience, mais dans certaines situations sources de routine, de pratiques inefficaces et dangereuses. Certains participants combinaient les deux méthodes donc s'appuyant sur leur intuition et en effectuant un processus d'analyse des problèmes et après vérification systématique des hypothèses. Nos résultats se rapprochaient également de ceux de Tanner (2006), de Phaneuf (2008) et de Melnyk et Fineout-Overholt (2011) qui recommandaient plusieurs types de raisonnement pour une PDC.

La prise en compte des préférences du patient. L'intégration des préférences et des valeurs des patients dans leur stratégie de PDC a été adoptée par la majorité des infirmiers. Ces résultats corroboraient avec ceux de l'étude menée par Walti-Bolliger (2009) qui relevaient que le point de vue du patient était important dans sa prise en charge. Cette attitude favorable à cette option s'expliquerait par l'adoption de la démarche qualité et partant de la spécificité de l'hôpital. Cependant, certains infirmiers n'étaient pas d'avis à intégrer les préférences des patients. Ces résultats venaient une fois de plus confirmer l'évaluation des formations sanitaires du pays sur la qualité des soins aux patients (Ministère de la Santé, 2018). De ces résultats, certains infirmiers pensaient à leurs propres préférences et usaient souvent de la violence pour soigner le patient si nécessaire. Ces résultats étaient contraires à ceux de Walti-Bolliger (2009) et de Grad et al. (2017). Ces auteurs soulignaient la nécessité de ne plus seulement considérer le patient de son propre point de vue, mais essayer d'intégrer celui du patient. La perception des patients déterminait la réussite des traitements (Leplege & Debout, 2007). Dans des études (Cara et al., 2016; Grad et al., 2017), un intérêt considérable était de plus en plus accordé à l'intégration de ces données probantes par les professionnels infirmiers soit par la prise en compte systématique, soit par un besoin de communication patient-soignant.

La prise en compte du contexte interne de l'hôpital. L'étude révélait une bonne cohésion entre les différents acteurs intervenant auprès des patients et d'une bonne description des postes et des tâches. Ces éléments étaient de nature à améliorer la qualité de vie au travail au sein d'une organisation. De notre étude, il ressortait un manque d'expression, des soins infirmiers influencés et/ ou abandonnés au profit des soins médicaux. De l'avis des infirmiers, cela ne permettait pas un bon climat de travail. Cependant, la présente étude montrait qu'il était absolument nécessaire de recourir à une pratique régulière, à la communication et à la prise de décision afin d'obtenir les meilleures performances du management de l'organisation. Pour cette raison, Meda et al (2019) recommandait de former les managers à la communication et de les encadrer afin qu'ils puissent prendre les meilleures décisions. Malgré certaines insuffisances, la mise en œuvre de la démarche de soins représentait une grande étape selon les infirmiers. Les résultats indiquaient que les infirmiers avaient une bonne appréciation du fonctionnement et de l'organisation de l'hôpital.

L'absence de plan de carrière, de la charge du travail élevée et du manque de ressources matérielles évoqué pourrait entrainer une démotivation au travail et une incompétence dans la dispensation des soins. De ce fait, l'hôpital ne répondrait pas aux exigences essentielles d'un hôpital magnétique répertoriées par Brunelle (2009) à même de susciter l'engagement des infirmiers à fournir des soins de qualité. Par ailleurs, ces conditions mettaient aussi en évidence le fait que l'environnement de travail et le contrôle étant également des moteurs de motivation des infirmiers n'étaient pas favorables.

Tous les infirmiers bénéficiaient des formations continues. Mais, ces formations se déroulaient de manière irrégulière. Le contexte économique actuel de restrictions budgétaires auquel faisaient face toutes les formations sanitaires du pays (Ministère de la Santé, 2011) justifiait cette rareté des formations continues. L'autoformation n'était pas pratiquée par les infirmiers malgré la présence d'une bibliothèque dans l'enceinte de l'hôpital. L'irrégularité des formations et l'absence de l'autoformation exigeaient des organisations des solutions novatrices et créatives. Pourtant, l'infirmier était tenu de maintenir ses compétences à jour pour une meilleure dispensation des soins. Le code de déontologie des infirmiers et infirmières du Burkina fait mention à tout personnel de maintenir ses compétences à travers l'autoformation. Finalement, il est essentiel de maintenir les efforts de changement de pratique basée sur les résultats probants dans les organisations de santé, afin de s'assurer que les patients reçoivent les meilleurs soins possibles.

Conclusion

La démarche de la pratique basée sur les résultats probants aide les infirmiers dans la prise de décision clinique en réduisant l'incertitude quant au fait qu'une intervention soit optimale pour une personne. Cette étude qualitative de type cas unique exploratoire visait à étudier la stratégie de prise de décision clinique mobilisée par les infirmières dans leurs pratiques de soins au CHU-T. Les infirmiers se sont fondé leurs PDC sur le raisonnement clinique analytique, la prise en compte du contexte hospitalier et une prise partielle des attentes et des préférences des patients.

Références bibliographiques

Bauchetet, C., Chèze, S., Ceccaldi, J., & Colombat, P. (2014), La démarche participative dans les soins : Un modèle issu de l'hématologie, *Hématologie, 20*(5), 258-263. https://doi.org/10.1684/hma.2014.0961

Braun, V., & Clarke, V. (2006), Using thematic analysis in psychology, *Qualitative Research in Psychology, 3*(2), 77-101. https://doi.org/10.1191/1478088706qp063oa

Brunelle, Y. (2009), Les hôpitaux magnétiques : Un hôpital où il fait bon travailler en est un où il fait bon se faire soigner, *Pratiques et Organisation des Soins*, *40*(1), 39-48. https://doi.org/10.3917/pos.401.0039

Cara, C., Gauvin-Lepage, J., Lefebvre, H., Létourneau, D., Alderson, M., Larue, C., Beauchamp, J., Gagnon, L., Casimir, M., Girard, F., Roy, M., Robinette, L., & Mathieu, C. (2016), Le Modèle humaniste des soins infirmiers -UdeM : Perspective novatrice et pragmatique, *Recherche en soins infirmiers*, *125*(2), 20. https://doi.org/10.3917/rsi.125.0020

DCPM/Santé (2019), *Santé de la mère et de l'enfant : Les premières journées de la recherche pour une meilleure prise de décisions* [Journal en ligne], Flash Info. https://www.sante.gov.bf/detail?tx_news_pi1%5Baction%5D=detail&tx_news_pi1%5Bcontroller%5D=News&tx_news_pi1%5Bnews%5D=74&cHash=d34e4d4ee69b55c11684e250182bdac4

Estabrooks, C. A., Floyd, J. A., Scott-Findlay, S., O'Leary, K. A., & Gushta, M. (2003), Individual determinants of research utilization : A systematic review, *Journal of Advanced Nursing*, *43*(5), 506-520. https://doi.org/10.1046/j.1365-2648.2003.02748.x

Gagnon, J., Boily, M., Michaud, C., Dallaire, C., & Hatem, M. (2009), *Barrières et facteurs facilitant l'intégration des résultats probants aux soins infirmiers en contexte québécois : Étude exploratoire-descriptive*, *6*(01), 19-28. 10.3917/rsi.105.0076

Grad, R., Mb, J. A. D., Légaré, F., Kasperavicius, D., Kretschmer, K. L., & Bell, N. R. (2017), Prise de décision partagée en soins de santé préventifs, *Canadian Family Physician • Le Médecin de famille canadien*, *63*, 378-380.

Kerré, A. (2015), *Motivation à la formation chez les infirmiers au Burkina Faso— Quels bénéfices à se former* ? https://www.cultura.com/motivation-a-la-formation-chez-les-infirmiers-au-burkina-faso-quels-benefices-a-se-former-9782343070117.html

Krifa, F., Gagnon, J., & Nouira, A. (2014), Description des facteurs facilitants et contraignants l'utilisation des résultats de la recherche : Le point de vue d'infirmiers tunisiens, *Recherche en soins infirmiers*, *116*(1), 40. https://doi.org/10.3917/rsi.116.0040

Leplege, A., & Debout, C. (2007), Mesure de la qualité de vie et science des soins infirmiers, *Recherche en soins infirmiers*, *88*(1), 18. https://doi.org/10.3917/rsi.088.0018

Majid, S., Foo, S., Luyt, B., Zhang, X., Theng, Y.-L., Chang, Y.-K., & Mokhtar, I. A. (2011), Adopting evidence-based practice in clinical decision making : Nurses' perceptions, knowledge, and barriers. *Journal of the Medical Library Association: JMLA*, *99*(3), 229-236. https://doi.org/10.3163/1536-5050.99.3.010

Martineau, S. (2007), L'éthique en recherche qualitative : Quelques pistes de réflexion, *Association pour la recherche qualitative*, *Hors Série*(5), 70-81. http://www.recherche-qualitative.qc.ca/Revue.html

McKenna, H. P., Ashton, S., & Keeney, S. (2004), Barriers to evidence-based practice in primary care, *Journal of advanced nursing*, *45*(2), 178-189. https://doi.org/10.1046/j.1365-2648.2003.02879.x

Meda, Z. C., Hien, H., Kaboré, S., Karama, R., Nikiema, A., Ouattara, O., Hien, L., Youl, Y. S., Coulibaly, O., Sakana, L., Savadogo, G. L., & Sombié, I. (2019), Essential managerial functions for optimal performance of health district management teams : Experience from Burkina Faso, *International Research Journal of Public and Environmental Health*, *6*(8), 202-209. https://doi.org/10.15739/irjpeh.19.023

Melnyk, B. M., & Fineout-Overholt, E. (2011), *Evidence-based practice in nursing & healthcare : A guide to best practice* (2nd ed), Wolters Kluwer/Lippincott Williams & Wilkins. https://www.amazon.com/Evidence-Based-Practice-Nursing-Healthcare-Guide/dp/1605477788

Ministère de la Santé (2011), *Plan national de développement sanitaire 2011-2020*, Document inédit.

Ministère de la Santé (2018), *Stratégie nationale de la qualité des soins et services intégrés centrés sur la personne et la sécurité des patients au Burkina Faso*, Document inédit.

Nana, O. (2017), *Obstacles à l'autoformation des infirmiers travaillant dans le Centre Hospitalier Universitaire Yalgado Ouédraogo,* [Mémoire, Institut de Formation et de Recherche Interdisciplinaires en Sciences de la Santé et de l'Éducation (IFRISSE)], http://www.ifris-bf.org/wp-content/uploads/2018/12/9-NANA_-Autoformation-des-infirmi%C3%A8res-au-CHU.pdf

OMS. (2000), *Manuel d'initiation à la recherche dans le domaine des soins infirmiers et obstétricaux*, OMS, http://www.euro.who.int/__data/assets/pdf_file/0010/102322/E72236.pdf

OOAS. (2016), MEP News : MNCH Evidence into Pratice in West Africa, *Organisation Ouest Africaine de la Santé (OOAS)*, *003*, 1. https://www.wahooas.org/IMG/pdf/MEP/Newsletter_006_D%c3%a9cembre%202016.pdf

Phaneuf, M. (2008), *Le jugement clinique, cet outil professionnel d'importance*, 11. http://www.prendresoin.org/wp-content/uploads/2013/02/Le_jugement_clinique-cet_outil_professionnel_dimportance.pdf

Phaneuf, M. (2013), *La recherche en soins infirmiers et les données probantes*, http://www.prendresoin.org/wp-content/uploads/2013/05/La-recherche-en-soins-infirmiers-et-les-donne%CC%81es-probantes.pdf

Polit, D. F., & Beck, C. T. (2010), *Essentials of nursing research : Appraising evidence for nursing practice* (7th ed), Wolters Kluwer Health/Lippincott Williams & Wilkins. https://www.academia.edu/36573791/Essentials_of_Nursing_Research_Appraising_Evidence_for_Nursing_Practice_Essentials_of_Nursing_Research_Polit

Pravikoff, D. S., Tanner, A. B., & Pierce, S. T. (2005), Readiness of US Nurses for Evidence-Based Practice : Many don't understand or value research and have had little or no training to help them find evidence on which to base their practice, *AJN The American Journal of Nursing, 105*(9), 40-51. http://www.nursingcenter.com

Seferdjeli, L., & Terraneo, F. (2015), Comprendre le travail de soins à l'hôpital, *Recherche en soins infirmiers, 120*(1), 6-22. https://doi.org/10.3917/rsi.120.0006

Tanner, C. A. (2006), Thinking like a nurse : A research-based model of clinical judgment in nursing, *Journal of Nursing Education, 45*(6), 204-2011. https://www.researchgate.net/publication/7003793

Walti-Bolliger, M. (2009), La recherche en soins infirmiers au service de la qualité des soins ! Est-ce souhaité et réalisable ? *Recherche en soins infirmiers, 96*(1), 77-84. https://doi.org/10.3917/rsi.096.0077

Entre « être » et « avoir » : l'étau d'une identisation des professionnels infirmiers

Vaillant KAMTCHIM, Benjamin Alexandre NKOUM et Chantal EYMARD

Résumé

Le présent article avait pour objectif de questionner dans ses articulations épistémologiques les concepts « avoir » et « être » en soins infirmiers avec pour perspective de valoriser la compétence au détriment des « *diplômences*[11] ». Observant l'environnement « *formationnel*[12]» et « *prestationnel*[13] » des infirmiers, on peut questionner la compétence de ceux-ci. Sont-ils ou ont-ils ? ; veulent-ils « avoir » ou « être » ? ; « avoir » des diplômes ou « être » diplômés ? Cette réflexion thématique s'inscrit au-delà d'une simple analyse linguistique et verbale de ces auxiliaires, mais davantage, s'articule autour du statut des lauréats. « Avoir » semble donc se réduire au diplôme en soins infirmiers, alors qu'« être » s'inscrit au-delà en conjuguant le précédent et en s'opérationnalisant dans le savoir-agir en contexte. « Être » en soins infirmiers se distance donc de « avoir » par une identisation des professionnels et la capacité à résoudre des problèmes en situation. On peut donc « avoir » sans « être ». « Être » c'est faire corps avec ce qu'on « a » pour devenir et demeurer dans l'ensemble sélectif pour le bien de la profession.

Mots clés : « avoir », « être », identisation, compétence, identité professionnelle, soins infirmiers.

---

[11] Culte du diplôme et recherche effrénée de celui-ci (néologisme)

[12] Formation théorique et pratique des infirmiers

[13] Mise en œuvre du savoir infirmier

Abstract

The objective of this article was to question the epistemological articulations of the concepts of "having" and "being" in nursing, with a view to valuing competence to the detriment of "diplomas". Observing the "training" and "delivery" environment of nurses, we can question their competence. Are they or do they have? Do they want to "have" or "be"? Do they "have" diplomas or "be" graduates? This thematic reflection goes beyond a simple linguistic and verbal analysis of these auxiliaries, but rather focuses on the status of the laureates. "Having" therefore seems to be reduced to the nursing diploma, whereas "Being" goes beyond this by combining the previous and by being operationalized in the knowledge-acting in context. "Being" in nursing is thus distanced from "having" by an identification of professionals and the ability to solve problems in a situation. It is therefore possible to "have" without "being". "Being" is to be at one with what one "has" in order to become and remain and the whole is eclectic for the good of the profession.

Key words : "having", "being", identities, competence, professional identity, nursing.

Introduction

Distinguer l'« avoir » de l' « être » en tant que notions contraires dans un champ disciplinaire comme les soins infirmiers ne frappe pas le sens commun. Certains trouveraient même prétentieux d'en faire une analyse épistémologique dans une discipline qui cherche encore ses repères et dont l'identité propre reste à définir de façon objective. En tant qu'Art et Science, la profession infirmière s'est construite à travers les âges et son histoire est une magnifique épopée qui s'inscrit dans la durée. Son identité professionnelle au 21ème siècle est déterminée par la qualité des professionnels qui la compose ; des professionnels dont l'identisation est un idéal moins bien soutenu. Selon le Dictionnaire Reverso (en ligne), l'identisation est un processus de différenciation par lequel l'individu ou un groupe prend de la distance par rapport à l'autre et se saisit comme distinct de lui. Mais cette différenciation lui permet paradoxalement de maintenir une identité propre, c'est-à-dire de rester le même et lui-même malgré les changements. L'environnement dynamique dans lequel siège la profession infirmière et avec lequel elle interagit lui donne de « s'identiser » à chaque fois, afin de répondre efficacement aux besoins de ses populations. Une identisation normative et subjective qui s'inscrit soit dans l'avoir, soit dans l'être ou idéalement dans l'entre-deux pour une profession plus forte.

La profession infirmière à travers ses prestations a pour finalité : la protection de la vie, les services rendus à l'individu, à la famille ou à la communauté, pour l'aider à satisfaire ses besoins de santé. Par le truchement de « être » et/ou de « avoir », l'infirmière interagit avec la communauté et les résultats qui en découlent traduisent le niveau de compétence de celle-ci. Outre leurs importances à la langue française en tant qu'auxiliaires, les verbes « être » et « avoir » s'incluent et s'excluent mutuellement tout en s'articulant autour de la personne humaine comme champ philosophique complexe. Bien que divergents, ils se conjuguent parfois pour donner sens à l'existence de l'homme. C'est sans doute pour cette raison que **St Thomas d'Aquin (s.d.)** déclarait : « L'unité des diversités ne peut provenir d'une diversité divergente, mais d'un centre d'unité qui est au-delà de toute diversité, non pas pour la gloire de l'homme, mais pour le bien de l'humanité ». Notre intention n'est nullement d'envisager cette réflexion autour de l'irréel et de l'immatériel, mais davantage dans des rapports accessibles entre le sujet et l'objet, tels qu'ils apparaissent chez les humains dans des liens biologiques, psychiques et sociaux. C'est dans un rapport à autrui et avec autrui dans une perspective de satisfaction de ses besoins fondamentaux que cette réflexion veut déboucher sur la notion de compétence de l'infirmière face aux problématiques sociétales. Le questionnement de sens de ces deux notions (« être » et « avoir ») se justifie par la pléthore des problèmes de santé restés pendants alors qu'ici et là, foisonnent les écoles de formation en soins infirmiers et naturellement les diplômes qui en sortent. En s'écartant de la masse et en proposant des solutions idoines aux problèmes de la société, l'infirmière compétente justifie son « être » en tant qu'aboutissement des « avoirs » et non pas les « avoirs » comme processus terminal de l'existence. La première partie de ce travail rappelle quelques missions de la profession infirmière, la deuxième partie analyse d'un point de vue épistémologique les notions de « être » et « avoir » en sciences infirmières, avant de déboucher sur l'articulation de l'ensemble dans la troisième partie.

La profession infirmière et ses missions sociales

Comme une réponse à un problème social resté pendant, la profession infirmière dans ses cinq champs de la pratique tente à sa manière de contribuer à l'épanouissement de la personne humaine. Son histoire nous rappelle qu'elle est née des besoins sociaux bien précis et dont les plus importants seraient la promotion de la santé et de l'environnement, la prévention de la maladie, les soins dispensés aux personnes malades, handicapées ou mourantes, la recherche, la participation à l'élaboration de la politique de santé et à la gestion des systèmes de santé et des patients, l'éducation et la politique. Conscient de la complexité des besoins des populations, devenant de plus en plus exigeantes, les soins infirmiers s'inscrivent désormais dans un paradigme qui conjugue à la fois le biomédical et le biopsychosocial pour déboucher sur la complexité en tant que nouvelle approche philosophique en soins infirmiers. Lorsque Nkoum (2010) adopte une telle posture, il s'arrime de fait à la dynamique des besoins de l'homme en société. On reconnaît aux soins infirmiers la mission première de s'occuper de la personne et de son environnement.

Si le Dictionnaire des soins infirmiers les définit comme un ensemble de connaissances, de compétences et de techniques en rapport avec la conception et la mise en œuvre d'actes infirmiers, il faut aussitôt admettre le niveau élevé et complexe où s'opèrent ces soins, d'autant plus que la personne et ses besoins sont au cœur des préoccupations des soignants. Une telle pensée philosophique s'opérationnalise dans un contrat social, où les parties sont appelées chacune en ce qui la concerne, de remplir sa mission. Comment répondre efficacement aux attentes des populations si l'essence de la profession infirmière est vide de compétence ? On gardera pour le concept compétence le sens du savoir-agir en contexte (Foucaud & Balcou-Debussche, 2008 ; Hatem, 2013 ; Boutin, 2014) en prenant appui sur la mobilisation et l'utilisation efficaces d'une variété de ressources (Hatem, 2013), ou encore l'articulation du savoir, du savoir-faire et du savoir-être (Coulet, 2016). Il y a bien des années que nous nous interrogeons au sujet de l'essence réelle des soins infirmiers, au regard de l'environnement qui les caractérise. Être ou avoir en soins infirmiers, là est toute la question. Si les problématiques à lui confier sont de plus en plus complexes, il va sans dire que la sphère d'élaboration des interventions se situerait dans l'abstraction, c'est-à-dire dans les philosophies disciplinaires. Comment y arriver si l'infirmière se résout à avoir sans être ?

À propos de « avoir »

Très rapidement, nous convenons et évacuons la fonction d'auxiliaire au verbe « avoir ». D'ailleurs, certains tenteraient de le réduire à sa seule dimension verbale ; celle qui se met au service d'un autre verbe pour colorer l'action. Or, il existe bien plus d'une signification à lui reconnaitre et pour lesquelles ce concept garde son caractère polysémique. Il s'agit d'un concept flou, dont la clarification dépend du champ d'application. De prime abord, on voit en l'« avoir » une fonction normale de la vie, fonction sans laquelle l'existence n'aurait pas de sens. Fromm (1978) parle d'expression fausse, puisqu'il est impossible de vivre sans « avoir ». « Avoir » est l'état de l'ayant, de celui à qui quelque chose est (Menu, 1996). Si tel est le cas, pourquoi « avoir » serait-il un problème au point qu'on y accorde un intérêt ? Dans une discipline comme les soins infirmiers, l'obtention du diplôme serait une preuve que vous êtes apte à exercer le métier et à promouvoir les soins curatifs, préventifs et promotionnels. Ce parchemin est donc l'élément social qui témoigne de ce que vous avez été accrédité pour remplir une mission bien précise. Il faut donc « avoir » pour pouvoir. Pour Fromm (1978), la vie selon l'« avoir » valorise la recherche de la sécurité, et l'homme pense la trouver dans les possessions : lesquelles ? Il se pose de ce point de vue, un épineux problème : avoir quoi ? C'est la nature de l'« avoir » et l'intentionnalité de son usage qui lui donnent sens, et présagent la finalité. S'il est pensé, alors « avoir » serait davantage de l'ordre du savoir-agir que de tout autre ; lequel résulterait des savoirs infirmiers. À ce propos, Carper (1978) fait observer quatre types de savoirs infirmiers : le savoir empirique, le savoir esthétique, le savoir personnel et le savoir éthique.

Savoir empirique

C'est le savoir propre aux soins infirmiers, la science du Nursing. Elle est caractérisée par des connaissances fiables, factuelles, objectivement descriptives et généralisables (Ibid.), probantes. Elle guide le raisonnement de l'infirmier et structure ses actions en les inscrivant dans une perspective dynamique et régulièrement questionnable. Elle s'opérationnalise grâce à la démarche scientifique, les modèles conceptuels, l'éthique et la déontologie et dans une moindre mesure, l'histoire de la profession.

Savoir esthétique

C'est la partie artistique des soins infirmiers. On dit très régulièrement que les soins infirmiers sont à la fois une science et un art. Ce volet artistique traduit dans les faits la pensée de l'infirmier et statut sur sa compétence. Certains parlent de savoir-faire (Coulet, 2011). En effet, le volet art qui accompagne le savoir empirique permet de prendre en considération un plus grand nombre de conditions, de situations et d'expériences en soins infirmiers, y compris le processus créatif de découverte dans le modèle de connaissance empirique (Ibid.).

Savoir personnel

En tant que modèle fondamental, la connaissance personnelle en soins infirmiers est la plus complexe à déterminer et la plus difficile à maîtriser. Elle se construit à partir des interactions entre les individus. Cette rencontre « Je – Tu » n'est pas médiatisée par des catégories conceptuelles ou des particularités extraites d'ensembles complexes ou organiques (Ibid.). Dans l'utilisation du soi, l'infirmière rejette l'approche du patient-client comme objet et s'efforce plutôt d'actualiser une relation personnelle authentique entre deux personnes (Ibid.).

Savoir éthique

C'est la composante morale des soins infirmiers qui favorise l'humanisation des soins. La question des soins de santé soulève aujourd'hui de multiples dilemmes éthiques extrêmement complexes pour lesquels les professionnels infirmiers manquent parfois de préparation. Par le savoir éthique, l'infirmier parvient à des normes morales universelles à partir d'une analyse réflexive sur l'être humain, bien qu'il soit un vaste champ de réflexion philosophique et pratique dans lequel chacun doit s'y ressourcer. Le respect des principes éthiques fonde la nature du service rendu aux personnes et au respect de la vie humaine. Selon Carper (1978), la connaissance de la moralité dans l'enseignement va au-delà de la simple connaissance des codes éthiques de la discipline, mais englobe toutes les actions volontaires qui sont délibérées et soumises à l'appréciation du bien et du mal.

Au-delà de l' « avoir », il y a l' « être », sans lequel la valeur de ce qu'on possède est vide de substance. D'ailleurs, les êtres humains ont tendance à ne jamais être satisfaits de ce qu'ils ont, comme si, l'« avoir » n'avait de valeur que « circonstanciellement » et temporellement. Si l'obtention d'un bien ou service fait naître un désir plus grand que le précédent (Henderson, 2006), il n'en demeure pas moins évident que l'existence de l'homme est un chantier permanent qui livre ses travaux à la mort.

Vers l'exploration des conséquences de l'« avoir » en soins infirmiers

Deux postures se dégagent lorsqu'on examine les conséquences de l'« avoir » dans les soins infirmiers. La première est positive et traduit l'émergence d'une variable nouvelle à partir de la mise en commun des savoirs dont parle Carper (1978) ou simplement des éléments constitutifs de la compétence comme l'énonce Coulet (2011). Elle est davantage positive si ce savoir ne demeure pas en dehors de l'infirmière, mais en elle et avec lequel elle fait corps. Se gargariser de ce qu'on aurait un diplôme spécifique et socialement valorisant sans être capable de résoudre les problèmes de la trame de ce diplôme, relève simplement de ce que nous pouvons appeler de la prestidigitation. La seconde est négative et son impact sur la société en général et sur la profession en particulier est catastrophique. Elle est caractérisée par la dissociation entre l'objet ou la matière et l'entité qui la possède. Elle se réduit très souvent au diplôme sans contenu et sans valeur substantielle. La preuve : les détenteurs sont entièrement dépendants et effrayés d'être rejetés pour incompétence qu'ils se soumettent sans condition et aucunement ne réclament leurs droits. On serait tenté de se demander à quoi servent donc ces diplômes et ces titres académiques que recherchent tant certains infirmiers là où les problèmes de santé relevant de leurs compétences perdurent ? Comme Goubald Kalala, nous dirons qu'ils servent à s'enrichir et à s'enorgueillir.

À propos de « Être »

Descartes écrivait en 1637 : « Cogito ergo sum », dans le « discours de la méthode », et traduisait par cette pensée son existence à travers la pensée. La pensée devient de ce point de vue l'élément qui révèle à l'humanité l'existence de l'« être » ; celle qui fait prendre conscience de son être et de son existence. A contrario, sans ce qui est, la pensée est impossible, car il n'y a que ce qui est en train d' « être » (Cordero, 2004). Ce n'est pas du procès de la pensée qu'il est question ici, mais comment parler de l' « être » en tant qu'existence sans en faire cas ? Mais avant, comme avec l' « avoir », on ne peut lui refuser sa dimension verbale, celle qui contribue à la révélation de certains verbes. Aussitôt ceci évacué, il faut reconnaitre la complexité à délimiter ce concept, tellement on en a étudié dans les grandes philosophies occidentales. Toutefois, l'orientation à lui donner dans cette réflexion s'inscrit dans le questionnement de la valeur de celle qui prétend être infirmière ; un questionnement ontologique de l'« être » en l'infirmière. À ce propos, Menu (1996) rappelle que « être » établit un rapport intrinsèque d'identité : c'est l'état substantiel.

Notons qu'avoir le diplôme d'infirmier et être infirmier sont deux choses, à notre avis, bien distinctes, même si l'un peut sous-tendre l'autre. Par le processus, l'activité et le mouvement, l'infirmière est, au sens précis du terme, la personne indiquée pour dispenser les soins infirmiers, car elle ne dispose pas seulement du titre – reconnu socialement par son parchemin – mais la compétence pour le faire. Elle « est », et comme tel, elle saura penser et panser les blessures de la société, d'autant puisqu'elle pactise avec les philosophies de la discipline. Par sa qualification, elle démontre des compétences essentielles et remplit ses fonctions (Hatem, 2013). Entre ce qui est en train d' « être », la pensée et la possibilité de l'exprimer (Cordero, 2004) à travers sa compétence, l'infirmière remplit pleinement les fonctions sociales qui sont les siennes.

L'infirmière peut-elle être heureuse et vivre en harmonie avec le bénéficiaire de soins dans une civilisation entièrement construite autour de l'avoir ? L'acquisition des diplômes académiques ; le salaire qui peut en découler ou même quelques avantages matériels, financiers ou de postes de responsabilités, etc., ne sont que des moyens, certes indispensables, mais jamais la finalité. Au contraire, le parchemin, s'il faut s'en tenir, est simplement un élément par lequel la société donne le droit d'exercer comme infirmière. Cependant, il reste au diplômé à s'approprier son contenu et pour y arriver, il doit entrer dans une nouvelle logique que celle de l'« avoir » pour être satisfait et devenir réellement infirmier(e) : celle de l' « être ». La personne doit découvrir comment aimer, comment vivre avec les autres, gérer ses frustrations, surmonter ses souffrances inévitables de la vie, bref elle devra investir le domaine de la relation et en tirer les conséquences. À ce propos, Rogers (1966) propose sept concepts de la relation d'aide – la présence, l'écoute, l'acceptation, le respect chaleureux, l'empathie, l'authenticité et la congruence – qui traduisent la capacité qu'a l'infirmier de répondre efficacement aux problèmes de la société.

Vers l'exploration des conséquences d'« être » en soins infirmiers

Être infirmière n'est pas sans conséquence tant pour celle qui « est » que pour celui avec qui elle interagit. Le premier impact serait la recherche permanente à demeurer ce qu'on « est », c'est-à-dire à rester infirmière malgré le temps. Le temps étant l'élément variant qui éprouve la compétence et qui crée la compétitivité. À lire ceci, certains se demanderaient si le temps peut faire perdre le statut d'infirmier au professionnel. La réponse à cette question se trouve en la pensée d'Héraclite (-542 -480) qui affirme que rien ne peut être pensé sans son contraire. Pour donc demeurer, il faut d'abord être et puis devenir, c'est-à-dire se réinventer par la positive. Excepté l'instabilité, la variabilité, la compétitivité et l'arrimage permanent de sa compétence aux problématiques sociales, être infirmier et l'assumer par les prestations de qualités s'inscrit dans la dynamique de l'identisation professionnelle. Par le processus, l'activité et le mouvement, l'infirmière « est » (Fromm, 1978) et aspire davantage devenir. La position selon laquelle « être » est une substance permanente, intemporelle et immuable, à l'opposé du devenir, comme l'ont soutenu Perménide, Platon et les réalistes scolastiques, n'a de sens que sur la base de la notion idéaliste que la pensée (l'idée) est l'ultime réalité (Ibid.). Une autre conséquence de « être » en soins infirmiers est la valorisation de la compétence.

À propos de la compétence

Trois postures se dégagent du positionnement paradigmatique des différentes définitions proposées par les auteurs. En effet, certaines définitions mettent en lumière le volet cognitif de la compétence, d'autres le volet social et la dernière catégorie conjugue les deux en y introduisant un pan d'évaluation (Coulet, 2011). Elle est, en tant qu'organisation dynamique de l'activité, mobilisée et régulée par un sujet pour faire face à une tâche donnée, dans une situation déterminée ; une combinaison dynamique de connaissances, de compréhension, d'aptitudes et de capacité (Chauvigné & Coulet, 2010 ; Coulet, 2011). Elle met en branle la connaissance, l'aptitude, l'attitude et probablement une nouvelle variable qui naîtrait de la mise en commun des trois précédentes. Son approche épistémologique et son ancrage disciplinaire renvoient à plusieurs courants de pensée parmi lesquels le behaviorisme, le cognitivisme, le constructivisme, le pragmatisme et l'innéisme. Au-delà de ces éléments, la compétence est à la fois tout et partie. Tantôt elle désigne un point d'arrivée marqué par un niveau de haute performance reconnu à un individu à un moment donné (Aouni, 2011 ; Boutin, 2014), tantôt un processus évolutif dont le déroulement est ponctué par des bilans d'évaluation (Boutin, 2004 ; Jonnaert, Barrette, Masciotra & Mane, 2006 ; Boutin, 2014).

Réflexion et difficulté d'« être »

Bien que cette problématique de l'« être » ou de l'« avoir » se pose dans une discipline comme les soins infirmiers, il n'est pas exclu qu'on trouve des infirmières qui, au-delà de l' « avoir », « sont ». Dans un environnement qui ne facilite pas l'appropriation et l'opérationnalisation des compétences, il faut saluer l'autodétermination de ces valeureuses infirmières qui ont su dépasser l'« avoir » pour s'ériger comme des héroïnes dans l'« être ». Avec le foisonnement des écoles de formation sans préalable – enseignants qualifiés, curricula de formation adaptés, cadre de formation, centre d'application et politique d'insertion sociale – la qualité du professionnel infirmier sur le marché de l'emploi doit être questionnée. Et de ce questionnement, se dégage une autre réflexion : entre « vouloir » et/ou « pouvoir » ? Le malaise existentiel que Sartre nomme « la nausée » et Camus « la lassitude », est à l'origine d'un malaise intellectuel (que puis-je ?) et d'un malaise d'ordre pratique (que dois-je faire ?) (Lauzon, 2021). Explorant les difficultés à

« être » par les professionnels, cet auteur fait observer que la réflexion sur le contenu du savoir et sur le sens discuté de nos actes n'est pas l'effet d'une grâce, mais liée aux difficultés rencontrées par l'être humain (Ibid.). La réflexion naît donc de l'expérience de la précarité de son savoir et du sens discuté de ses actes. Comment éprouver ses savoirs et ses actes si le cadre de formation ne s'y prête pas ? Outre cela, l'absence de vocation est un élément non négligeable et qui présiderait à dénaturer l' « être ».

Peut-on envisager « être » sans « avoir » ou « avoir » sans « être » ?

« Être » et « avoir » sont deux modes indispensables à la vie humaine en général et aux professionnels infirmiers en particulier d'autant plus qu'ils normalisent les rapports sociaux et favorisent la compétition, la créativité et l'innovation. À l'heure d'une identisation professionnelle, les infirmières se doivent d'opérer un choix conséquent afin de préserver les acquis et les dépasser. « Avoir » ou « être » ? Là est toute la question. Du choix que chaque infirmière fera entre ces modes d'existence, dépendra de sa carrière et sa vie et si elle ne prend garde de la gravité de ce choix, elle court au-devant d'un désastre.

Dans un monde professionnel de plus en plus dominé par la passion de l' « avoir », centrée sur la recherche effrénée des diplômes, de la puissance matérielle et de l'agressivité, le mode de l' « être » serait du point de vue de Fromm (1978) la réponse aux problèmes de santé de l'humanité d'autant plus qu'il est fondé sur l'amour, l'accomplissement spirituel, le plaisir de partager des activités significatives et fécondes. Lorsque le Conseil International des Infirmiers (C.I.I) définit l'infirmier comme étant une personne qui a reçu un programme d'enseignement infirmier de base et est apte et habile à assumer dans son pays la responsabilité infirmière, il y a lieu d'envisager la profession infirmière dans une perspective d'entre les deux. Certes, le mode « être » semble plus porteur et domine sur l'« avoir », mais il ne faut pas perdre de vue que nous sommes tous détenteurs de quelque chose. Faire corps avec cette chose pour devenir et « être » est le plus grand défi que devraient se donner certaines infirmières afin de faire taire toute velléité au sujet de la profession.

La perspective d'« avoir » et d'« être » en tant qu'idéal, s'articule autour de l'appropriation de l'élément structurant les deux modes. L'« être » devient alors la finalité et l' « avoir » la voie. Toutefois, pour « être », il faut s'inscrire au-delà de l' « avoir » en faisant émerger une variable nouvelle à partir des avoirs. On ne peut donc « être » sans « avoir » bien que « avoir » n'est pas le seul élément constitutif de « être ». D'ailleurs (Fromm, 1978), il semblerait qu'« avoir » est l'essence même d'« être » ; et celui qui n'a rien n'est rien. Dans la possession des diplômes et des titres académiques et sociaux, il y a une promesse qui sera tôt ou tard insatisfaite du fait de la distanciation entre l'objet et le sujet. À ce propos, Sartre écrivait : « *Le désir d'un objet particulier n'est pas simple désir de cet objet, c'est le désir de s'unir à l'objet par un rapport interne, de manière à constituer avec lui l'union "possédant-possédé". Le désir d'avoir est au fond réductible au désir d'être par rapport à un certain objet dans une* relation d'être ». *Non pas qu'une formation et l'obtention d'un diplôme ne sont pas indispensables ni nécessaires à la vie, mais en faire une propriété avec laquelle on fusionne exaucera nul doute notre souhait* (Lacroix, 2015).

Conclusion

In fine, opérer un choix entre « avoir » ou « être » en tant qu'infirmier semble complexe, si tant est qu'on aspire contribuer à l'émergence des peuples. L'étau d'une identisation des professionnels infirmiers est né de ce que l'objectif de certains est davantage porté vers l'« avoir » au détriment de l'« être ». Être ce qu'attendent les communautés pour devenir ce qu'elles doivent elles aussi être, est l'objectif ultime. Réduire la profession infirmière à l'« avoir » serait lui refuser son droit d'humaniser les soins. À travers ses cinq champs de la pratique, elle offre au système de santé son savoir-agir. Mais spécifiquement, elle s'appuie sur ses compétences et sur sa compétence pour interagir avec les communautés. « Être » ou « avoir » ne devrait donc plus se poser en tant que problématique des professionnels infirmiers, mais aspirer à « être » à partir de « avoir » construirait une identité professionnelle forte. À l'heure où émergent de nouveaux problèmes de santé – covid-19, Ébola, les cancers, les violences, etc. – l'infirmière doit revoir son logiciel et arrimer sa compétence à celui des problèmes sociaux.

Références bibliographiques

Aouni, Z. (2011), Démystification d'une pédagogie émergente : l'approche par les compétences, *Cairn-Info*, 120-126.

Boutin, G. (2004), L'Approche par compétence en éducation : un amalgame paradigmatique, *Cairn.Info*, 25-41.

Carper, B. (1978), Fundamental Patterns of knowing in nursing, 1-13.

Chauvigné, C., & Coulet, J.-C. (2010), L'approche par les compétences : un nouveau paradigme pour la pédagogie universitaire ? *Revue française de pédagogie*, 15-28.

Cordero, N.-L. (2004), LA PENSÉE S'EXPRIME « GRÂCE » À L'ÊTRE, *Presses Universitaires de France | « Revue philosophique de la France et de l'étranger"*, 5-11.

Coulet, j.-c. (2011), La notion de compétence : un modèle pour décrire, évaluer et développer les compétences, *Cairn-Info*, 1-30.

Coulet, J.-C. (2016), Les notions de compétence et de compétences clés : l'éclairage d'un modèle théorique fondé sur l'analyse de l'activité, *Activités*.

Descartes, R. (1637), Discours de la méthode pour bien conduire sa raison et chercher la vérité dans les sciences.

Fromm, E. (1978), *Avoir ou être ? Un choix dont dépend l'avenir de l'homme,* Éditions Robert Laffont – Collection Réponses.

Hatem, M. (2013, Mai 14-15), Personnel qualifié...personnel compétent! *l'enseignement dans le domaine de la santé et la qualité des ressources humaines*, Yaoundé, Centre, Cameroun.

Henderson, V. (2006), The concept of nursing, *Journal of advanced nursing, 1*(53), 21–34.

Jonnaert, P., Barrette, J., Masciotra, D., & Yaya, M. (2006), La compétence comme organisateur des programmes de formation revisitée, ou la nécessité de passer de ce concept à celui de « l'agircompétent », *ORÉ / UQAM.*

Lacroix, A. (2015), Avoir, faire, être: catégories cardinales de la réalité humaine, *Être ou avoir : posséder à t-il encore un sens ?*

Lauzon, S. (2021), Nécessité de la réflexion philosophique, *Libre savoir*.

Menu, M. (1996), Médée entre « avoir » et « avoir », *Pallas*, 111-125.

Nkoum, B. A. (2010), *de l'évaluation scolaire à l'évaluation des pratiques professionnelles en santé,* Paris, Harmattan.

Rogers, C. (1966), *La relation thérapeutique : les bases de son efficacité,* Bulletin de Psychologie.

Défis de l'infirmière dans la prise en soins des personnes hémodialysées confrontées à diverses adversités

KAKMETOU POUMAHA TIENTCHEU
et Etienne KIMESSOUKIE OMOLOMO

Résumé

La prévalence de l'insuffisance rénale chronique est variable dans le monde et l'accès aux traitements dépend du niveau socio-économique du pays concerné. En Afrique, sa prévalence exacte n'est bien documentée que dans quelques pays. Le Cameroun compte de plus en plus de malades insuffisants rénaux. La prévalence varie de 10% en zone urbaine à 14% en zone rurale. Le taux de mortalité est de 57,58 %, dont 50 % pendant les trois premiers mois et le taux d'abandon de la dialyse est de 8,6 %. Le traitement de l'insuffisance rénale chronique par hémodialyse est considéré comme douloureux et épuisant, entrainant des changements percutants, non seulement dans la vie de la personne hémodialysée, mais aussi dans celle de leurs familles. L'objectif de cette étude est de déterminer les défis que doivent relever les infirmier(es) en hémodialyse. Une méthodologie quantitative, descriptive à visée exploratoire a été menée sur un échantillonnage de convenance. La collecte des données a été réalisée auprès de 338 personnes hémodialysées dans quatre centres d'hémodialyse du Cameroun à l'aide d'un questionnaire (Centre Hospitalier Universitaire de Yaoundé, Hôpital Général de Yaoundé, Hôpital Régional d'Ebolowa et Hôpital Général de Douala). Une analyse factorielle exploratoire a permis de mettre en évidence cinq catégories d'adversités qui représentent des défis qui interpellent les infirmières dans la prise en charge des patients en hémodialyse. Il s'agit de l'adversité liée à la maladie rénale, l'adversité liée au traitement par hémodialyse, l'adversité financière, l'isolement social et l'altération du soutien social. Dans chacune des catégories de problèmes retrouvés, une approche personnalisée de soins, dans un contexte de disponibilité et d'accessibilité intermittente de l'offre d'hémodialyse interpelle l'infirmière dans ses activités autonomes et de collaboration.

Mots clés : Défis, Infirmier, Personne hémodialysée, Adversité, Cameroun.

Abstract

The prevalence of chronic kidney disease is variable around the world and access to treatment depends on the socio-economic level of the country concerned. In Africa, its exact prevalence is only well documented in a few countries. Cameroon has an increasing number of patients with kidney failure. The prevalence varies from 10% in urban areas to 14% in rural areas. The mortality rate is 57.58%, of which 50% during the first three months, and the dialysis dropout rate is 8.6%. The treatment of chronic renal failure by hemodialysis is considered to be painful and exhausting, leading to dramatic changes not only in the life of the hemodialysis patient, but also in that of their families. The purpose of this study is to identify the challenges faced by hemodialysis nurses. A quantitative, descriptive and exploratory methodology was conducted using convenience sampling. Data were collected from 338 hemodialysis patients in four hemodialysis centers in Cameroon using a questionnaire (Yaounde University Hospital, Yaounde General Hospital, Ebolowa Regional Hospital, and Douala General Hospital). An exploratory factor analysis revealed five categories of adversities that represent challenges for nurses in the care of hemodialysis patients. These were adversity related to kidney disease, adversity related to hemodialysis treatment, financial adversity, social isolation and impaired social support. In each of these categories of problems, a personalized approach to care, in a context of intermittent availability and accessibility of hemodialysis services, challenges the nurse in her autonomous and collaborative activities.

Keywords: Challenges, Nurse, Person with hemodialysis, Adversity, Cameroon.

Introduction

L'Insuffisance rénale chronique (IRC) est une affection ubiquitaire et constitue un véritable problème mondial de santé publique. Selon l'OMS, un adulte sur dix souffre d'une affection rénale, soit près de 600 millions de personnes dans le monde. L'OMS prévoit une augmentation de la prévalence de la maladie rénale chronique de 17 % dans les 10 ans à venir (Chérix, 2018). La prévalence de l'IRC varie d'un pays à un autre et l´accès aux traitements dépend du niveau socio-économique du pays concerné. En Afrique, sa prévalence exacte n'est bien documentée que dans quelques pays. Au Cameroun, elle varie de 10% en zone urbaine à 14% en zone rurale ; alors que le taux de mortalité spécifique est de 57,58 %, dont 50 % pendant les 3 premiers mois. Le taux d'abandon de dialyse est quant à lui de 8,6 %. (Fouda et *al.*, 2017)

L'hémodialyse est la technique la plus utilisée pour le traitement de suppléance de l'insuffisance rénale chronique au Cameroun. De nombreux progrès ont été réalisés dans ce domaine depuis l'invention de ce procédé, mais le rôle infirmier reste toutefois essentiel et la part des soins dans ce traitement demeure très importante (Brunet, 2018). D'après Michel et al., (2017), la consultation infirmière a un rôle clé dans la qualité de la prise en charge du patient en IRC, car le traitement en hémodialyse est considéré comme douloureux et épuisant. Il entraine souvent de grandes perturbations, non seulement dans la vie du patient, mais aussi dans celle de leurs familles. En effet, il s'agit d'un traitement lourd et invasif qui a de graves conséquences sur la vie des personnes hémodialysées. Celles-ci sont face à diverses adversités. D'après Dray-Spira (2013), les personnes hémodialysées sont régulièrement confrontées, non seulement aux difficultés liées à la pathologie, mais également aux difficultés liées au traitement de suppléance rénale. Jebali et al. (2016) décrivent l'une d'elles, notamment les plaintes relatives au sommeil, les symptômes mentaux (anxiété, baisse de l'estime de soi, sentiment d'impuissance et de résignation, perte du sens de la vie, dépression) et des symptômes somatiques (douleur, insomnie, fatigue chronique, fluctuation de la tension artérielle, gastralgie, inappétence, spasme musculaire, prurit et sécheresse cutanée. Il existe d'autres adversités liées à l'hémodialyse telles que les démangeaisons se manifestant le plus souvent chez les patients urémiques, et diagnostiquées par l'infirmière en séance d'hémodialyse.

Dans les pays à faible revenu et spécialement au Cameroun, peu d'études sont connues sur cette pathologie diagnostiquée à un stade très avancé et posant un problème de prise en charge. Une revue synthétique de la littérature révèle que peu d'études se sont malheureusement intéressées aux défis que rencontre l'infirmière en hémodialyse. D'où l'objet de cette étude.

Méthodologie

Lieu et méthode de recherche. Nous avons mené une étude quantitative, descriptive à visée exploratoire de septembre 2021 à novembre 2021 dans quatre centres d'hémodialyse distincts à savoir : le Centre Hospitalier et Universitaire de Yaoundé (CHUY), l'Hôpital Général de Douala (HGD), l'Hôpital Régional d'Ebolowa (HRE) et l'Hôpital Général de Yaoundé (HGY). Le Cameroun compte environ neuf centres d'hémodialyse répartis dans les villes suivantes : Bertoua, Bamenda, Douala, Ebolowa, Maroua, Buea, Yaoundé, Garoua. L'HGD renferme l'un des plus grands centres d'hémodialyse d'Afrique Centrale, avec une capacité de 24 machines et compte environ 220 personnes hémodialysées au moment de l'enquête. L'HGY dispose de 20 machines pour une file active de 200 personnes hémodialysées au moment de l'enquête. Le CHUY compte 16 générateurs d'hémodialyse pour une file active de 109 personnes hémodialysées au moment de l'enquête. L'HRE compte quatre générateurs d'hémodialyse pour une file active de vingt personnes hémodialysées au moment de l'enquête. Soit un total de 440 personnes hémodialysées dans les quatre centres d'hémodialyse dans lesquelles l'étude a été menée. Pour Dépelteau (2000), à partir d'une table d'estimation de la taille d'échantillon pour un niveau de confiance à 95% et de précision de 5%, pour une population de 460 individus, une taille d'échantillon de 210 est représentative.

Population. Au total, 350 personnes hémodialysées ont consenti à répondre au questionnaire. Mais, des données manquantes issues de certains questionnaires ont permis de ne retenir que 338 personnes hémodialysées. La sélection des participants a été faite par échantillonnage de convenance. Nous avons inclus toutes les personnes hémodialysées chroniques âgées de plus de 16 ans, en dialyse depuis plus de 3 mois, s'exprimant en français ou en anglais et ayant accepté de participer à l'étude. Était exclue toute personne hémodialysée suivie pour des troubles psychiatriques, ou toute personne hémodialysée abandonnant au cours du remplissage de l'outil de collecte des données.

Collecte des données. L'outil de collecte des données a été l'échelle d'adversité des patients hémodialysés. Elle a été adaptée à l'échelle d'adversité biopsychosociale développée par Kimessoukie Omolomo, (2016). Cette échelle comprend 32 items définis (individuels : 11 items ; familiaux : 14 items ; environnementaux : 7 items dont 2 items culturels). Son coefficient d'alpha de Cronbach est de 0,80 dans une population de femmes camerounaises. La version adaptée pour cette étude comprend 20 items repartis en cinq dimensions : l'adversité financière (3 items), l'adversité liée à la maladie rénale (5 items), l'adversité liée au traitement par hémodialyse (5 items), l'isolement social (3 items) et l'altération du soutien social (4 items). Concernant chaque item de l'échelle (de type Likert), le participant devait cocher une case exprimant le niveau de difficulté pour cette question entre « *insupportable* » *à* « *sans difficulté* » comptant de 1 à 4 côtes. L'échelle présente un alpha de Cronbach à 0,83. Le questionnaire a été remis aux enquêtés soit en salle de dialyse, soit en salle d'attente du centre de dialyse.

Analyse des données. Elles ont été analysées à l'aide du logiciel SPSS version 21. Une analyse factorielle exploratoire a permis de mettre en évidence cinq catégories d'adversités. Le niveau de confiance à tous les niveaux du processus d'analyse a été délimité à 95%. Le seuil de significativité était $p < 0,05$.

Aspects éthiques. L'étude a obtenu la clairance éthique du Comité institutionnel de la recherche pour la santé humaine de l'Université Catholique d'Afrique Centrale de Yaoundé. Un certificat éthique portant le N° 202/02425/CEIRSH/MSP a été délivré par le comité éthique de l'École des Sciences de la Santé. Aussi, des autorisations administratives des quatre hôpitaux ont été obtenues.

Résultats

Une analyse factorielle a été effectuée à partir de la méthode d'extraction par le moindre carré non pondéré pour extraire les différents facteurs, compte tenu de la normalité de la distribution. Ces facteurs représentent dans le cadre de cette étude, les défis auxquels les infirmières sont confrontées pour la prise en soins des personnes hémodialysées. Une rotation Promax (Kappa =4) avec normalisation de kaiser a été utilisée. Le nombre de facteurs pour la solution a été fixé à 5 avec un seuil de saturation limité à 0,30. Les données caractéristiques de la structure finale présentent une cohérence dans la structuration des différentes composantes (Det=0,000, KMO=0,89, $p<0,001$). Cette structure de 20 items explique 46,37 % de variance indiquant le niveau de pénibilité des adversités reparti en : isolement social (1,958 %), adversités financières (6,670 %), adversités liées à la maladie rénale (4,161 %), adversités liées au traitement par hémodialyse (3,127 %) et altération du soutien social.

Tableau 1 : Matrice de structure après rotation de l'échelle d'adversité

N°	Items	Saturation	Facteurs	α de Cronbach
1.	J'ai des problèmes financiers actuellement liés à ma maladie	0,929	Adversités financières	0,83
2.	Ma famille vit des moments de difficultés financières à cause de l'hémodialyse	0,915		
3.	J'ai des difficultés à prendre soin de ma famille	0,576		
4.	Ma maladie me handicape	0,645	Adversités liées à la maladie rénale	0,74
5.	Je suis dépendant(e) des autres depuis ma maladie	0,608		
6.	Mon traitement est pénible	0,635		
7.	J'ai des difficultés à satisfaire mon partenaire	0,591		
8.	Je suis angoissé par ma maladie	0,486		
9.	J'ai des difficultés à suivre le traitement	0,543	Adversités liées au traitement par hémodialyse	0,74
10.	J'ai du mal à respecter les recommandations du traitant	0,542		
11.	J'ai des malaises à cause de mon insuffisance rénale chronique	0,648		
12.	J'ai des malaises dus à la prise des médicaments	0,636		
13.	Je ressens des effets indésirables dus à l'hémodialyse	0,623		
14.	Je me sens abandonné	0,651		0,63

N°	Items	Saturation	Facteurs	α de Cronbach
15.	J'ai moins d'amis qu'avant ma maladie	0,541	Isolement social	
16.	J'ai du mal à communiquer avec les autres	0,540		
17.	Je bénéficie difficilement de l'aide de mes proches	0,618	Altération du soutien social	0,71
18.	J'ai des relations difficiles avec ma famille depuis ma maladie	0,679		
19.	J'ai des relations difficiles avec mes amis	0,729		
20.	Mes proches pensent que ma maladie a une origine mystique	0,474		

Les données relatives à l'analyse de la cohérence interne de l'échelle d'adversité et de ses dimensions sont représentées dans le tableau 2.

Tableau 2 : Cohérence interne et norme des dimensions de l'échelle d'adversité

Échelles	n	α de Cronbach	Statistiques descriptives				
			N	M	*ET*	Min	Max
Adversité financière	3	0,83	338	6,55	2,71	3	12
Adversité à la maladie rénale	5	0,74	338	10,46	3,70	5	20
Adversité liée au traitement par hémodialyse	5	0,74	338	12,37	3,71	5	20
Isolement social	3	0,63	338	8,36	2,68	3	12
Altération du soutien social	4	0,71	338	10,61	3,58	4	16
Échelle totale	20	0,89	338	42,47	11,53	18	72

Discussion

L'objectif de cette étude était de déterminer les défis que doivent relever les infirmiers en hémodialyse. Au total, 338 personnes hémodialysées ont été enquêtées et cinq groupes d'adversités ont été retrouvés, représentant les défis que doivent relever les infirmières dans la prise en charge des personnes hémodialysées, notamment : l'adversité liée à la maladie, l'adversité liée au traitement par hémodialyse, l'adversité financière, l'isolement social et l'altération du soutien social.

La pathologie entraine et altère l'autonomie ou l'empowerment des patients. Elle altère également l'estime de soi. Cette situation d'angoisse et de stress permanents peut engendrer des perturbations psychosociales, tout comme le rapporte Weissenbach & Chamik, (2014) dans une étude menée sur l'impact de la technique de la boutonnière sur les complications de fistule chez les hémodialysés chroniques. Les adversités thérapeutiques sont en lien avec des difficultés à suivre le traitement. Les patients ont du mal à suivre le régime alimentaire et ressentent des effets indésirables suite au traitement. Selon une étude menée par Togo (2010), les complications per-dialytiques, notamment les crampes musculaires, émaillent les séances de dialyse dans 34,5%. Ces crampes musculaires survenant au cours de la dialyse sont d'étiologie inconnue, mais souvent liées à une hypotension, à une hypocalcémie, à une ultrafiltration (UF) excessive et à un taux de sodium trop bas dans le dialysat. Dondainaz (2019) décrit plusieurs phénomènes altérant la qualité de vie de ces personnes : les modifications de l'apparence physique, l'impact sur les activités quotidiennes, le régime, la restriction hydrique, la perte d'autonomie, les bouleversements émotionnels, les incertitudes causées par la dépendance à une technologie médicale (générateur de dialyse, rein artificiel, etc.). Ces facteurs sont susceptibles d'altérer considérablement la vie de la personne et représentent des défis de soins pour l'infirmière dont l'un des rôles est d'améliorer le confort du patient lors des séances de dialyse.

Le coût élevé de la prise en soins de personnes en hémodialyse confronte régulièrement les infirmières à l'incapacité à dispenser certains soins aux patients ayant des ressources limitées du fait d'une absence de couverture santé universelle. L'adversité financière retrouvée dans cette étude rejoint celle décrite par Fouda et al., (2017) dans une étude menée au Cameroun sur les personnes hémodialysées. Elle précise que la prise en charge de l'IRC reste très onéreuse, quel que soit le type de traitement choisi, elle nécessite de très grandes ressources financières, car il n'y a pas que la dialyse comme dépense. La prise en charge exige des patients qu'ils se procurent des médicaments continuellement, car ils sont régulièrement anémiés. Ils doivent en moyenne utiliser deux poches de sang par mois, ce qui augmente leurs dépenses. Le patient se retrouve souvent dans l'incapacité de poursuivre son activité professionnelle. Les aspects comme le mode de vie ou l'accessibilité aux soins de santé peuvent être des composantes pouvant être influencées par ce facteur socioéconomique (Karhula et al., 2018).

D'après Briançon et al. (2010), l'isolement social peut induire une baisse de la qualité de vie et la survenue d'une dépression. La maladie chronique a un impact sur la socialisation de l'individu et par conséquent sur sa qualité de vie. Eu égard aux difficultés dans le travail pour la personne atteinte de maladies chroniques, il faut noter que la chronicité et, parfois, l'évolutivité de la maladie peuvent engendrer des contraintes invisibles aux yeux des collègues et de la hiérarchie, et n'être connues que de la personne elle-même (fatigabilité, gênes et douleurs, traitement, soins et/ou examens plusieurs fois par jour/semaine, etc.). Une crainte de l'exclusion, de la stigmatisation, du regard des autres, les représentations biaisées de la maladie sont autant d' « handicaps » à l'accessibilité et au maintien dans l'emploi. Comparativement à une étude menée par Briançon et al. (2010), l'isolement social peut induire une baisse de la qualité de vie et la survenue d'une dépression. En outre, un manque de soutien social, familial et professionnel est décrié par les personnes hémodialysées. Les relations difficiles avec les amis, la famille ou les proches peuvent s'observer chez ces personnes. Elles se retrouvent seules à devoir faire face à l'adversité. Ceci rejoint l'analyse de Lobna et al. (2016) qui montrent une altération de la dimension vie et relation avec les autres chez les personnes hémodialysées.

Limites de l'étude

Cette étude a présenté quelques limites. Des recherches effectuées dans les bases de données telles que Google Scholar, Pub Med et sur Hinari n'ont pas permis de trouver des études sur les défis de l'infirmière dans la prise en charge des personnes hémodialysées, confrontées à diverses adversités, rendant ainsi difficiles les comparaisons lors de la discussion.

Conclusion

Cette étude qui avait pour objectif d'identifier les différentes adversités auxquelles sont confrontées les personnes hémodialysées a permis de mettre en exergue cinq catégories d'adversités qui représentent les défis que doit relever l'infirmière dans la prise en charge des personnes hémodialysées. Il s'agit de l'isolement social (1,958 %), l'adversité financière (6,670 %), l'adversité liée à la maladie (4,161 %), l'adversité liée au traitement par hémodialyse (3,127 %) et l'altération du soutien social. Dans chacune des catégories de problèmes retrouvés, une approche personnalisée de soins, dans un contexte de disponibilité et d'accessibilité intermittente de l'offre d'hémodialyse, interpelle l'infirmière dans ses activités autonomes et de collaboration.

Références bibliographiques

Briançon, S., Guérin, G., & Sandrin-Berthon, B. (2010), Les maladies chroniques, *Doc Fr Adsp*, *72*, 11-53.

Brunet, P. (2018), La prise en charge de l'insuffisance rénale chronique par hémodialyse, *Soins*, *63*(826), 21-23. https://doi.org/10.1016/j.soin.2018.04.006

Chérix, M. (2018), *Risque de péritonite lors de dialyse péritonéale : Prévention infirmière et éducation thérapeutique, revue de la littérature* [PhD Thesis], Haute École de Santé Valais.

Dépelteau, F. (2000), *La démarche d'une recherche en Sciences humaines*, Presses de l'Université Laval, Québec.

Dondainaz, E. (2019), *Le monde de l'hémodialyse : Impact sur la qualité de vie* [PhD Thesis], Haute École de Santé Valais.

Dray-Spira, R. (2013), Maladies chroniques et emploi : Impact en termes d'inégalités sociales de santé, *Revue d'épidémiologie et de santé publique*, *61*, S146-S151.

Fouda, H., Ashuntantang, G., Kaze, F., & Halle, M.-P. (2017), La survie en hémodialyse chronique au Cameroun, *The Pan African Medical Journal*, *26*.

Jebali, H., Dimassi, Y., Azaiz, S., Smaoui, W., Kheder, R., Beji, S., Fatma, L. B., Ben, H. F., Kateb, H., & Rais, L. (2016), Qualité de vie des hémodialysés entre troubles du sommeil et dépression, *Néphrologie & Thérapeutique*, *12*(5), 329-330.

Karhula, K., Hakola, T., Koskinen, A., Ojajärvi, A., Kivimäki, M., & Härmä, M. (2018), Permanent night workers sleep and psychosocial factors in hospital work, A comparison to day and shift work, *Chronobiology international*, *35*(6), 785-794.

Kimessoukie Omolomo, É. (2016), *Variabilité et modélisation phénoménologique de la résilience chez des femmes camerounaises confrontées à une forte adversité* [PhD Thesis], Université du Québec à Trois-Rivières.

Michel, P. A., Agzid, N., Ronco, P., Fessi, H., & Boulahia, G. (2017), Importance du parcours patient et de la consultation d'information infirmière avant l'initiation en hémodialyse, *Néphrologie & Thérapeutique*, *13*(5), 311-312. https://doi.org/10.1016/j.nephro.2017.08.101

Togo, P. A. (2010), *Présentée et soutenue publiquement le .... /.... /...... Devant le jury de la Faculté de Médecine et d'Odonto-Stomatologie.* 80.

Weissenbach, J., & Chamik, J. (2014), *Impact de la technique de la boutonnière sur les complications de fistule chez les hémodialysés chroniques* [PhD Thesis], Haute École de Santé Valais.

Enjeux de la crise éthique dans l'humanisation des soins infirmiers des personnes en infectiologie au Complexe Hospitalo-Universitaire Le Bon Samaritain de N'Djamena

Kol KANBAN et Larissa NGOUAFACK

Résumé

La nécessité d'humanisation des soins est un cri d'alarme qui s'élève de partout pour revendiquer l'anthropocentrisme dans les pratiques soignantes en milieu hospitalier. Le personnel infirmier, spécialiste du « soin » et des « soins » de santé, est généralement le destinataire de ces critiques. Il s'agit d'un phénomène complexe, eu égard au fait qu'elle soit intrinsèquement liée à l'évènement socioculturel en vogue : la crise éthique ; objectivement manifestée par diverses formes de mutations axiologiques et subjectivement exprimée par la versatilité axiologique, marque d'un sceau quasi indéniable l'idéal infirmier d'humanisation des soins. Dans un service d'infectiologie où les personnes malades subissent le fardeau « d'être-rejeté » par les leurs, une altération de l'humanisation des soins est une forme de négation insupportable de la valeur suprême et inaliénable de la personne : la dignité humaine. Cet article, fruit d'une étude qualitative de type descriptif menée au CHU-BS[14] de N'Djamena, a révélé que les enjeux de la crise éthique dans l'humanisation des soins infirmiers sont essentiellement l'inéquité des soins infirmiers et la versatilité de la qualité de ces soins.

Mots-clés : Crise éthique, humanisation, soins infirmiers, personne, infectiologie.

---

[14] CHU-BS : Complexe Hospitalo-Universitaire le Bon Samaritain.

Abstract

The need to humanise care is a cry of alarm that is being raised everywhere to claim anthropocentrism in hospital care practices. Nurses, as specialists in 'care' and health 'care', are usually the recipients of this criticism. This is a complex phenomenon, given that it is intrinsically linked to the current socio-cultural event: the ethical crisis; objectively manifested by various forms of axiological mutations and subjectively expressed by axiological versatility, marks an almost undeniable seal on the nursing ideal of humanising care. In an infectious diseases department where patients suffer the burden of being "rejected" by their own kind, an alteration of the humanisation of care is a form of unbearable negation of the supreme and inalienable value of the person: human dignity. This article, which is the result of a qualitative and descriptive study conducted at the CHU-BS of N'Djamena, revealed that the issues at stake in the ethical crisis in the humanisation of nursing care are essentially the inequity of nursing care and the fickleness of the quality of this care.

Keywords: Ethical crisis, humanisation, nursing, person, infectiology.

Introduction

Un regard critique porté sur la situation sanitaire des peuples du monde donne de considérer, sans éluder les déterminants de la santé ainsi que les facteurs de risque des maladies non uniformes, une disparité écœurante et scandaleuse. Les défis de santé majeurs auxquels font face les pays en voie de développement sont majoritairement des maladies infectieuses. En milieu hospitalier, l'on prend de plus en plus conscience que le personnel infirmier est un élément clef dans la lutte contre ces maladies (Crouzilles, 2009). Au Tchad, l'expérience montre que les représentations socioculturelles de certaines maladies infectieuses sont un poids psychologique, social et spirituel écrasant pour ceux qui en sont victimes. Ces représentations sont tellement fortes qu'elles réussissent souvent à repousser les personnes porteuses de ces maladies à la marge de la société. Une lisière virtuelle se crée entre les personnes malades et la famille dite « saine », rendant ainsi les soins infirmiers l'unique dernier recourt salutaire pour les personnes malades.

Ces soins, ancrés dans le modèle biopsychosocial, devraient être l'expression manifeste incontestable de l'humanisation. Mais cet idéal d'humanisation des soins infirmiers devant accorder le primat à la personne humaine et le respect de sa dignité (Nurya et al., 2015), semble souvent altérer. Plusieurs paramètres y afférant contribuent à sa déstabilisation, « il suffit, pour s'en convaincre, de se rendre dans des services hospitaliers ou institutions médicales pour constater que le malade n'est pas toujours réellement au centre des préoccupations des soignants » (Svandra, 2014, p. 33). Au cœur de ces paramètres, se trouve la crise éthique qui, comme un fait social, frappe transversalement tous les secteurs de la vie. Le personnel infirmier, dans l'exercice de ses fonctions, mieux de sa vocation, peine à s'arracher de cette emprise. Quels peuvent être les enjeux de cette crise éthique dans ce processus d'humanisation des soins infirmiers ? Le souci de donner une réponse à cette épineuse question a guidé cette étude qualitative de type descriptif dont nous présenterons le contexte justificateur de la pertinence, le problème, la problématique, la méthodologie, les résultats ainsi que leur discussion.

Contexte : de l'intersection de la disproportionnalité des besoins en santé

Au regard des données historiques, des idéologies ayant hissé certaines civilisations au rang de celles reconnues aujourd'hui comme étant des « grandes », mais aussi, et surtout en considérant l'extraordinaire progrès qui semble révolutionner de façon irrévocable la communication, l'économie et la santé, la réalité selon laquelle l'humanité s'inscrirait dans une dynamique évolutive ascendante est la première idée qui tend à s'imposer comme une évidence. Aux yeux de certaines personnes, ce « monde puissamment basculé par de formidables mutations technologiques » (Ramonet, 2001, p. 22) s'évertue à proposer de meilleurs modèles de vie. Mais en réalité, il est porteur des germes d'une destruction progressive de l'humanité. Informant tous les secteurs de la vie de l'homme, les mutations apportées par le nouvel élan de la fin du XIXe siècle et des débuts du XXe siècle nous placent dans une posture où « nous affrontons une crise d'intelligibilité : l'écart se creuse entre ce qu'il faudrait comprendre et les outils conceptuels nécessaires à la compréhension » (Ramonet, 2001, p. 47) au point de rendre les valeurs humaines tributaires des subjectivités circonstancielles : c'est la crise de sens et des valeurs.

Dans le domaine de la santé en général, la pulsion générée par la technoscience tente d'affiner les actions en faveur de l'optimisation de la santé (Ramonet, 2001). Se soustrayant quelquefois de l'exigence d'une appréciation essentiellement subjective dont recèle le phénomène de santé, et en s'inscrivant dans une perspective capitaliste, la tentative d'optimisation de l'état de santé de la population mondiale se heurte premièrement à la disproportionnalité des possibilités d'accès aux soins. Selon l'OMS (2009, p.12) « Les progrès substantiels en matière de santé réalisés ces dernières décennies ont été profondément inégaux, améliorant la santé dans une grande partie du monde, mais laissant dans le même temps un nombre considérable de pays à la traîne ou même en régression. » Face à cette triste réalité, nous constatons, avant d'indexer la qualité des soins de santé reçus ou offerts, que le critère d'éligibilité aux soins de santé est un privilège dont tout homme n'est pas bénéficiaire. Un tel déficit mondial d'équité en santé est la forme de contradiction la plus abjecte, difficilement remédiable, mais aussi révélatrice du caractère irréaliste du troisième objectif de développement durable qui envisage de « permettre à tous de vivre en bonne santé et promouvoir le bien-être de tous à tout âge » (Nations Unies, 2015) d'ici 2030. La prétendue commune humanité partagée par tous, qui octroie à chaque personne la possibilité de se reconnaître et d'être reconnue comme possesseur d'une dignité inaliénable censée être respectée de tous sans discrimination, semble ainsi être reléguée au second rang et par conséquent en crise. Deuxièmement, la notion de qualité de soin est loin d'incarner les idéaux théoriquement énoncés et inscrits dans les statuts des formations sanitaires sous le vocable de « philosophie de l'institution ». Cette philosophie s'enracine dans la majeure partie des cas dans des valeurs humaines et/ou chrétiennes selon qu'il s'agisse d'une institution hospitalière non confessionnelle ou confessionnelle. L'un des lieux de prédilection d'épiphanie de l'écart entre la portée axiologique de ces idéaux et la réalité, c'est les soins infirmiers qui, a priori, devraient être essentiellement humanisants et humanisés.

Au sein de cette mouvance générale, les continents, les pays, les villes et les groupes sociaux se heurtent à des difficultés qui leur sont propres et spécifiques. Les défis qu'ils doivent relever ne sont donc pas les mêmes, certes, mais la portée axiologique donatrice de sens aux pratiques en milieu hospitalier demeure transversalement l'unique canon d'appréciation, d'évaluation et d'autoévaluation communes à tous. De partout, les voix s'élèvent, parfois timidement, pour décrier directement ou indirectement l'atteinte à l'humanisation des soins.

De façon générale, il est avéré qu'en Afrique et presque dans « les pays aux revenus faibles et moyens, près de 40 % des établissements de soins manquent d'eau de bonne qualité et près de 20 % ne sont pas raccordés à un système d'assainissement » (OMS et al., 2019, p. 17). En faisant sienne la priorisation de la personne, le principe d'offre de soins de qualité, présenté par l'OMS comme un impératif mondial, est pour nous l'un des remparts de l'humanisation des soins qui se trouve ainsi altérée.

Une enquête menée aux services des urgences au Congo a révélé que les hôpitaux, les unités sanitaires à moyenne ou à capacité élargie ont des pratiques qui dérangent à la fois les malades, leurs familles et toute la société. Selon cette étude, l'un des aspects flagrants qui donne de percevoir que la personne humaine n'est pas mise au centre de l'activité du personnel soignant et des infirmiers en particulier, c'est le mauvais accueil. Car selon Akono (2017), l'enquêteur, il est incompréhensible qu'une personne malade dans un centre hospitalier soit victime de l'indifférence du personnel soignant. Expression manifeste d'une négation des principes éthiques inhérents aux soins infirmiers dans leurs conceptions et leurs applications, cette attitude d'indifférence à laquelle s'associe la tendance à « l'escroquerie » des personnes malades et de leurs familles par le personnel infirmier ; la négligence des soins devant être faits est dénoncée en République Démocratique du Congo, au Gabon, au Sénégal, au Cameroun, au Tchad, au Togo, etc. Par ailleurs, une étude menée à l'hôpital central de Yaoundé (au Cameroun) a montré que « les manifestations du respect de la dignité de la personne malade sont de moins en moins perceptibles dans l'agir infirmier ,et donc ne satisfont pas les personnes malades » (Mvoa & Nkoum, 2014, p. 97). Ces attitudes et comportements trahissent, selon Gineste et al., (2008), la loyauté du « prendre-soin » dont la transmission des informations, l'explication des soins, la recherche du consentement, mais également les gestes, les regards, constituent un gage indispensable à l'établissement et au maintien de la confiance entre personne malade et personnel infirmier. Car il est impératif, voire essentiel que la personne humaine puisse faire confiance à ceux qui prennent soin d'elle (Gineste et al., 2008).

Au Tchad, même si le Gouvernement projette de réussir à « assurer à la population l'accès universel aux soins de santé de qualité, globaux, intégrés, continus et centrés sur la personne afin de contribuer efficacement au développement socio-économique du pays » (Minsanté, 2017, p. 17), les données statistiques et les études menées dans le domaine de la santé font état d'une situation remarquablement délétère. Dans une étude menée par l'OMS (2018) en coopération avec l'État tchadien, il ressort par exemple que le taux de prévalence du VIH est de 1,6% dans la population générale [...], les cas de tuberculose ont augmenté, passant de 6.200 cas dépistés en 2007 à 12 305 cas en 2014 et la co-infection TB/VIH représente 46,6% des cas de tuberculose. Parallèlement, les statistiques nationales de 2017 classent les maladies infectieuses au troisième rang des causes de mortalité après le paludisme et la malnutrition. Dans le schème de pensée du Tchadien, sévit une aversion à l'égard de certaines maladies infectieuses, d'où la tendance à les porter en cachette. L'expérience montre que dans cette société, les maladies infectieuses génèrent la peur et sont la cause du rejet des personnes qui en sont victimes (Ngangro et al., 2012). Cette disposition intérieure n'épargne pas le personnel infirmier en général et celui du CHU-BS en particulier dans son effort à faire des soins aux personnes malades.

Problème : du déficit d'anthropocentrisme des pratiques infirmières

Nous remarquons que la société africaine se distingue par sa configuration qui accorde une grande place à la famille. La famille est une entité essentiellement inclusive dans laquelle se tissent des liens forts, solides et déterminants pour chaque membre dans la constitution de sa personnalité. Au Tchad, ce système est nourri par des rituels de plusieurs ordres qui partent des simples repas partagés en commun vers les rites d'initiation complexes engageant toute la société. Tout ce qui porte atteinte à ces liens représente un danger pour le tchadien. Malheureusement, l'on remarque que les maladies infectieuses – dont les plus récurrentes et redoutées sont le VIH/SIDA et la tuberculose – tendent à apporter des modifications quasi significatives dans les manières de vivre et d'être des personnes. D'une part, elles traduisent, aux yeux de tous, les écarts de comportements des individus victimes de ces maladies par rapport aux valeurs chères à la société tchadienne et d'autre part, elles brisent les liens, altèrent la dynamique familiale.

Souvent abandonnées des leurs, les personnes victimes des maladies infectieuses, hospitalisées en infectiologie du CHU-BS de N'Djamena, sont sous la responsabilité du personnel infirmier qui les côtoie chaque instant. Étant donné que « le stéréotype social offre à ses utilisateurs une lecture du monde immédiate, très excluante, assez simple, dichotomique, en tout ou rien » (Jan, 2012), le risque pour ce personnel de se retrouver prisonnier du stéréotype social susmentionné dans le contexte est le plus grand danger auquel il se confronte. Dans ces situations, le travail du personnel infirmier a une importance capitale parce qu'il est l'unique issue susceptible de relever deux défis majeurs : maintenir en ces personnes quasi abandonnées la conscience de leur appartenance à la lignée des êtres humains malgré leur maladie – autrement dit, œuvrer au maintien et/ou à la restauration de la dignité de ces personnes malades – et leur offrir la possibilité de réintégrer psychologiquement, physiquement et réellement leur société. Considérant le fait que « l'assistance à un patient hospitalisé nécessite d'établir les conditions d'une véritable relation thérapeutique équilibrée où le patient est acteur de sa santé, le patient est partenaire de soins » (Kedy Abedié, 2015, p. 87), ces défis deviennent une urgence dans le service des maladies infectieuses.

Malheureusement, nous avons constaté lors de notre stage au service des maladies infectieuses du CHU-BS de N'Djamena que les soins infirmiers devant revaloriser la personne humaine sont, parfois, faits de façon négligente, voire chosifiant. Ce comportement se décline en trois aspects majeurs :

Primo, nous avons remarqué un déficit notoire des soins infirmiers autonomes ainsi que leur systématisation censée consolider la relation infirmier-personne malade, accorder le primat à la collaboration entre personnel infirmier et personne malade dans la prise en soin et aider le personnel infirmier à garder en conscience qu'il y a, dans cette interaction, admission de l'autre dans sa singularité, non au seul sens de le faire entrer au service, mais [...] de le prendre en compte psychiquement, en fonction de sa souffrance, de son identité, de qui il est, quels que soient les risques (Jan, 2012).

Secundo, la relativisation – voire la violation – des normes éthiques telles que le respect de l'intimité et de la dignité humaine, la nécessité d'informer la personne malade de tout soin devant lui être fait, le respect de la vie privée et de la confidentialité, etc. Ce versant du problème n'est, manifestement pas l'apanage du CHU-BS, car dans une étude multicentrique sur le parcours thérapeutique des patients tuberculeux au Tchad, il a été rapporté qu'« une perception défavorable de la qualité des soins proposés par les services publics ainsi qu'une attitude inappropriée des soignants (irrespect, indisponibilité, mépris, corruption, etc.) participeraient à la complexité de ces parcours de soins » (Ngangro et al., 2012) et par conséquent préjudiciable à l'humanisation des soins.

Tertio, la difficulté manifeste à incarner, comme il se doit, la philosophie de l'institution dans la prise en soins infirmiers se traduisant par l'inadéquation entre la conception de la personne malade par le personnel infirmier et celle voulue par l'institution.

Problématique de la condition des possibilités d'incarnation de l'idéal infirmier en contexte de crise éthique

La profession infirmière, dès sa genèse, fit de l'attention particulière, de la tendresse, de la bienveillance à l'égard de toute personne malade en quête d'un état de mieux-être son apanage. Même si « les infirmiers se sont efforcés de préciser leur domaine d'investigation et de pratique ainsi que leur contribution à la santé des personnes et des populations » (Pépin et al., 2017, p. 3) par souci d'autonomisation de leur discipline scientifique pendant ces derniers siècles, cette vision initiale ne fut jamais remise en question. En effet, « comment concevoir un acte de soins, l'intervention d'une personne sans que cette démarche soit portée par un souci de l'autre, une attention singulière, une volonté de prendre soin » (Atolin, 2015, p. 25) foncièrement humanisant ? Au regard d'innombrables critiques et de la diversité des appréciations portées sur les soins infirmiers en vogue, une telle interrogation ne peut guère s'avérer anodine en l'occurrence lorsqu'une tentative d'analyse holistique englobant les implications des deux aspects – scientifique et artistique – constitutifs des soins infirmiers, s'incarnant dans une étude comme la nôtre, vise à montrer les formes graves d'atteinte à l'idéal de ces soins. Ces deux aspects confèrent au phénomène « soins infirmiers » une complexité très peu perceptible a priori. Étant donné que les plaintes des personnes malades sur la qualité de ces soins émergent des expériences ignorant cette complexité, comment en faire des arguments fiables de dénonciation d'un manque d'humanisation des soins ? Le caractère humanisé et humanisant des soins infirmiers ne pourrait-il avoir pour unique canon d'appréciation que le vécu des personnes malades ?

De la précision de Carper en 1978 sur le fait que c'est la conception générale d'un domaine d'investigation qui détermine le type de connaissances que ce domaine vise à développer, à structurer et à mettre en application jusqu'à la conception en 2014 de Thorne et Sawatzky pour qui le type de connaissances à privilégier dans la discipline infirmière doit être cohérent avec les valeurs traditionnelles de sa conception générale (Pépin et al., 2017), on ne saurait comprendre les soins infirmiers autrement qu'en tant que résultant d'une interaction multidimensionnelle. Ce caractère multidimensionnel donne à considérer plusieurs modes parmi lesquels le mode éthique dont les enjeux dans le processus d'humanisation des soins infirmiers ne devraient en aucun cas être éludés, car « l'application du savoir éthique se fait en contexte et se démontre par le comportement moral et éthique de l'infirmier dans sa pratique quotidienne » (Pépin et al., 2017, p. 20). Quelle pourrait donc être la valeur ajoutée du mode éthique, voire son importance dans le fait d'humanisation dont les soins infirmiers seraient garants ? Considérant en sciences infirmières, l'éthique du *caring,* qui est une éthique relationnelle « mettant l'accent sur la responsabilité partagée par le soignant et le soigné au regard de la relation de soins, et s'appuyant sur la narration par la personne elle-même de sa propre expérience » (Pépin et al., 2017, p. 20) les enjeux éthiques dont recèlerait le processus aboutissant à l'humanisation des soins ne seraient-elles pas suffisamment déterminants pour orienter un jugement nuancé du phénomène apparent de déshumanisation qui se donne à expérimenter de façon circonstancielle ? Seule une approche phénoménologique pourra, à notre humble avis, favoriser une élucidation pertinente, fiable et fondée en raison de ce phénomène.

Méthodologie

Selon Fortin & Gagnon, (2016, p. 190), « la méthodologie de la recherche qualitative est employée pour répondre aux questions de recherche relatives à des situations complexes ou aux questions ayant trait à l'exploration, à la description et à la compréhension des phénomènes. » Nous avons donc mené une étude qualitative de type descriptif pour rendre, de façon fiable et pertinente, compte de l'expérience d'humanisation des soins comme pratiquée par le personnel infirmier et vécu par celui-ci en infectiologie, au regard des formes de crises éthiques perceptibles dans la société et dans ce service.

L'étude menée a nécessité que nous puissions y adjoindre une méthode, c'est-à-dire « un chemin tracé à l'avance pour se diriger vers un but » (Nkoum, 2019, p. 59) afin de conformer notre recherche aux normes scientifiques en vigueur. Nous avons donc utilisé la méthode clinique qui nous a donné la possibilité d'accorder la priorité, non pas à la cause du phénomène de l'étude, mais à la compréhension des liens possibles. La collecte des données a été effectuée grâce à un guide d'entretien et une grille d'observation auprès de dix participants (cinq personnels infirmiers et cinq personnes malades), en août 2020, dans le respect des considérations éthiques établies par l'ESS-UCAC. La taille de cet échantillon a été déterminée par le seuil de saturation. Les informations recueillies ont été soumises à une analyse du contenu pour ressortir les résultats. En combinant les données fournies par le personnel infirmier et les personnes malades relatives aux différentes catégories constitutives de l'étude, une triangulation méthodologique qui est « le fait d'appréhender un objet de recherche d'au moins deux points de vue différents » (Caillaud & Flick, 2016, p. 1) fut appliquée pour discuter les résultats.

Résultats : au cœur des controverses d'opinion

Données fournies par le personnel infirmier

- **Crise éthique et description de sa manifestation en infectiologie**

Tous les participants rendent compte de la connaissance de la « crise éthique » en référence à leur conception du concept « éthique ». Transversalement, l'éthique apparait chez tous comme un ensemble de normes et de principes moraux qui régissent la manière d'être et d'agir du personnel infirmier dans l'exercice de sa profession. Corollairement, la crise éthique est, selon ces participants, le non-respect de ces principes. PI[15]$_2$, PI$_3$ et PI$_4$ laissent percevoir que la manifestation de la crise éthique en infectiologie est certes nuancée selon qu'on passe d'une personne à une autre, mais elle demeure l'expression manifeste d'une déviation comportementale par rapport aux codes de bonne conduite de leur profession. PI$_2$ et PI$_5$ pensent que la crise éthique s'étend aussi à la violation du règlement intérieur de l'institution.

Par ailleurs, la manifestation de cette crise touche fondamentalement le respect de la personne malade dont la prise en soins, comme une mission régalienne, incombe au personnel infirmier. PI$_2$, PI$_3$, PI$_4$ et PI$_5$ ont eu des propos similaires à celui de PI$_1$: *« ...Je pense surtout que c'est lorsqu'il n'y a pas de respect pour la personne malade, là, il y a vraiment la crise éthique... »*. En outre, la crise éthique porte sur d'autres dimensions telles que : la défaillance de la probité morale (PI$_3$ et PI$_5$). Pour PI$_5$, il s'agit d'une défaillance en lien avec la notion de secret professionnel ; un système d'organisation de travail, de roulement moins adéquat qui génère des tensions dans la relation de soins (PI$_1$ et PI$_4$) ; une versatilité axiologique dans les pratiques professionnelles du personnel infirmier (PI3, PI4).

- **Humanisation des soins infirmiers et identification de ses déterminants**

Des données recueillies sur la connaissance de l'humanisation des soins infirmiers et l'identification de ses déterminants, il ressort une conception concentrique dont le nœud de compréhension et d'explication est le concept humain. Utilisé de façon nuancée par les participants – comme *« la personne humaine »* (PI$_1$), ou des *« personnes »* (PI$_2$ et PI$_5$) pour signifier sa différence avec d'autres animaux, ou comme *« être humain »* (PI$_3$ et PI$_4$), – ce concept humain est, pour eux, l'élément important dans la mesure où c'est au sujet qui l'incarne (la personne malade) qu'est accordé le primat de l'activité du personnel infirmier.

- Quant aux déterminants de l'humanisation des soins infirmiers, les données recueillies nous présentent trois orientations :
- Les déterminants liés à la structure hospitalière. Selon ces participants, en effet, l'hôpital a un rôle double : il est à la fois fournisseur du matériel, des équipements et des conditions de travail. Le manque ou l'indisponibilité du matériel et des équipements ainsi qu'un traitement jugé (salaires, conditions physique et psychique de travail, etc.) ont donc été relevés comme déterminants institutionnels (PI$_1$, PI$_2$, PI$_4$ et PI$_5$). PI$_3$ et PI$_4$, tout en partageant cet avis, rajoutent deux éléments – le facteur temps de travail et quantité de travail par jour – qui constituent la charge de travail.

[15] PI : Personnel infirmier

- Les déterminants liés au personnel infirmier. Unanimement, les infirmiers, participant à cette étude, ont relevé la bonne formation de base comme un déterminant de l'humanisation des soins. À elle, PI_2 rajoute « *la communication avec le patient* », pendant que PI_3 jette son dévolu sur l'organisation du travail, l'engagement, mais aussi le respect de la personne malade. Il partage ainsi la même vision que PI_5 sur le respect de la personne malade.
- Les déterminants liés aux personnes malades. PI_1, PI_2, et PI_4 ont évoqué la nécessité pour la personne malade de collaborer aux soins qui lui sont faits. PI_1 et PI_3 eux, ont rajouté la disponibilité des médicaments (des consommables) devant être achetés par la personne malade pour la réalisation des soins.
- **Interférence de la crise éthique dans l'humanisation des soins infirmiers**
- Les données fournies par le personnel infirmier, relatives à l'interférence de la crise éthique dans l'humanisation des soins infirmiers révèlent trois orientations :
- La crise éthique est un phénomène négateur de l'humanisation des soins infirmiers parce qu'elle exprime une inadéquation. Selon PI_1, cette inadéquation se rapporte à la difficulté manifeste d'humaniser les soins dans un état de crise éthique et de conflit de valeur. Pour PI_2, cette inadéquation traduit une exclusion réciproque entre la crise éthique et l'humanisation des soins infirmiers. À la suite de PI_2, PI_4 , il y a opposition qui induit à une relativisation des valeurs propres à la profession infirmière susceptible de garantir la qualité des soins.
- L'éruption des moments révélateurs de la crise éthique dans la pratique infirmière infère une discontinuité dans le processus d'humanisation des soins infirmiers en altérant non seulement sa dynamique immanente – celle qui consiste à promouvoir l'humanité de la personne malade voilée par sa maladie et les connotations corollaires à travers un sens humain exprimé dans le regard, le langage et le toucher de la personne qui prend soin – mais en portant atteinte à l'idéal infirmier qui donne sens à la personnalité infirmière ainsi qu'à ses pratiques. L'avènement de cette discontinuité passe, selon PI_4 par la relativisation. Pour PI_1, PI_3 et PI_5, il s'agit des conflits qui naissent entre les personnes malades et le personnel infirmier.
- La crise éthique interfère dans l'humanisation des soins en créant des inégalités, des différences dans la prise en soins infirmiers des personnes malades (PI_4, PI_2 et PI_5).

- **Grille d'observation chez le personnel infirmier**

Les observations effectuées auprès du personnel infirmier lors des soins révèlent que la majorité du personnel ne prête pas tacitement et promptement attention à l'hygiène environnementale (literie et chambre) des personnes malades. Ils font, en effet, preuve d'une indifférence face à cet aspect aux heures dites « des soins ». À la différence de PI_1 qui est assez bavard – et dont le bavardage est gênant pour certains bénéficiaires de soins – les autres participants, dans la relation de soins, semblent omettre la communication. PI_2 faisait montre d'une agressivité verbale tandis que PI_5 était distrait par son téléphone lors de la prise en soins infirmiers. Le personnel infirmier s'évertue, certes, à informer les personnes malades des soins à faire (médicaments à administrer), mais ne les éduque presque pas sur les éventuels effets secondaires et/ou indésirables de ces médicaments. Ils considèrent manifestement les personnes malades comme des objets de soins qu'ils n'impliquent pas dans la réalisation des soins. Nous notons en définitive que le personnel semble distant vis-à-vis des personnes malades. En effet, le contact physique n'est pas spontané.

Données fournies par les personnes malades

- **Crise éthique et description de sa manifestation en infectiologie**

Les données collectées auprès des personnes malades sur la connaissance de la crise éthique et sa manifestation dans le service d'infectiologie où ils sont hospitalisés traduisent une connaissance, une conception quasi unanime de la crise éthique comme d'une perte de sens des valeurs (PM[16] $_1$, PM_3 et PM_5). Les personnes malades auprès de qui s'est déroulée cette étude ont décrit la manifestation, certes, à travers des exemples ainsi regroupés : le non-respect de la personne (dignité) dont font preuve certains infirmiers. Si pour PM_1 et PM_2 il s'agit d'un non-respect à l'égard des personnes malades se traduisant par une agressivité langagière, pour PM_5, il s'agit d'un non-respect de principe éthique ; l'indisponibilité du personnel infirmier en cas de besoin (PM_2 et PM_5) ; une forme de capitalisme traduit par la quête de l'argent (PM_3 et PM_4) ; le non-respect du principe de la justice dénoncé par les personnes malades sous forme d'une impression d'être le délaissé du service (PM_2 et PM_3) ainsi que le non-respect de l'intimité. PM_1, PM_4, et PM_5 déplorent cette violation d'intimité, qui à leurs yeux, se manifeste par l'exposition de leur corps aux séances de contemplations collectives.

---

[16] PM : Personne Malade

- **Humanisation des soins infirmiers et identification de ses déterminants**

Ces données fournies par les personnes malades mettent en évidence trois notions importantes et interconnectées – presque synonymes – autour desquelles tourne leur compréhension du concept d'humanisation des soins infirmiers. PM_3 et PM_4 conçoivent l'humanisation des soins comme un – ensemble d'actes et de gestes posés par le personnel infirmier – qui accorde la priorité à l'être humain, à la personne humaine en sa qualité de personne distincte des autres animaux. Pour PM_1 et PM_5, ce sont des soins fondés sur des valeurs humaines de bienveillance, de politesse et du sens d'écoute. Par ailleurs, le troisième élément qui semble fondamental dans la compréhension de ces participants du concept d'humanisation des soins infirmiers c'est le respect de la dignité humaine. L'humanisation des soins infirmiers signifie donc essentiellement le respect de la dignité humaine dans les actes et les gestes qui constituent les soins prodigués par le personnel infirmier en leur faveur. Quant aux déterminants de l'humanisation des soins infirmiers, les propos des personnes malades, participants à notre étude, mettent en évidence ce qui suit : la formation de base (PM_2, PM_3, PM_4, et PM_5) ; les traits de la personnalité de l'infirmier et les comportements de la personne malade (PM_2, PM_3 et PM_5).

- **Interférence de la crise éthique dans l'humanisation des soins infirmiers**

Les données fournies par les personnes malades sur l'interférence de la crise éthique dans l'humanisation des soins infirmiers présentent la crise éthique comme une réalité qui brise l'élan d'humanisation des soins infirmiers. Ainsi, pour la majorité de nos participants, il y a une influence de la crise éthique dans la prise en soins infirmiers censée être humanisante. PM_1 et PM_2 pensent que la crise éthique est défavorable à l'humanisation des soins. Ils partagent ainsi les mêmes idées que PM_4 et PM_5 qui qualifient respectivement la crise éthique d'un « blocage » et d'un « ennemi » de l'humanisation des soins infirmiers. Cette interférence est, en définitive, décrite en termes de violation flagrante de quelques principes éthiques donateurs de sens à la pratique infirmière et gage de l'humanisation des soins infirmiers. Il s'agit notamment de l'atteinte au principe de la bienfaisance décriée par les malaises expérimentés par nos participants, au principe du respect de la dignité humaine (PM_1, PM_2 et PM_3) et enfin à l'atteinte au principe du respect du consentement que dénoncent PM_3 et PM_5.

- **Grille d'observation chez les personnes malades**

De l'observation menée auprès des personnes malades hospitalisées en infectiologie, il ressort de façon avérée que la majorité de nos participants ont une hygiène corporelle et environnementale défectueuse. La relation de soins qui s'instaure lors de la prise en soins est marquée, d'une part, par un désintéressement avéré de PM_2, PM_4 et PM_5. PM_1 lui, semblait non coopérant à cause des remarques injonctives qui lui furent faites sur les odeurs nauséabondes en provenance de la toilette de leur chambre. Abandonnés à eux-mêmes, sans proche-aidant, PM_1, PM_2, PM_4 et PM_5 ont un visage crispé ou assombri par la tristesse ; une expression manifeste du sentiment de la déréliction dont ils sont victimes. Seul PM_3 fit preuve d'une bonne mine et d'une curiosité remarquable sur les soins qu'il recevait. Cependant, aucune réponse n'a été donnée à la majorité de ses questions réduisant ainsi son désir de collaboration à un monologue angoissant. Par ailleurs, tous nos participants semblent éprouver une gêne. Ils émettent une réserve à établir le contact physique en guise de réponse à la distance apparente créée par le personnel infirmier.

Discussion croisée des résultats : par-delà les controverses

- **Crise éthique et la description de sa manifestation en infectiologie**

De prime abord, deux conceptions de la crise éthique se dessinent. D'une part, le personnel infirmier pense qu'il s'agit d'un non-respect des principes éthiques et normes morales induisant logiquement des dérives comportementales par rapport au code de bonne conduite des professionnels infirmiers. C'est une connaissance qui sous-entend l'existence d'un fil conducteur qui relie et prouve l'indissociation du point de vue pratique de l'éthique, de la morale et de la déontologie comme le soutiennent Nkoum & Feungang (1996), Tremblay (2002) et Blondeau (2013) dans leurs efforts respectifs à établir la nuance entre ces concepts. D'autre part, les personnes malades ont une connaissance de la crise éthique comme une expression manifeste d'une perte de sens des valeurs à cause, soit de la mutation que subissent les valeurs, soit d'un choix délibéré de les priver de leurs significations immanentes. Cette seconde conception nous permet de réaliser que le fil conducteur qui relie l'éthique à la morale et à la déontologie, c'est le concept de valeur. Nous en déduisons que la crise éthique est une privation de sens des valeurs.

Dans la description de la manifestation de cette crise éthique en infectiologie du CHU-BS, il s'avère que le personnel infirmier et les personnes malades se rejoignent en indexant quasi unanimement les dérives comportementales – impliquant le type de communication, le langage utilisé, les regards, les gestes, les tons, etc. – qui témoignent du non-respect de la personne humaine, de sa dignité, de l'intimité et la personne malade. Ces éléments semblent graviter autour de la notion de respect de la personne ; même si ce respect, selon Mvoa & Nkoum, (2014), n'est que la conséquence du respect de sa dignité, « si l'on doit respecter inconditionnellement tout être humain, quels que soient son âge, son sexe, sa santé physique ou mentale, sa religion, sa condition sociale ou son origine ethnique, c'est précisément parce qu'il a une valeur intrinsèque ou une dignité » (Mvoa & Nkoum, 2014, p.106). En outre, l'évocation de la violation du principe de justice ainsi que l'élan capitaliste – constaté dans la manière de faire du service – comme autres formes de la manifestation de cette crise nous donnent des raisons valables pour affirmer que l'épiphanie de cette crise éthique peut se résumer en une absence d'anthropocentrisme dans la relation de soins. En tant qu'espace anthroposocial-médical (Mvoa, 2019), le soin se doit d'être fondamentalement respectable et humain.

- **Humanisation des soins infirmiers et identification de ses déterminants**

La connaissance que nos participants ont de la notion d'humanisation des soins infirmiers recèle, certes, une nuance. Mais elle a tracé une orientation précise. D'une part, l'humanisation des soins infirmiers est conçue comme des soins qui accordent la primauté à la personne humaine. D'autre part, elle est considérée comme des soins fondés sur des valeurs humaines visant à accorder la priorité à la personne, à respecter sa dignité. D'une conception à l'autre, il apparait qu'un accent particulier a été mis sur la priorité/primauté à accorder à la personne. Ce qui suppose qu'une tendance de nivellement ou de hiérarchisation mettant la personne humaine sur la balance de la prise en soins infirmiers contre d'autres choses est une réalité. Or, dans le *Human Caring* de Watson (1998), la personne humaine est certes un être-dans-le-monde, mais qui ne devrait être comparé à aucune autre chose parce que sa structure ontologique (corps-âme-esprit) devant toujours être en harmonie fait sa particularité.

Selon nos deux groupes de participants (personnel infirmier et personnes malades), l'humanisation des soins a principalement deux déterminants : professionnels et institutionnels. Cependant, la réduction de ces déterminants à la dimension professionnelle par les personnes malades trahit non seulement la complexité de l'exigence d'humanisation des soins (Cara, Létourneau, et al., 2016), mais aussi leur partialité en tant que bénéficiaire du soin, ignorant ainsi que la plénitude de la signification de l'acte d'humanisation réside dans sa capacité à humaniser réciproquement les protagonistes (Gutiérrez & Gracia, 2015).

- **Interférence de la crise éthique dans l'humanisation des soins infirmiers**

D'après les résultats qui découlent de l'analyse des données fournies par le personnel infirmier, la crise éthique interfère dans l'humanisation des soins en brisant la continuité de ce processus ; soit en corrompant l'authenticité du personnel infirmier dans l'accomplissement de sa charge (prendre soin de…), soit en créant des inégalités ressenties par les acteurs impliqués dans ce soin.

La forme que prend cette interférence ne s'oppose pas à ce que décrivent les personnes malades. Car, de leurs résultats, il ressort que la crise éthique brise l'élan d'humanisation des soins et induit, par conséquent, des malaises dans la relation de soins jusqu'à emmener les personnes malades à se sentir lésés dans la prise en soins infirmiers. Pourtant, l'humanisation des soins infirmiers, dans la perspective du *Human Caring,* théorie dans laquelle s'enracine notre étude, est intrinsèquement liée à l'impératif du maintien ou de la restauration de l'harmonie inhérente à la personne qui est une unité existentielle et phénoménologique faite de corps, d'âme et d'esprit (Watson, 1998). Ces descriptions de l'interférence de la crise éthique dans l'humanisation des soins infirmiers nous permettent, en définitive, de déterminer qu'elle est de l'ordre de la versatilité de la qualité des soins infirmiers et de l'inéquité de ces soins en infectiologie du CHU-BS de N'Djamena, selon que la crise altère les déterminants d'ordre professionnel ou institutionnel.

- **Grille d'observation**

Les résultats de la grille d'observation corroborent les thèses de Rocher (1996), Therrien (2005), Borgetto (2006) et Burgat (2012), dont l'idée principale peut se résumer au fait que la crise éthique actuelle soit non seulement réelle, mais qu'elle affecte transversalement tous les secteurs de la vie. En milieu hospitalier, cette crise touche la dimension institutionnelle qui héberge les soins infirmiers et la dimension professionnelle qui est le socle de la production des soins infirmiers, entraînant ainsi deux principaux effets : inéquité des soins infirmiers humanisés et versatilité de la qualité de ces soins en milieu hospitalier.

Conclusion

Au terme de cette étude, nous affirmons que la crise éthique, loin d'être un épiphénomène, représente un réel danger pour l'humanisation des soins infirmiers en milieu hospitalier.

Si les gens ont tendance à critiquer les pratiques infirmières en indexant, d'une part, le caractère déshumanisant de ses soins et en revendiquant d'autre part son humanisation à tout prix, les résultats de notre recherche nous donnent de reconnaître que l'humanisation des soins infirmiers implique plusieurs choses. Elle nécessite, pour être effective, une articulation coercitive des déterminants professionnels (compétence du personnel, conception de la personne malade par le personnel infirmier, les traits de personnalité du personnel infirmier, humeur, le sens de collaboration entre personnel infirmier et personnes malades, la sécurité des personnes malades, l'organisation du travail, etc.) et institutionnels (les infrastructures et les conditions de travail), dans la pratique infirmière. Cependant, la crise éthique induit un déséquilibre dans ce processus. Selon qu'elle affecte les déterminants institutionnels ou professionnels, notre étude montre que cette crise éthique comporte respectivement des enjeux de l'ordre de l'inéquité des soins infirmiers humanisés en milieu hospitalier et de la versatilité de la qualité de ces soins. Nous inférons donc que l'humanisation des soins infirmiers est une réalité à la fois complexe et dynamique dont on ne peut objectivement apprécier uniquement du point de vue des personnes malades bénéficiaires de ces soins, ni uniquement du point de vue du personnel infirmier, dispensateur de ces soins. Néanmoins, il existe effectivement une possibilité de qualification subjective d'un acte de soin comme humanisant et humanisé, intrinsèquement lié au niveau de satisfaction éprouvée par le qualificateur protagoniste de la relation de soin.

Références bibliographiques

Akono, F. (2017, mars 27), *Et pourtant l'accueil à l'hôpital s'avère le premier traitement ! | adiac-congo.com : toute l'actualité du Bassin du Congo*, http://adiac-congo.com/content/et-pourtant-laccueil-lhopital-savere-le-premier-traitement-62449

Atolin, C. (2015), Qu'est-ce que l'humanisation des soins ? In *Fenêtres d'espérance : humanisation des soins* (p. 19-29), Centre d'art appliqué.

Blondeau, D. (2013), *Éthique et soins infirmiers : Deuxième édition revue et mise à jour*, Les Presses de l'Université de Montréal.

Burgat, P.-M. (2012), De la crise éthique au changement par le sens, *L'Expansion Management Review*, *N° 145*(2), 42-51.

Caillaud, S., & Flick, U. (2016), Triangulation méthodologique, Ou comment penser son plan de recherche, In *Les représentations sociales*, De Boeck.

Cara, C., Létourneau, D., & Goudreau, J. (2016), Agir avec humanisme, L'approche humaine et relationnelle du soin, un pouvoir de l'infirmière, *Perspective infirmière: revue officielle de l'Ordre des infirmières et infirmiers du Québec*, *13*(5), 32-34.

Crouzilles, C. (2009), *Infectiologie et hygiène : gestion des risques et soins infirmiers*, Elsevier Masson.

Fortin, M.-F., & Gagnon, J. (2016), *Fondements et étapes du processus de recherche: méthodes quantitatives et qualitatives* (3e éd.), Chenelière Éducation.

Gineste, Y., Marescotti, R., & Pellissier, J. (2008), L'humanitude dans les soins, *Recherche en soins infirmiers*, *N° 94*(3), 42-55.

Gutiérrez, A., & Garcia, R. (2015), Humanisation de la direction et de la gestion des structures sanitaires, in *Fenêtres d'espérance : Humanisation des soins* (p. 37-52), Centre d'art appliqué.

Jan, O. (2012), L'accueil des indésirables à l'hôpital, *VST - Vie sociale et traitements, revue des CEMEA*, *n° 116*(4), 107-111.

Kedy Abedié, I. A. (2015), Humanisation de l'assistance dans les grands hôpitaux, in *Fenêtres d'espérance : humanisation des soins* (p. 87-92), Centre d'art appliqué.

Minsanté (2017), *Annuaire des statistiques sanitaires* (31e éd.), Direction de la statistique et de l'information sanitaire, Récupéré le 18 décembre 2020 dans https://www.humanitarianresponse.info/sites/www.humanitarianresponse.info/files/documents/files/tcd_rpt_annuairesstatistiquessanitaires_ministeresante_2017.pdf

Mvoa, M. S., & Nkoum, B. A. (2014), *Agir infirmier et dignité humaine, 03*, 97-113.

Nations unies (2015), *Transformer notre monde : le programme de développement durable à l'horizon 2030*, Assemblée générale, Récupéré le 10 juillet 2021 dans https://ggim.un.org/documents/A_Res_70_1_f.pdf

Ngangro, N. N., Ngarhounoum, D., Ngangro, N. M., Fontaines, V. H. des, & Chauvin, P. (2012), Le parcours de soins des patients tuberculeux au Tchad : une analyse multicentrique à Ndjaména et Moundou en 2009, *Santé publique*, *Vol. 24*(HS), 55-66.

Nkoum, B. A. (2019), *Initiation à la recherche : une nécessité professionnelle* (6e éd.), Presses de l'UCAC.

Nkoum, B. A., & Feugang, J.-R. (1996), *Éthique professionnelle des infirmiers(es)*, Récupéré le 7 juin 2021 dans httpswww.dphu.orguploadsattachementsbooksbooks_20_0.pdf

Nurya, P., Ekongolo, R., & Kizimba, F. (2015), Humanisation des soins infirmiers, in *Fenêtres d'espérance : Humanisation des soins* (p. 149-160), Centre d'art appliqué.

OMS (2009), *Rapport sur la santé dans le monde: Les soins de santé primaires*, World Health Organization.

OMS (2018), *Stratégie de coopération*, Oms/ccu/tchad. https://apps.who.int/iris/bitstream/handle/10665/137147/ccsbrief_tcd_fr.pdf;jsessionid=B9817DBAC43AAC5D5CF73543BF33DEBE?sequence=1

OMS, OCDE, & World Bank Group (2019), *La qualité des services de santé : Un impératif mondial en vue de la couverture santé universelle*, OECD, Récupéré le 10 juillet 2021 dans https://doi.org/10.1787/62f287af-fr

Pépin, J., Ducharme, F., & Kérouac, S. (2017), *La pensée infirmière* (4e éd.), Chenelière éducation.

Ramonet, I. (2001), *Nouveaux pouvoirs, nouveaux maîtres du monde: un monde sans cap*, Édition Fides.

Svandra, P. (2014), *L'éthique soignante : Réflexion sur les principaux enjeux du soin*, Seli Arslan.

Therrien, L. (2005), *L'humanité du soin, un engagement pour la vie, 02*(304), 15-23.

Watson, J. (1998), *Le Caring : Philosophie et science des soins infirmiers*, Seli Arslan.

L'utilité du savoir infirmier dans la formation, la recherche et la pratique des soins infirmiers

Clémence DALLAIRE

Les soins infirmiers veulent se définir comme une discipline ayant un savoir propre. Rappelons que le sens à donner au mot discipline est celui de désigner un champ d'études au sein d'université. En soi, le fait même d'être un champ d'études universitaires témoigne qu'un domaine dispose d'un savoir et est une discipline. Donaldson et Crowley (1978) proposent que les soins infirmiers sont une discipline professionnelle qui élabore, notamment du savoir en mesure de suggérer des interventions. Ensuite, notons qu'une discipline peut être « forte » ou « faible ». Ainsi, une discipline est forte lorsqu'elle enseigne son savoir, dirige les travaux à partir du savoir autour de l'objet de la discipline et offre aux jeunes aspirants un encadrement ancré dans le savoir et les règles disciplinaires. L'objectif d'une discipline forte est celui de mieux connaitre son objet et de contribuer à l'avancement du savoir de cette dernière. Au contraire, une discipline faible se laisse diriger par les intérêts des autres disciplines et ceux de la société, au détriment de son propre développement. Ces rappels permettent de situer les soins infirmiers par rapport au concept de discipline, de comprendre qu'ils sont acceptés au sein de certains types d'universités, mais souvent tolérés parce qu'ils adoptent les comportements d'une discipline « faible » en faisant peu de place à une « tradition » disciplinaire. Par ailleurs, une discipline forte dispose d'un savoir public ou d'un savoir qui a été publié, critiqué et mis à l'épreuve par ses membres, autant dans la recherche que dans la pratique. Or, en soins infirmiers, on valorise souvent davantage le savoir privé d'une infirmière que celui de la discipline, accentuant ainsi le comportement caractéristique d'une discipline faible.

Une discipline distingue ce que l'on peut connaitre de ce qui ne peut l'être et oriente ainsi autant la recherche que la pratique. Dans cette foulée, l'existence de la discipline infirmière lui vient d'un savoir en mesure de décrire et expliquer les phénomènes au cœur des soins (par exemple, le confort, l'incertitude dans le contexte de malaises, la gestion des symptômes au quotidien, la facilitation de transitions ou le recours aux auto-soins dans le contexte d'une maladie chronique). Le savoir de la discipline est souvent décrit à partir d'une vision de son objet, souvent nommé le « métaparadigme » et l'on s'entend pour reconnaitre qu'il comprend des philosophies de soins, des modèles proposant des conceptualisations des soins infirmiers, des théories à large spectre ou d'un niveau d'abstraction élevé, des théories à spectre modéré plus proches des phénomènes des soins, des théories spécifiques aux situations et de nombreux travaux examinant des concepts au cœur des soins infirmiers. De nombreuses théoriciennes ont contribué à l'élaboration de ce savoir au cours de la dernière moitié du vingtième siècle et des deux premières décades du vingt et unième siècle. Certaines d'entre elles, notamment Hildegarde Peplau, Callista Roy, Imogène King, Dorothy Orem et Betty Neuman sont remarquées pour la popularité et l'influence de leurs travaux. Au-delà des catégories du savoir mentionnées précédemment, l'existence d'un savoir est au cœur des conditions permettant à un service humain d'être reconnu comme une profession (selon la vision de la sociologie des professions anglo-saxonnes) et d'obtenir une autonomie dans la pratique à partir de l'utilisation du savoir qu'elle détient.

En outre, la recherche est l'un des moyens de contribuer au développement du savoir et d'en vérifier la pertinence dans des situations de soins. À ce titre, des articles publiés au cours des dernières décades ont regroupé des créneaux de recherche propres aux soins infirmiers (douleur, santé familiale, développement des nouveau-nés, le soin aux personnes aux prises avec la démence, la santé et la violence, la santé des femmes et autres (Donaldson, 2000). D'autres publications ont montré les thèmes de thèses de doctorat entrepris dans le domaine des soins infirmiers (santé, personne et ses expériences de maladie, délibération clinique, environnement (Strobehm et al, 2021). Finalement, d'autres auteurs ont examiné le degré d'utilisation du savoir infirmier dans les publications de recherche (par exemple, Roy, 2018). Ces différents travaux soulignent jusqu'à quel point le savoir infirmier et l'objet de la discipline infirmière sont présents dans les travaux de recherche publiés. Ces divers travaux demeurent intéressants alors même que l'on voit poindre l'appel d'une recherche a-théorique représentée dans les méta-synthèses de résultats de travaux de recherche empiriques réalisés en recourant à divers types d'analyse afin de leur donner une direction que la théorie fournissait antérieurement. Rappelons que le but visé par la recherche et le développement de théories, le cas échéant, est celui de contribuer à une meilleure compréhension des soins infirmiers et d'accroitre leur capacité de produire des résultats pour des interventions dans l'expérience de santé et de maladie des personnes ayant besoin de soins infirmiers. Un tel but s'atteint plus facilement lorsqu'une discipline examine le savoir qu'elle produit, le compare afin d'accepter seulement celui qui offre une meilleure description ou une meilleure explication du phénomène. Ainsi, une discipline ne se préoccupe pas seulement d'ajouter ou de cumuler du savoir, mais elle se préoccupe de mieux saisir les phénomènes qui l'intéressent. Sur ce plan, la littérature infirmière offre peu de synthèse du savoir existant et peu d'analyses métathéoriques en mesure de guider son développement, ce qui représente un obstacle à une évaluation des progrès accomplis.

Aussi, une discipline forte enseigne le savoir qu'elle détient et qu'elle élabore dans ses programmes de formation. D'ailleurs, les standards de composition des programmes de formation infirmière en Amérique du Nord comprennent tous une référence explicite au savoir infirmier à inclure dans le programme et proposent qu'il soit réparti dans toute la durée du programme, y compris dans les stages. Un constat fréquent est celui de ne retrouver aucune trace du savoir infirmier dans les programmes. Cela s'explique souvent parce que les professeurs ne le connaissant pas bien, soit l'enseignent d'une façon ennuyeuse, soit ne l'enseignent pas du tout ; contribuant ainsi à une mauvaise diffusion du savoir infirmier (Donahue-Porter et al 2011; McIntyre, et McDonald, 2013).

Finalement, certains suggèrent que les modèles de prises de décision et de délibération utilisés dans la pratique des soins infirmiers ne contribuent pas à l'utilisation du savoir dans la pratique. En effet, ces processus au cœur des soins sont souvent peu systématiques, improvisés ou informels et peu explicites quant à la façon de lier les savoirs et les données cliniques. Dans un tel contexte, il est difficile de trouver une façon de référer au savoir ou de mettre en évidence le savoir dans le processus de délibération clinique en vue d'arriver à une décision quant à la condition de la personne et aux soins dont elle a possiblement besoin.

En conclusion, le fait de se comporter comme une discipline « faible », le manque de synthèse du savoir existant et le peu d'analyses métathéoriques, ainsi que la présence timide du savoir infirmier dans les programmes de formation et la promotion des modèles de délibération clinique laissant peu voir le rôle qu'y joue le savoir contribuent au peu de visibilité et de valorisation du savoir infirmier. Toutefois, le savoir infirmier existe, il est accessible et en mesure d'influencer les soins infirmiers afin de répondre aux aspirations disciplinaires, universitaires et professionnelles des infirmières en ce début du XXIe siècle.

Références principales

Donahue-Porter, P., Forbes, M-O., White, J.H. (2011), Nurisng theory in Curricula Today : challenges for Faculty at all levels of education, *International Journal of Nursing Education Scholarship.* 8 (1), 1-17

Donaldson, S.K, Crowley, D.M (1978), The discipline of nursing. Ch. 18 dans Nicoll. L.H., (ed), *Perspectives on nursing theory*, New York : J.B. Lippinncott. 204-215

Donaldson, S.K. (2000), Breakthroughs in scientific research, The discipline of nursing: 1960-1999, Annual review of nursing research, 18 : 247-311.

McIntyre, M., et C. McDonald (2013), Contemplating the fit and dutility of nursing theory and nursing scholarship informed by the social sciences and Humanities, *Advances in Nursing Science.* 36 (1), 10-17

Roy, C. (2018), Nursing knowledge in the 21st Century, Domain-derived and basic Science, *Advances in Nursing Science.* 42 (1) : 28-42

Strobehm, P.K., Bellury, L.M., King. A,C et Randolph, J.J. (2021), Content analysis of dissertations for examination of priority areas of nursing science, *Nursing Outlook.* 69: 982-99

Index des auteurs

Liste des auteurs

N°	Auteurs	Affiliation
1.	**AMBOMO Myriam Sylvie épse MVOA,** Inf. PhD Anthropologie de la Santé, Chargée de cours statutaire, sylmyam2006@yahoo.fr	Université Catholique d'Afrique Centrale. École des Sciences de la Santé Unité de Recherche en Sciences Infirmières.
2.	**AMOR NDJABO Monique,** Inf., PhD Sociologie de la Santé, Chargée de cours statutaire, ndjabal@yahoo.fr	Université Catholique d'Afrique Centrale. École des Sciences de la Santé Unité de Recherche en Sciences Infirmières.
3.	**BOLY Bineta,** Inf.	Attaché de Santé, Centre Hospitalier régional de Koudougou, Burkina Faso.
4.	**DJUIKO MOTING Nadège Carine,** Inf., PhD(c) Sciences infirmières.	Université Catholique d'Afrique Centrale. École des Sciences de la Santé Unité de Recherche en Sciences Infirmières.
5.	**DOUTI Bili,** Inf., PhD Sciences Infirmières Enseignant associé des Universités et École des Sciences de la santé, bildouti@yahoo.fr	Directeur clinique de l'ONG Integrate Health Togo.
6.	**EDOA EYENGA Philomène,** Inf., PhD(c) Sciences infirmières, Assistante d'enseignement et de recherche, philomeneedoa@yahoo.fr	Université Catholique d'Afrique Centrale. École des Sciences de la Santé Unité de Recherche en Sciences Infirmières. École des Infirmiers Diplômés d'État et du Génie Sanitaire de Yaoundé.
7.	**EKASSI Florence,** Inf., PhD(c) Sciences infirmières, Assistante d'enseignement et de recherche, floekas@yahoo.fr	Université Catholique d'Afrique Centrale. École des Sciences de la Santé Unité de Recherche en Sciences Infirmières.
8.	**EYENGA Valérie,** Inf., Msc Sciences infirmières, eyengav@yahoo.fr	Université Catholique d'Afrique Centrale. École des Sciences de la Santé.
9.	**EYMARD Chantal,** Inf., PhD Sciences de l'éducation, Professeur titulaire.	Université d'Aix-Marseille, France. Unité Mixte de Formation Continue en santé.
10.	**GARCÍA-VIVAR Cristina,** Inf., PhD en Sciences de l'Éducation Professeur titulaire, cristina.garciavivar@unavarra.es	Universidad Pública de Navarra, Espagne. Département des Sciences de la Santé.

N°	Auteurs	Affiliation
11.	**GOUM Viviane,** Inf., PhD (c). Sciences infirmières, Assistante d'enseignement et de recherche, viviane.goum@gmail.com	Université Catholique d'Afrique Centrale. École des Sciences de la Santé Unité de Recherche en Sciences Infirmières.
12.	**GUEMKAM FOTO Jeannine,** Inf., Msc	ESS-UCAC
13.	**HATEM Marie,** Inf., PhD en Santé publique, Professeur titulaire, marie.hatem@umontreal.ca	Université de Montréal, École de Santé publique Département de médecine sociale et préventive. 7101, Avenue du Parc, H3N 1X9 Montréal – Bureau 3149 C.P 6128, succursale Centre-ville Montréal (QC) Canada H3C 3J7.
14.	**JOTCHA TAGOUH Lionel Leroy,** Inf. Msc	Université Catholique d'Afrique Centrale. École des Sciences de la Santé.
15.	**JOURDAN-IONESCU Colette,** PhD Psychologie, Professeure titulaire, colette.jourdan@uqtr.ca	Université du Québec à Trois-Rivières, Canada, Département de Psychologie.
16.	**KABA-ANDZOUANA** Boris, Inf., PhD(c) Sciences infirmières.	Université Catholique d'Afrique Centrale. École des Sciences de la Santé, Unité de Recherche en Sciences Infirmières. Centre Hospitalier Universitaire de Brazzaville – Congo.
17.	**KAKMETOU POUMAHA TIENTCHEU,** Inf., PhD(c) Santé publique.	Université Catholique d'Afrique Centrale. École des Sciences de la Santé Unité de Recherche en Santé publique.
18.	**KAMTCHIM Vaillant,** Inf., PhD(c) Sciences Infirmières, Enseignant-Clinicien.	Université Catholique d'Afrique Centrale. École des Sciences de la Santé, Unité de Recherche en Sciences Infirmières. Hôpital Gynéco-obstétrique et Pédiatrique de Douala, École des Sages-femmes de Douala – Cameroun.
19.	**KANBAN Kol,** Inf., Msc(c) Anesthésie et Réanimation, ESS-UCAC	Université Catholique d'Afrique Centrale. École des Sciences de la Santé.
20.	**KIMALA KOUMBO MABILO,** Inf., PhD(c) Sciences Infirmières Assistante d'enseignement et de recherche, kimalamurielle@yahoo.fr	Université Catholique d'Afrique Centrale. École des Sciences de la Santé, Unité de Recherche en Sciences Infirmières.

N°	Auteurs	Affiliation
21.	**KIMESSOUKIÉ OMOLOMO Etienne,** Inf., PhD Psychologie, Maître de Conférences, etienne.kimessoukie@ess-ucac.org	Université Catholique d'Afrique Centrale. École des Sciences de la Santé. Unité de Recherche en Sciences Infirmières.
22.	**MARTIN Patrick,** Inf., PhD, Professeur agrégé.	Université de Laval, Québec, Canada.
23.	**MBU ENOW Robinson,** Professeur titulaire, Md, Gynéco-obstétrique, robinsonmbu@gmail.com	Université de Yaoundé I Faculté de Médecine et Sciences Biomédicales Hôpital Gynéco-obstétrique et Pédiatrique de Yaoundé, (Cameroun).
24.	**MÉDA ZC,** Inf.	Institut supérieur des sciences de la santé (INSSA), Université Nazi Boni (UNB), Burkina Faso.
25.	**MENYEÑE NDONGO Clarisse Séraphine,** Inf., PhD(c) Sciences infirmières, Assistante d'enseignement de recherche, nolwenkendygeraldacelian@yahoo.fr	Université Catholique d'Afrique Centrale. École des Sciences de la Santé, Unité de Recherche en Sciences infirmières.
26.	**MESSE NGUEGANG Thérèse Marlyse** Inf., PhD(c) Sciences infirmières, Assistante d'enseignement de recherche, mntmarlyse@yahoo.fr	Université Catholique d'Afrique Centrale. École des Sciences de la Santé Unité de Recherche en Sciences infirmières Hôpital de District de Dschang (Cameroun).
27.	**MISSI Philomène Marie,** Inf., PhD. Sciences infirmières, Chargée de cours statutaire, philomissi@yahoo.fr	Université Catholique d'Afrique Centrale. École des Sciences de la Santé, Unité de Recherche en Sciences infirmières.
28.	**MODJO Gabriel Archange,** Inf., PhD(c) Sciences infirmières, Enseignant-Clinicien.	Université Catholique d'Afrique Centrale. École des Sciences de la Santé Unité de Recherche en Sciences infirmières École des Infirmiers Diplômés d'État de SA'A – Cameroun.
29.	**MVESSOMBA Édouard Adrien,** PhD Psychologie, Professeur titulaire, emvesso@gmx.fr	Université de Yaoundé I Faculté des Arts, Lettres et Sciences Humaines Département de Psychologie.
30.	**NGA Marie- Thérèse,** Inf., PhD (c). Sciences infirmières, Assistante d'enseignement et de recherche, nmarie2020@gmail.com	Université Catholique d'Afrique Centrale. École des Sciences de la Santé, Unité de Recherche en Sciences infirmières.

N°	Auteurs	Affiliation
31.	**NGOUAFACK Larissa** Inf., PhD(c) Sciences Infirmières Assistante d'enseignement et de recherche	Université Catholique d'Afrique Centrale. École des Sciences de la Santé Unité de Recherche Sciences Infirmières
32.	**NJINZEU NGANWOUA Yvan Lionnel,** Inf., PhD(c) Sciences infirmières, Assistant d'enseignement et de recherche.	Université Catholique d'Afrique Centrale. École des Sciences de la Santé Unité de Recherche en Sciences infirmières.
33.	**NKOUM Benjamin Alexandre,** Inf., PhD Sciences de l'éducation, Professeur titulaire, benalexnkoum@yahoo.fr	Université Catholique d'Afrique Centrale. École des Sciences de la Santé Unité de Recherche en Sciences infirmières
34.	**NLAM Marie Pascale,** Inf., Msc	Université Catholique d'Afrique Centrale. École des Sciences de la Santé.
35.	**ONAMBELE Luc,** PhD en bioéthique, PhD International, PhD Santé publique et médecine préventive, Chargé de cours statutaire, onambele_luc@yahoo.fr	Université Catholique d'Afrique Centrale. École des Sciences de la Santé, Unité de Recherche en Santé publique.
36.	**ONANA Rita Élise,** Inf.	Centre Hospitalier Dominicain Saint Martin de Porrès, Yaoundé, Cameroun.
37.	**SAWADOGO Iliassa,** Inf.,	Conseiller de santé, Direction régionale de santé de l'hygiène publique, Bobo-Dioulasso, Burkina Faso BP :1508 Cel : (+226) 70148908
38.	**TADZONG-AWASUM Grace,** Inf., PhD. Sciences infirmières, Chargée de cours statutaire, gstawasum@yahoo.com	Université Catholique d'Afrique Centrale. École des Sciences de la Santé, Unité de Recherche en Sciences infirmières.
39.	**TCHAPTCHET NDJIDAM Mathilde Bienvenue,** PhD(c) Santé publique.	Université Catholique d'Afrique Centrale. École des Sciences de la Santé Unité de Recherche en Santé publique.
40.	**THIOMBIANO Swanfani André,** Inf.,	Conseiller de santé, École nationale de santé publique, Bobo-Dioulasso, Burkina Faso, BP 455, Cel (+226) 70233415 / 78309308.

Structures éditoriales du groupe L'Harmattan

L'Harmattan Italie
Via degli Artisti, 15
10124 Torino
harmattan.italia@gmail.com

L'Harmattan Hongrie
Kossuth l. u. 14-16.
1053 Budapest
harmattan@harmattan.hu

L'Harmattan Sénégal
10 VDN en face Mermoz
BP 45034 Dakar-Fann
senharmattan@gmail.com

L'Harmattan Cameroun
TSINGA/FECAFOOT
BP 11486 Yaoundé
inkoukam@gmail.com

L'Harmattan Burkina Faso
Achille Somé – tengnule@hotmail.fr

L'Harmattan Guinée
Almamya, rue KA 028 OKB Agency
BP 3470 Conakry
harmattanguinee@yahoo.fr

L'Harmattan RDC
185, avenue Nyangwe
Commune de Lingwala – Kinshasa
matangilamusadila@yahoo.fr

L'Harmattan Congo
219, avenue Nelson Mandela
BP 2874 Brazzaville
harmattan.congo@yahoo.fr

L'Harmattan Mali
ACI 2000 - Immeuble Mgr Jean Marie Cisse
Bureau 10
BP 145 Bamako-Mali
mali@harmattan.fr

L'Harmattan Togo
Djidjole – Lomé
Maison Amela
face EPP BATOME
ddamela@aol.com

L'Harmattan Côte d'Ivoire
Résidence Karl – Cité des Arts
Abidjan-Cocody
03 BP 1588 Abidjan
espace_harmattan.ci@hotmail.fr

Nos librairies en France

Librairie internationale
16, rue des Écoles
75005 Paris
librairie.internationale@harmattan.fr
01 40 46 79 11
www.librairieharmattan.com

Librairie des savoirs
21, rue des Écoles
75005 Paris
librairie.sh@harmattan.fr
01 46 34 13 71
www.librairieharmattansh.com

Librairie Le Lucernaire
53, rue Notre-Dame-des-Champs
75006 Paris
`librairie@lucernaire.fr
01 42 22 67 13

www.ingramcontent.com/pod-product-compliance
Lightning Source LLC
LaVergne TN
LVHW021142061026
849535LV00002B/322
* 9 7 8 2 3 3 6 4 2 1 1 8 6 *